国家级名老中医临证必选方剂 系列丛书

# 肿瘤科国医圣手时方

总主编：彭清华

主　编：蒋益兰　　陈孟溪　　贾立群

副主编：张志芳　　田　鑫　　仇湘中　　彭　巍

编　委：仇湘中　　陈孟溪　　甚　伟　　堵小珍　　侯公瑾

　　　　贾立群　　蒋益兰　　罗　星　　刘　伟　　彭　巍

　　　　宋　程　　苏乙花　　田　鑫　　唐　蔚　　王其美

　　　　吴开辟　　万兴富　　晏桂华　　张志芳　　张长江

　　　　周　派　　赵　晔　　李　丽　　李跃军　　李新宇

　　　　廖林丽　　戴宗顺　　魏歆然

U0339850

C>S K 湖南科学技术出版社

国家一级出版社　全国百佳图书出版单位

·长沙·

# 《国家级名老中医临证必选方剂系列丛书》
## 编委会名单

总 主 编：彭清华

副总主编：李凡成　唐乾利　周　慎　胡国恒　雷　磊

　　　　　杨维华　杨　柳　蒋益兰　彭　俊

编　　委：刘朝圣　王孟清　欧阳云　陈孟溪　贾立群

　　　　　盛　望　袁　华　谢　映　王芊芊　刘　侃

　　　　　张　强　王万春　刘佃温　杨素清　成秀梅

　　　　　王清坚　李慧芳　李伟莉　马惠荣　洪丽君

　　　　　洪　虹　肖燕芳　谢学军　李志英　张　健

　　　　　魏歆然　忻耀杰　刘建华　谭　劲　朱镇华

　　　　　朱明芳　周耀湘　张志芳　田　鑫　仇湘中

　　　　　赵瑞成　卜献春　刘　芳　邓　颖　胡淑娟

学术秘书：欧阳云　周亚莎

# 编写说明

　　为了传承近现代全国中医各科名家的临床治疗经验，整理其临床有代表性的经验方，由湖南中医药大学牵头，组织20余所中医药院校及附属医院的专家，编写了《国家级名老中医临证必选方剂》丛书，包括《内科国医圣手时方》《外科国医圣手时方》《妇科国医圣手时方》《儿科国医圣手时方》《皮肤科国医圣手时方》《眼科国医圣手时方》《耳鼻咽喉口腔科国医圣手时方》《肿瘤科国医圣手时方》《疑难杂症国医圣手时方》共9个分册，力争编写成为继《方剂大辞典》和高等中医药院校教材《方剂学》之外的经典、权威的方剂工具书。本丛书由湖南中医药大学副校长彭清华教授担任总主编，欧阳云博士、周亚莎硕士担任学术秘书。

　　本丛书国医圣手的遴选标准为：国医大师，近代著名老中医（已去世，如岳美中、蒲辅周、李聪甫、陈达夫等），经原国家人事部、原国家卫生部、国家中医药管理局认可的全国老中医药专家学术经验继承工作指导老师，并在国内有较大影响的临床一线专家。时方遴选标准为：选择出自以上名家的有代表性的经验方，配方科学、安全性高；所收录的经验方要有系统的研究论证，并在业内正规刊物上公开报道、发表论文或正式出版的；本丛书编者在临床上有过验证。文献引用期刊标准为：具有正规刊号的学术期刊（统计源期刊、核心期刊）或正式出版的著作。

　　为确保本丛书质量，各分册主编、副主编遴选标准为：相应专科临床一线专家；具有高级职称，本单位本科室学科带头人；各个分册主编、副主编，每个单位原则上只有一位专家；每个分册参编专家在10所本科院校以上。因此，9个分册的主编、副主编遍布全国各大本科及以上层次的中医药院校及其附属医院，体现了本丛书的权威性、公允性和代表性。

　　本丛书的编写，得到了湖南中医药大学、湖南科学技术出版社及各分册主编、副主编和编委所在单位的大力支持，在此一并致以衷心的感谢！

彭清华

于长沙

肿瘤科国医圣手时方

# 前　言

众所周知，恶性肿瘤极大地危害人类健康，其发病率逐年升高，已成为导致人类死亡的重要原因之一。中国作为一个发展中大国，恶性肿瘤面临的形势也愈发严峻。据《2012年中国肿瘤登记年报》报告，我国每年新发恶性肿瘤312万例，平均每天8 550人发病，每分钟6人确诊癌症，5人死于癌症。因此，肿瘤治疗效果亟须提升。我国肿瘤的综合治疗体系中，中医药占据重要地位，在抗癌抑瘤、放射治疗和化学治疗增效减毒、提高患者生活质量、防治复发转移等方面作用确切。中医方剂是中医药治疗肿瘤的基础，众多的中医治癌方剂体现了中医肿瘤界的学术思想，饱含着丰富的临床经验，凝结着无数先贤超凡的智慧。我们秉承继承与发展中医学的理念，为使中医药在肿瘤综合治疗中做出更大贡献，特辑编是书。

本书所选方剂均录自国医大师、著名老中医的经验方，所收方剂经系统论证，科学可行，安全性高，并已在业内正规刊物上公开报道、发表过，或在正式出版著作中阐述过，且经编者在临床上验证。本书以部位及各系统常见肿瘤进行分述，计八大章节，分别为头颈部肿瘤、胸部肿瘤、腹腔肿瘤、泌尿和男性生殖系统肿瘤、妇科肿瘤、淋巴血液系统肿瘤、皮肤软组织和骨肿瘤、儿童实体肿瘤。其中胸部肿瘤、腹腔肿瘤、妇科肿瘤、淋巴血液系统肿瘤、儿童实体肿瘤由湖南省中医药研究院附属医院蒋益兰、陈孟溪主任医师负责编写，头颈部肿瘤由湖南省中医药大学第一附属医院张志芳主任医师编写，泌尿和男性生殖系统肿瘤、皮肤软组织和骨肿瘤由中日友好医院贾立群主任医师编写。这些编著者在中医肿瘤诊治方面均有较深的造诣，拥有丰富的临床经验，知名度较高。

书中每个常见肿瘤均收集了多个名老专家或教授的经验方，对于每个经验方的功能主治、加减运用、方解、现代研究、专家用方经验都进行了详细解说。书中文献选自具有正规刊号的学术期刊或正式出版的著作。本书不仅选方标准严格，临床疗效肯定，而且编排规范，内容全面，叙述详尽，以求使本书成为《方剂大辞典》和高等医药院校《方剂学》之外的最为经典、权威的肿瘤方剂工具书。

本书不仅可作为临床医生和基础医学、药学研究人员的案卷工具书，还可作为一般患者及家属寻找对症方药的参考书。若本书能让读者读一方而知一理，学一而反其三，起到发散思维、开拓视野、以渔而鱼、指导实践的作用，实为编著者之幸。

湖南省中医药研究院
蒋益兰
于长沙

# 目　录

肿瘤科国医圣手时方

# 第一章 头颈部肿瘤

# 第一节　鼻咽癌

疫病概述：鼻咽癌是指发生于鼻咽腔顶部和侧壁的恶性肿瘤。中国的广东、广西、福建、湖南等地为该病的多发区，男多于女，发病年龄大多为中年人，亦有青少年患病者。鼻咽癌病因目前尚不十分清楚，现代医学认为可能与遗传（种族遗传性、家族聚集性、血型基因）、病毒（EB病毒等）、环境因素及维生素A缺乏有关。临床上鼻咽癌的常见临床症状表现为鼻塞、鼻涕流血、头痛、耳鸣；晚期侵及颅脑可出现耳鸣、耳聋、头痛、复视及颈淋巴结肿大。治疗鼻咽癌的方法主要有手术、放射治疗（简称放疗）、化学治疗（简称化疗）以及生物免疫治疗等。鼻咽癌以放疗为主，化疗辅助，残余病灶可手术切除。放疗照射范围包括鼻咽、颅底、颈及眶部，原发灶剂量65～70 Gy，继发灶50～60 Gy。因鼻咽癌易复发及早期转移，预后不佳。中医学认为鼻咽癌属于"鼻渊""失荣""控脑砂"等范畴。其主要病因病机为上焦积热，肺气失宣，鼻窍不通，津聚为痰，气血瘀滞，痰热瘀血蕴结发为鼻咽肿物。

## 于尔辛经验方一

【组成】苍耳子、辛夷、白芷、薄荷、白茅根、荆芥、防风。

【功效】疏风止痛，通利鼻窍。

【主治】鼻咽癌放疗前或刚开始放疗时。

【加减】当出现复视，视物不清，斜眼等邪入目系之症状时，可用白附子、决明子、天麻、白蒺藜、僵蚕、全蝎等疏风通络；热盛者加石膏、知母；有气血不足者用黄芪、枸杞子、生地黄、党参；头痛盛者可用天麻、钩藤、牛膝、羚羊角、延胡索等。

【方解】鼻咽癌放疗前或刚开始时，尚未出现邪热火毒征象，主要表现为鼻塞，流清涕，间或回缩性涕血，辨证为风邪上壅清窍，治疗应疏风止痛，通利鼻窍。方中苍耳子发散风寒，通利鼻窍，为本方君药；辛夷、白芷通窍止痛，增强苍耳子功效，为本方臣药；薄荷、荆芥、防风疏风宣表，表合于肺，肺开窍于鼻，表宣则肺气调，肺气调则窍通，三者辅助君臣通窍，为本方佐药；白茅根针对间杂次要病机，凉血止血，清肺胃气分之热，气清则宁，用为本方使药。

【注意事项】放疗结束后期出现口干乏力，鼻干眼涩等津液耗损症状时慎用。

【现代研究】苍耳子、辛夷对鼻黏膜有收敛和保护作用，使分泌物减少，局部微血管扩张，循环改善，可促进分泌物吸收和炎症消退。白芷的提取液被证实能在体内促进干扰素的产生，因而具有抗肿瘤作用。薄荷能抗病毒、抑菌消炎、止痛止痒，对各种肿瘤引起的低热有较好的退热作用。白茅根利尿、止血、抗菌，此外还有镇静、解热镇痛等作用。荆芥增加皮肤血液循环，抑菌抗炎、镇痛等。防风有解热、镇痛、抗炎、抗过敏及增强免疫等作用。

【用方经验】于尔辛认为在放疗前或刚开始时，患者体质尚可，这时患者仅出现鼻塞、流涕、少量鼻衄、轻微疼痛等症状，为了改善症状，且有利于放疗进行，宜配合中医疏风、清热，以苍耳子散为基础方加味组方主治。编者在临床应用此方时的常用剂量为：苍耳子10 g，辛夷10 g，薄荷6 g，白芷10 g，白茅根15 g，荆芥10 g，防风10 g。

## 于尔辛经验方二

【组成】①黄芪15 g，太子参15 g，石斛15 g，天花粉15 g，玉竹15 g；②忍冬藤15 g，淡竹叶15 g，石见穿30 g，寒水石30 g，生石膏30 g，黄芩10 g，白花蛇舌草30 g；③苍耳子5 g，辛夷3 g，地龙10 g，丝瓜络5 g，厚朴3 g，牛膝3 g。

【功效】益气生津，清热解毒，祛风

通络。

【主治】鼻咽癌放疗后，证属气阴两虚，风邪热毒，上扰清窍，络脉受阻者。临床表现有口干，鼻塞，有黄脓涕，苔少，舌质红，脉弦滑。

【加减】鼻血者加白茅根15g、花蕊石15g、侧柏叶10g；皮肤痒者加土茯苓15g、车前子15g、地肤子10g；夜寐欠佳者加合欢皮12g、首乌藤30g、柏子仁12g。

【方解】本组方剂，由3个小方组成，主要使用方法为辨证分阶段使用，针对性强，药专功宏。方①黄芪、太子参健脾益气；石斛、天花粉、玉竹育液生津。诸药共奏益气养阴之功，放疗后气阴两虚伴随整个疾病过程，所以本方在组方中占据主要地位。方②寒水石、生石膏性寒而甘，清气不伤阴；石见穿、黄芩、白花蛇舌草清热解毒；忍冬藤清热通络止痛；淡竹叶利尿降火。诸药联合，清热解毒，适用于放疗后热毒征象者，为方①的必备补充之剂。方③苍耳子、辛夷祛风通窍；地龙、丝瓜络通络熄风；轻用厚朴，理顺上焦气机；牛膝活血通经。本方诸药打理各种次要病机和症状，主要为治疗疾病各阶段的辅助之剂。

【注意事项】根据患者情况3个方剂交替或交叉使用。

【现代研究】黄芪对正常机体的抗体生成功能有明显作用，能抗肿瘤、增强免疫、抗疲劳、保肝、降压等。太子参具有免疫促进作用且能抗应激反应。实验研究证明石斛提取物能抑制肿瘤活性，增强免疫力及抗衰老。天花粉有抗肿瘤、提高免疫、抗菌抗病毒的作用。玉竹能提高免疫、降血糖、降血脂、延长耐缺氧时间、抗氧化、抗衰老等。忍冬藤能抗菌消炎、解痉、免疫调节。淡竹叶有抗自由基、抗氧化、抗衰老、抗疲劳、预防心脑血管疾病、疏通微循环、活化大脑、促进记忆、改善睡眠、抗癌症等功效。黄芩具有抗菌、抗炎、抗变态反应、解热、抗血小板聚积、抗癌保肝等作用。白花蛇舌草抗肿瘤、抗菌消炎。苍耳子抗炎、抑菌、降血糖。辛夷对鼻黏膜有收敛和保护作用，使分泌物减少，局部微血管扩张，循环改善，抗过敏，

可促进分泌物吸收和炎症消退；辛夷局部应用还有抗炎和镇痛作用。地龙有溶栓抗凝、抗癌、平喘等功效。丝瓜络保肝、强心利尿、抗肿瘤。厚朴抗菌、血小板抑制、降压、抗肿瘤等。牛膝抗炎镇痛、降低胆固醇等作用。

【用方经验】于老指出：益气生津，清热解毒，祛风通络是鼻咽癌放疗后中医最常用的治疗方法结合体。使用本组方药时，推荐患者3个方剂交替使用，最后根据患者病情和服药效果，选择合适的方剂长期巩固使用。于老认为，放疗后患者气阴俱伤，失去防卫能力，而鼻咽癌之风邪热毒上扰清窍，阻塞脉络的症状往往不能完全消除，因而会出现种种临床症状。治疗着重益气生津，辅以清热解毒，故以黄芪、太子参、石斛、天花粉、玉竹配忍冬藤、石见穿、寒水石、生石膏、白花蛇舌草、黄芩等控制和消除肿瘤周围的炎症和感染。苍耳子、辛夷、地龙、丝瓜络等具有祛风通络的作用，可减轻放疗后的局部反应，清除鼻咽癌之余邪，调整人体的正气，提高机体免疫功能，从而巩固放疗效果。

## 于尔辛经验方三

【组成】①黄芪15g，党参15g，生地黄12g，石斛30g，沙参15g；②橘叶12g，橘核12g，预知子30g，枳壳9g，厚朴9g，半夏9g，乌药12g，陈皮9g；③薏苡仁30g，藿香5g，佩兰5g，茯苓15g，山楂15g，炒谷芽15g，麦芽15g，白术10g。

【功效】益气养阴，理气化滞，健脾化湿。

【主治】鼻咽癌放疗后，证属气阴两虚，气滞湿阻者。症见乏力，口干，鼻衄，腹胀，大便时干时溏，苔白厚腻，舌边红，脉弦滑。

【加减】腹胀者加木香5g、沉香曲12g、大腹皮15g；腹泻者加川黄连3g、干姜9g、木香6g；胸部阴痛、咳嗽者加瓜蒌12g、杏仁9g、腊梅花6g、天竺子12g、延胡索15g；出血者加茜草30g、白茅根15g、芦根15g、牛膝炭5g。

【方解】方①黄芪健脾益气，党参益气生津；生地黄、石斛、沙参养津生液。全方益

气养阴，是对放疗热毒伤津耗气的必备之方。方②橘叶、橘核、陈皮三者同株异部，共奏理气化痰散结之功；预知子疏肝理气，活血止痛；枳壳、厚朴理气通滞；乌药行气止痛；半夏化痰散结。方③藿香、佩兰芳香化湿，祛浊开窍；薏苡仁、茯苓、白术健脾益气；山楂、炒谷芽、麦芽消食化滞，为治溏泻难止之剂。本组方中，方①益气养阴治体伤之本，可为君。方②理气行滞，化痰散结，针对标实之症，齐力治之，可为臣方。方③健脾消滞，化湿止泻，堪为得力佐使之剂。

【注意事项】根据患者情况3个方剂交替或交叉使用。

【现代研究】黄芪有增强免疫、抗疲劳、保肝、降压、抗溃疡、抗肿瘤、抗骨质疏松等作用。党参具有增强免疫力、扩张血管、降压、改善微循环、增强造血功能等作用。石斛提取物能抑制肿瘤活性，增强免疫力及抗衰老。沙参具有解热镇痛、抗真菌等作用。厚朴能抗菌、防止应激性溃疡、降压、抗肿瘤等。半夏能镇咳、镇吐、抗肿瘤、凝血、促进细胞分裂等。乌药抗菌抗病毒、抗炎镇痛、扩张血管等。陈皮具有扩张血管、抗炎、抗溃疡等作用。薏苡仁具有降压、抑制癌细胞、镇静、镇痛及解热作用。藿香能抗真菌、抗病毒、助消化。茯苓具有增强机体免疫、抗肿瘤及保肝脏作用。山楂具有抗肿瘤、降血脂、强心和抗心律不齐等作用。炒谷芽、麦芽具有助消化、降血糖、抗真菌等作用。白术能利尿、降血糖、抗凝血、抗肿瘤、促进造血。

【用方经验】于老使用本组方药时，嘱咐患者3个方剂交替使用，使用一段时间后根据患者病情和服药效果，选择合适的方剂长期巩固使用。于老认为部分鼻咽癌放疗后的病机为气阴两虚，津液亏损，脾虚气滞，邪毒内结。治疗始终以益气养阴为主，故组方①；而方②中，于老遣大队理气行滞之品，思路清晰，用药专宏，主要针对部分胃肠功能差，放疗副反应明显，气滞腹满之证。另鉴于本病痰湿为患而设此理气化痰散结之剂。不仅在本组方，本证中能用，但凡疾病见是证者皆可，此为于老多年临床经验总结出的

理气专方。临床上发生肺转移的，还可以用杏仁、半夏、夏枯草、蜂房清化肺邪；针对癌症本身还可以用鳖甲、冰球子、蜂房等，它们均有软坚散结，抗肿瘤和消除肿块的作用。于老就本组方的制方原理说：看病不要拘泥于其病，要专注于其证；要注重宏观大局，兼顾微观调整。

## 朱曾柏经验方

【组成】白花蛇舌草50 g，夏枯草50 g，海藻50 g，蒲公英30 g，鱼腥草30 g，鸡内金25 g，炒黄芩25 g，生甘草15 g，炒苍耳子15 g。

【功效】化痰解毒。

【主治】鼻咽癌之脏腑阴阳乖戾，津液耗损，燥痰化毒证。症见精力疲惫，情绪恐惧，形体消瘦，夜寐不安，语声低微，咽喉干涩，脉象弦细，舌苔黄腻而干。

【加减】体质好转时白花蛇舌草加至120 g；蒲公英加至60 g，再加白茅根60 g，川贝母15 g，贝母15 g，北沙参30 g，薏苡仁50 g，鸡内金20 g，丹参30 g。

【方解】本方所治之证因脏腑阴阳乖戾，津液耗损，燥痰化毒所致。患者脏腑阴阳亏损，气血生化乏源，形体失养，故见精力疲惫，形体消瘦，夜寐不安，语声低微；津液耗损，津液不能上呈，故见咽喉干涩；脉象弦细，舌苔黄腻而干均为津液耗损，燥痰化毒的表现。治以化痰解毒。方中贝母、川贝母、薏苡仁、鸡内金、海藻化痰散结，白花蛇舌草、蒲公英、夏枯草、鱼腥草、甘草解毒以制癌。化痰、解毒二组药物为伍，使痰浊不凝聚化毒，解毒则又可减少体内痰浊败精凝聚成痰之机，彼此互为因果，痰消毒去，从而阻断其病情的发展。患者不胜"放疗"，是因病致虚，气阴耗损，故用北沙参、白茅根补益肺气，清润以载痰毒去。加丹参一味，是取其活血凉血解毒，使痰瘀之毒分消。诸药合用，达到化痰解毒的功效。

【注意事项】根据患者体质逐渐加重药物剂量，使其充分达到化痰解毒的效果。慎房事。

【现代研究】白花蛇舌草有抗肿瘤、抗菌消炎、保肝利胆等作用。夏枯草能抗炎、免疫抑制、降血糖，有一定的毒性。海藻可以抗肿瘤、抗凝血、增强免疫力等。蒲公英能抗病原微生物、保肝、利胆、抗胃溃疡、提高免疫力等。鱼腥草有提高免疫力、抗菌、抗病毒、利尿、防辐射、提高免疫力、抗肿瘤、抗炎等作用。鸡内金能促进胃酸分泌、增进胃和小肠蠕动及抗癌。炒黄芩有抗菌、抗病毒、抗炎、抑制免疫反应、解热、保肝、利胆、镇静、降血脂、抗氧自由基损伤、降压等作用。生甘草有抗炎、抗过敏、抗心律失常、抗病原微生物、抗氧化、抗肿瘤和抗衰老等作用。炒苍耳子有降血糖、镇咳、降压、抗炎、抑菌等作用。

【用方经验】朱老在十多年治癌以及以药测症的实际工作中体会到，许多癌症的形成与体内痰浊凝聚化毒有关。本着这一学术见解，朱老在治疗癌症时常常是以化痰解毒为主。朱老在治疗许多癌症都配合外治法，而且常常收到满意的效果。朱老还提出癌症患者病情稳定、缓解后应禁戒房事，决非主观和轻率地推断，而是从百余例实际病例的教训中得到的体会，务必切实引起重视。

## 刘伟胜经验方

【组成】龙胆12 g，栀子12 g，黄芩15 g，大黄10 g，天花粉15 g，生地黄20 g，泽泻12 g，车前草15 g，白芍12 g，野菊花12 g，石上柏25 g，白茅根30 g。

【功效】清热解毒，养阴泻火。

【主治】鼻咽癌热毒伤阴证。症见头痛，鼻塞，口苦咽干，耳鸣，咳嗽，痰及涕中带血，口干口苦，张口困难，烦躁易怒，便秘，尿短黄，颈部皮肤红肿热痛等。

【加减】头痛者加白芷10 g、羌活10 g、川芎10 g等；发热者加黄芩10 g、连翘10 g等；腹胀者加大腹皮10 g、砂仁6 g、厚朴10 g等；纳差者加谷芽15 g、麦芽15 g、山楂10 g、山药10 g等；恶心呕吐者加陈皮10 g、法半夏9 g、砂仁6 g等；口干咽燥者加天花粉10 g、石斛10 g、玉竹10 g等；便秘者加

瓜蒌子15 g、牛蒡子10 g、枳实10 g等；失眠怔忡加酸枣仁15 g、五味子6 g、珍珠母20 g等；气虚乏力或白细胞减少加黄芪20 g、枸杞子10 g、紫河车3 g等；淋巴结肿大加黄药子9 g、天南星9 g、猫爪草20 g等；口腔溃疡糜烂加金银花10 g、白花蛇舌草25 g、赤芍10 g等；咽喉疼痛，吞咽困难加薄荷6 g、射干10 g、木蝴蝶6 g等；张口受限加丹参10 g、鸡血藤15 g、赤芍10 g等；声音嘶哑加桔梗10 g、木蝴蝶6 g、僵蚕10 g等。

【方解】方中龙胆、黄芩、栀子清胆泻热，解毒消肿；大黄通腑泄热，使邪热从大便而出；车前草、泽泻利尿通淋，清热利湿；天花粉清热生津，排脓消肿；生地黄、白茅根凉血解毒；白芍敛阴，缓急止痛；野菊花、石上柏具有清热解毒祛瘀作用。全方以泄实热为主，侧重通利二便使邪热有出路，重用凉血生津，清热解毒之品，直对热毒伤阴之病机。

【注意事项】寒湿内蕴者不宜使用。

【现代研究】方中天花粉能抑制癌细胞增值、抗感染、增强免疫。龙胆利胆保肝、抗菌、利尿，减轻变态反应。栀子能利胆、抗菌、止血。大黄、黄芩有抗病原体、抗炎、调节免疫功能、解热、镇静、保肝、利胆等作用。白茅根能止血。泽泻具有抗过敏、抗感染等作用。白芍能镇痛、抗炎、保肝及提高免疫力。野菊花的功效有抑制肿瘤、促进白细胞吞噬功能等。石上柏经临床验证对鼻咽癌放疗后患者有明显疗效。

【用方经验】刘老认为本病除辨证施治为主外，还应该结合现代药理研究的成果，选用抗癌和抗放射线损伤及有放疗增敏作用的中药，以进一步控制肿瘤发展，减轻放疗毒副反应，预防放疗并发症，改善患者生存质量。在抗鼻咽癌方面，常选用以下中药：苍耳子、山豆根、山慈菇、蜂房、石上柏、半枝莲、重楼、浙贝母等。在抗放射线损伤方面，选用具有补益脾肾、益气养阴、清热生津之功效的中药，如黄精、补骨脂、沙参、生地黄、何首乌、黄精、枸杞子、石斛、芦根、墨旱莲、女贞子等。在对放疗增敏方面，可选一些活血化瘀药，如汉防己、马蔺子、

丹参、毛冬青、赤芍、鸡血藤等。

## 刘嘉湘经验方一

【组成】北沙参30 g，麦冬15 g，玄参30 g，生地黄15 g，天南星30 g，石上柏30 g，金银花15 g，苍耳子15 g，重楼15 g，蜈蚣3 g。

【功效】养阴清热，解毒散结。

【主治】鼻咽癌放化疗后，证属热毒伤阴，余毒未清者。症见乏力，失眠或嗜睡，咽喉疼痛，口干，进食困难，舌苔薄黄，脉细等。

【加减】口渴难愈者加乌梅6 g、天花粉24 g；先天不固，肾精不足者加女贞子9 g。

【方解】鼻咽癌放化疗后，咽喉疼痛，口干，舌苔薄黄，脉细，证属热毒伤阴，余毒未清，治疗应养阴清热，清热解毒。北沙参与麦冬、玄参、生地黄为伍，1药与3药鼎足而立，可见刘老重用北沙参之意，北沙参养阴清肺，益胃生津，肺胃同治，刘老立之为本方君药。玄、地、冬清热增液，同为臣药。石上柏、金银花、苍耳子、重楼清热解毒，利湿散结，增强君臣清热之力，兼主癌肿余毒，为本方佐药。天南星、蜈蚣解毒消肿，攻毒散结，主久病入络之毒邪，兼引诸药通经达所，为本方之使。

【注意事项】本方偏于寒凉，脾胃虚寒者慎用。

【现代研究】沙参能解热镇痛、祛痰、抗真菌；玄参具有降低动物血压、减少毛细管通透性、利胆、有镇静、降压、强心、扩张血管及某些抗惊厥的作用。麦冬具有调节免疫、镇静等作用。生地黄能降压、抗炎、抗过敏、强心利尿、增强免疫。天南星能止痛、抗肿瘤、祛痰。金银花具有抗病原微生物、抗炎解毒等作用。石上柏能止血、抗肺癌、增强免疫。重楼具有抗菌、镇静、镇痛、平喘等作用；蜈蚣能抗肿瘤、改善神经衰弱。

【用方经验】刘老认为放射线为"火热毒邪"，易耗伤人体阴气，证属阴津受损，余毒未清，治以滋阴生津，清热解毒法，方以增液汤加北沙参滋阴生津清热，石上柏、金银

花、苍耳子、重楼清热解毒，天南星、蜈蚣化痰散结为主。刘教授针对口渴患者，喜用天花粉。天花粉生津，止渴，润枯，降火，《本草纲目》云："瓜蒌根，味甘微苦酸，酸能生津，故能止渴润枯，微苦降火，甘不伤胃。"服用本方同时，刘教授嘱咐患者配合服用自组验方"正得康"，该药由黄芪、北沙参、百合、天冬、女贞子、山茱萸、胡芦巴、陈皮等8味中药精研而成，具有益气滋阴，固肾培本的功效。

## 刘嘉湘经验方二

【组成】生黄芪30 g，生白术9 g，茯苓15 g，天南星30 g，石上柏30 g，苍耳子15 g，金银花15 g，白蒺藜9 g，水红花子15 g，陈皮9 g，半夏9 g，生薏苡仁30 g，佩兰叶9 g。

【功效】益气健脾，化痰解毒。

【主治】鼻咽癌放疗后，证属脾虚痰湿，余毒未清者。症见神疲乏力，胃脘不适，纳呆，恶心，头晕，口中黏腻，舌质淡，苔薄白或薄腻，脉沉细或濡滑等。

【加减】腹胀者加佛手9 g，枳实9 g，鸡内金15 g理气化滞。

【方解】方中生黄芪竣补正气，排毒托腐为本方君药。生白术、茯苓、生薏苡仁、陈皮、半夏，补气健脾化痰，共助黄芪之力，同为臣药。石上柏、苍耳子、金银花等清热解毒，天南星化痰散结，水红花子活血消积，佩兰叶芳香化湿，白蒺藜平肝解郁，针对主次交杂毒邪，全面伐敌，同为佐使之药。全方以益气健脾为主扶正，以清热化痰散结以攻邪。

【注意事项】津液亏乏者，用药上应予以顾护阴津。

【现代研究】黄芪有增强免疫、保肝、抗肿瘤、抗骨质疏松等作用。白术能利尿降血糖、抗肿瘤、促进造血及抗炎。苍耳子对鼻黏膜有收敛和保护作用，使分泌物减少，局部微血管扩张，循环改善，可促进分泌物吸收和炎症消退。金银花具有抗病原微生物、解毒等作用。茯苓能利尿、镇静、抗肿瘤、

增强免疫力。石上柏有止血、抗肿瘤、增强免疫等作用。陈皮具有扩张血管、抗炎、抗溃疡功能等。白蒺藜能利尿降压、兴奋中枢、抗炎。半夏有镇咳、抑制腺体分泌、镇吐、抗肿瘤、促细胞分裂等作用。薏苡仁有镇静、镇痛解热、降压及抑制癌细胞等作用。佩兰叶可抑菌、抗病毒、祛痰。

【用方经验】刘嘉湘教授认为，鼻咽癌放疗后最常见的是热毒伤阴证，但不能一概而论。如果患者素有胃疾，脾胃虚弱，或放疗结合化疗，损伤脾胃，可表现为神疲乏力、胃脘不适、纳呆、恶心、头晕、口中黏腻、舌质淡、苔薄白或薄腻、脉沉细或濡滑等脾虚湿阻证，甚至出现怕冷、腰膝酸软等脾肾阳虚证。中医治疗以益气健脾为主，或辅以温补脾肾，佐以解毒散结。在服用本方时，刘教授一般让患者配合服用"正得康"（见前方说明）。

## 余桂清经验方一

【组成】黄芩9 g，黄连6 g，生大黄3 g，生栀子6 g，生地黄9 g，赤芍12 g，仙鹤草15 g，白茅根15 g，土贝母15 g，白僵蚕12 g，石上柏9 g，川芎9 g，全蝎4 g，蜈蚣2条，半夏9 g，天南星6 g，鸡内金10 g，黄芪30 g。

【功效】泻火解毒，通窍散结。

【主治】鼻咽癌之血热型，亦称火热内困型（以颅神经损害为主）。症见头痛剧烈，视物模糊，口苦咽干，痰涕带血较多，污秽腥臭，咳嗽痰黄，耳鸣耳聋，心烦不寐，大便干结，小便黄少，舌质红，苔黄或黄腻脉弦数。

【加减】若患者热重伴口干舌燥，咽喉肿痛，大便干结，舌质红有裂纹，苔燥脉弦数，加玄参15 g、知母10 g、生石膏（先下）30 g、牛蒡子10 g；若患者鼻腔分泌物多且污秽腥臭加野菊花15 g、半枝莲15 g、蒲公英15 g；若患者头痛，头晕，鼻塞，耳鸣，加蔓荆子10 g、白芷10 g、天麻10 g、生磁石（先下）15 g；若患者颈部肿块迅速增大，质地坚硬，舌质暗红有瘀斑加莪术10 g、

夏枯草15 g、白英15 g、山慈菇10 g。

【方解】本方所治之证因火热内困所致。患者病后情志失调，致肝气郁结，气郁化火，火热内扰，烧灼津液，故见头痛剧烈，视物模糊，口苦咽干，污秽腥臭，咳嗽痰黄，耳鸣耳聋，心烦不寐，大便干结，小便黄少等火热之象；热迫血行，致血溢脉外，故见痰涕带血较多；舌质红，苔黄或黄腻脉弦数亦为火热内困之征。治以泻火解毒，通窍散结。方中黄芩、黄连、生大黄泻火解毒；生栀子、生地黄滋阴清热；赤芍、仙鹤草活血通络；白茅根养阴生津；土贝母、白僵蚕化痰散结通络；石上柏清热解毒抗癌；川芎、全蝎、蜈蚣活血祛瘀；半夏、天南星化痰散结；鸡内金健脾消食；黄芪益气固表。全方合用，可收泻火解毒，通窍散结之功。

【注意事项】本方清热之力强，虚寒体质者禁用。

【现代研究】现代药理研究：方中黄芩有抗菌、抗病毒、抗炎、抑制免疫反应、解热、保肝、利胆、镇静、降血脂、抗氧自由基损伤、降压等作用。黄连具有抗病原微生物、抗心律失常、降压、正性肌力作用，能抗炎、解热、抑制血小板聚集。生大黄有抗感染、止血、保肝、降压、降胆固醇等功效。生栀子有利胆、促进胰腺分泌、镇静、抗病原微生物、降血压、止血等作用。生地黄能清热、通便、止痛、止血等。赤芍具有增加冠脉血流量、抗血栓、镇静、抗炎止痛、抗惊厥的功效。仙鹤草能止血、抗炎、抗肿瘤。白茅根有利尿、止血、抗菌作用。土贝母能镇咳祛痰、抑菌。白僵蚕有抗惊厥、催眠等作用。石上柏有增强机体代谢、止血、抗肿瘤等作用。川芎能镇静、强心、镇痛、抗菌、抗放射。全蝎能抗惊厥、抗癫痫、抗肿瘤。蜈蚣能降低血黏度、镇痛、抗炎。半夏能镇咳祛痰、抗肿瘤、抗早孕及致畸且有一定的毒性。天南星具有祛痰及抗惊厥、镇静、镇痛作用。鸡内金能促进胃酸分泌、增进胃和小肠蠕动及抗癌。生黄芪有增强免疫、抗疲劳、保肝、降压、抗溃疡、抗肿瘤、抗骨质疏松等作用。

【用方经验】余老对鼻咽癌中医、中西医结合诊治有深入研究。他认为，鼻咽癌的病

因病机多为肺热内盛，肝胆毒热痰火互结所造成。究其根本不外乎正气虚于内，毒邪乘虚内侵，从而导致脏腑功能失调，痰热瘀毒结于鼻腔阻塞经络，日久则最终形成癌肿。本病病位在鼻咽，与肺、肝、胆等失调密切相关，属本虚标实之证。鼻咽癌的治疗可根据疾病的不同阶段，采用整体辨证论治、放疗/化疗减毒、单验方等不同方法。余老将未经放化疗、单纯中医药治疗的本病患者分为血热、气郁、肺热等3型，对于血热（火热内扰）型鼻咽癌，余老以三黄汤为基础方化裁，采用三黄大清血分之热，并伍用黄芪、生地等顾护气阴之品，防止气阴损伤。

## 余桂清经验方二

【组成】丹参15g，栀子9g，赤芍15g，当归9g，黄芪15g，白术9g，生甘草6g，柴胡6g，夏枯草15g，苍耳子9g，龙胆9g，重楼9g，浙贝母15g，玄参15g，郁金9g，炙穿山甲9g。

【功效】软坚散结，疏肝解郁，清热泻火。

【主治】鼻咽癌之气郁型，亦称气血凝结型（以颈淋巴肿大为主）。症见颈部肿块，耳鸣，耳聋，精神抑郁，烦躁易怒，胸胁胀闷，口苦咽干，鼻涕带血，舌质红或暗红或有瘀斑，舌苔白或黄，脉弦细。

【加减】若患者颈部肿块巨大，坚硬，加山慈菇10g、白英15g，以增加方药中软坚散结的作用；若患者烦躁易怒，胸胁胀闷，加石菖蒲6g、荷梗10g、黄芩9g，以增加宽胸舒肝理气的作用；若患者舌质暗红有瘀斑伴颈部疼痛，加白芍15g、延胡索10g、莪术9g，以增加活血化瘀止痛的作用；若患者耳鸣，耳聋为重，加生磁石15g、黄芩9g，以加强清肝利胆作用；若患者在短期内肿块增加迅速，加白花蛇舌草15g、白僵蚕15g、白英15g，以加强抗肿瘤作用。

【方解】本方所治之证因气血凝结所致。患者病后情志失调，肝气郁结，故见精神抑郁，烦躁易怒，胸胁胀闷；加之瘀毒凝结于内，形成颈部肿块；气血凝结，阻滞气血津液输布，故见耳鸣、耳聋，口苦咽干；络脉受阻，血溢脉外而见鼻涕带血；舌质红或暗红或有瘀斑，舌苔白或黄，脉弦细亦为气血凝结之征。治以软坚散结，疏肝解郁，清热泻火。方中丹参、赤芍活血祛瘀止痛；龙胆、栀子、柴胡、郁金清热除烦，疏肝解郁；当归补血活血；黄芪益气固表；白术健脾益气；夏枯草清肝、散结；苍耳子散风除湿通窍；浙贝母清热化痰，散结解毒；重楼、玄参清热凉血，泻火解毒，滋阴；炙穿山甲活血散结；生甘草调和诸药。全方合用，可收软坚散结，疏肝解郁，清热泻火之功。

【注意事项】气血亏虚者慎用。

【现代研究】方中丹参有抗肿瘤、增强免疫力、抗病原微生物、清除自由基等的作用。栀子有利胆、促进胰腺分泌、镇静、抗病原微生物、降血压、止血等作用。赤芍具有增加冠状动脉血流量、抗血栓、镇静、抗炎止痛、抗惊厥的功效。当归有双向调节子宫平滑肌、抗心律失常、降血脂、抗动脉粥样硬化、抑制血小板聚集、刺激造血、抗炎、抗菌等作用。黄芪有增强免疫、抗疲劳、保肝、降压、抗溃疡、抗肿瘤、抗骨质疏松等作用。白术对肠管活动有双向调节作用，还能保肝、利胆、利尿、降血糖、抗血凝、抗菌、抗肿瘤。生甘草有抗炎、抗过敏、抗心律失常、抗病原微生物、抗氧化、抗肿瘤和抗衰老等作用。柴胡能抗炎、解热、抗惊厥、镇静、镇咳、镇痛、护肝。夏枯草能抗炎、免疫抑制、降血糖，有一定的毒性。苍耳子有降血糖、镇咳、降压、抗炎、抑菌等作用。龙胆能促进胃液和胃酸分泌、利胆和保肝、利尿、抗菌、镇痛、镇静。重楼除有抗肿瘤作用外，还有明显的镇咳、平喘作用。浙贝母能镇咳、镇静、镇痛。玄参可以抗肿瘤、抗菌、降压。郁金能降血脂、镇痛、保护肝细胞、抗炎等。炙穿山甲具有降低血液黏度、抗炎、抗缺氧等作用。

【用方经验】本方主治未经放化疗、证属气郁型的鼻咽癌患者，余老以丹栀逍遥散为基础方化裁主治。针对放疗、化疗患者减毒增效，余老亦强调辨证论治，根据不同的主症分型论治。

肿瘤科国医圣手时方

## 余桂清经验方三

【组成】半夏9g，胆星6g，瓜蒌9g，杏仁9g，陈皮9g，枳实9g，苍耳子9g，黄芩9g，山慈菇9g，石上柏9g，浙贝母9g，鸡内金9g，白茅根30g。

【功效】除痰散结，清热解毒。

【主治】鼻咽癌之肺热型，亦称痰浊凝聚型。症见涕血，微咳或鼻塞，口苦咽干，痰多胸闷，舌质腻或有齿痕，苔苔黄或厚腻，脉弦滑。

【加减】若涕血较重，加仙鹤草15g、茜草9g、藕节炭9g，加强凉血止血功效；若脾热津伤，口苦咽干较重，加知母9g、沙参15g、麦冬9g，加强润肺生津清热的功效；若鼻塞重者，加辛夷6g、白芷10g、防风6g，以通利鼻窍；若痰多胸闷较重，加紫苏子9g、炒莱菔子12g、白芥子6g，加强化痰，散结的功效；若肿瘤处在进展期，则重用抗癌中药的用量，加白英15g、白花蛇舌草15g、夏枯草15g，以加强清热解毒抗癌的功效。

【方解】本方所治之证因痰浊凝聚所致。本证因痰浊阻滞津液，导致津液输布失常，故见口苦咽干，痰多胸闷；肺热伤阴，肺气上逆可见微咳或鼻塞；肺热迫血妄行，血溢脉外而见涕血；舌质腻或有齿痕，苔苔黄或厚腻，脉弦滑亦为痰浊凝聚之征。治以除痰散结，清热解毒。方中半夏燥湿化痰，消痞散结；胆星清火化痰；杏仁、陈皮、枳实、浙贝母、瓜蒌镇咳祛痰，理气化痰止咳；苍耳子散风寒，通鼻窍；黄芩、石上柏、山慈菇清热解毒，消痞散结；鸡内金软坚健胃；白茅根凉血止血，清热解毒。诸药合用，可收除痰散结，清热解毒之功。

【注意事项】虚寒体质者慎用。

【现代研究】方中半夏能镇咳祛痰、抗肿瘤。胆星具有祛痰及抗惊厥、镇静、镇痛作用。瓜蒌具有抗肿瘤、抗菌、祛痰等作用。杏仁能镇咳、平喘、抗炎、镇痛、抗肿瘤、降血糖、降血脂。陈皮具有扩张血管、抗炎、抗溃疡等作用。枳实具有缓解肠痉挛、促进胆汁排泄、抗溃疡等作用。苍耳子有降血糖、镇咳、降压、抗炎、抑菌等作用。黄芩有抗菌、抗病毒、抗炎、抑制免疫反应、解热、保肝、利胆、镇静、降血脂、抗氧自由基损伤、降压等作用。山慈菇具有抗肿瘤、升白细胞、抗炎、止痛等功效。石上柏有增强机体代谢、止血、抗肿瘤等作用。浙贝母能镇咳、镇静、镇痛。鸡内金能促进胃酸分泌、增进胃和小肠蠕动及抗癌。白茅根有利尿、止血、抗菌作用。

【用方经验】本方主治未经放/化疗，证属肺热型的鼻咽癌患者，余老以清气化痰丸为基础方化裁主治。以上余氏3经验方所主之证均属本虚标实之证，以标实为重、为急。对这一类病变相对单纯者，针对不同的主症，余老还拟有单验方1～6号分治。

## 余桂清经验方四

【组成】生地黄9g，山药9g，山茱萸9g，牡丹皮9g，云苓15g，泽泻9g，西洋参6g（或太子参15g），五味子10g，麦冬10g，生黄芪30g，知母10g，黄芩10g，麻仁10g，瓜蒌子15g，白花蛇舌草15g。

【功效】益气养阴，清热通便。

【主治】晚期鼻咽癌之气阴双亏型。症见鼻咽癌晚期，五心烦热，口干舌燥（以夜间为主），口渴喜饮，自汗盗汗，午后低热，大便干燥，全身乏力，气短懒言，舌红少苔，脉细数。

【加减】阴虚盗汗较多者加女贞子15g、枸杞子15g、五味子15g、生鳖甲10g；气虚多者加生晒参10g、白术10g、生甘草10g；午后发热，五心烦热者加青蒿30g、生鳖甲10g、银柴胡10g；大便干结者加生大黄6g、栀子6g、肉苁蓉15g、玄参15g；口渴喜饮者加天花粉10g、沙参15g、芦根15g。

【方解】本方所治之证因气阴双亏所致。鼻咽癌晚期，气血亏虚，阴津衰少，致阴虚内热，津液不布，从而出现五心烦热，口干舌燥（以夜间为主），口渴喜饮，自汗盗汗，午后低热，大便干燥等阴虚内热症状；气阴亏虚，脾失健运，气血生化乏源，加重气血亏虚，形体失养而见全身乏力，气短懒言；舌红少苔，脉细数亦为气阴双亏之征。治以益气养阴，清热通便。方中西洋参或太子参、生黄芪大补气阴；生地黄清热凉血，益阴生津；山药补脾养胃，生津益肺；山茱萸补益肝肾；牡丹皮清热凉血，活血散瘀；云苓、泽泻利水渗湿，益脾和胃，泄热通淋；五味子、麦冬、知母养阴生津；黄芩清热燥湿，凉血解毒；麻仁、瓜蒌子补中益气，润肠通便；白花蛇舌草清热解毒、消痈散结、利尿除湿。全方合用，可收益气养阴，清热通便之功。

【注意事项】鼻咽癌晚期患者，不宜攻伐太过。

【现代研究】方中生地黄有清热、通便、止痛、止血等作用。山药具有调节肠管运动、增强免疫功能、降血糖及抗氧化等作用。山茱萸能降血糖、抗菌、抗休克、抑制血小板聚集、抗肿瘤。牡丹皮具有保护心肌、解热、抗炎、抑菌、调节免疫、调脂等作用。云苓具有增强免疫、抑瘤、抗炎、利尿等功效。泽泻有降血脂、降压、利尿等作用。西洋参有益胃、调节中枢神经功能、保护心血管系统、提高免疫力抗肿瘤、降低血液凝固性等作用。五味子有抑制中枢、强心、兴奋呼吸、保肝等功效。麦冬能升白细胞、提高免疫功能、增加冠状动脉流量。生黄芪有增强免疫、抗疲劳、保肝、降压、抗溃疡、抗肿瘤、抗骨质疏松等作用。知母能抗病原微生物、解热、降血糖、抗肿瘤等。黄芩有抗菌、抗病毒、抗炎、抑制免疫反应、解热、保肝、利胆、镇静、降血脂、抗氧自由基损伤、降压等作用。麻仁能刺激肠粘膜促进肠蠕动、降压、降脂等。瓜蒌子具有抗肿瘤、抗菌、祛痰、抗血小板凝集、抗氧化等功效。白花蛇舌草有抗肿瘤、抗菌消炎、保肝利胆等作用。

【用方经验】余桂清教授在临床及科研工作中十分重视中医扶正培本治则的运用和研究，余桂清教授认为癌瘤在人体内的发生和发展与人体的正气有着密切的关系，扶正培本疗法对晚期患者虽然不能达到根治肿瘤的目的，但可以改善症状，提高生存质量，提高免疫功能，延长生存时间。本证属气阴双

亏型，余老以六味地黄丸合生脉散为基础方化裁主治，体现了扶正培本的原则。

---

## 健脾益肾方（余桂清经验方）

【组成】党参10 g，白术9 g，枸杞子15 g，女贞子15 g，菟丝子9 g，补骨脂10 g。

【功效】健脾益肾，扶正固本。

【主治】晚期鼻咽癌之脾肾两虚型。症见面色㿠白无华，四肢怕冷，腰疼乏力，气短自汗，大便溏泻，舌体胖有齿痕，舌质淡，苔白或白腻，脉沉细。

【加减】若患者偏于脾虚，乏力懒言，气短自汗，面色㿠白，四肢怕冷，大便溏泄等，加黄芪30 g，云苓15 g，人参6 g、薏苡仁15 g，以加重健脾补肾之功效。若患者偏于肾虚，腰痛，畏冷怕寒，舌体胖，脉沉细无力，加淫羊藿15 g，仙茅10 g，山药10 g、山茱萸10 g、杜仲10 g，以加重益肾之功效。

【方解】本方所治之证因脾肾两虚所致。鼻咽癌晚期，脾肾两虚，阳虚则见面色㿠白无华，四肢怕冷；腰为肾之府，肾虚则见腰痛；脾气亏虚，运化失调，可见大便溏泻；舌体胖有齿痕，舌质淡，苔白或白腻，脉沉细亦为脾肾两虚之征。治以健脾益肾，扶正固本。方中党参、白术健脾益气，枸杞子、女贞子、菟丝子、补骨脂滋补肝肾之阴阳，诸药合用，可收健脾益肾，扶正固本之功。

【注意事项】晚期虚证患者，慎用清解、攻伐抗癌之品。

【现代研究】方中党参能调节胃肠运动、抗溃疡、增强免疫功能，稳定机体内环境。白术对肠管活动有双向调节作用，还能保肝、利胆、利尿、降血糖、抗血凝、抗菌、抗肿瘤。枸杞子对免疫有促进作用，能抗肿瘤、降血脂、保肝、降血糖、降血压。女贞子有抗骨髓抑制、升白细胞、降血脂、护肝、抗炎等功效。菟丝子具有解热、抗疟、催吐的作用。补骨脂能增加心肌供血量、舒张支气管、抑菌、增强免疫力、抗肿瘤、抗衰老、升高白细胞等作用。

【用方经验】以上2方为余老治疗晚期鼻咽癌的效方。晚期癌症，患者病情明显恶化，

肿瘤科国医圣手时方

肿瘤科国医圣手时方

癌细胞已扩散到全身（包括肝、肺、骨、脑等）重要脏器和组织，气、血、阴、阳处在衰竭状态，此时中医中药治疗主要以扶正为主，可重用人参、黄芪等大补元气。在晚期鼻咽癌的治疗过程中，余桂清教授主要采用益气养阴和健脾益肾两种重要治疗法则。

## 谷铭三经验方一

【组成】夏枯草15 g，海藻15 g，连翘15 g，百合20 g，半边莲20 g，葶苈子25 g，鱼腥草20 g，半枝莲20 g，黄药子15 g，小白花蛇1条，川贝母15 g，陈皮15 g，白术15 g，茯苓15 g，生薏苡仁25 g，大枣10枚，白屈菜30 g。配服马钱子丸。

【功效】润肺止咳，祛瘀化痰，散结止痛。

【主治】鼻咽癌淋巴及肺转移，伴有咳嗽，胸闷胸痛，舌暗，苔光剥，脉弦数。

【加减】对肺转移表现咳嗽、咯血者，谷老多配用大剂量的百合30 g、天冬12 g、沙参15 g、玄参15 g、白及粉6 g、三七粉3 g、藕节20 g、芦根30 g等滋阴润肺、止咳止血药进行治疗。对肝转移的患者可配服大黄䗪虫丸。

【方解】本方以葶苈大枣泻肺汤加海藻、川贝母、百合润肺止咳化痰，泻肺利水；白术、陈皮、茯苓健脾燥湿化痰，以绝生痰之源；半边莲、鱼腥草配泻肺汤清热利水，以除胸液；半枝莲、小白花蛇、黄药子、夏枯草清热祛痰，软坚散结；白屈菜、马钱子丸祛瘀通络止痛。诸药合用，共奏润肺止咳，祛瘀化痰，散结止痛之功。

【注意事项】晚期气阴亏虚为主者慎用；马钱子应严格遵循炮制使用原则及用量限制。

【现代研究】现代药理研究：夏枯草具有扩张血管、抗病原微生物、减轻肿胀等作用。海藻可以抗肿瘤、抗凝血、增强免疫力等。连翘的作用有抗菌、强心利尿。百合的主要作用为镇静、镇咳祛痰、增强免疫。半边莲具有抗肿瘤、利尿利胆、抗溃疡、抑菌等作用。黄药子能抗肿瘤、抗病原微生物、止血、改善甲状腺肿。川贝母镇咳祛痰、抑菌。陈皮具有抗炎、抗溃疡、利胆的作用。白术的作用有抗肿肿瘤、利尿、降血糖、抗菌。茯苓的主要作用是抗癌、利尿、镇静、增强免疫等。薏苡仁能抗肿瘤、活血调经止痛、利尿、消水肿、提高机体的免疫能力、镇静、镇痛及解热。大枣最有抑制癌细胞的增殖的作用、可以抗变态反应、保肝、镇静、催眠和降压。白屈菜能镇静镇痛、止咳、抗菌。马钱子有镇痛、兴奋呼吸、增进胃肠蠕动和食欲、刺激骨髓活跃造血动能、抗病原微生物的作用。

【用药经验】鼻咽癌类似于中医"鼻渊"等证。谷老指出鼻位于诸阳交会的头面部，为"清空之窍"，通过经络从属于肺、脾、肾、胆诸脏。鼻为清浊之气出入的门户，助肺脏行呼吸，主嗅觉。上述脏腑功能失调，导致气滞血瘀，痰浊凝聚，上阻鼻窍，瘀久成块，久化火毒，内攻腐烂成癌，从而出现鼻塞、头痛等症。因此，谷老治疗鼻咽癌在调理脏腑功能的同时，常采用清热化痰、祛痰散结的药物组方施治。常用的药物有射干、黄芩、芦根、瓜蒌、白及粉、三七粉、紫菀、苍耳子、辛夷、大蒜等。

## 谷铭三经验方二

【组成】鱼腥草50 g，败酱草40 g，射干30 g，马勃20 g，三七粉20 g，苍耳子15 g，玉竹30 g，蜈蚣10 g，辛夷20 g。

【功效】清热败毒，化痰散结，祛瘀止痛。

【主治】鼻咽癌放疗导致白细胞下降，口鼻咽干，口腔内出现溃疡，纳欠，食而无味，舌质红，少津，脉弦细等。

【加减】鼻衄不止者加仙鹤草12 g、白茅根30 g；口眼㖞斜、面麻者，加全蝎5 g、僵蚕10 g；头痛甚加白芷10 g、川芎10 g；口干者加天花粉15 g、石斛10 g；淋巴结肿大者加黄药子9 g、胆南星9 g；便秘者加瓜蒌子15 g、枳实10 g。

【方解】方中辛夷、苍耳子联用主鼻渊、鼻疮，擅治鼻窍之"恶肉死肌"；配射干及大量的鱼腥草、败酱草清热解毒，消痈排脓，宣达病所；伍用马勃、三七粉解毒祛瘀止血，以除脓血之鼻涕；蜣螂败毒抗癌，消肿止痛，对缓解鼻咽癌及其头痛有良效。

【注意事项】气阴亏虚者慎用或加减后使用。

【现代研究】鱼腥草可以抗肿瘤、抗菌、抗病毒、提高免疫、防辐射、镇咳。射干的作用有抗炎、解热、抗血栓形成、抗病原微生物。马勃具抗肿瘤、止血、抗菌的作用。苍耳子的作用有抑菌、抗炎、镇咳、降血糖。三七粉具有止血、活血化瘀、消肿定痛、滋补强壮、提高机体免疫功能等作用。玉竹能降血糖、降血脂、强心、抗氧化、抗衰老。辛夷对鼻黏膜有收敛和保护作用，使分泌物减少，局部微血管扩张，循环改善，可促进分泌物吸收和炎症消退，辛夷局部应用能抗炎和镇痛。

【用药经验】谷老治疗鼻咽癌有转移的患者，常常据上方加减进行治疗。鼻咽癌出现淋巴转移的患者，以颈部淋巴结肿大多见。除了在原方重用化痰软坚的药物外，还多用独角膏（市售）或消癌膏（谷者经验方，由壁虎、全蝎等药物熬制而成）外贴，配服小金丹以增强化痰散结功效。有时也用鲜独角莲与甘草粉、大黄粉、高粱米面捣烂调合成膏状外敷肿块。鼻咽癌出现骨转移者，转移部位多有疼痛，谷老一般多用青蒻丸（杜仲、补骨脂、核桃仁、大蒜）加青木香、威灵仙、紫苏木、延胡索、马钱子丸补肾祛瘀，通络止痛。

## 李济仁经验方

【组成】黄芪30 g，党参30 g，山药30 g，半枝莲30 g，半边莲30 g，牡蛎30 g，茯苓15 g，当归15 g，大蓟15 g，小蓟15 g，赤芍15 g，淡海藻15 g，淡昆布15 g，白术10 g，陈皮10 g，地龙10 g，仙鹤草20 g，玄参20 g，甘草3 g。

【功效】补益气血，和营解毒，佐以软坚散结。

【主治】气血两虚，血瘀毒凝型鼻咽癌。症见面色少华，形体消瘦，气短乏力，食少纳差，包块疼痛、增长明显，鼻衄，舌质淡红，苔薄白，脉细弦。

【加减】纳谷渐增，疼痛减轻，鼻出血减少，守上方加山慈菇10 g、白花蛇舌草20 g，以增抗癌解毒之功。鼻衄停止，包块未再增长，精神较前明显好转，去大蓟、小蓟，加绞股蓝。

【方解】本方所治之证因气血两虚，血瘀毒凝所致。久病气血亏虚，脾失健运，气血生化乏源，致气血更虚，故见面色少华，形体消瘦，气短乏力，食少纳差；瘀毒内结，阻滞经脉，不通则痛，故见包块疼痛；血瘀毒凝，阻滞气血运行，血溢脉外，故见鼻衄；舌质淡红，苔薄白，脉细弦亦为气血两虚，血瘀毒凝之征，治以补益气血，和营解毒，佐软坚散结。方中黄芪、党参、山药健脾益气，为君药；白术、茯苓、当归健脾养血，为臣药；半枝莲、半边莲清热解毒；大蓟、小蓟凉血止血；赤芍清热凉血，活血祛瘀；牡蛎、淡海藻、淡昆布软坚散结；陈皮理气健脾；地龙活血通络；仙鹤草收敛止血；玄参凉血滋阴，泻火解毒，同为佐药；甘草调和诸药，为使药。诸药合用共奏补益气血，和营解毒，佐软坚散结之功。

【注意事项】应以扶正为主，配合解毒抗癌，瘀毒较甚时结合患者体质，适当增加解毒祛瘀药物剂量。

【现代研究】方中黄芪有增强免疫、抗疲劳、保肝、降压、抗溃疡、抗肿瘤、抗骨质疏松等作用。党参能调节胃肠运动、抗溃疡、增强免疫功能，稳定机体内环境。山药具有调节肠管运动、增强免疫功能、降血糖及抗氧化等作用。半枝莲能抗肿瘤、抗病毒、促进细胞免疫功能。半边莲有清热、消肿、抗肿瘤等作用。牡蛎具有抗溃疡、护肝、增强免疫等功效。茯苓具有增强免疫、抑瘤、抗炎、利尿等功效。当归有双向调节子宫平滑肌、抗心律失常、降血脂、抗动脉粥样硬化、抑制血小板聚集、刺激造血、抗炎、抗菌等作用。大蓟有抗菌、降压、止血等功效。小蓟有兴奋心脏、升压、抗突变、抗菌等功效。赤芍具有增加冠状动脉血流量、抗血栓、镇静、抗炎止痛、抗惊厥的功效。淡海藻可以

肿瘤科国医圣手时方

抗肿瘤、抗凝血、增强免疫力等。淡昆布有调节甲状腺功能、降压、降血糖、降血脂和抗凝、抗放射等作用。白术能保肝、利胆、利尿、降血糖、抗血凝、抗菌、抗肿瘤。陈皮具有扩张血管、抗炎、抗溃疡等功效。地龙有溶栓和抗凝、抗心律失常、降压、抗惊厥、镇静、解热、抗肿瘤、平喘等作用。仙鹤草能止血、抗炎、抗肿瘤。玄参可以抗肿瘤、抗菌、降压。甘草有抗炎、抗过敏、抗心律失常、抗病原微生物、抗氧化、抗肿瘤和抗衰老等作用。

【用方经验】中医学中有许多类似鼻咽癌各阶段不同症状的描述，如鼻渊、鼻衄、耳鸣、控脑疹、上石疽、失荣等。李老认为本病治疗应以清消为主，临床常用抗鼻咽癌的药物有菝葜、山慈菇、石上柏、垂盆草、蛇莓、天葵子、葵树子、白花蛇舌草、半枝莲、南五味子、土牛膝、半边莲、苍耳子、重楼、白茅根、穿破石、白芷、辛夷花等。绞股蓝既能抗癌解毒，又能扶助正气，为李老治疗肿瘤患者常用药。

## 周维顺经验方

【组成】鹅不食草30 g，猫爪草60 g，夏枯草30 g，苍耳子30 g，辛夷15 g，炒薏苡仁30 g，石上柏30 g，山豆根10 g。

【功效】健脾燥湿，化痰软坚。

【主治】鼻咽癌。症见鼻塞，血涕，听力减退，耳内闭塞感，不明原因的颈淋巴结肿大，面部麻木，复视，伸舌偏斜，舌肌萎缩，头痛等。

【加减】肺热型加宣肺清热、消肿散结药：瓜蒌30 g、射干10 g、白芷10 g、炒黄芩12 g、半枝莲30 g、白花蛇舌草30 g、浙贝母10 g；气郁型加清肝泻火、消肿散结药：野菊花30 g、蛇莓30 g、青皮10 g、陈皮10 g、制香附10 g、炙乳香10 g、没药10 g、延胡索15 g；毒热型则加清热解毒、熄风通络药：牡丹皮10 g、钩藤30 g、全蝎3 g、鸡血藤30 g、丝瓜络10 g、半枝莲30 g、焦山栀子10 g；痰浊内蕴型加健脾燥湿、化痰软坚药：半夏10 g、苍术10 g、杏仁10 g、胆南星9 g、

猪苓15 g、茯苓15 g；气血双亏型加补气益血、祛瘀散结药：黄芪30 g、白术10 g、党参10 g、当归15 g、丹参30 g、鸡血藤30 g、炙甘草5 g。

【方解】此方为治疗鼻咽癌的基础方。方中鹅不食草、苍耳子、辛夷发散风寒，通鼻窍为君药；猫爪草、夏枯草用量较大，加强软坚散结，解毒消肿之功；薏苡仁健脾渗湿，消肿排脓；石上柏、山豆根清热解毒，消肿止痛。全方共奏宣通鼻窍，清热解毒消肿之效。

【注意事项】方中寒凉用药剂量较大，注意顾护脾胃。

【现代研究】经动物实验和多年临床验证，目前常用的中草药半枝莲、白花蛇舌草、猫爪草、石上柏、苍耳子、山豆根、夏枯草、野菊花、鹅不食草、马勃、射干、黄芩、山慈菇、蜂房、白英、天南星、龙葵、蛇莓等对鼻咽癌有明确疗效。辛夷、苍耳子对鼻黏膜有收敛和保护作用，使分泌物减少，局部微血管扩张，循环改善，可促进分泌物吸收和炎症消退，尚有抗过敏作用。山豆根、猫爪草等能抗炎、解痉、升白细胞、抗肿瘤。研究表明，活血化瘀药尚有抗凝与促纤溶作用，改善肿瘤患者的高凝状态，降低血黏度，减少纤维蛋白原，与放疗合用可减少纤维形成及血管闭塞等副作用。

【用方经验】周老认为鼻咽癌的预后与正气强弱，邪气盛衰，诊治早晚，治疗当否等多种因素有关。病之初期正气不虚，邪气未盛，扶正祛邪，预后良好；病至中期，邪正相争，邪盛而正不虚，以祛邪为主，兼顾正气，使邪去正安；病至晚期，邪盛正虚，祛邪则伤正，邪未去而正先衰，预后不良。对放疗后的患者，治则宜清热解毒，生津润燥，清补气血，健脾和胃，滋补肝肾；对化疗后的患者宜温补气血，健脾和胃，滋补肝肾；如出现发热反应时则可酌加清热解毒之剂。此方为基础方，应在辨证基础上加减使用。

## 加味竹叶石膏汤方（陈瑞春经验方）

【组成】生石膏30 g，竹叶10 g，北沙参

20 g，麦冬10 g，法半夏10 g，芦根20 g，炙甘草6 g，桑皮10 g，黄芩10 g，白及15 g，白茅根15 g，百部10 g，杏仁10 g。并嘱其煎药时另加粳米（自备）一撮。

【功效】清肺胃之热，凉血止血。

【主治】肺胃热盛型鼻咽癌。症见鼻腔出血，出血量大，色鲜红，鼻腔瘙痒并有堵塞感，头胀痛，口干，口苦，饮水量多，纳食可，小便黄，舌质暗淡，苔薄微腻，舌中间及根部浮黄，脉弦数。

【加减】鼻腔出血量减少，头疼，偶有耳闭，纳眠尚可，舌质淡红，苔薄黄腻，加赤芍10 g。

【方解】本方所治之证因肺胃热盛所致。患者平素过食辛辣厚味，故致脾胃滋生湿热，又因足阳明胃之经脉上交鼻翼，胃火伤及脉络，火热迫血妄行而致鼻腔出血，色鲜红；循经上攻则头痛；热盛灼伤胃津，津不上承则口渴引饮。舌质暗淡，苔薄微腻，舌中间及根部浮黄，脉弦数亦为肺胃热盛之征。治当清肺胃之热以凉血止血。方中生石膏清热生津，除烦止渴，配以竹叶清热除烦，为君药；沙参益气，麦冬、芦根生津，为臣药；佐用半夏降逆燥湿和胃，外加桑皮、黄芩泄肺热，百部、杏仁润肺清肺，配白茅根、白及凉血止血；甘草性味甘平，调和诸药，为使药。诸药配合可达清热生津、益气和胃之功，使热清而气津两复。

【注意事项】出血量大者应急则治标。

【现代研究】方中生石膏有解热、镇静、消炎等作用。竹叶有抗自由基、抗氧化、抗衰老、抗疲劳、降血脂、预防心脑血管疾病、保护肝脏、扩张毛细血管、疏通微循环、促进记忆、改善睡眠、抗癌症等功效。北沙参具有强心、镇咳祛痰、增强免疫等功效。麦冬能升白细胞、提高免疫功能、增加冠脉流量。法半夏能镇咳祛痰、抗肿瘤、抗早孕但有一定的毒性。芦根有镇静、解热、抗癌作用。炙甘草有抗炎、抗过敏、抗心律失常、抗病原微生物、抗氧化、抗肿瘤和抗衰老等作用。桑皮有降血糖、利尿、降血压、抗菌等作用。黄芩有抗菌、抗病毒、抗炎、抑制免疫反应、解热、保肝、利胆、镇静、降血

脂、抗氧自由基损伤、降压等作用。白茅根有利尿、止血、抗菌作用。百部能镇咳、祛痰、抗病原微生物、杀虫、舒张支气管平滑肌。杏仁能镇咳、平喘、抗炎、镇痛、抗肿瘤、降血糖、降血脂。

【用方经验】《景岳全书·血证门》认为"衄血之由内热者多在阳明经。"患者过食辛辣厚味致脾胃滋生湿热，胃之经脉上交鼻翼，胃火伤及脉络，火热迫血妄行而致鼻腔出血，可见本病病位在鼻腔，病变涉及肺、脾、胃3脏，病机为肺胃热盛。陈老用药重在辨证，标本兼治，处方不是盲目地见血止血，而是追其源头方，可使血止病愈。

## 潘明继经验方

【组成】麦冬12 g，天冬12 g，白茅根12 g，党参12 g，沙参10 g，生地黄10 g，茯苓10 g，白术10 g，玄参9 g，玉竹9 g，金银花9 g，白花蛇舌草30 g，白毛藤20～30 g，丹参12～15 g，甘草3 g。

【功效】滋阴益气，清热凉血。

【主治】鼻咽癌邪盛而气阴两虚者。

【加减】脾胃虚寒者加大枣10 g、黄芪20 g，酌减白茅根、玄参；气血两虚，白细胞降低者加枸杞子10 g、生黄芪20 g、鸡血藤15 g，酌减白茅根、玄参；头痛者加川芎10 g、独活10 g，酌减白花蛇舌草、白茅根；食欲不振者加麦芽15 g、山楂10 g、神曲15 g、鸡内金10 g；便秘者加瓜蒌子15 g、大黄10 g；失眠烦躁者加五味子6 g、酸枣仁15 g、珍珠母20 g。

【方解】本方适用于鼻咽癌邪盛而气阴两虚或放疗期间的患者。方中党参、白术、茯苓、甘草为四君子汤，补气健脾，扶正而祛邪；麦冬、沙参、生地黄、玄参、白茅根、玉竹养阴生津；金银花、白花蛇舌草、白毛藤清热解毒，抗癌散结；丹参活血化瘀抑瘤。诸药合用，益气养阴而扶正，清热解毒以抗癌。

【注意事项】痰热壅盛者慎用。

【现代研究】党参具有增强免疫力、扩张血管、降压、改善微循环、增强造血功能等

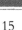

作用，能提升化疗、放疗引起的白细胞下降。经试验证明白花蛇舌草能抗肿瘤、抗菌消炎。天冬具有抗菌、抗肿瘤、镇咳祛痰等作用。麦冬可以镇静、抗心律失常、增强免疫。玉竹能降血糖、降血脂、强心、抗氧化、抗衰老。白术具有抗肿瘤、利尿、降血糖、抗菌等作用。茯苓能抗肿瘤、增强免疫、利尿、镇静。白茅根可以利尿止血、抗菌、解热镇痛。沙参的主要作用为解热镇痛、祛痰、抗真菌。玄参具有利胆、镇静、降压、强心、扩张血管及抗惊厥的作用。金银花能抗炎、抗病毒、解热、抗内毒素、增强免疫力等。白毛藤可以抗肿瘤。丹参强心、抗血栓、促进组织修复和再生、保肝、抗菌。

【用药经验】放疗是目前鼻咽癌首选方法，但因其放射损伤等副作用常影响疗效和患者生活质量。潘老认为，鼻咽癌的辩病治疗当注重三个方面：一是根据肿瘤的病情早晚期，患者体质强弱，合理选用或合用具有抗鼻咽癌作用的药物，如苍耳子、白花蛇舌草、山慈菇、石上柏、浙贝母等；二是放疗增敏可选用汉防己、丹参、赤芍、鸡血藤等；三是要预防或减轻放射线损伤，常用补益脾肾，益气养阴，清热生津之品，如补骨脂、黄芪、沙参、生地黄、黄精、枸杞子、石斛、芦根、墨旱莲、女贞子等。

## 薛盟经验方

【组成】党参30 g，白花蛇舌草30 g，重楼15 g，干地黄15 g，紫珠叶15 g，鱼脑石（先煎）15 g，鲜石斛（先煎）18 g，天冬10 g，麦冬10 g，骨碎补10 g，辛夷9 g。

【功效】清热解毒，益气养阴，凉血止血。

【主治】鼻咽癌放疗后。症见鼻腔少量出血，咽喉有梗阻感，吞咽困难，牙龈肿痛，口干，脉弦细，苔灰腻少津，舌体胖大等。

【加减】口干舌燥者，加天花粉15 g、麦冬10 g、参须9 g；视物模糊者加密蒙花9 g、枸杞子10 g；鼻出血者加仙鹤草12 g、连翘10 g、紫草10 g；张口困难者加丹参10 g、赤芍10 g、鸡血藤15 g；头痛者加川芎10 g、白芷10 g；久病体虚者加当归10 g、黄芪20 g、太子参15 g。

【方解】盖鼻咽为肺气出入之清窍，今邪毒上攻，浊不降则清不升，况气阴已伤，正其本，使邪热之势得驱，血亦不致妄行矣。故拟上方投治。方中党参补气健脾，辅以骨碎补补益脾肾扶正为主，配合白花蛇舌草、重楼清热解毒，软坚散结，紫珠叶、生地黄凉血止血，石斛、天冬、麦冬养阴清热，辛夷通鼻窍。全方扶正，益气养阴为主，诸药合用起到清热解毒，益气养阴之效。

【注意事项】痰热内结者慎用。

【现代研究】党参具有增强免疫力、扩张血管、降压、改善微循环、增强造血功能等作用，此外对化疗、放疗引起的白细胞下降有提升作用。白花蛇舌草能抗肿瘤、抗菌消炎。重楼的作用有抗肿瘤、抗菌、镇静、镇痛、平喘。干地黄可以降压、降血糖、护肝、抗菌。紫珠叶具有抑菌、止血的作用。鲜石斛能止痛、退热、增强免疫力。天冬能抗肿瘤、抗菌、镇咳祛痰。麦冬具有镇静、抗心律失常、增强免疫力等作用。骨碎补可以促进伤口愈合、抗菌，并对心肌细胞有起搏作用。辛夷对鼻黏膜有收敛和保护作用，使分泌物减少、局部微血管扩张、循环改善，可促进分泌物吸收和炎症消退，局部应用有抗炎和镇痛作用。

【用药经验】薛老认为鼻咽癌放疗后，真阴被劫，热势窜扰无度，故出现鼻衄、头痛、胸痹、心悸、咳嗽等合并证候，临证时要辨病与辨证相结合，尽管病情复杂，"病千变，药亦千变"，终能发挥中医辨证施治的特色，达到缓解病情的目的。

肿
瘤
科
国
医
圣
手
时
方

# 第二节　鼻腔恶性肿瘤

疫病概述：鼻腔恶性肿瘤指发生于鼻腔及副鼻窦等部位的恶性肿瘤。其发病率居鼻部肿瘤的首位，占全身恶性肿瘤的 0.2%～2%。本病好发于 40～60 岁男性，可能与木尘，镍等因素有关。西医对鼻腔鼻窦恶性肿瘤的治疗主要有放射、手术、化疗、激光、冷冻及综合治疗等方法。手术治疗适合于鼻腔及副鼻窦恶性肿瘤。局限于鼻腔的鳞状细胞癌术后 5 年生存率可达 40%～50%，鼻窦癌术后 5 年生存率为 10%～22.5%。晚期鼻腔及副鼻窦恶性肿瘤目前采用放疗加中医中药的治疗方式，亦采用放疗、局部手术、中医中药三者结合的治疗方式。中医学认为本病属于"鼻岩""鼻积""控脑痧"等范畴，其主要病机为患者素体脾虚，运化失常，水湿内停，痰浊内生，阻滞脉络，或肺郁化火，灼津成痰，痰瘀互结所致。

## 徐振晔经验方

【组成】黄芪 30 g，当归 9 g，北沙参 30 g，天冬 12 g，麦冬 12 g，玄参 30 g，生地黄 15 g，山茱萸 10 g，地龙 30 g，石上柏 30 g，天南星 30 g，桃仁 9 g，生南星 30 g，枸杞子 12 g，瓜蒌子 30 g，枳实 12 g，肉苁蓉 15 g，淫羊藿 12 g，紫草根 30 g，白茅根 30 g，生山楂 12 g，生晒参 6 g。

【功效】滋阴生津，益气化瘀，消肿活络。

【主治】鼻窦癌年高或体质虚弱，辩证属肝肾阴虚、肺气虚弱、热毒阻滞经络者。

【加减】鼻塞者加苍耳子 10 g，辛夷 5 g。

【方解】本病为本虚标实之证，肝肾阴虚，肺气虚弱为本，痰瘀热毒互结为标。方中以生地黄为君，滋肾养阴，凉血化瘀。当归养血活血；山茱萸柔肝敛阴；枸杞子养阴补肾；肉苁蓉、淫羊藿温补肾阳，以期阳生阴长，诸药合用补肝肾之虚；黄芪、生晒参

益气补肺，共为臣药。沙参、天冬、麦冬养液生津；玄参、紫草根、白茅根、地龙清热凉血。生山楂、桃仁、生南星活血化瘀化痰；石上柏、天南星败毒抗癌，消肿散结；枳实、瓜蒌子理气通腹泻热，为本方佐使之药。

【注意事项】热毒痰瘀明显患者不宜使用。

【现代研究】黄芪能镇静、镇痛、抗肿瘤、抗衰老、抗病原微生物及调节免疫功能。当归有抗肿瘤、镇静、抗炎、抗菌、抗氧化等作用。玄参有抗肿瘤、抗病原微生物、抗炎等药理作用。生地黄能抗肿瘤、抗衰老、提高机体免疫力。北沙参对免疫系统有明显促进作用，此外还能抗肿瘤及降温。天冬有抗肿瘤、抗菌、化痰止咳等作用。麦冬有抗肿瘤、抗辐射、镇静、抗氧化、抗疲劳及提高免疫力的作用。枸杞子能抗肿瘤、抗衰老、降血脂。山茱萸可以调节免疫反应、抗氧化。地龙具有抗肿瘤、降低血压、增强免疫、促进愈合等作用。天南星能抗肿瘤、祛痰、镇静、镇痛。瓜蒌子具有抗肿瘤、抗菌、祛痰、抗血小板凝集、抗氧化等作用。淫羊藿的作用有抗肿瘤、抗衰老、抗血小板凝集、提高免疫功能。肉苁蓉有抗衰老作用，能调节免疫力，还具有抗应激及强壮作用。生山楂具有抗血小板凝集、降血脂、调节免疫、抗氧化、杀菌和抗肿瘤等作用。生晒参具有滋补强壮、抗疲劳、提高血液中血红素的含量等作用。石上柏所含生物碱对小鼠肉瘤 $S_{180}$ 有较好的抑制作用。天南星属南星科，具有确切抗肿瘤作用。桃仁具有扩张血管、抗血小板凝集、抗炎镇痛和抗肿瘤作用。紫草根对移植性小鼠肉瘤 $S_{180}$ 绒毛膜上皮癌和白血病细胞均具有抑制作用。白茅根具有抗菌利尿止血作用。

【用方经验】肾主一身阴阳，肾虚则诸脏不得养。肾阴虚则阳不得制，虚火上炎。肺开窍于鼻，肺气虚则鼻窍不通。加之相火熏

肿瘤科国医圣手时方

灼，久煎则致气滞血瘀，热瘀互结。徐振晔教授治疗年高患者，考虑到肾脏亏虚之机，善于阴阳调补，既用黄芪、生晒参补气，又用当归、山茱萸滋养精血，既用玄参、生地黄、麦冬滋液生津，又以肉苁蓉、淫羊藿温补肾阳，正所谓"阴中求阳，阳生阴长"。

## 郭振球经验方

【组成】沙参15 g，麦冬15 g，生地黄15 g，山药15 g，百合15 g，薏苡仁15 g，石斛15 g，女贞子15 g，墨旱莲15 g，白茅根30 g，白花蛇舌草30 g，菊花10 g。

【功效】清热润燥，宁血活络，滋养肺胃。

【主治】鼻腔癌出血不止，辨证为热结肺胃，迫血妄行，津伤化燥者。症见鼻塞、出血，渐续加重难止，面色晦暗萎黄，形体消瘦，头晕疲乏，脉象细涩，舌质干燥，色淡少津等。

【加减】血宁神安，抗肿瘤需长期服用，去部分寒凉滋腻之女贞子、墨旱莲、白茅根，加核桃仁15 g，连翘、蜂蜜（炖冲）各10 g，薄荷6 g，以图久安。

【方解】方用沙参、麦冬、百合、石斛为君，归肺、胃经，以滋养肺胃之阴，清热润燥。又用生地黄、山药、女贞子、墨旱莲、核桃仁为臣，入肾以滋补先天肾阴，凉血清热。肾阴乃人体阴气之根，肾阴足则肺胃之阴有源，浮阳得制，血热得清，不止血则血自静矣，此即《黄帝内经》"高者抑之"之法。佐薏苡仁上清肺热而排脓；蜂蜜润肺清热而解毒；白茅根清热凉血而止血；白花蛇舌草清热解毒而抗肿瘤；连翘清心解毒而消痈，为疮家圣药。菊花、薄荷均归肺、肝二经为之使。菊花甘，苦，微寒，以养肺滋肾，平肝制阳；薄荷气味辛凉，归肺经以利鼻窍而通气，且能疏散气热，阳制气清则血自宁矣，此乃画龙点睛之妙。

【注意事项】痰湿明显者，应加减清热化痰利湿剂使用。

【现代研究】麦冬具有镇静、抗心律失常、增强免疫等作用，能降血糖、提高免疫、

镇静、抗菌。生地黄的作用有降压、降血糖、护肝改善肾功能、抗菌。山药能助消化、提高免疫、降血糖抗氧化等。百合可以止咳祛痰、强壮、抗过敏、防止化疗引起白细胞减少。薏苡仁具有增强免疫、抗肿瘤、抗炎、镇静镇痛、降血钙等作用。白菊花抑菌、抗炎。白茅根利尿、止血、抗菌，此外还有镇静、解热镇痛等作用。白花蛇舌草抗肿瘤、抗菌消炎。女贞子抗肿瘤、降血脂、抗动脉硬化、抗肝损伤、增强免疫、抗突变等。墨旱莲有止血、增加冠状动脉流量、镇静镇痛、抗菌等作用。

【用方经验】郭老认为鼻腔肿瘤之鼻衄乃热乘气血，伤津化燥所致。足阳明胃经为多血多气之海，其经脉起于鼻，交颏中，旁约太阳之脉，下循鼻外。而肝藏血，肺主气，肺开窍于鼻，血之与气相随而行，循于经络，荣于脏腑。若劳伤脏腑，气血生热，肺胃郁结，热壅于鼻则为鼻癌；血热流散妄行，随气发泄于鼻，则为鼻衄。脏虚不复，劳热停积，则形体日益消瘦。手术前后配合滋养肺胃，清热润燥，从本施治，才能有效控制鼻癌病灶的恶化与转移，促进机体恢复。

## 潘明继经验方

【组成】金银花15 g，连翘15 g，蒲公英15 g，夏枯草15 g，枇杷叶15 g，重楼15 g，党参15 g，茯苓15 g，山药15 g，三棱10 g，莪术10 g。

【功效】清热解毒，破瘀散结，健脾益气。

【主治】鼻窦癌肺转移，证属热毒移肺者。症见长期咳嗽，鼻腔流脓性鼻涕，相应部位隆起，局部皮肤烘热、红肿，舌质红，苔微黄腻，脉象弦数。

【加减】头痛者加白芷10 g、木蝴蝶10 g；胸闷气喘者加厚朴10 g、杏仁6 g、半夏10 g；涕血，烦躁者加生地黄10 g、栀子10 g、大黄（后下）6 g。

【方解】本方金银花、连翘、蒲公英、夏枯草、枇杷叶、重楼等，清解肺胃热毒，肺气得清，则鼻窍壅滞之气自降；辅以三棱、

莪术破气破血以消瘀散积；佐党参、茯苓、山药健脾实脾，正气得充，清窍乃利，且能绝邪毒从足阳明胃表传入足太阴脾里之途径。此乃截断扭转之法，且有培土生金之妙。

【注意事项】本方原用于鼻窦癌已经发生肺转移者，病情危重，发展变化快，应密切注意患者状况，适时选择中西结合手段。

【现代研究】现代药理研究：金银花的挥发性成分具有防治咽喉肿痛等疾患的作用，此外，还有抗菌、抗病毒、抑制溃疡、增强免疫功能等作用。连翘能抗菌、抗炎、解热。枇杷叶具有镇咳祛痰、抗菌等作用；党参能增强免疫力、扩张血管、降压，其对化疗、放疗引起的白细胞下降有提升作用。夏枯草能抗肿瘤、降压、抗病原微生物。三棱具有抑制血小板聚积、降低全血黏度等作用。莪术可以抗菌、抗肿瘤、增强免疫。重楼能抗肿瘤、抗菌、镇静镇痛、止血及等；山药有助消化、增强免疫力、降血糖、抗氧化等作用；茯苓的作用有利尿、镇静、抗肿瘤、降血糖、护肝等。

【用方经验】潘教授指出，鼻乃肺之外窍，鼻病传肺，即窍病传脏。太阴、阳明相表里，手、足阳明属表，手、足太阴属里，邪毒客于手阳明大肠之表，传于手太阴肺之里，此即张仲景"经络受邪入脏腑"，遣方用药应把握住传变规律，并根据各期不同症状做针对性的、预见性的处理。

# 苍耳子散合普济消毒饮加减方（潘敏求经验方）

【组成】苍耳子10 g，辛夷16 g，黄芩10 g，黄连8 g，连翘12 g，金银花30 g，薄荷6 g，板蓝根15 g，马勃6 g，玄参10 g，桔梗6 g，石上柏15 g，山豆根15 g，夏枯草15 g，白花蛇舌草30 g，甘草5 g。

【功效】清肺解毒，攻坚散结。

【主治】鼻腔恶性肿瘤之热毒壅肺型。

【加减】头痛者加白芷10 g、木蝴蝶10 g；涕痰多而黄稠者加半夏10 g、生南星（先煎）10 g、瓜蒌子10 g；视物模糊者加谷精草10 g、密蒙花10 g。

【方解】苍耳子，辛温，归肺经，功能疏风散寒，宣通鼻窍，为君药。辛夷，辛温，归肺经，祛风通窍，增强苍耳子通窍之功，伍以为臣，二者均为鼻科圣药，君臣相伍直达病所，功效显著；本方金银花用量30 g，清热解毒，疏散风热，制苍耳子之性，助苍耳子之功，君臣相辅，恰对病机。针对本病病性为实热，合用普济消毒饮，以黄芩、黄连、连翘、玄参等大队寒凉之品克制苍耳子、辛夷温燥之弊，解疾病互结之热毒。白花蛇舌草、石上柏清热利湿散结，有很好的抗癌功效，用于本方增强药效；桔梗引药上达，薄荷质轻上宣，常用于上焦疾患，二者在本方中为使。

【注意事项】体质虚弱或阳虚患者不宜使用本方。

【现代研究】1. 苍耳子对多种微生物具有较强抑制作用，且具有抗炎、镇痛作用。辛夷具有局部收敛、刺激和麻醉作用和抑菌、消炎的作用。金银花能抗病原微生物、抗炎和解热。白花蛇舌草具有抗肿瘤、抗菌抗炎作用。石上柏具有抗肿瘤作用。夏枯草的作用有抑菌抗炎。黄芩有抗菌、抗病毒、抗炎、抑制免疫反应、解热、保肝、利胆、镇静、降血脂、抗氧自由基损伤、降压等作用。黄连有抗病原微生物、抗心律失常、降压、正性肌力作用、抗炎、解热、抑制血小板聚集等作用。连翘有抗病原微生物、抗炎、解热、强心、保肝等功效。薄荷有刺激和抑制神经、消炎和抗菌、健胃和祛风等功效。玄参可以抗肿瘤、抗菌、降压。桔梗具有镇静、镇痛及解热等中枢抑制作用，并有抗炎及镇咳祛痰、扩张血管、降压、抗溃疡作用。山豆根能抗炎、解热、抗菌、抗肿瘤调节免疫。甘草有抗炎、抗过敏、抗心律失常、抗病原微生物、抗氧化、抗肿瘤和抗衰老等作用。

2. 普济消毒饮可提高小鼠机体免疫功能。黎同明灯将小鼠30只随机分为正常对照组、普济消毒饮低剂量组（2.9 g/kg）和高剂量组（11.6 g/kg），各组分别按设计剂量灌胃给药，正常对照组给予等容积生理盐水，连续7日后处死，检测小鼠脾细胞白细胞介素-2（IL-2）生成能力、自然杀伤（NK）细胞活

肿瘤科国医圣手时方

性和脾细胞增殖能力。结果显示普济消毒饮能增强 NK 细胞活性和 IL-2 生成能力，促进脾淋巴细胞增殖，与正常对照组比较均有显著性差异（$P<0.05$，$P<0.01$）。

【用方经验】潘敏求教授认为鼻腔恶性肿瘤属于中医学"鼻岩""鼻积""控脑痧"等范畴，其主要病机为患者素体脾虚，运化失常，水湿内停，痰浊内生，阻滞脉络，或肺郁化火，灼津为痰，痰瘀互结成块所致。部分患者表现为鼻塞不畅，流血水秽而腥，局部隆起，溃疡，头面红而焮热，颈部恶核，舌红，苔黄燥，脉数。中医辨证为热毒壅肺，治当清肺解毒，攻坚散结。方用苍耳子散通利鼻窍，普济消毒饮清热解毒，加白花蛇舌草、石上柏、夏枯草等清热利湿散结抗癌。对于已经不能采用西医治疗手段的晚期患者，潘老多从火毒、热毒辩证施治，治疗常采用清热解毒，凉血滋阴，宣通鼻窍的方法。

## 加味清气化痰丸方
### （潘敏求经验方）

【组成】生南星（先煎）10 g，黄芩 10 g，瓜蒌子 10 g，生半夏（先煎）10 g，陈皮 10 g，枳实 10 g，杏仁 10 g，夏枯草 10 g，石上柏 10 g，谷精草 10 g，莪术 10 g，三棱 10 g，穿山甲 10 g，白花蛇舌草 30 g，甘草 5 g。

【功效】化痰散结，活血祛瘀。

【主治】鼻腔或鼻窦恶性肿瘤之痰瘀互结型。

【加减】局部肿块硬结，疼痛较甚者，加生牡蛎（先煎）25 g，蟅虫 10 g；脘痞纳呆者，加薏苡仁 30 g、豆蔻 10 g。

【方解】方中以胆南星为君，取其味苦性凉，清热降气化痰，以治痰火实热之壅闭。以半夏、瓜蒌子化痰降逆，涤痰开胸，为方中臣药。又以黄芩泻肺火，杏仁降肺气，二药相伍泻火降肺；陈皮理气化痰，枳实散结除痞，使气行，气行则痰可化。痰阻气滞血留，日久积而成结块，方中伍以性猛力峻之莪术、三棱、穿山甲破血散结。谷精草疏风散热，归肝、肺二经，载诸药上行达病所。兼用白花蛇舌草、石上柏清热利湿散结抗癌。全方古今研究成果并用，标本兼治。

【注意事项】体质虚弱，及出血倾向明显者慎用，寒痰体质者忌用。

【现代研究】1、莪术具有抗肿瘤、抑制血小板聚集和抗血栓形成等作用。三棱能镇痛及抗凝，实验证明其能调节免疫及特异性免疫，诱导乳腺癌细胞凋亡。穿山甲的作用有扩张血管壁、延长凝血时间、抗炎。谷精草对铜绿假单胞菌、肺炎链球菌、大肠埃希菌有抑制作用，能改善对鼻腔肿瘤合并的微生物感染。杏仁、半夏具有较强的镇咳作用。陈皮可对抗组胺所致支气管痉挛而有平喘作用。杏仁亦有平喘的作用，此外还能免疫调节。黄芩能抗炎、抑菌、调节免疫功能。

【用方经验】本病患者常有表现为头沉重，鼻塞不畅，流脓血秽而腥，口干不欲饮，视物模糊，舌淡红，苔薄白，脉弦滑，潘老辨证为痰瘀互结，治当化痰散结，活血化瘀，方用清气化痰丸加活血化瘀之蟅虫、莪术、三棱，另加穿山甲峻破顽固瘤结，兼用白花蛇舌草、石上柏等清热利湿，散结抗癌。

## 第三节 舌癌

疾病概述：舌癌是指发生于舌前 2/3 游动部位的恶性肿瘤，为常见的口腔恶性肿瘤之一，占口腔癌的 32.3%～50.65%，居第一位。本病好发于 40～60 岁，男性稍多。舌癌发病与牙的残根或残冠、锐利的牙尖等长期刺激，口腔卫生不良，长期过度嗜烟酒及营养和代谢障碍等因素有关。此外，舌黏膜长期溃疡，白斑与外伤，可致上皮增生，也可变成舌癌。西医治疗主要采用手术、放疗、化疗。早期患者一般首选放射治疗，Ⅱ期患者在术前、术后，晚期无法手术者，癌瘤生于舌后1/3者都应予以放疗。手术治疗适应于病灶小于5 cm的早期患者，特别是在舌前2/3的边缘者可行楔形切除术，对有颈部淋巴结者，可行淋巴结清扫术。化疗仅作辅助性治疗。中医学认为本病属于中医学"舌疳""舌菌"的范畴，情志不遂，心绪烦扰则生火，致心火炽盛；思虑过度则伤脾，脾气郁结，日久化火；心脾郁火循经上干于舌，灼津成痰，阻塞脉络，痰瘀互结而成本病。

## 克癌灵（乔保钧经验方）

【组成】玄参15 g，生地黄9 g，栀子9 g，生大黄9 g，浙贝母15 g，猪苓50 g，山豆根10 g，鳖甲30 g，清柴胡6 g，生杭芍13 g，牡丹皮9 g，重楼15 g，生甘草6 g。

【功效】清心化痰，泻火解毒，软坚散结。

【主治】舌癌之心火炽盛型。症见舌体肿痛，僵硬不遂，口苦咽干，心烦眠差，暴躁易怒，便干溲赤，苔薄黄，脉滑数。

【加减】脾胃不佳者生栀子改为炒栀子，加大枣10 g护胃。

【方解】《伤寒论》栀子豉方，栀子清心除烦，燥湿解毒，用为本方君药。玄参、生地黄、牡丹皮、山豆根、杭芍、重楼养阴凉血，解毒化瘀；生大黄泻腹通热，活血通经；鳖甲滋阴潜阳，软坚散结；猪苓利水渗湿，使热归于小便，诸药合而为臣。清柴胡一味，疏肝解郁，气畅则火消，用为使药。生甘草益气清热解毒，调和诸药药性。

【注意事项】要长期坚持用药，服用一段时间后症状缓解，改汤剂为胶囊剂，继续服用，直至癌瘤消失。

【现代研究】1. 玄参有抗肿瘤、抗病原微生物、抗炎等方面药理作用。生地黄能抗肿瘤、抗衰老、止血、抗炎、镇静、增强细胞免疫。栀子具有保肝利胆、抗炎、镇静催眠、镇痛等作用。生大黄能泻下、止血、抗感染、抗肿瘤。浙贝母的主要作用有镇咳祛痰、抗溃疡、镇痛。猪苓具有抗肿瘤、利尿、免疫增强、抗辐射等作用。山豆根能抗肿瘤、抗

菌、兴奋呼吸系统和平喘。鳖甲具有强壮抗疲劳、免疫增进和抗结缔组织增生的作用。柴胡的作用包括解热、镇静、镇痛、缓解胸闷胀痛。白芍具有抗炎、抗应激、抗病原微生物和免疫增强作用。牡丹皮具有免疫增强、抗炎作用。重楼有广谱抗菌作用、对实体瘤有抑制作用。甘草有抗炎、抗过敏、抗心律失常、抗病原微生物、抗氧化、抗肿瘤和抗衰老作用。

2. 克癌灵胶囊具有清热解毒、软坚散结、活血止痛的作用，是治疗恶性肿瘤的经验方。实验表明，克癌灵胶囊3个剂量组灌胃给药对小鼠肉瘤$S_{180}$均有明显抑制作用，给药期间肿瘤小鼠一般状况良好，各给药组体重同模型组比较无明显差异，说明该药无明显的毒副作用。从以上结果可以得出，克癌灵胶囊有一定的抑制肿瘤的作用，其抑瘤的机理还有待于进一步探讨。

【用方经验】刚直之人，长期所愿不遂，心绪烦扰则生火；思虑伤脾则气郁。郁火化毒，灼津为痰，痰火毒邪循经上攻，积于舌下，遂成舌癌。可见痰火毒三邪相结为病机之标，心火炽盛乃病之本。治以浙贝母、山豆根、猪苓、重楼清热解毒、化痰散结；鳖甲、牡丹皮活瘀软坚，针对病机之标；尤以玄参、生栀子、生大黄、生甘草清心泻火，力主治本；少用柴胡、白芍疏肝解郁，条畅情志。如此心火得降，痰无由生，气畅志舒，毒邪可化，癌肿渐而消散。这种既重视局部病灶，又着眼内脏调理的整体治疗观，是该方针对该病行之有效的关键。

## 周岱翰经验方

【组成】黄连12 g，黄芩12 g，黄柏12 g，山豆根12 g，生地黄24 g，栀子，木通15 g，山慈菇15 g，僵蚕15 g。

【功效】泻心凉血，清热解毒，消疮散结。

【主治】舌鳞癌，心火上炎，火毒互结证。症见舌体肿大疼痛，溃疡边缘凸起不平，呈白腐色，舌质瘀红，苔黄厚。

【加减】舌体肿痛加蜂房、土鳖虫15 g；

舌体溃烂，痰多加浙贝母、天花粉各20 g，体虚加黄芪24 g，党参20 g；肾精亏虚者加墨旱莲20 g，女贞子12 g。同时合并服用六神丸清热解毒，犀黄丸抗肿瘤。

【方解】方中导赤散清心利水，引心火下行；黄连解毒汤以黄连泻火解毒，黄芩、栀子清热解毒，助黄连降火下行；生地黄凉血化瘀；山豆根、山慈菇、天花粉有抗肿瘤之功。蜂房、守宫、僵蚕、土鳖虫等虫类药逐瘀散结。诸药合用相得益彰。

【注意事项】虚寒体质者慎用。

【现代研究】1. 黄芩具有抗菌、抗炎、降压、防辐射、抗毒素等作用。黄连能抗菌、抗病毒、抗毒素、增强免疫。黄柏可以抗病原微生物、抑制迟发型超敏反应及抗氧化。栀子具有保肝利胆、抗炎、镇静催眠、镇痛等作用。僵蚕能抗惊厥、催眠、抗凝血。山豆根具有抗菌、抗肿瘤、兴奋呼吸系统和平喘作用。生地黄有止血和促进造血细胞的作用；地黄的作用有抗肿瘤、抗炎、镇静、增强细胞免疫。木通经实验证明有明显的利尿作用，并能对抗泼尼松抑制吞噬细胞的作用。山慈菇已被证明具有确切的抗肿瘤作用。

2. 实验研究：对30例舌癌患者运用加味黄连解毒汤治疗。结果表明生存期3年以上20例，占66.6%，5年以上5例，占16.6%，总有效率83.3%。说明采用加味黄连解毒汤治疗舌癌有确切疗效。

【用药经验】周老认为，很多患者长期吸烟或好食灼傅，致火毒熏烤，瘀结蕴积于中，灼伤心脾，久而积毒成舌癌。治宜泻心凉血，清热解毒，消疮散结，故选用导赤散合黄连解毒汤为基础方化裁组方，并可随证加减蜂房、守宫、土鳖虫等虫类药。

## 潘敏求经验方

【组成】炮穿山甲10 g，天花粉15 g，白芷10 g，赤芍10 g，制乳香5 g，制没药5 g，皂角刺10 g，当归尾10 g，陈皮10 g，金银花20 g，夏枯草15 g，山慈菇30 g，甘草5 g，煎加黄酒少许。

【功效】清热解毒，消肿散结。

【主治】舌癌肿物溃烂味臭，舌质红，苔黄厚，脉数等热象明显者。

【加减】热毒炽热，溃破而成翻花状者，加重楼15 g、半枝莲15 g、马勃3 g；热毒蕴结，气滞血瘀，疼痛难忍者，加全蝎3 g、蜂房10 g；热毒阴虚，口干舌红，光剥无苔者，加生地黄15 g、玄参10 g、鲜芦根20 g；颈项结者，加昆布10 g、海藻10 g。

【方解】《灵枢·痈疡》云："营卫稽留于经脉之中，则血泣不行，不行则卫气从之而不通，壅遏不得行，故热。大热不止，热盛则肉腐，肉腐则为脓，故命曰痈。"热毒壅聚，营气郁滞，气滞血瘀，聚而成形，故见局部红肿热痛；邪正交争于表，故身热凛寒；正邪俱盛，相搏于经，则脉数有力。舌癌肿物溃烂腐臭，热毒深重，治宜清热解毒为主，配合理气活血，消肿散结为法。以仙方活命饮为基础方组方主治。方中金银花性味甘寒，最善清热解毒疗疮，前人称之谓"疮疡圣药"，故重用为君。然单用清热解毒，则气滞血瘀难消，肿结不散，又以当归尾、赤芍、乳香、没药、陈皮行气活血通络，消肿止痛，共为臣药。气机阻滞每可导致液聚成痰，故配用白芷燥湿排脓，消肿止痛；天花粉、山慈菇清热化痰散结，可使脓未成即消；穿山甲、皂角刺通行经络，透脓溃坚，可使脓成即溃，均为佐药。甘草清热解毒，并调和诸药；煎药加酒者，借其通瘀而行周身，助药力直达病所，共为使药。诸药合用，共奏清热解毒，消肿溃坚，活血止痛之功。

【注意事项】脾胃虚寒者慎用本方。

【现代研究】1. 金银花的挥发性成分具有防治咽喉肿痛等疾患的作用，此外，还具有抗菌、抗病毒、抑制溃疡、增强免疫功能等作用。夏枯草能抗肿瘤、降压、抗病原微生物。穿山甲能抗炎、降低血液黏度、抗缺氧。桃仁具有抗肿瘤、镇咳、抗炎、抗过敏等作用。

2. 仙放活命饮主要有抗菌、抗炎，增强免疫功能，镇痛作用等。①抗病原微生物：仙方活命饮水煎醇沉液（生药1 g/ml 药液）用纸片法抑菌试验，其0.01 ml/片对金黄色葡萄球菌抑菌圈为14.2 mm；对乙型溶血性链球菌亦有高度抑制作用。方中单味药，除穿山甲、乳香、皂角刺外，其余各药均有不同程度的抗多种细菌、病毒作用。其中金银花抗菌谱较广，抗菌作用较强。诸药合用，抗菌作用可能增强，发挥广谱抗菌效应。②抗炎：仙方活命饮对实验性急、慢性炎症有明显抑制作用。其水煎醇沉液给家兔肌内注射，每次 5 ml，对家兔蛋清性足肿胀，和二甲苯所致毛细血管通透性增加（4 小时给药 2 次），以及棉球肉芽组织增生（连续给药 7 日），均表现出明显的抑制作用。减少了炎性渗出，促进炎灶的分解和吸收。③增强免疫功能：仙方活命饮水煎醇沉液给小鼠肌内注射 0.2 ml，可显著提高小鼠巨噬细胞吞噬功能，表现被吞噬鸡红细胞总数和吞噬指数明显增加；给家兔肌内注射 5 ml，按醋酸纤维素薄膜法测定血清 γ-球蛋白含量，结果家兔血清中 γ-球蛋白含量提高 9.66％。显示本方具有激活和增强机体免疫功能的作用。④镇痛：仙方活命饮水煎液（生药 1 g/ml），给小鼠、家兔灌胃，采用小鼠热板法（150 mg/kg，250 mg/kg），小鼠扭体法（250 mg/kg），家兔 $K^+$ 透入法（2.5 g/kg）

测定痛觉反应。结果热板法痛阈值升高 1.58～2.09 倍，家兔痛阈值 2 小时升高 2.21 倍，小鼠扭体镇痛百分率为 58.33％，保护百分率为 68.3％。表明本方对采用多种镇痛实验方法均表现有明显的镇痛作用。

【用方经验】潘敏求教授认为："舌本属心，舌边属脾。"本病的发生，与心脾两脏的关系最为密切，故多采用清泻心脾之火，化解心脾瘀毒之法，临床常选用生地黄、淡竹叶、木通、石膏、藿香叶、半枝莲、白花蛇舌草、重楼等，同时外敷解毒化瘀之品，内服中成药梅花点舌丹、小金丹等，疗效较为满意。在辩治分型上，潘老主要根据溃与不溃分病程处方。前期舌部变厚，或为硬结，如菌如豆，或有糜烂，此期用导赤散合泻黄汤加减，清心泻脾，解毒化郁。这个时候病情简单，治疗较为容易下手。若病情继续恶化，邪毒深入，正虚邪恋，则肿物溃烂味臭，但依然有舌痛胖大，舌红，苔黄厚，脉数等热毒炽热的证候，治疗上既要清解毒邪，消肿散结，又要化腐生新予仙方活命饮为基础方化裁主治。

# 第四节　口腔癌

疾病概述：口腔癌是发生在口腔的恶性肿瘤之总称，大部份属于鳞状上皮细胞癌。各种口腔癌的好发年龄是 40～70 岁。长期嗜好烟酒，咀嚼槟榔等混合物能引起口腔黏膜上皮基底细胞分裂活动增加，使口腔癌发病率上升。口腔卫生差，异物长期刺激，微生素 $A_1$ 和 $B_2$ 以及微量元素锌和砷的缺乏等，都会增加机体对致癌物的敏感性。不同部位的口腔癌其症状大致相似，主要表现为疼痛，斑块，溃疡，颈部淋巴结肿大。早期的口腔癌如未见颈部淋巴转移，则单独使用手术或放射治疗均有不错的治疗成效。中晚期的口腔癌，较适合使用外科手术合并术后放疗。中医学认为本病多与心、脾、胃脏腑功能失调有关。外感六淫，内伤七情均可化火，火

性炎上，口腔常生溃疡，加之烟酒熏烤，或阴虚火自内生，均可使火毒郁结，致生口腔癌。

---

## 刘炳凡经验方

【组成】太子参15 g，何首乌15 g，生地黄15 g，黄精15 g，女贞子15 g，沙参10 g，牡丹皮10 g，墨旱莲10 g，蒲黄10 g，天葵子10 g，甘草5 g，蛇蜕5 g，皂角刺炭3 g。

【功效】养阴清热解毒，活血通络化瘀。

【主治】口腔癌，证属阴伤热炽，毒滞血瘀证。症见下唇肿核，进食困难，疼痛牵引头部，大便干结，小便短黄，舌质红，苔薄黄，脉弦细带数。

【加减】声音嘶哑加射干10 g、胖大海3枚、木蝴蝶6 g等；肿块溃破，色淡，形体消瘦，加蒲公英20 g、半枝莲25 g、白术10 g、茯苓15 g等，伴有淋巴结肿大，加山慈菇9 g、玄参15 g、猫爪草20 g等。

【方解】本方土茯苓归肝、胃二经，以清热解毒，可入络搜剔湿热之蕴毒，治"恶疮痈肿"；天葵子归脾经，清热解毒，消肿散结，排脓定痛；生地黄、牡丹皮、蒲公英归心、肝二经，以清热解毒，凉血行瘀，消痈疡热毒，且生地黄、牡丹又归肾经以滋阴补水；蛇蜕归肝、脾二经，以毒攻毒，消恶疮肿。诸药共用，以达驱邪之功。何首乌、女贞子、墨旱莲、白芍、太子参、黄精、沙参以滋补肾水，补脾生血，共奏扶正之功。肾水补，脾血生，则火自除，热自清，瘀自化，肿自消。佐皂角刺引药直达病所，以建消肿排脓解毒之功，因其锐利，故炒炭为缓其性。

【注意事项】阴寒之证忌用。

【现代研究】太子参能提高免疫功能、抗肿瘤。何首乌具有促进造血、增强免疫、减慢心率、扩张冠状动脉、抗心肌缺血等作用。黄精能抗病原微生物、抗疲劳、抗氧化、止血。生地黄的作用包括抗肿瘤、止血抗凝、抗炎、抗过敏、抗真菌。女贞子可以抗肿瘤、提高免疫、强心。沙参能祛痰、解热、镇痛、抗真菌。牡丹皮具有抗炎、镇静、降温、解热、镇痛、利尿、抗溃疡等作用。墨旱莲能镇静镇痛、抑菌止血、提高免疫力。蒲黄的作用包括抗动脉粥样硬化、抗菌、促凝血。天葵子可以抗肿瘤。土茯苓具有抗肿瘤、抑菌的作用。白芍能镇痛解痉、保肝抗炎以及提高免疫力。蛇蜕的主要作用为抗炎。皂角刺具有抗肿瘤的药理作用。

【用药经验】刘老侧重从经络论证用药，胃足阳明之脉下循鼻外，入上齿中，还出挟口环唇。脾气通于口，脾湿痰凝，胃火结毒，乘经而冲发，留住于唇，故成斯疾。心火亢盛，传之于脾，肾为水脏制心火，心火独抗，水不治火，心手少阴之支脉，从心系上挟咽，足少阴肾经循喉咙挟舌本，二经皆通于口，肝足厥阴之支脉，从目系下颊里环唇内，思虑暴急，则肝经怒火，循经灼于唇，亦可传

脾克土。故临床处方用药应注重辨证与择经选药相结合。

## 张代钊经验方

【组成】生黄芪60 g，丹参20 g，金银花20 g，白术12 g，薏苡仁30 g，鸡内金9 g，陈皮9 g，猪苓20 g，半枝莲30 g。

【功效】益气养阴，托毒排脓，清热解毒，化瘀散结。

【主治】口腔癌术后或/和放疗后，瘘口长期难愈，证属气血亏虚，邪毒羁留者。

【加减】胃纳不佳，苔薄腻者，加焦山楂10 g、半夏曲10 g、鸡内金10 g；口渴引饮，舌质红，苔干者，加石斛10 g、玉竹10 g、天花粉20 g；精神倦怠，胸闷腹泻，舌腻者，加苍术10 g、藿香10 g。

【方解】黄芪益气托毒生肌，为本方君药；热则化腐，瘘口腐烂难愈，当有热毒，金银花清热解毒，力克毒热之邪，为本方臣药。丹参一味，功同四物，养血活血；白术、薏苡仁、鸡内金、陈皮健脾化痰，脾胃健气血生，气血足新肉始长，共为佐药。半枝莲、猪苓清热利水解毒，使补剂不滋腻，使湿热之邪有路可出，为本方之使。全方益气养血生肌，解毒利湿散结，共奏扶正排脓，解毒生肌之功。

【注意事项】癌肿红肿热痛，坚硬未破时不宜使用本方。

【现代研究】生黄芪有增强免疫、抗疲劳、保肝、降压、抗溃疡、抗肿瘤、抗骨质疏松等作用。丹参可以强心、抗血栓、促进组织的再生与修复、保肝抗菌。白术的作用包括抗肿瘤、利尿、降血糖、抗凝血、促进造血及抗炎等。薏苡仁具有镇静、镇痛解热、降压及抑制癌细胞等作用。鸡内金能促消化、抗癌。陈皮具有扩张血管、抗炎、抗溃疡等作用。猪苓能利尿、免增强、抗肿瘤、抗辐射等。

【用方经验】张老对处理肿瘤术后、放化疗后症状有丰富经验。他认为瘘口久不愈合乃术后气血亏虚，正虚邪恋所致。常用重剂黄芪益气托毒生肌，大剂重用至60 g以上。

## 谷铭三经验方

【组成】西洋参（先煎）5 g，生地黄10 g，天冬15 g，半枝莲15 g，石见穿15 g，白花蛇舌草20 g，三棱15 g，莪术15 g，虎杖15 g，生薏苡仁25 g，丹参20 g，小白花蛇1条，鳖甲（先煎）15 g，败酱草20 g，连翘20 g

【功效】滋阴清热，泻火解毒，软坚散结。

【主治】口腔颊部纤维肉瘤术后，气阴亏虚，毒热蕴结证。症见张口困难，不能进食，口腔内大面积溃疡，气味恶臭，舌质暗红，苔薄黄，脉细数。

【加减】伴咽喉疼痛者加射干10 g、山豆根6 g、金银花10 g等；伴有淋巴结肿大者加山慈菇9 g、玄参15 g、猫爪草20 g等；咳嗽痰多者加瓜蒌15 g、浙贝母10 g；挟表证者适当加入轻扬宣散之品，如桑叶10 g、葛根10 g等；热毒重者，选加连翘10 g、金银花10 g、牛膝10 g以清热解毒。

【方解】患者气阴亏虚，心脾火炽，毒热蕴结口腔颊部，见面部肿胀、溃疡及分泌物。故治疗应滋阴清热，泻火解毒。方中西洋参益气养阴，生地黄、天冬滋阴清热为君，辅以半枝莲、石见穿、白花蛇舌草、败酱草、生薏苡仁清热泻火，解毒利湿，以消除肿胀及恶臭的分泌物，三棱、莪术、鳖甲、小白花蛇、丹参、连翘可活血化瘀，软坚散结，以促进刀口瘢痕和肿胀的消失，抑制纤维肉瘤的再复发。

【注意事项】痰毒壅盛者慎用。

【现代研究】西洋参具有抗疲劳、抗肿瘤、抗惊厥等作用。生地黄能抗肿瘤、抗炎、抗过敏、抗真菌。天冬的作用包括抗肿瘤、抗菌、镇咳祛痰。半枝莲具有抗肿瘤抑菌、利尿、止咳、平喘等作用。白花蛇舌草具有抑菌、促进抗体形成、抗肿瘤、镇痛镇静及催眠、保肝利胆等作用。三棱能降低血液黏滞度，抗血小板聚集。莪术的作用为抗肿瘤、抗菌、提高免疫。虎杖具有抗肿瘤、抗菌抗病毒、保肝、镇咳平喘的作用。薏苡仁能抗肿瘤、镇静镇痛解热。丹参的作用包括强心、

抗血栓、改善微循环、促进组织的修复与再生、抗菌、降血脂。小白花蛇能镇静、镇痛。鳖甲可以促进免疫力、抗肿瘤。连翘具有抗病原微生物、抗炎、解热、保肝强心的作用。

【用药经验】谷老指出：口腔癌是头颈部常见恶性肿瘤，发病部位一般表浅，容易早期发现，可通过视诊、触诊做出临床判断；口腔癌的辨证，初期以邪实为主，呈火毒结聚之证，继则虚实夹杂，晚期往往邪盛正衰，呈气血两虚状态。谷老治疗口腔癌的常用药有夏枯草、石见穿、白花蛇舌草、薏苡仁、浙贝母、半枝莲等，并指出口腔癌应以预防为主，节制烟酒及一切刺激性食物，做到早期发现，尽早治疗。

## 加味木香导滞丸方
### （黄智芬经验方）

【组成】夏枯草90 g，白花蛇舌草100 g，三棱15 g，丹参30 g，黄芩12 g，钩藤（后煎）24 g，玄参15 g，莪术15 g，生蒲黄10 g，海藻30 g，甘草10 g。

【功效】化顽痰，破死血，兼以解毒。

【主治】下颌癌之顽痰、死血凝结证。症见咽喉、口舌干燥，饮水较多，精神尚好，颜面、舌质暗晦，脉象沉滑有力。

【加减】精神、食欲旺盛时，加蒲公英20 g、野菊花10 g、炒栀子10 g。

【方解】本方所治之证因顽痰、死血凝结所致。患者姑息术后，损伤气血，气血运行不畅，淤积而成死血，阻滞津液输布，不能上呈于口，故见咽喉、口舌干燥，饮水较多；颜面、舌质暗晦，脉象沉滑有力均为顽痰、死血凝结之征，遏久可化毒为患。治以化顽痰，破死血，兼以解毒。故重取白花蛇舌草、夏枯草等清热利湿解毒，为君药。用三棱、莪术化瘀软坚，乃因本症系顽痰、死血交阻凝结成癌，痰中有瘀，瘀中有痰，故破瘀与化痰药兼行，为臣药。钩藤平肝清热化痰，药性轻扬走上，具有舒筋活络功用，用之有引经报使之意，海藻、甘草为伍，使二药之性相激，以提高本方化痰散结的功效，黄芩、生蒲黄清热解毒，丹参活血化瘀，玄参清热

凉血，泻火解毒，同为佐药。诸药配合，共奏化顽痰，破死血，解毒之功效。

【注意事项】本方逐瘀能力较强，虚证患者慎用。

【现代研究】方中夏枯草能抗炎、免疫抑制、降血糖，有一定的毒性。白花蛇舌草有抗肿瘤、抗菌消炎、保肝利胆等作用。三棱能抑制血小板聚集。丹参有抗肿瘤、增强免疫力、抗病原微生物、清除自由基等的作用。黄芩有抗菌、抗病毒、抗炎、抑制免疫反应、解热、保肝、利胆、镇静、降血脂、抗氧自由基损伤、降压等作用。钩藤具有降压、镇静、抗惊厥、抑制子宫收缩、抑制血小板聚集和抗血栓形成等功效。玄参可以抗肿瘤、抗菌、降压。莪术具有抗肿瘤、抗炎、抗菌、抗血小板聚集等作用。生蒲黄能增加冠状动脉血流量、降血脂、止血、兴奋子宫、调节免疫力、抑菌等。海藻可以抗肿瘤、抗凝血、增强免疫力等。甘草有抗炎、抗过敏、抗心律失常、抗病原微生物、抗氧化、抗肿瘤和抗衰老等作用。

【用方经验】在肿瘤诊治中，朱老特别重视情绪调理，他指出：心情舒展、乐观，既可使血脉流畅，也可使津液运化正常。血脉、津液运行自如，痰、瘀得以分消，痰、瘀潜消，无以化毒。心情舒展、乐观，体内阴阳气血按序而升降出入，使正盛邪却。因此，朱老治癌，常告慰其患者及患者家属，务必保持其高度的乐观情绪。

# 第五节　扁桃体癌

疾病概述：扁桃体恶性肿瘤系指起源于口咽两侧壁扁桃体窝内的恶性肿瘤，占口咽恶性肿瘤的半数以上。本病好发年龄为 40 岁以上的男性（男女之比为 1.46∶1），与长期炎性刺激及吸烟有关。扁桃体癌一般恶性程度较高，发展较快。因口咽部淋巴丰富，故颈淋巴转移率较高，初诊患者颈淋巴结的转移率高达 78.5%。西医对本病主要采用手术、放疗、化疗等方法治疗。中医学认为本病属于"喉疳""喉疮""锁喉疮"等范畴，其病因病机为过食辛辣炙烤，脾胃受损，痰浊内生，外感邪毒乘虚而入，痰毒夹火上冲咽喉，气机阻滞，气滞血瘀，积结成瘤。

## 张赞臣经验方一

【组成】细川黄连 2.5 g，生甘草 2.5 g，赤芍 6 g，白芍 6 g，炙僵蚕 9 g，山豆根 9 g，嫩射干 9 g，肥知母 9 g，京玄参 9 g，天花粉 9 g，白桔梗 3 g，山慈菇 3 g，藏青果 4.5 g，土牛膝根 12 g。

【功效】清肝降火，和营化痰，软坚消肿，兼以养阴清热。

【主治】扁桃体癌证属肝火郁遏，营滞痰瘀，凝结不化者。症见扁桃体肿胀散漫、形如核桃、嫩红坚结，人迎部亦有肿胀、按之微痛，咽部咽饮时不利，屡发屡辍，大便经常，多梦，脉象濡细，舌质红而起刺等。

【加减】肿物根盘散漫而坚结去知母、青果，加牛蒡子、硼砂（冲）各 6 g，夏枯草 9 g 以清热解毒，消痰利咽，皂角刺 3 g 消肿托毒；痰瘀凝结不化去山慈菇、土牛膝根，加浙贝母、忍冬藤各 9 g，芙蓉花 4.5 g 以加强清心泻肝，降火解毒，消肿软坚；肝火郁遏，颈侧肿块及咽关肿胀如故，大便色黑黏腻，小溲觉热，脉右濡左带弦，舌红起刺，头昏而重，证情复杂，非能速瘳，去玄参、夏枯草、硼砂，加黑栀子 9 g，浮石 12 g，以平肝降火，化痰软坚。

【方解】咽喉居上焦门户，用药宜轻。本方黄连量轻功卓，清热解毒，化解肝气郁火，用为君药。肥知母、京玄参、天花粉、山慈菇育阴清热，增强黄连之功，用为臣药。生甘草、炙僵蚕、山豆根、嫩射干、藏青果、白桔梗共奏清热解毒，化痰利咽作用；白芍、赤芍既柔肝敛阴，又化瘀散结；诸药合用既能助君臣清热解毒，又针对咽部痰瘀各展其能，用为佐助之药。土牛膝根独被重用，以其引火走下之性也，重用增加沉潜之力，为本方得力之使。

【注意事项】本方偏于寒凉，脾胃虚寒者慎用。

【现代研究】黄连具有抗菌、抗病毒、抗毒素、增强免疫等作用。赤芍能镇静、抗炎止痛、抗病原微生物。白芍的作用包括镇痛、解痉、保肝抗炎、增强免疫。僵蚕具有抗癌活性，能抗惊厥、抗凝血、降血糖等作用。玄参能抗病原微生物、抗炎、抗肿瘤等。嫩射干具有抗病原微生物、抗炎、解热等作用。肥知母具有抗病原微生物、解热、促进消化道功能、利胆等作用。天花粉能抗肿瘤和细胞毒性、具有免疫抑制和免疫调节的作用。白桔梗具有镇静、镇痛及解热等中枢抑制作用，并有抗炎及镇咳祛痰、扩张血管、降压、抗溃疡作用；藏青果能降血糖、抗菌。生甘草有抗炎、抗变态反应、调节免疫的功能。山慈菇已被证明具有确切的抗肿瘤作用。

【用方经验】见张赞臣经验方二"用方经验"。

## 张赞臣经验方二

【组成】生白芍9 g，带心连翘9 g，京玄参9 g，川石斛9 g，天花粉9 g，肥玉竹9 g，酸枣仁9 g，淡竹叶9 g，细川黄连1.5 g，制何首乌12 g。

【功效】清心降火育阴。

【主治】扁桃体癌证属心、肝两经郁火者。症见颔下肿胀复起，按之软绵，底有硬块而不痛，喉干觉痒，唇舌干燥，口无津液，神烦不寐，大便干结，舌尖、舌中有裂纹及刺点等。

【加减】痰热者去瓜蒌皮，加硼砂3 g，忍冬藤9 g；胸闷气滞，肝郁不舒加广郁金、嫩钩藤（后下）、丝瓜络各9 g以平肝解郁、化痰通络。

【方解】治上焦者，其药非轻不举，小剂黄连清热泻火，针对本病主要病机，药轻效显，为本方领衔主药。带心连翘、酸枣仁、

淡竹叶、白芍、瓜蒌皮清心泻火，柔肝宽胸，辅助黄连清解热毒，兼顾情郁化火之机，为本方必备要药。火由水亏而炽，火盛又伤津耗液，故用京玄参、川石斛、天花粉、肥玉竹、制何首乌育液养津，清热凉血，标本兼顾，佐君助臣，竭尽所能。

【注意事项】本方偏于寒凉，脾胃虚寒者慎用。

【现代研究】生白芍镇痛、解痉、保肝抗炎、增强免疫；带心连翘具有抗菌、抗炎、解热作用。京玄参能抗病原微生物、抗炎、抗肿瘤等。川石斛对腹腔巨噬细胞的功能有明显促进作用，此外，还有抗衰老，升血糖及微弱的止痛退热作用。天花粉能增强免疫活性，具有显著的抗肿瘤和细胞毒活性。肥玉竹能降血糖、强心、抗衰老。酸枣仁具有镇静催眠、抗心律失常、扩张微血管、免疫增强等作用。淡竹叶能抗肿瘤、提高记忆能力，延缓衰老进程等。川黄连具有抗菌、抗病毒、抗毒素、增强免疫等作用；制何首乌的作用包括抗衰老、增强免疫、抗动脉粥样硬化、心肌保护、保肝、抗菌等。

【用方经验】本病属中医学"石蛾""喉菌"范畴，多因情志郁结，痰火凝滞所致。夫肝之经脉循喉咙入颃颡，肝之经气上于咽喉。若七情郁结，内伤于肝，疏泄失常，以致气滞痰凝，碍于咽喉，郁而化热化火，久郁则气血结聚，痞阻喉关脉络，发为"石蛾""喉菌"。其发病缓，根治不易，必须针对病因，庶可获效。张老的两张处方是在标本兼顾的原则下制定的。治本即是平肝解郁，清除痰火，治标则以活血消肿，化痰利咽。配合放疗，其效果确较显著，但不良反应亦大，使其咽热咽红，唇舌干燥，头目眩晕，神情烦躁。显系引动心肝两经之火更灼，以致阴液不能上承，阳气不能下降，气热相搏之候也。故方二重用清热养阴之品。

## 何任经验方

【组成】西洋参（另煎）3 g，生地黄18 g，玄参18 g，川石斛15 g，黄芪20 g，绞股蓝60 g，重楼15 g，白花蛇舌草15 g，夏枯草

15 g，山豆根 9 g，连翘 12 g，薏苡仁（另煮熟，每日空腹服）60 g。

【功效】扶正祛邪，益阴清热解毒。

【主治】扁桃体癌正气内虚，痰火毒邪内蕴证。症见扁桃体肿块，吞咽感隐痛，咽部肿痛，口舌干燥，咳嗽汗多，头晕寐差，舌质红，舌苔薄，脉濡。

【加减】纳差不欲食加山楂 10 g、谷芽15 g、麦芽 15 g、神曲 15 g；夜寐不安加酸枣仁 15 g、柏子仁 10 g、首乌藤 15 g、百合 12 g。

【方解】方中西洋参、生地黄、玄参、川石斛、黄芪等滋阴生津，补气益血以扶正固本；重楼、山豆根、夏枯草、白花蛇舌草、连翘等清热解毒，散结消肿以祛邪抗癌。全方合用，共奏扶正祛邪，益阴清热解毒之功。

【注意事项】辨证为痰湿内盛者不宜此方。

【现代研究】西洋参具有抗疲劳、降血脂、抗癌等作用。生地黄可以抗衰老、免疫调节、抗肿瘤、降血糖。玄参有抗肿瘤、抗菌、降压的功效。黄芪有增强免疫、抗疲劳、保肝、降压、抗溃疡、抗肿瘤、抗骨质疏松等作用。石斛可以抗肿瘤、降血糖、调节免疫。绞股蓝具有镇静、镇痛、降血脂、降血糖、抗缺氧的功效。白花蛇舌草可以抗肿瘤、抗菌消炎。夏枯草能抗炎、免疫抑制、降血糖，有一定的毒性。山豆根的作用包括抗炎、解热、抗菌、抗肿瘤调节免疫等。薏苡仁具有解热、镇静、镇痛等作用。连翘有抗病原微生物、抗炎、解热、护肝等功效。

【用方经验】1. 何任教授认为扁桃体癌的治疗宜以扶正祛邪，解毒抗瘤为大法。治疗上常用西洋参、生地黄、玄参、川石斛、黄芪等滋阴生津，补气益血以扶正固本；重楼、山豆根、夏枯草、白花蛇舌草、连翘等清热解毒，散结消肿以祛邪抗癌。标本兼顾。

2. 何老认为使用扶正祛邪法则，必须掌握十二字要领："不断扶正，适时攻邪，随证治之。""不断扶正"，就是指治疗自始至终调整正气，培益本元，使患者提高抗病能力。只是临证时视不同的阶段，用药程序上略有轻重而已。"适时攻邪"，就是适时地用中药

抗癌药。所谓适时，比如说一面在化疗或放疗，即其他医生用攻邪的多了，中药就不一定再用攻邪的药物；如果化疗等告一段落或结束，恢复期间可以适时多用些抗癌中药。"随证治之"，是指癌症治疗过程中，由于症状的轻重，病程的长短，以及年龄、性别各异，饮食、环境的不同，出现的症情多种多样，应视症情而进出。如出现发热、疼痛、出血等症状，这就要随时加减药物，以解热、镇痛、止血等。有些轻的合并症状，如化疗后的胃纳差或呕吐等，就要针对症状而用药。一般随证常用清、解、和、渗以及消导、开胃、调达营卫、解热止痛、消肿利尿以安脏气。

## 牛贝地黄汤（段凤舞经验方）

【组成】熟地黄 24 g，生地黄 24 g，山药12 g，山茱萸 12 g，泽泻 9 g，茯苓 9 g，牡丹皮 9 g，牛蒡子 12 g，贝母 12 g，麦冬 12 g，木通 12 g。

【功效】滋肾培元，化痰利咽。

【主治】石蛾（扁桃体肿瘤）初期，因肝火老痰结成恶血所致者。

【加减】虚火热胜，烦躁难眠者加知母10 g、黄柏 10 g；胃脘欠佳，脘腹闷胀，便溏者，加党参 15 g、白术 10 g、砂仁 6 g、木香 6 g。

【方解】牛贝地黄汤，顾名思义，由六味地黄汤加牛蒡子、贝母等而成。方以熟地黄为君，填补肾精。山药、茯苓、麦冬健脾益气生津，脾运则精气方生，上输以润肺养咽，下达以益肾填精。山茱萸敛津气，归于肾脏。生地黄、牡丹皮凉血活血；木通、泽泻引热外出，4 药为伍，既能防滋补腻胃，又能清热制火。牛蒡子清热利咽；贝母清气化痰。诸药合用，益气生津，补肾养阴，清热利咽，活血化痰，正合肝火老痰互结之机，标本兼治。

【注意事项】毒热明显者，当以清热解毒为主，用本方有恋邪之虞。

【现代研究】1. 现代药理学证明牛蒡子具有抗菌、抗肿瘤、降血糖及抗炎及免疫调节

作用。贝母能镇咳祛痰。熟地黄可以抗衰老以及止血。生地黄能抗肿瘤、止血、抗衰老。山药具有止咳、祛痰、脱敏、抗炎的作用。木通能利尿、抗菌。

2. 六味地黄汤能提高 P53 基因表达，抑制小鼠 N-亚硝基肌氨酸乙脂和氨基酸乙酯的诱瘤作用，且这种作用在甲状腺素"阴虚"小鼠中表现得更加明显。其能提高瘤细胞内 cAMP 含量，从而改善机体的屏障功能，可在一定程度上维持荷瘤小鼠甲状腺功能，降低蛋白分解代谢。这些改善与肿瘤常呈的类似时相性变化有关：前期呈反应性增强，晚期一般常无效。另有实验发现六味地黄丸中还有多种微量元素，其中硒化物亚硒酸钠能抑制大鼠诱发性肝癌和肠癌的发病率。日本学者报道六味地黄丸有增强丝裂霉素的抑瘤作用，能明显延长生存期，但除去地黄、山药、泽泻、茯苓任一味药的方剂则无此效果。近些年来研究表明，六味地黄方活性成分六味地黄多糖 CA4-3 B 对肿瘤细胞生长有抑制作用，可能是具有免疫调节和直接抑瘤双重作用的活性多糖。

【用方经验】段老认为，扁桃体肿瘤多因心胃伏火，痰毒夹火上攻咽喉，或郁怒忧思致气滞血凝，或肝肾亏虚，虚火上炎熏灼咽喉而成。常用泻火解毒，化痰散结，疏肝解郁，滋肾培元等治疗方法。肝火老痰结成恶血者，乃是肝肾阴虚，相火久煎，炼液成痰。痰火搏结日久，引起气滞血凝，久久成核，当仿六味地黄丸法滋肾培本治本，化痰利咽治标。

## 清咽利膈汤加减方（潘敏求经验方）

【组成】薄荷 10 g，栀子 10 g，黄芩 10 g，连翘 15 g，金银花 15 g，黄连 3 g，桔梗 10 g，牛蒡子 10 g，玄参 10 g，夏枯草 10 g，皂角刺 3 g，重楼 30 g，白花蛇舌草 30 g，甘草 5 g。

【功效】清热解毒，软坚散结。

【主治】扁桃体癌肺胃热毒型。症见咽部疼痛剧烈，喉核表面可见肿物、并有溃疡，口臭，口渴喜饮，舌尖红赤，苔黄厚，脉洪大而数者。

【加减】大便秘结，小便黄赤，舌质红赤者，加大黄（后下）6 g，芒硝 10 g，淡竹叶 10 g，泽泻 10 g；若颔下肿痛，咳痰黄稠痰者，加射干 10 g，瓜蒌 10 g，贝母 10 g，马勃 10 g。

【方解】本方为清咽利膈汤去荆芥、防风辛温解表药，添软坚散结药，并加重清热解毒散结药而成，旨在清利咽喉。本病为肺胃实火上灼咽喉，火毒与痰血相结而成。重用金银花清气分火毒，为君。取银翘散意，合用连翘，清上焦痫毒，伍以黄芩、黄连泻火清胃共为臣药。牛蒡子、薄荷、栀子、玄参清热解毒，凉血利咽，以治咽喉恶核标毒。皂角刺、夏枯草合用，清热散结，软化肿物。白花蛇舌草、重楼已被证明有很好的抗癌功效，在此以保完全。甘草一味，调和诸药，更能缓和诸寒凉苦燥之品对脾胃之气的伤伐。

【注意事项】脾胃虚弱，腹胀，便溏者，慎用本方。

【现代研究】薄荷具有抗病毒、祛痰、抗氧化等作用。栀子能保肝利胆、抗炎、镇静催眠、镇痛。黄芩的作用包括抗炎、调节免疫、降压、抗毒素等。连翘具有抗菌、抗炎、解热等作用。金银花能防治咽喉肿痛，还能抗菌、抗病毒、抑制溃疡、增强免疫功能。黄连具有抗菌、抗病毒、抗毒素、增强免疫作用。桔梗能祛痰、镇咳抗炎（利咽排脓）。牛蒡子具有抗菌、抗肿瘤、降血糖及抗炎及免疫调节作用。玄参的作用包括抗病原微生物、抗炎、抗肿瘤等。重楼能广谱抗菌，经实验证明其对实体型肝癌有抑制作用。夏枯草能抗炎、免疫抑制、降血糖。白花蛇舌草对急性淋巴细胞型、粒细胞型、单核细胞型以及慢性粒细胞型的肿瘤细胞有较强抑制作用。甘草有抗炎、抗过敏、抗肿瘤和抗衰老作用。

【用方经验】潘老指出：中医对本病的报道不多，扁桃体癌的常见症状为吞咽困难、咽痛、口臭、便秘，痰热火毒互结是其主要病机，治宜清火解毒，化痰散结。临床常选用金银花、连翘、夏枯草、玄参、牛蒡子、皂角刺、栀子、黄芩、重楼、白英等。辨证分型上，本病临床表现咽部疼痛剧烈，喉核表面可见肿物，并有溃疡，口臭，口渴喜饮。潘老认为此由外感邪毒乘虚而入，痰毒夹火上冲咽喉，气机阻滞，气滞血瘀，积结而致，早期治疗应疏散风热，清热解毒，软坚散结并行，故用清咽利膈汤加味。

# 第六节　喉癌

疾病概述：喉癌是来源于喉黏膜上皮组织的恶性肿瘤，最常见的喉癌为喉鳞状细胞癌。喉癌发病率占全身肿瘤的 1%～5%，在耳鼻喉科领域中仅次于鼻咽癌、鼻腔和鼻窦癌，居第 3 位。好发年龄为 50～70 岁，男性较女性多见。按癌肿所在部位分成 3 个不同类型：声门上型、声门型和声门下型。本癌的发生与吸烟，酗酒，长期吸入有害物质及乳头状瘤病毒感染等因素有关。喉癌的主要临床表现为声音嘶哑，呈进行性加重，咽喉部异物感，吞咽时不适，咽下疼痛，或伴刺激性咳嗽，痰中带血，严重时有呼吸困难及颈部肿块。西医对本病早期可采取放射或手术治疗；晚期一般先放疗，然后再手术治疗；对晚期患者，手术后或放疗后又复发者，可采用化疗。中医学认为本病属于"喉疳""喉菌"等范畴。若素体肝肾不足，肺经郁热，阴虚阳亢，复加辛辣烟酒等长期刺激，内伤肺脾，脾失健运，肺失清肃，湿浊内停，聚而为痰，痰浊凝聚，结于喉内；或因忧思郁怒，痰火毒聚，经络壅塞，日久气血瘀滞而成癌肿。

## 于尔辛经验方

【组成】苦桔梗 5 g，生甘草 5 g，凤凰衣 5 g，金银花 5 g，淡竹叶 5 g，玄参 10 g，茯苓皮 15 g，车前子 15 g。

【功效】宣肺清火。

【主治】喉癌放疗后，证属火邪积郁致肺气不宣，金音不鸣者。症见声带喉头水肿，颈部放射区皮肤红肿，气急，声音嘶哑，咳嗽，低热，舌苔薄黄，脉弦滑带数。

【加减】气阴伤重者加黄芪 15 g、党参 10 g、生地黄 10 g、玄参 10 g；声嘶减轻者去苦桔梗、生甘草，加蝉衣 5 g。

【方解】甘草汤清咽解毒，方出《伤寒论》，为治少阴喉痹要药。桔梗甘草汤，方由桔梗、生甘草两味组成，桔梗开肺化痰利咽。二者在于老的经验方中同时出现，形同一体，一清一开，同为君药，同克邪毒。银花清热解毒，玄参凉血利咽，凤凰衣养阴润肺，共为臣药。淡竹叶、茯苓皮、车前子利尿清热，使邪外出，为本方佐使之药。

【注意事项】使用本方时忌辛辣和其他刺激性食物。

【现代研究】苦桔梗具有镇静、镇痛及解热等中枢抑制作用，此外能抗炎、镇咳祛痰、降压、抗溃疡。生甘草能抗炎、抗变态反应、解毒、调节免疫等。凤凰衣用于治疗眼及鼻黏膜损伤、促进骨折愈合。金银花可以抗病原微生物、抗炎解毒、凉血退热。淡竹叶能抗氧化、抗衰老、降血脂、保护肝脏、抗肿瘤。玄参有抗菌、镇静、降压、强心、扩张血管及某些抗惊厥的作用。茯苓皮长于利尿、镇静、抗肿瘤、强心保肝。车前子能利尿、祛痰、镇咳及抗病原微生物。

【用方经验】于老认为喉癌虽经手术、放疗，但一般患者 5 年生存率也不高，有时还会有其他并发症。若结合中药治疗，可长期高质量存活，中药对延长生存期，预防复发有一定辅助作用。喉癌放疗后的治疗原则以益气养阴为主，辅以开肺宣气，化痰利湿；如遇热毒较深酌情加清热解毒之剂。

## 何任经验方

【组成】北沙参 20 g，玄参 15 g，麦冬 15 g，桔梗 6 g，蒲公英 30 g，蝉衣 9 g，苦丁茶 15 g，重楼 18 g，半枝莲 15 g。

【功效】扶正祛邪，清热解毒，利喉消肿。

【主治】正气不足，阴液亏虚，痰火邪毒结聚之喉癌。症见喉痛，淋巴结痛，咽喉部有异物梗阻感，声低，音嘶哑，时有咳呛，倦乏，苔薄白，舌暗红，脉细弱。

【加减】纳差不欲食加山楂10 g、谷芽15 g、麦芽15 g、神曲15 g；夜寐不安加酸枣仁15 g、柏子仁10 g、首乌藤15 g、百合12 g。

【方解】方中北沙参、玄参、麦冬、川石斛、黄芪等益气滋阴以扶正；用连翘、金银花、苦丁茶、蒲公英、重楼、半枝莲等清热泻火，解毒消肿以祛邪毒。合而观之，共奏扶正祛邪，清热解毒，利喉消肿之功。

【注意事项】辨证为脾胃虚寒者不宜此方。

【现代研究】半枝莲能抗肿瘤、抗病毒、促进细胞免疫功能。沙参具有强心、镇咳祛痰、增强免疫等功效。玄参可以抗肿瘤、抗菌、降压。蒲公英的作用有抗肿瘤、抗菌、抗病毒。麦冬可以抗肿瘤、抗菌、降压。桔梗能抗炎、祛痰、镇咳。蝉衣具有镇静、镇痛、解热、抗肿瘤的作用。重楼能抗癌、抗菌消炎、止咳祛痰。

【用方经验】何老认为本病属于中医学"喉疮""喉菌"等范畴。其发病多因情志不畅，忧思郁怒，肝肾不足，或阴虚阳亢，痰火蕴结，日积久聚喉部而成。治疗多从清热解毒与补益正气并重着手。喉癌手术后常见复发，且症状未减，病属正气已伤，邪毒留聚，阴津不足，痰火蕴结。治当扶正祛邪，益阴泄火与解毒消肿并用。故治疗上常用北沙参、玄参、麦冬、川石斛、黄芪等益气滋阴以扶正；用连翘、金银花、苦丁茶、蒲公英、重楼、半枝莲等清热泻火，解毒消肿以祛邪毒。在本病治疗过程中亦需重视"不断扶正，适时攻邪，随证治之"原则。

## 加味当归补血汤方（谷铭三经验方）

【组成】黄芪50 g，当归30 g，鸡血藤30 g，穿山甲（先煎）20 g，瓜蒌40 g，川贝母20 g，三七粉20 g，墨旱莲40 g，山豆根30 g，牛蒡子30 g，黄药子20 g，半边莲50 g，白花蛇舌草40 g，天冬30 g，射干20 g，皂角刺30 g

【功效】益气养血，清热化痰，散结利咽。

【主治】喉癌术后，刀口不愈，痰热壅盛者。症见切口红肿，向外渗血水，呼吸不畅，咳嗽痰多，大便秘结，舌紫暗，苔黄厚腻，脉弦滑。

【加减】咽痛明显者加拳参50 g煎水含漱；伴颈部淋巴结肿大者，可用独角膏或消癌膏外敷；痰中带血者加三七粉、云南白药；伴口臭明显者，加连翘10 g；伴发热者，可用石膏30 g、知母10 g、羚羊角粉0.3 g、柴胡10 g、金银花10 g等；部分患者用柴胡注射液作穴位注射有良效，疼痛明显者或向耳部放射痛者，可加用延胡索10 g、徐长卿10 g、乳香5 g、没药10 g等，亦可用麝香注射液，当归注射液，红花注射液作穴位注射。

【方解】此方谷老用当归补血汤加穿山甲、天冬、白花蛇舌草、鸡血藤以益气养血，育阴扶正，预防放疗火热之邪伤阴耗气的不良反应；黄芪配皂角刺益气托疮排脓，可以促进术后伤口愈合；射干、瓜蒌、川贝母、牛蒡子清热解毒，化痰利咽，即可抑制喉癌，又能解除痰黏不易咳出的痰热证；三七粉、墨旱莲可凉血止血。

【注意事项】气血亏虚者慎用。

【现代研究】黄芪有抗肿瘤、增强免疫力、保肝、抗疲劳、降压、抗溃疡等作用。当归可以调节机体免疫功能，具有抑菌、抗癌、补血活血作用。鸡血藤能抗凝血、抗纤溶、抗癌。穿山甲可以抗炎以及降低血液黏度。瓜蒌、贝母都有镇咳祛痰、抗炎的作用。三七能抗肿瘤、降压、解热、抗炎、增强机体免疫功能、止血、保肝、抗炎。墨旱莲具有抑菌、保肝、止血、抗肿瘤、增强免疫力的作用。山豆根能抗病原微生物、利尿、抗炎、升白细胞、平喘、提高免疫力。牛蒡子具有抗菌、抗病毒、降血糖、钙拮抗作用，能抗肿瘤、抗诱变；黄药子可以抗病原微生物、止血。半边莲有抑菌、利尿、兴奋呼吸、抗溃疡、抗肿瘤等作用。白花蛇舌草能抗肿瘤、抗炎、增强免疫力。天冬能抗菌、抗肿瘤、镇咳。射干具有抗病原微生物、抗炎的作用。皂角刺能抗肿瘤。

【用药经验】谷老指出：喉为肺所系，为肺气之通道，喉又是经脉循行的要冲，直接循行的经脉就有手太阴肺经、足太阴脾经、足少阴肾经等；所以喉与肺，脾，肾关系最为密切。谷老治疗喉癌的常用药有夏枯草、石见穿、白花蛇舌草、重楼、僵蚕、浙贝母、百合。以上药品90%左右归肺经，具有养阴清热，化痰利咽的作用。

# 第七节　甲状腺癌

疾病概述：甲状腺癌是来源于甲状腺上皮细胞的恶性肿瘤，占全身恶性肿瘤的1.3%～1.5%，且近年有增长趋势。通常分化型甲状腺癌以女性多见，女：男比例约为3：1，且分化型甲状腺癌的发病率随着年龄的增加而上升。甲状腺癌的病因不是十分明确，可能与饮食因素（高碘或缺碘饮食），放射线接触史，雌激素分泌增加，遗传因素，或由其他甲状腺良性疾病如结节性甲状腺肿、甲状腺功能亢进症（简称甲亢）、甲状腺瘤，特别是慢性淋巴细胞性甲状腺炎演变而来。分化型甲状腺癌发展缓慢，患者可发现颈部有逐渐增大的无痛性肿块。病变晚期可出现不同程度的声音嘶哑，发音困难，吞咽困难和呼吸困难。早期彻底的甲状腺癌手术预后较好；术后配合内分泌治疗者预后更好；单纯肿块摘除者，预后最差。乳头状癌较早出现颈淋巴结转移，但预后较好；滤泡状腺癌肿瘤生长较快，属中度恶性，易经血运转移；未分化癌预后很差，平均存活时间3～6个月。一旦针吸活检或其他组织学诊断确定后，应尽快手术，以提高生存率。中医学认为本病属于"石瘿""肉瘿""瘿瘤"等范畴，其病因有水土异常、饮食不洁、情志内伤、外邪侵袭等，其病机为情志内伤，肝气疏泄失司，郁结不化，脾气随之受累，运化失司，津液失去布敷，凝聚成痰，痰凝与气郁相互搏结，交阻于颈，遂成瘿瘤，痰瘀交凝，瘿肿更趋坚硬。可见气、痰、瘀三者壅结颈前是本病的基本病理。

## 复法大方（周仲瑛经验方）

【组成】醋柴胡15 g，炙鳖甲（先煎）15 g，炮穿山甲（先煎）10 g，土鳖虫5 g，桃仁10 g，山慈菇15 g，制南星15 g，猫爪草25 g，漏芦15 g，筋骨草15 g，炙僵蚕10 g，泽漆15 g，牡蛎（先煎）25 g，海藻10 g，玄参10 g，炙蜈蚣3 g，守宫3 g，南沙参10 g，北沙参10 g，天冬10 g，麦冬10 g，天花粉10 g，生黄芪15 g，龙葵20 g，半枝莲20 g，蛇舌草20 g，预知子12 g，炒白芥子10 g，路路通10 g，青皮10 g，皂角刺6 g。

【功效】清热解毒，化痰祛瘀，疏肝散结，益气养阴。

【主治】甲状腺癌属痰热瘀毒互结，肝失疏泄，阴伤气耗证。症见颈部淋巴结肿大，有胀痛感，咽暗红充血，咽部窒塞，声音沙哑，偶有胸闷，舌苔黄，质红，脉细滑。

【加减】咽喉不利，加玄参15 g、天花粉15 g、炙鳖甲15 g养阴清热，软坚散结消肿；心悸失眠，咽干口渴者加石斛10 g、生地黄15 g、麦冬10 g滋阴；胁肋部疼痛者加延胡索10 g、川楝子10 g。

【方解】本方以祛邪为主，以抗癌解毒为总纲。醋柴胡、预知子、青皮疏肝理气，肝气条达，则胃气和，纳食馨，避免使用健胃消食药，可谓用心良苦。山慈菇、泽漆、漏芦、法半夏、制南星、牡蛎、炒白芥子、大贝母、海藻、皂角刺化痰软坚散结以消癌；筋骨草、龙葵、白花蛇舌草、肿节风、漏芦、猫爪草、半枝莲清热解毒以消癌；炮穿山甲、土鳖虫、桃仁活血化瘀以消癌；炙蜈蚣、炙僵蚕、蜂房、守宫等虫类药以毒攻毒以消癌；以上四类正好针对周老对病机归纳的"痰、热、瘀、毒"四个病机证素，可谓有的放矢，匠心独运；路路通为引经药，"能通十二经穴"，主要针对患者胀痛而用。纵观全方，虽然药味较多，但井然有序，各司其功，故收效显著。

【注意事项】晚期亏虚患者慎用。

【现代研究】以上诸药经现代药理研究证实大多含有抗癌成分。柴胡具有镇静、镇痛、解热、镇咳、增强机体免疫的作用。鳖甲可增强免疫力、抗肿瘤等。土鳖虫有抗凝血、抗肿瘤等作用。猫爪草能抗结核、抗肿瘤、抗急性炎症。夏枯草、玄参均能抗病原微生物、保肝、强心降压。桃仁有舒张血管、抗炎、抑制血液凝固和溶血作用。漏芦可以兴奋神经、强心降压。僵蚕具有抗惊厥、抗凝、降血糖等作用。泽漆可以镇咳祛痰、镇痛。牡蛎可以止痛、镇静、退热。海藻能对抗白细胞减少、抗辐射、抗肿瘤。蜈蚣能抗癌、抗惊厥。沙参具有祛痰、强心、解热镇痛的作用。天花粉能抗肿瘤、抗菌抗病毒、提高免疫。黄芪可以增强机体免疫功能、抗应激、延缓衰老、强心、调节血压、护肝。半枝莲具有抗肿瘤、抑菌、利尿、止咳、平喘等作用。白芥子可以抗真菌、祛痰。

【用方经验】周老在长期的临床实践中，从疑难病症错杂的病机考虑到治法的复合，又强调"轻灵不能隔靴搔痒，重剂不能孟浪太过，复法大方必须组合有序，独行必须药证合拍"。周老认为癌毒伤正为病变之源，癌毒走注为传变之因，癌毒猖獗，致病乖戾，正气难敌；癌毒易伤正气，累及五脏，终损气血阴阳，其中以气阴两虚最常见。医者在治疗肿瘤时，应时刻把握不同阶段，扶正与祛邪，辨病与辨证，治标与治本，整体虚与局部实，守方与变法等方面灵活的辩证关系。因肿瘤为癌毒引起，故在癌症的治疗中，周老喜欢以毒攻毒，十分注意毒性猛药的应用，包括大毒药、金石药及虫类药。

## 邱佳信经验方

【组成】生地黄12g，熟地黄12g，丹参15g，牡丹皮12g，生黄芪15g，仙茅9g，淫羊藿9g，黄柏9g，知母9g，生牡蛎30g，夏枯草9g，香附9g，郁金9g，桃仁9g，象贝母12g，淮小麦15g，炙甘草3g，大枣9g，黄芩9g，柴胡9g，当归12g，川断12g。

【功效】益肾疏肝，软坚祛瘀，养心安神。

【主治】肾虚肝郁，虚火内扰，痰瘀互结所致甲状腺癌。症见声音嘶哑，颈前肿大，有异物感，刺痛时作，心烦心悸，急躁易怒，烘热时作，腰酸乏力，夜寐欠佳，舌稍红，苔薄，脉弦细带数。

【加减】腰软甚伴头晕耳鸣者加狗脊9g强壮筋骨，加玄参9g清热凉血，滋阴降火。

【方解】方中生地黄、熟地黄、仙茅、淫羊藿、当归滋肾养肝，柔其刚悍之性；香附、郁金、柴胡等疏通肝络，庇护气血之运行；黄芪健脾助运，杜绝生痰之源；生牡蛎、夏枯草、浙贝母软坚化痰，解毒消癥；牡丹皮、赤芍、桃仁活血化瘀，引药入络，以达缓消缓散之效；黄芩、知母、黄柏解毒除烦，甘麦大枣养脏宁神，从神治病，形神同治。全方协同，祛邪与扶正并举，共谋"扶正以达邪""祛邪以安正"之功。

【注意事项】使用本方时可酌情加入淡渗泄泻之品。

【现代研究】熟地黄具有降压、降脂、抑制血栓形成、抗氧化、增强免疫等作用。丹参能强心、抗血栓、促进组织的再生与修复以及护肝。牡丹皮的作用包括抗炎、抑制血小板、镇静、降温、解热、镇痛、利尿、抗溃疡等。黄芪有增强免疫、抗疲劳、保肝、降压、抗溃疡、抗肿瘤、抗骨质疏松等作用。黄柏可以抗菌、镇咳、降压、增强免疫力及抗溃疡。知母能抗病原微生物、解热、抑制血小板聚积、促进消化道功能。仙茅具有调节免疫功能、抗氧化、保肝等作用。牡蛎的作用包括收敛、制酸、止痛、镇静、解热。

煅瓦楞可以抑酸、消胀止痛。夏枯草能降压、抗病原微生物、抗肿瘤。桃仁有祛瘀血、抗炎、抗过敏的作用。郁金能调血脂、抗真菌、止痛、退黄等。浙贝母有镇咳、祛痰、解痉、降压、抗溃疡等作用。黄芩能抗肿瘤、保肝利胆、降脂、抗凝、抗菌及抗病毒等。柴胡可以解热抗炎、促进免疫、抗辐射损伤等。当归具有抗动脉硬化、抗血小板聚积、促进造血、抗炎、增强免疫等作用。续断能止血、镇痛、促进组织再生等。

【用方经验】邱老辨证本病病机的思路是：甲状腺肿大类疾病在中医记载中统属"瘿病"范畴，为足厥阴肝经所属，其经络"上贯膈，布胸胁，循喉咙后上颃颡，连目系"。瘿病的发生，历代医家多认为是水土异常和情志内伤所致，尤其重视情志郁怒致病。另外《黄帝内经》云"正气内存，邪不可干"，"邪之所凑，其气必需"，这是疾病发生的共同机制。正虚是基础，邪实是必要条件，肿瘤性疾病的发生尤其不能忽视正气亏虚。机体内部脏腑，气血、阴阳等功能的严重失调才是肿瘤发生发展的内在根源。甲状腺属肝经所辖，甲状腺瘤病虽在肝，更与脾肾密切相关。"肝肾同源"，肝经疏泄之性有赖肾阴滋养，肾水不足，经血亏虚，则肝木失去涵养，其条达之性便不能伸展，易于怫郁，以致日久变生痰瘀，酝酿成毒，久病入络，顽疴缠绵。故治疗当扶正驱邪并举，益肾疏肝佐以健脾治其本，化痰祛瘀、解毒散结治其标。在肿瘤辨证治疗过程中，邱老还特别重视情志疏导，必要时配以甘麦大枣汤。

## 加味一贯煎方（谢远明经验方）

【组成】沙参30 g，麦冬30 g，枸杞子15 g，当归10 g，川楝子15 g，僵蚕10 g，浙贝母15 g，胆南星10 g，半夏15 g，黄芪60 g，女贞子30 g，生薏苡仁30 g，龙葵30 g，乌蛇10 g，蜈蚣2条，土鳖虫10 g。

【功效】扶正祛邪，滋补肺肾，养阴清热。

【主治】气阴双亏型甲状腺癌肺转移。症见体重减轻，乏力，纳差，无咳嗽咯痰，无胸闷、气短、发热，二便调，舌质红，舌苔薄白，脉弦细。

【加减】急躁易怒者加石决明10 g、钩藤10 g、白蒺藜10 g、夏枯草10 g等清肝泻火，平肝熄风；烦热心悸者加生地黄15 g、丹参10 g、首乌藤15 g等养心安神；双乳胀痛者加郁金10 g、益母草20 g等；胃热者加石膏30 g、石斛10 g；汗出较多者加浮小麦20 g；阴虚甚者加生地黄15 g、玄参15 g，合二至丸；兼夹瘀血者酌加丹参10 g、三七9 g、桃仁6 g等。

【方解】本方所治之证因气阴双亏所致，病变脏腑常可累及肺肾，兼损肝脾，气阴两虚者，常表现以气虚为主证，脾气亏虚，运化失调，故见纳差；气血生化乏源，形体失养，故见乏力，体重减轻；舌质红，舌苔薄白，脉弦细均为气阴双亏之征。治以扶正祛邪，滋补肺肾，养阴清热。方中重用黄芪、沙参、麦冬大补气阴，为君。枸杞子补肝肾，益精血；当归养血补肝，且养血之中有调血之能，补肝之中寓疏达之力，配合君药滋阴补气，养血生津，同为臣药。浙贝母、胆南星、半夏化痰散结，女贞子滋补肝肾，生薏苡仁健脾祛湿，姜虫、龙葵、乌蛇、蜈蚣化瘀解毒抗癌，为佐药。川楝子苦寒，疏肝泄热，行气止痛，配入大队甘寒滋阴养血药物之中，既无苦燥伤阴之弊，又可泻肝火而平横逆，为佐使药。诸药共用，共奏扶正祛邪，滋补肺肾，养阴清热之功。

【注意事项】治疗时应调畅情志，实热亢盛体质者慎用。

【现代研究】1. 方中沙参具有强心、镇咳祛痰、增强免疫等功效。麦冬能升白细胞、提高免疫功能、增加冠状动脉流量。枸杞子对免疫有促进作用，能抗肿瘤、降血脂、保肝、降血糖、降血压。当归抗心律失常、降血脂、抗动脉粥样硬化、抑制血小板聚集、刺激造血、抗炎、抗菌等作用。川楝子具有镇痛、抗炎、驱虫、抑制呼吸中枢等功效。僵蚕有抗惊厥、催眠等作用。浙贝母能镇咳、镇静、镇痛。胆南星有祛痰及抗惊厥、镇静、镇痛作用。半夏能镇咳祛痰、抗肿瘤、抗早孕及致畸且有一定的毒性。黄芪有增强免疫、抗疲劳、保肝、降压、抗溃疡、抗肿瘤、抗骨质疏松等作用。女贞子能抗骨髓抑制、升白细胞、降血脂、护肝、抗炎。生薏苡仁具有解热、镇静、镇痛等作用。龙葵有抗肿瘤作用。乌蛇有抗炎、镇静、镇痛作用。蜈蚣能降低血黏度、镇痛、抗炎。土鳖虫有降脂、抗血凝、溶栓、镇痛的功效。

2、刘文兰等建立 TNF-a 致肝炎小鼠模型，研究-贯煎对该模型小鼠 TNF-a 信号通路的干预作用。研究结果提示，一贯煎能有效改善模型小鼠肝功能；并能减轻肝细胞炎症反应，抑制肝细胞的凋亡、坏死；一贯煎可能通过促进 cIAPI 蛋白的表达，进而抑制细胞凋亡，从而起到减轻炎症反应的目的。所以，该研究阐释了一贯煎治疗肝炎的药理机制之一在于调节 TNF-a 信号通路相关蛋白的表达，从而有效减轻炎症反应，达到保肝、

降酶的目的。梁辉等观察到实验性变态性脑脊髓炎（EAE）大鼠血清 IFN-y、TNF-a 升高，IL-10 降低，说明存在 Thl 类/Th2 类失衡，而一贯煎组 IFN-y、TNF-a 含量降低，表明一贯煎抑制 Thl 细胞达到治疗多发现硬化（MS）的目标。该研究发现，一贯煎可以延缓 EAE 发病时间，改善临床症状，减轻炎性斑块总数，具有较好的神经保护作用。

【用方经验】本病例为甲状腺癌肺转移，甲状腺癌属中医学"恶瘿"范畴，肺癌属中医学"肺积"范畴。该类患者平素多性情急躁，肝郁气滞，气滞血瘀，痰湿不化，瘀、痰、湿交阻于颈部，发为恶瘿。病久伤气耗血，津液损伤，致使肺肾阴虚，虚热上扰。气阴双虚，肺失宣肃，痰湿蕴结，而成肺积。治疗应予扶正祛邪，滋补肺肾、养阴清热，一贯煎使气阴之虚得补，热祛络通，酌加健脾和胃之品。

# 第八节　涎腺肿瘤

疾病概述：涎腺恶性肿瘤又称唾液腺恶性肿瘤，系指起源于唾液腺腺体或间质，血管或淋巴网状组织的恶性肿瘤。涎腺恶性肿瘤较少见，男性发病率为 0.4/10 万，女性发病率为 0.6/10 万，一般认为发病与放射线有关。西医对于本病的治疗主要有手术、放疗等。早期患者手术是首选方法，如 I 期未分化癌术后的 5 年生存率高达 100%，但对 T₃、T₄ 癌症患者疗效很差。放疗是本病的重要辅助手段，术前化疗后癌肿可缩小，为手术创造条件。中医学认为本病属于"失荣""上石疽""颜面翻花疮"等范畴，其基本病因病机为忧思恚怒，气机郁结，以致气血凝滞经络而成。

## 加味六味地黄丸方（刘炳凡经验方）

【组成】熟地黄 15 g，山药 12 g，茯苓 10 g，泽泻 10 g，菟丝子 10 g，牛膝 10 g，山茱萸 6 g，牡丹皮 6 g，制附子 5 g。

【功效】滋肾生精，柔阴养阳。

【主治】涎腺癌证属肾阴亏耗，阴损及阳，脾肺气虚，毒邪上犯者。症见局部肿块，或分泌血性液体，胃部喜温，双下肢有冷感，癌灶溃口色淡．上蒙灰白色恶液，面色苍白，形体消瘦，腰酸腿软，视物模糊，夜尿频多，舌质淡红而润，苔薄白，脉弦细。

【加减】溃疡难愈者加壁虎 5 g、全蝎 1 只、蛇蜕（焙）3 g、皂角刺炭 3 g 以毒攻邪，托毒生机。脾肺气虚精神疲乏，短气，食纳不佳，舌质淡红而润，脉缓弱无力加党参、黄芪各 12 g，白术、当归各 10 g，炙甘草 5 g。

【方解】本病主要病机为肾阴亏耗，阴损及阳，脾肺气虚，毒邪上犯。脾肺肾虚，为本病之本；本虚失养，加之邪气客犯，致血败肉腐为本病之标。本病本虚为先，又迁延日久，其治非能速就，宜计长缓图。肾为阴阳之府，补虚当从肾始，精充气足。熟地黄益肾填精，为群药之君；菟丝子、山茱萸、制附子温肾益精，为熟地黄得力支柱，用为臣药。山药、茯苓健脾益气，为佐助之药；泽泻、牡丹皮淡渗化瘀，以防滋腻，用为佐

制。牛膝行下走肾，为诸药导引之使。全方平补肾阴，平养肾阳，"柔阴养阳"，即张景岳"善补阳者，乃于阴中求阳；善补阴者，乃于阳中求阴"之谓。

【注意事项】本方宜饭前1小时服用。

【现代研究】熟地黄降压、降脂、抑制血栓形成、抗氧化、增强免疫力。山茱萸抑菌抗病毒、强心、抑制血小板聚积，对非特异性免疫有增强作用，体外实验能抑制腹水癌细胞，对放化疗引起的白细胞下降有升高作用。山药有助消化，对小鼠细胞免疫功能和体液免疫有较强的促进作用，并有降血糖、抗氧化作用；茯苓能利尿、镇静、抗肿瘤、降血糖、增强心肌收缩力，茯苓多糖有增强免疫的作用，还能保肝、抑制胃溃疡等。牡丹皮具有抗炎、抑制血小板、镇静、降温、解热、镇痛、解痉等中枢抑制作用，抗动脉粥样硬化、利尿、抗溃疡等作用。泽泻增加尿量、降压、降血糖、抗脂肪肝、对金黄色葡糖球菌、结核分枝杆菌有抑制作用。菟丝子壮阳、调节内分泌、延缓白内障形成、抗肿瘤等作用。牛膝抗炎、镇痛、提高机体免疫力、降低大鼠全血黏度，并有抗凝作用。制附子能强心、抗炎、镇痛、增强机体抗氧化能力、抗衰老等。

【用方经验】本病常缠绵难愈，致瘤毒深入，严重耗损机体精气。属中医学"腭疽"范畴，乃阴寒之证。后期病机为毒邪上犯，肾阴亏耗，阴损及阳，脾肺气虚。应立滋肾生精，柔阴养阳，健脾补肺，以毒攻邪为法。方用六味地黄丸平补肾阴，加制附子、牛膝、菟丝子以平养肾阳。此乃"柔阴养阳"之法。气短乏力，纳谷不佳，脾肺气虚明显者，可改以归芪六君汤健脾补肺，先后天之本得健，则正胜邪祛。

## 何任经验方

【组成】北沙参20g，西洋参（另煎）3g，黄芪18g，生地黄18g，藤梨根20g，金银花15g，连翘12g，白花蛇舌草15g，苦丁茶12g，夏枯草15g，冬瓜皮30g，薏苡仁（另煮熟服食）60g，地骷髅15g。

【功效】扶正祛邪，清热解毒。

【主治】腮腺癌正虚邪实，热毒内蕴证。症见腮部肿块明显，面足浮肿，腮部酸胀，咀嚼尤甚，疲乏，纳不振，苔黄而薄腻，脉濡。

【加减】面部牵掣加赤芍10g；纳差不欲食加山楂10g、谷芽15g、麦芽15g、神曲15g；夜寐不安加酸枣仁15g、柏子仁10g、首乌藤15g、百合12g。

【方解】方中北沙参、西洋参、黄芪、生地黄益气健脾，滋阴补肾；藤梨根、金银花、连翘、白花蛇舌草、苦丁茶、夏枯草清热解毒，散结消肿；冬瓜皮、薏苡仁健脾利水；地骷髅宣肺化痰，消食，利水。

【注意事项】辨证为气滞血瘀者不宜此方。

【现代研究】沙参具有强心、镇咳祛痰、增强免疫力等功效。西洋参能抗疲劳、降血脂、抗癌。黄芪有增强免疫、抗疲劳、保肝、降压、抗溃疡、抗肿瘤、抗骨质疏松等作用。生地黄可以抗衰老、免疫调节、抗肿瘤、降血糖。藤梨根具有抗肿瘤的作用。金银花能抗病毒、解热、利胆、止血、降脂。白花蛇舌草具有抗菌、抗炎、保肝利胆等作用。连翘有抗病原微生物、抗炎、解热、护肝等功效。夏枯草能抗炎、免疫抑制、降血糖，有一定的毒性。薏苡仁具有解热、镇静、镇痛等作用。

【用方经验】1. 何老认为本病属于中医学"腮疮""流痰"等范畴，其发病多因正气内虚，热毒内蕴，气滞血瘀，痰湿积聚所致。治疗应以扶正祛邪为原则。西医治疗主要采用手术切除或辅助放射治疗。若手术后仍复发，乃因正气日亏，邪毒内留，治当扶正祛邪。故用药上常以西洋参、北沙参、生、地黄、黄芪等益阴补气以扶正固本，增其抗病能力；用重楼、藤梨根、白花蛇舌草、金银花、连翘、苦丁茶等，清热解毒，消肿散结，以祛邪抗癌。

2. 在本病治疗过程中仍需坚持"不断扶正，适时攻邪，随证治之"的治疗的治疗原则。

## 加味内托千金散方
### （段凤舞经验方）

【组成】白芍3g，黄芪3g，川芎3g，当归3g，防风3g，桔梗3g，天花粉3g，金银花3g，人参3g，肉桂1.5g，白芷1.5g，甘草1.5g。

【功效】温补气血，托里发毒。

【主治】石疽、诸毒、恶症等溃后或体虚者。

【加减】如痛甚者，倍加当归、芍药，或加乳香6g。

【方解】黄芪托毒生肌，为疮科圣药，用为本方君药。白芍、川芎、当归为四物汤去滋腻地黄，另加甘润而凉的天花粉，养液生津补血。人参、肉桂温补元气，气旺则托毒有力，血足则生肌有源。白芷燥湿消肿排脓。桔梗化痰排脓。防风宣透祛邪，用为佐使。诸疮痒痛皆属于火，金银花清热解毒，独挡一面，堪为要药。甘草益气解毒，调和诸药。

【注意事项】痰瘀热毒症状明显者不宜使用本方。

【现代研究】白芍具有抗炎、抗应激、抗病原微生物和免疫增强作用。黄芪有镇静、镇痛、抗肿瘤、抗衰老、抗病原微生物及免疫调节作用。当归对血小板聚集有明显的抑制作用及对抗体有明显的抑制作用，能镇静、抗炎、抗菌、抗肿瘤、抗氧化等作用。川芎能抑制血小板激活、改善血液流变性并可降低肿瘤细胞表面活性，使其不易黏附成团而易于在血流中被单个杀灭，可防治咽喉肿痛等疾病。金银花可抗菌、抗病毒、抑制溃疡、增强免疫功能等作用。桔梗具有祛痰、镇咳抗炎（利咽排脓）作用。人参能增加红细胞数，有调节机体免疫、调节内分泌、垂体肾上腺皮质、心血管系统、消化道运动等功能，还有抗炎、镇痛、降压及抗衰老作用。肉桂对肾上腺皮质功能有明显的促进作用，还能强心，抗血小板聚集，抗凝血，抗炎及镇痛作用。结晶天花粉蛋白对体外培养的肿瘤细胞的抑制作用；天花粉还可增强荷瘤小鼠红细胞黏附免疫复合物的能力。甘草有抗炎、抗过敏、抗心律失常、抗病原微生物、抗氧化、抗肿瘤和抗衰老作用，并有减毒作用。

【用方经验】段凤舞教授认为涎腺恶性肿瘤与中医学里的"石上疽""失荣"等相似，多由寒凝气滞、气郁化火、灼液成痰、痰凝结聚、热毒瘀血久积而成。治疗应以虚、实区分，实者当和营行瘀，软坚散结；而体虚或局部溃破着当温补气血，托里透发，方用内托千金散。本方出自《瑞竹堂方》卷五，主脑背疽疮，乳、便等恶疮。《治痘全书》卷十三，治痘出热甚气滞者。儿童稚阴稚阳之体，治当标本兼顾，用此方温补气血，又清热解毒。涎腺恶性肿瘤部分患者因体虚邪毒内陷，与气虚搏结，导致气滞血凝，久久搏结成核，难透难消，溃疡反反复复，与痘出热甚气滞及背痈疽等恶疮病机相似，故用此方。段老建议，服用本方时可与阳和汤或十全大补汤配合使用，效果更佳。

## 疏肝溃坚汤（潘敏求经验方）

【组成】柴胡10g，夏枯草20g，僵蚕10g，香附10g，石决明20g，当归10g，白芍15g，陈皮10g，川芎9g，穿山甲15g，红花10g，片姜黄5g，生甘草10g，灯心草5g，石上柏15g，半枝莲30g。

【功效】疏肝解郁，通络散结。

【主治】肝郁络阻型涎腺癌。症见局部微肿，皮色不变，不痛不痒，胁肋胀痛，神疲食少，舌淡红，苔薄白而腻，脉弦缓。

【加减】失眠心烦者加远志10g、酸枣仁10g、柏子仁10g；纳呆脘痞者，加山药10g、鸡内金10g、薏苡仁20g。

【方解】本病由忧思恚怒，气机郁结，以致气血凝滞经络而成。方中柴胡疏肝解郁，为肝经要药，专为病机而设，用为君药。香附理气解郁，川芎活血行气，皆属肝经；当归、白芍养肝血，柔肝气；四药并用，刚柔相济，正合肝脏体阴用阳之性，共为柴胡之股肱臣。气郁当疏肝，肝郁化火当清解之，方中灯心草、石上柏、半枝莲、夏枯草在石决明为引下，直捣黄龙，清热解毒，以治本病标实之症。片姜黄、红花、穿山甲通经活

肿瘤科国医圣手时方

络，活血散结止痛，以消癌肿。既有气郁血瘀，津液运行亦必有碍，既成积血恶块，其间难免有痰浊相恶为患，故用陈皮理气燥湿化痰；僵蚕化痰散结，以为佐使。生甘草一味，《伤寒论》用为喉科要药，在本方中既调和诸药，又清热解毒止痛。

【注意事项】脾胃虚寒者慎用，体质虚弱者应在扶正的基础上使用本方。

【现代研究】柴胡具有解热、退热、镇静、镇痛作用，促进免疫功能其有效成分柴胡多糖能使吞噬功能增强，自然杀伤细胞功能增强。夏枯草煎剂能抑制小鼠 S-160 肿瘤及艾氏腹水癌的生长。僵蚕体外试验，对金黄色葡萄球菌、铜绿假单胞菌有轻度的抑菌作用，其醇提取物体外可抑制人体肝癌细胞，具抗癌活性；对移植性小鼠肉瘤 S-180 的生长有抑制作用。香附挥发油可松弛兔肠平滑肌，丙酮提取物可对抗乙酰胆碱，钾离子所致肠肌收缩；对组胺喷雾所致的豚鼠支气管平滑肌痉挛也有保护作用；香附醇提物能明显提高小鼠的痛阈，抑制角叉菜胶和甲醛引起大鼠足肿胀. 决明子对巨噬细胞吞噬功能有增强作用；体外试验对人体子宫颈癌细胞培养

株系 JTC-26 抑制率在 90％以上，它含有的大黄酸对小鼠黑色素瘤有较强的抑制作用，50 mg/g 抑制率为 76％，对癌细胞醇解有明显抑制作用。当归对血小板聚集有明显的抑制作用，可明显抑制抗体的产生，有镇静、抗炎、抗菌、抗肿瘤、抗氧化等作用。白芍总苷对血小板聚集有抑制作用，具有抗炎、抗应激、抗病原微生物和免疫增强作用。陈皮中的挥发油有刺激性祛痰作用，还能促进体液及细胞免疫。川芎能抑制血小板激活，改善血液流变性，降低肿瘤细胞表面活性，使其不易黏附成团而易于在血流中被单个杀灭。穿山甲具有降低血液黏度，抗炎，增强常压抗缺氧能力的作用。红花可显著延长凝血酶原时间和凝血时间，对凝血过程中血小板黏附、血栓形成、纤维蛋白交联等过程均有抑制作用，还具有强壮作用。姜黄素有辅助化疗，抑制癌细胞的功效。

【用方经验】潘老总结段凤舞教授经验，加减化裁为疏肝溃坚汤加味方，即在原方基础上加抗肿瘤中药、石上柏、半枝莲，并相应加重用药剂量，专门用之治疗肝郁络阻型涎腺恶性肿瘤。

# 第九节　颅脑肿瘤

疾病概述：颅脑肿瘤，可起源于脑、脑膜、神经、血管及脑附件，或由身体的其他组织或脏器转移侵入颅内而形成，大都可产生头痛，颅内高压及局灶性症状。颅脑肿瘤可发生于任何年龄，以 20～50 岁为最多见。颅内肿瘤的起病有多种形式，一般以缓慢进行性神经功能障碍的形式为主，如视力的进行性障碍，各种感觉运动的障碍等。但亦可表现为突发的抽搐或进行性的颅内压增高症状。较少见的为卒中样发作，多半是由于肿瘤的突然出血，坏死或囊性变所造成。目前，国内外对颅内肿瘤的治疗多采用手术、化疗、放疗等，但大多难以治愈。中医学认为本病属于"头痛""头风"等范畴，"头为诸阳之会"，总司人之神明，最不容邪气相犯，若感

受六淫邪毒，直中脑窍或邪气客于上焦，气化不利，经脉不通，瘀血、痰浊内停，上犯于脑，并留结而成块，发为脑瘤。

## 刘嘉湘经验方一

【组成】生黄芪30 g，生地黄15 g，熟地黄15 g，山茱萸12 g，茯苓15 g，山药30 g，牡丹皮9 g，天南星60 g，重楼15 g，夏枯草15 g，生牡蛎30 g，水红花子30，蜂房15 g，蜈蚣3 条，地龙30 g，白蒺藜12 g，淫羊藿15 g，肉苁蓉15 g，牛膝12 g，桑寄生15 g，酸枣仁12 g。

【功效】健脾补肾，软坚化瘀。

【主治】脑瘤证属脾肾亏虚，痰瘀交阻

者。症见神疲乏力，头胀，头痛，耳鸣，腰酸，舌质淡红，苔薄白，脉沉细等。

【加减】瘀血明显者，加当归9 g、川芎6 g、鸡血藤30 g，养血活血，化瘀不伤正。治疗后期加强治标，加白芷12 g、菊花12 g，清热胜湿止痛。

【方解】本病证属脾肾亏虚，痰瘀交阻，治宜健脾补肾，软坚化瘀。生地黄、熟地黄填补肾精，用为君药；山茱萸、淫羊藿、酸枣仁、肉苁蓉、桑寄生养精益肾，生黄芪、茯苓、山药健脾益气，同为臣药；天南星、重楼、夏枯草、生牡蛎、水红花子、蜂房、蜈蚣、地龙、白蒺藜清热解毒，软坚利湿，化瘀散结，针对痰火瘀毒之标，协同攻伐，为本方佐助之药；牛膝引药归肾，为使药。全方共奏益精填髓，健脾益气，清解癌毒之功。精足髓充则脑清，邪去毒尽则正安。

【注意事项】本方偏于凉腻，可加咸淡渗泻之品，使邪有出路。

【现代研究】黄芪具有增强免疫、抗疲劳、保肝、降压、抗溃疡、抗肿瘤、抗骨质疏松等作用。熟地黄能降压、降脂、抑制血栓形成、抗氧化、增强免疫。山茱萸可以降血糖、抑菌、抗血小板聚积、抗肿瘤等。茯苓能增强免疫、抗肿瘤、护肝。山药有助消化、降血糖、抗氧化作用。牡丹皮可以抑制血小板、抗炎、镇静、降温、解热、镇痛、解痉等。重楼具有抗菌、镇痛、镇静、止咳平喘的作用。川芎能镇静、降压、抗菌、抗辐射。夏枯草的作用包括降压、抗病原微生物、抗肿瘤。赤芍可以抗凝、抗血小板聚集、抗动脉硬化、镇静等。牡蛎具有收敛、制酸、止痛、镇静、软坚、解热等作用。煅瓦楞可以抑酸、消肿止痛。地龙可以溶栓抗凝、抗心律失常、抗肿瘤、平喘。蜈蚣具有止痉、抗真菌、抗肿瘤的作用。肉苁蓉能增强免疫、增强肠蠕动促进排便。淫羊藿可以抗衰老、增强免疫、祛痰、平喘、抗炎、抗病原微生物。桑寄生具有抗肿瘤、抗血栓形成、增加冠状动脉流量、改善冠状动脉循环、增强心脏收缩力的作用。酸枣仁可以镇静催眠、改善微循环、增强免疫力。

【用方经验】刘嘉湘名老中医认为：脑瘤属髓海病变，根据其临床症状属于中医学"头痛""呕吐""偏枯"等病范畴。因正气虚弱，脏腑功能失调，邪毒乘虚而入，痰湿结聚于脑，脑络气滞血瘀，痰、瘀、毒胶结，故而形成脑瘤。脑瘤正虚多责之为肝、脾、肾3脏，与肾的关系最密切。脾肾两虚，故清阳不升；髓海失充，肝肾阴虚则虚风内动，上扰清窍。刘老针对脾肾亏虚，痰瘀交阻的病情设健脾益肾，软坚化瘀血解毒治法，以六味地黄丸为基础化裁，全方攻补兼施，临床往往能取得好的效果。

## 刘嘉湘经验方二

【组成】生黄芪30 g，当归9 g，川芎9 g，赤芍12 g，白芍12 g，地龙30 g，瓜蒌皮15 g，王不留行15 g，夏枯草15 g，海藻15 g，生牡蛎30 g，生南星30 g，天南星30 g，蜂房12 g。

【功效】益气活血，软坚散结。

【主治】气虚血瘀型脑瘤患者。

【加减】若抽搐，加炙蜈蚣2条、蝉蜕3 g；若头痛明显，加白芷9 g、蔓荆子9 g。

【方解】本病病机为气虚血瘀，痰瘀毒结聚为癌，其治当益气活血，软坚散结。方中重用黄芪，峻补正气，气足乃行，气行则血运，用为本方君药。当归、川芎、赤芍、白芍养血活血；夏枯草、海藻、瓜蒌皮、生牡蛎、生南星、天南星、蜂房清热化痰，理气散结，共治癌肿之标，同为臣药。地龙、王不留行通经活络，用为佐使。

【注意事项】注意特殊药物的煎服方法。

【现代研究】黄芪具有增强免疫、抗疲劳、保肝、降压、抗溃疡、抗肿瘤、抗骨质疏松等作用。白芍能镇痛、解痉、保肝抗炎、增强免疫力。川芎的作用包括镇静、降压、抗菌、抗辐射。夏枯草可以降压、抗病原微生物、抗肿瘤。赤芍具有抗凝、抗血小板聚集、抗动脉硬化、镇静等作用。地龙可以溶栓抗凝、抗心律失常、抗肿瘤、平喘。王不留行能调节生理功能、影响体内代谢。夏枯草可以降压、抗病原微生物、抗肿瘤。牡蛎的作用包括收敛、制酸、止痛、镇静、软坚、解热。煅瓦楞能抑酸、消胀止痛。生南星祛痰、镇痉、止痛。瓜蒌皮能利尿、祛痰、镇咳。海藻具有增强免疫、抗肿瘤、抗内毒素等作用。生牡蛎的作用包括护肝、抗溃疡、增强免疫、对放射增敏等。蜂房具有抗炎、利尿、镇痛、抗肿瘤、调节免疫等作用。

【用方经验】刘师认为脑瘤属于本虚标实的病证，应当根据标本的轻重缓急决定治疗原则。疾病早期或标实证明显的情况下，以化痰软坚，行气活血散瘀为主。中晚期标本互见，虚实夹杂，提倡标本兼顾，大多分为气虚血瘀和肝肾阴虚两型。肢体偏瘫者，以气虚血瘀为主，治用益气行瘀，软坚化痰法；头痛眩晕者，以肝肾阴虚，脾肾阳虚多见，肝肾阴虚型治用滋阴平肝，软坚化痰法，脾肾阳虚型治用温补脾肾，化痰消肿法。刘教授在王清任《医林改错》中补阳还五汤的基础上加用化痰散结药物形成此方，适用于气虚血瘀之脑瘤患者。

## 张代钊经验方

【组成】枸杞子15 g，菊花9 g，川芎6 g，生地20 g，山茱萸9 g，白芍20 g，决明子9 g，僵蚕9 g，密蒙花12 g，夏枯草15 g，山慈菇15 g，白英20 g，白花蛇舌草30 g。

【功效】滋补肝肾，镇肝熄风，清热解毒。

【主治】脑瘤证属肝肾阴虚，阳亢上扰者。症见长期头痛，眩晕，耳鸣，耳聋，视力减退，眼球震颤，心烦易怒，舌红，苔少，脉弦细而数等。

【加减】视物模糊者，石决明加至15 g，夜明砂10 g；抽搐震颤者，加全蝎3 g、白附子10 g、钩藤15 g。

【方解】本病证属肝肾阴虚，阳亢上扰，治当滋补肝肾，镇肝熄风，清热解毒，以杞菊地黄汤为基础组方主治。方中枸杞子、生地黄、山茱萸益精补肾，为治本之药，用为方君。菊花、白芍、密蒙花清肝柔肝；决明子、僵蚕镇肝熄风，同为臣药。夏枯草、山慈菇、白英、白花蛇舌草清热解毒，辅佐君臣攻伐毒热标实。川芎养肝活血，又引诸药上走头目，为本方之使。

【现代研究】枸杞子可调节机体免疫功能，能有效抑制肿瘤生长和细胞突变，具有延缓衰老、抗脂肪肝、调节血脂和血糖、促进造血功能等方面的作用。川芎能镇静、降压、抗菌、抗辐射。白菊花具有抑菌、抗炎、强身、降压预防心绞痛等作用。山茱萸能降血糖、升压、抑菌、抗血小板聚积、抗肿瘤。白芍可以镇痛、解痉、保肝抗炎、增强免疫。川芎具有镇静、降压、抗菌、抗辐射的作用。夏枯草的作用包括降压、抗病原微生物、抗肿瘤。僵蚕能抗肿瘤、抗惊厥、催眠等。山慈菇具有抗肿瘤、止咳、平喘止痛等作用。白花蛇舌草可以抗肿瘤、抗辐消炎。

【用方经验】张教授认为恶性脑瘤手术很难根除，若生长在禁区，手术也无法实施，预后差，同时对放疗、化疗不太敏感。脑居于头顶之巅而及于全身，《黄帝内经》云："诸风掉眩，皆属于肝。"肝阴不足，肝阳上亢而见头痛，眩晕，耳聋耳鸣；肝开窍于目，目不得血荣故见视力下降；肝风内动而见眼球抽动，烦躁易怒。故治疗以滋补肝肾，镇肝熄风为主，散结化痰，解毒化瘀等方法为辅。通过治疗一般能控制病情，使患者带瘤无症生存，延长寿命。

## 邱佳信经验方

【组成】石菖蒲9 g，远志4.5 g，丹参12 g，牡丹皮12 g，金银花15 g，炙穿山甲12 g，炙鳖甲12 g，生黄芪15 g，藿香6 g，当归9 g，天南星（先煎）15 g，蜂房9 g，天龙4.5 g，青葙子9 g，决明子9 g，黄柏9 g，知母9 g，野菊花9 g，仙茅9 g，制何首乌9 g。

【功效】清肝补肾，芳香化浊，软坚化痰，清热解毒。

【主治】脑部肿瘤手术放疗后，未完全清除，辨证属肝肾亏虚，痰毒内蕴者。症见神疲乏力，口干，干咳声低，头痛头昏，或伴呕吐，视力下降，大小便失禁，舌质淡红，苔薄白或微腻，脉弦滑等。

【加减】出现湿热征象者去野菊花，易蛇

莓15 g、龙葵15 g清热利湿散结；邪轻虚显，去决明子加杜仲9 g、女贞9 g，加强补肾；患者久病心切，加佛手12 g疏肝解郁，兼顾燥湿化痰。

【方解】本病证属肝肾亏虚，痰毒内蕴，其治宜清肝补肾，芳香化浊，软坚化痰，清热解毒。方中石菖蒲、远志、藿香芳香化浊；炙穿山甲、炙鳖甲、天南星、蜂房化痰软坚；金银花、决明子、黄柏、知母、野菊花清热解毒；丹参、牡丹皮、仙茅、制何首乌、当归养血活血化瘀；远志、仙茅、制何首乌温补肾精。其中芪、归、二甲益气活血，通络散结为本方最佳组合。

【注意事项】本方虽有当归、何首乌，津液不足者，仍应加用增液之品，以防辛燥伤阴。

【现代研究】石菖蒲具有镇静、抗菌、改善消化机能、平喘镇咳等作用。远志的作用包括镇静、抗惊厥、抗痴呆、抗肿瘤、活血抗炎等。丹参可以强心、抗血栓、促进组织的再生与修复、保肝抗菌。牡丹皮具有抗炎、抑制血小板、镇静、降温、解热、镇痛、利尿、抗溃疡等作用。金银花可以抗病原微生物、抗炎、退热等。炙穿山甲能抗炎、止血、降低血液黏度。炙鳖甲具有强壮、免疫促进、抗肿瘤、消肿块等作用。生黄芪具有增强免疫、抗疲劳、保肝、降压、抗溃疡、抗肿瘤、抗骨质疏松等作用。藿香能抗真菌、抗病毒、助消化。当归可以增加冠状动脉流量、抗血栓、促进造血、抗菌、平喘等。青箱子能降压、治眼疾。决明子具有抗菌、降压、降血脂、抗血小板聚积的作用。黄柏的作用包括抗菌、镇咳、降压、增强免疫及抗溃疡。知母能抗病原微生物、解热、抑制血小板聚积。野菊花具有抗菌、抗病毒、降压等作用。仙茅可以调节免疫、抗氧化、保肝。

【用方经验】脑部肿瘤，无论是原发性恶性肿瘤，还是转移性肿瘤，邱佳信教授认为它们都有共同的病因病机。脑部肿瘤，即脑部有癥块，由痰、瘀、毒结聚而成，此为标实之证。"脑为髓海"，"肾主骨生髓"，"头者，精明之府"，这些都与"肾"有密切联系，肾不足，肾阴虚是其内因。肝肾阴虚

易致"水不涵木"，而有头痛，头昏，视物不清等症状；肺肾阴虚易致"金破不鸣"，而有口干、干咳声低等；情志不遂易致肝郁气滞，短则气郁化火，火毒内盛，久则气滞血瘀，癥块内结；脾虚不运，易致痰湿内生，痰随气升，而易致痰蒙清窍，出现神昏、耳鸣等症状，故自拟本方处置。

## 李修五经验方

【组成】石决明30 g，瓦楞子20 g，浙贝母15 g，牛膝15 g，清半夏12 g，赭石30 g，生牡蛎30 g，石菖蒲15 g，郁金15 g，薏苡仁30 g，陈皮12 g，天南星12 g，川芎10 g

【功效】化痰解毒，降逆止呕。

【主治】痰毒凝聚型的颅脑肿瘤。症见头痛，头晕，视觉障碍，偏瘫，共济失调以及精神症状，或出现恶心，呕吐，眩晕等。

【加减】头痛剧烈者，加川芎10 g、全蝎粉5 g；视物模糊者加枸杞子10 g、菊花9 g、决明子10 g、青箱子10 g；咳痰不爽者加海浮石10 g、海蛤壳10 g、瓦楞子10 g、猫爪草20 g；恶心呕吐重者加木香6 g、竹茹10 g、陈皮10 g、九香虫9 g、旋覆花9 g；阴虚潮热者加北沙参15 g、石斛10 g、龟甲15 g、鳖甲15 g、生地黄15 g等；若兼有肝经虚热，则加枸杞子10 g、菊花9 g共滋肝肾之阴。

【方解】本方所治之证以标实为主，正气未衰，故治疗以祛邪为主，以化痰解毒，降逆止呕之涤痰汤为主方。方中重用半夏、石菖蒲、浙贝母、郁金化痰散结祛浊为君；石决明、瓦楞子、生牡蛎、赭石等软坚散结，降逆止呕为臣；薏苡仁、陈皮健脾化痰；天南星消痰解毒，化痰散结作用较强，常用于脑部肿瘤以为佐药；牛膝可引浊气下行；川芎为血中之气药，可引诸药上行头目，达到通络止痛之功效，二者升降相因，共为使药。

【注意事项】肝风内动者慎用。

【现代研究】现代药理研究：方中石决明有清热、镇静、降血压、拟交感神经的作用。浙贝母可以镇咳镇痉，缓解平滑肌痉挛。牛膝能抗炎镇痛、降压、改善肝功能、降低血浆胆固醇。石菖蒲可以扩张冠状动脉，且有

肿瘤科国医圣手时方

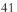

镇静、降压作用。半夏具有镇咳、镇痛、降压、抗肿瘤等作用。郁金能降血脂、抗真菌。薏苡仁可以镇静、镇痛及解热。天南星具有抗肿瘤、镇静和镇痛的作用。牡蛎、瓦楞子均能制酸、止痛。赭石可以增强肠蠕动。川芎能增加脑血流量、抑制血小板聚集、抗肿瘤、镇静。

【用方经验】李老认为脑瘤的发生是由正气亏虚，髓海受损，痰、瘀、毒邪凝聚，闭阻脉络，蕴结清窍，形成肿块。对于痰毒凝聚证，治宜化痰解毒为主，配合温补脾肾，予涤痰汤为基础加减组方主之；肝风内动证治宜滋阴潜阳，镇肝熄风，予杞菊地黄丸合镇肝熄风汤加减；瘀毒内结证治宜化瘀解毒，方选通窍活血汤合补阳还五汤加减；正气亏虚证治宜扶正为主，辅以祛邪，据辨证可选用补中益气汤、六味地黄汤、十全大补汤或香砂六君子汤加减。李老常在以上辨证治疗的基础上，常酌情加入重镇安神的矿物药，以毒攻毒的虫类药以及引经入脑的药物，如龙骨、牡蛎、磁石、寒水石、全蝎、蜈蚣、地龙、藁本、白芷、麝香等以增强疗效。

## 张梦侬经验方

【组成】制何首乌15 g，白芍15 g，女贞子15 g，磁石粉15 g，泽泻15 g，龙骨15 g，牡蛎粉15 g，杭菊花10 g，白蒺藜10 g，石斛10 g，黑豆皮10 g，青葙子10 g，珍珠母粉30 g，制龟甲30克。

【功效】滋阴潜阳，柔肝熄风，涤饮化痰，消肿散结。

【主治】蝶鞍瘤肝阳挟痰饮上犯证。症见颞额及后脑部牵引痛如针刺，并影响眼眶，经常发热，头半侧有非常沉重压闷难名之感，舌质嫩色红，苔白厚腻，脉象弦滑而数。

【加减】若邪盛正不虚，可加治瘤主药：夏枯草10 g、白茅根30 g、仙鹤草12 g（即石打穿）、白花蛇舌草25 g；若气滞痰凝可佐以化痰利气、软坚散结之枳实10 g、橘核9 g、海藻10 g、昆布10 g、三棱10 g、莪术9 g、紫背天葵子10 g等；若毒热内蕴可加消肿败毒之金银花10 g、蒲公英20 g、紫花地丁

20 g等。

【方解】方中牡蛎、龟甲、珍珠母粉、磁石粉滋阴潜阳、镇逆平肝；制何首乌、白芍、女贞子、青葙子、白蒺藜、杭菊花、黑豆皮、石斛养阴柔肝、熄风清火。全方合用，共奏滋阴潜阳，柔肝熄风，涤饮化痰，消肿散结之功。

【注意事项】辨证属风热、痰热上犯清窍者不宜此方。

【现代研究】白芍具有镇痛、解痉、抗炎、抗溃疡的作用。女贞子能抗骨髓抑制、升白细胞、降血脂、护肝、抗炎。泽泻具有利尿、降血脂、抗过敏、抗炎的功效。牡蛎可以镇痛、镇静、抗凝血。龙骨具有镇静催眠、抗惊厥、促凝的功效。菊花能抗疲劳、降血脂、解热、抗炎等。石斛可以抗肿瘤、降血糖、调节免疫力。珍珠母能护眼、抗溃疡、镇静。龟甲具有抗骨质疏松、提高免疫功能、抗肿瘤等功效。

【用方经验】本病经西医检查确诊为蝶鞍瘤，根据中医学理论分析，属于痰饮与气血燥毒郁结，肝阳上亢，所以在中药治疗方面，除用滋阴潜阳、柔肝熄风、涤饮化痰之品外，也应加入活血化瘀、软坚散结、消肿解毒之品。故治疗上常用夏枯草、白茅根、仙鹤草（即石打穿）、白花蛇舌草为治瘤主药；佐以化痰利气、软坚散结之枳实、橘核、海藻、昆布、三棱、莪术、紫背天葵子等；消肿败毒之金银花、蒲公英、紫花地丁等；滋阴潜阳、镇逆平肝之龙骨、牡蛎、龟甲、磁石、泽泻、珍珠母粉；再加养阴柔肝、熄风清火之制何首乌、白芍、女贞子、青葙子、白蒺藜、冬桑叶、苦丁茶、甘菊花、黑豆皮、石斛等；更加养血和气能治头痛之当归；藁本引诸药上行。

## 加味六味地黄汤方（沈敏鹤经验方）

【组成】生地黄15 g，山茱萸15 g，山药15 g，茯苓15 g，枸杞子15 g，女贞子15 g，菟丝子15 g，石菖蒲15 g，牡丹皮10 g，泽泻12 g，全蝎3 g，砂仁（后下）6 g。

【功效】补肾充髓。

【主治】脑瘤证属肾精不足，髓海空虚者。症见耳鸣如蝉，耳闷如塞，夜寐欠安，下肢酸软无力，舌淡红，苔薄白，脉细滑尺弱等。

【加减】偏气血不足者加黄芪18 g、当归10 g益气养血；若夹痰湿者加天南星15 g燥湿祛风化痰；若脾虚不足加陈皮15 g理气化痰；若脾肾亏虚者加芡实15 g、白术15 g、薏苡仁30 g益肾固精，健脾化湿；若久病体虚者仙鹤草30 g、大枣30 g补虚培中。

【方解】本病证属肾精不足，髓海空虚，治当补肾充髓。方中生地黄填精益髓；山茱萸补肝肾，秘精气，肾气受益则封藏得度，肝阴得养则疏泄无虞；山药健脾补肺，固肾益精；泽泻甘寒祛肾中之邪水；牡丹皮泄阴中之伏火；茯苓淡渗利湿，补而不滞；枸杞子、菟丝子、女贞子滋补肝肾；耳闷，予石菖蒲化湿通窍；砂仁燥湿化痰；全蝎搜风通络。

【注意事项】本方偏于滋腻，宜饭前1小时服用。

【现代研究】1. 生地黄具有降压、镇静、抗炎、抗过敏作用。山茱萸能抑菌抗病毒、强心，对放化疗引起的白细胞下降有升高作用。山药有助消化、降血糖、抗氧化作用。茯苓具有利尿、镇静、抗肿瘤、降血糖、增强免疫力、保肝、抑制胃溃疡等作用。枸杞子对免疫有调节作用，能促进造血、升白细胞、抗衰老、抗肿瘤等。女贞子可以增强非特异性免疫，对放化疗引起的白细胞减低有升高作用，还能抗衰老、强心利尿、抗菌、抗肿瘤。菟丝子可以壮阳、调节内分泌、抗肿瘤。石菖蒲具有镇静、抗惊厥、平喘、减慢心率等作用。牡丹皮的作用包括抗炎、抑制血小板、镇静、解热镇痛、抗溃疡等。泽泻可以增加尿量、降压、降血糖、抗脂肪肝。全蝎具有抗癫痫、抗惊厥，抑制动物血栓形成和抗凝作用。砂仁可以促进消化液分泌、增强肠蠕动、抗血小板聚积、抗溃疡。

2. 六味地黄汤中的山药多糖具有抗氧化作用，可明显提高D-半乳糖所致糖代谢衰老模型小鼠红细胞中SOD活力及过氧化氢酶（CAT）活力，提高机体抗氧化活性，抑制脂褐质等的形成，使衰老模型小鼠血、脑匀浆和肝匀浆中LPO水平明显降低，从而表现出具有良好的抗衰老作用，淮地黄多糖可明显拮抗衰老模型小鼠胸腺及脾脏的萎缩，甚至使其免疫器官有关指标如胸腺皮质厚度及细胞数、脾小结及淋巴细胞数超过正常水平，显示有较好的免疫兴奋作用。淮地黄多糖可能是淮地黄补益抗衰的主要活性成分，其拮抗衰老小鼠免疫器官的萎缩，兴奋免疫的作用可能是补益抗衰的机制之一。茯苓多糖具有抑制磷脂酰肌醇PI转换作用，提示茯苓多糖抗肿瘤作用的机制之一是抑制肿瘤细胞的PI转换，茯苓水提液对神经细胞内钙离子浓度具有双向调节作用。其它药物，如熟地黄、牡丹皮等的实验研究也有不少报道。这些实验结果为六味地黄汤在免疫学、肿瘤学等方面的治疗作用提供了可靠的理论根据。

【用方经验】《灵枢》指出：脑为髓之海，其输上在于其盖，下在风府。髓海不足，则脑转耳鸣，胫酸眩冒，目无所见，懈怠安卧。脑为髓海，肾主骨生髓，肾精不足，髓海不充，故见耳鸣如蝉，下肢酸软无力，脉尺弱，治以补肾填精充髓，因此沈老治疗这类脑瘤以六味地黄汤加味组方主之。

## 加味半夏白术天麻汤方
### （沈敏鹤经验方）

【组成】天麻9 g，桃仁9 g，白术30 g，芦根30 g，白鲜皮30 g，竹沥12 g，半夏12 g，苦参12 g，陈皮15 g，茯苓15 g，杜仲15 g，槲寄生15 g，郁李仁15 g，砂仁（后下）6 g。

【功效】健脾祛湿，化痰熄风。

【主治】颅脑肿瘤痰湿内蕴型，症见头痛昏蒙，眩晕耳鸣，腰酸乏力，大便偏干，下肢皮肤瘙痒，舌淡，苔白腻，脉弦滑而大。

【加减】头痛明显者加用蜈蚣5 g、全蝎5 g、蔓荆子10 g、菊花9 g、川芎10 g、羌活10 g等；若头痛因脑水肿引起者，或头痛虽不明显，但脑水肿严重者，加用茯苓15 g、猪苓10 g、生薏苡仁20 g、车前子10 g、泽泻10 g等淡渗利水药；恶心呕吐剧烈者加用姜半夏9 g、竹茹10 g、赭石20 g、陈皮10 g 等；高热神昏者加用水牛角30 g、黄芩10 g、石膏30 g、知母10 g、郁金10 g、菖蒲10 g，或灌服安宫牛黄丸等药物；下肢无力者加用牛膝10 g、木瓜9 g、独活10 g、杜仲10 g、鸡血藤15 g 等；失眠烦躁者加用酸枣仁15 g、柏子仁10 g、珍珠母20 g、合欢皮10 g、龙骨10 g、牡蛎15 g 等；半身不遂者加黄芪20 g、川芎10 g、桃仁6 g、红花6 g、姜黄10 g、络石藤10 g 等。

【方解】本方所治之证因脾虚生痰，痰湿内蕴，上蒙清窍所致。脾虚生痰，引动内风，风痰内阻，气血运行失常，导致痰气交阻，清阳不升，浊阴不降，上蒙清窍，故见头晕，舌苔白腻，脉弦滑而大。治以健脾祛湿，化痰熄风。方中半夏燥湿化痰；天麻熄风，且巅顶之上，唯风药可达。诚如《脾胃论》所云："足太阴痰厥头痛，非半夏不能疗；眼黑头眩，风虚内作，非天麻不能除。"辅以白术健脾化湿，茯苓健脾渗湿，共治生痰之源；陈皮、竹茹理气化痰；砂仁芳香化湿；郁李仁润肠通腑，又使痰湿之邪有其出路；久病必瘀，复加桃仁祛瘀生新；患者腰酸乏力，佐以杜仲、槲寄生以健腰府；苦参、白鲜皮清热化湿，祛风止痒；芦根一味以防诸药燥湿伤阴伤津之弊。

【注意事项】肝肾阴虚或气阴亏虚的患者慎用。

【现代研究】方中天麻能镇静、延长催眠剂的催眠时间、降低冠脉及脑血管阻力、增加冠状动脉及脑血流量、对缺血心肌在保护作用。白术可扩张血管、抗凝血。天麻及陈皮、半夏具有降压作用，此外，半夏还具有镇吐作用；半夏及茯苓亦有一定的强心和改善心功能的作用。桃仁提取液能明显增加脑血流量、降低血管阻力、改善血流动力学状况。砂仁能明显抑制血小板聚集。苦参碱可降低过敏介质的释放，为免疫抑制剂，抗肿瘤，升白细胞。竹茹、白鲜皮有抗菌作用。杜仲能兴奋垂体-肾上腺皮质系统功能、降压利尿。槲寄生改善心功能，抗血小板聚集、增强免疫功能等作用。郁李仁有显著的促进小肠蠕动的作用，亦能镇静及利尿。

【用方经验】脑喜清恶浊，脾虚生痰，引动内风，风痰内阻，结于脑部日久而成积，治病求本，沈老治从中焦以杜生痰之源，健脾祛湿，化痰熄风，临证以半夏白术天麻汤为基础组方主之。若以瘀血为主，出现舌紫或淡暗，舌下脉络瘀紫者，可更方以通窍活血汤加减主之。

# 周仲瑛经验方

【组成】生黄芪15 g，葛根15 g，天冬12 g，枸杞子12 g，川石斛12 g，天花粉12 g，炙僵蚕10 g，陈胆星10 g，生牡蛎（先煎）25 g，漏芦12 g，白花蛇舌草25 g，炙蜈蚣2条，炮穿山甲（先煎）10 g，山慈菇10 g，海藻10 g，蜂房10 g。另炙马钱子粉每次0.25 g，每日2次，吞服。

【功效】滋补肝肾，益气养阴，化痰祛瘀。

【主治】肝肾亏虚型的颅脑肿瘤。症见头晕头痛，眼睑下垂，上抬无力，视物复视，耳鸣，听力明显下降，时有恶心，口干，形体肥胖，舌质暗红，苔薄腻，脉细滑数。

【加减】恶性胶质细胞瘤选用全蝎5 g、制白附子9 g、蜂房10 g、半枝莲25 g、白花蛇舌草25 g、半边莲15 g 等以清热解毒，脑膜瘤选用炮穿山甲9 g、石见穿15 g、海藻10 g、煅瓦楞10 g、山慈菇9 g、肿节风20 g、泽漆9 g 等活血化瘀，消痰软坚散结，解毒通络。

【方解】肝肾精血不足，不能上承养脑，经络运行不畅，气血津液输布失常，则湿聚为痰，血滞为瘀。周老针对其肝肾亏虚，气阴不足为本，风痰瘀毒，痹阻脑窍为标的病理关键，提出滋补肝肾，益气养阴治其本，化痰熄风，祛瘀解毒治其标的治疗法则。方中僵蚕辛咸性平，主归肝经，化痰散结力强，尤擅治上窍头部之风痰，且能熄风止痉；海藻归肝肾经，苦能泻结，咸能软坚消痰；制南星辛开走窜之力甚强，归肝经，祛风化痰，攻坚消结，尤擅"去上焦痰及眩晕"；以僵蚕、蜈蚣、陈胆星熄风化痰；海藻、牡蛎化痰散结；穿山甲、漏芦活血通络；白花蛇舌草、山慈菇、蜂房抗癌解毒散结；生黄芪益气升清，扶正祛邪；枸杞子、石斛、天花粉、天冬、葛根滋肾养阴；马钱子散取其性峻力猛，通络止痛，散结消肿之功，冀达以毒攻毒之目的。

【注意事项】滋肾补肝之品多甘凉柔润，滋腻碍脾，化痰散结类药物多辛温苦燥，耗气伤津，清热解毒类药物多苦寒，易于败胃伤中，故在组方用药时宜通盘斟酌。

【现代研究】黄芪可以增强机体免疫功能、增强造血功能，改善物质代谢，还具有强心、调节血压、保肝、抗溃疡等作用。葛根能增加脑及冠状血管血流量。天冬能升高外周白细胞、增强网状内皮系统吞噬功能、增强体液免疫力。枸杞子有增强非特异性免疫作用，能保肝保肾。石斛能提高免疫力，还有抗衰老、升血糖及微弱的止痛退热作用。僵蚕有催眠、抗惊厥降血糖作用，且能抗凝。白花蛇舌草具有抗菌、抗肿瘤的作用。炮穿山甲可以降低血液黏度及抗炎。海藻能提高免疫力，降低血清胆固醇，减轻放射线损伤，抗肿瘤。蜈蚣具有止痉、抗肿瘤等作用。马钱子能镇痛、兴奋神经。

【用方经验】周老认为脑肿瘤多由素体禀赋不足，肝肾亏虚，痰浊瘀毒内生，痹阻脑络所致。补养肝肾，提高病体自身免疫力，有助于攻毒抗癌祛邪；化痰祛瘀通络，有利于抑制、消散有形之癌肿。在临证时还当注意分期论治。大凡脑肿瘤初期，患者体质尚好，正虚不著，当攻邪为主，稍加补虚，以扶助正气，防止邪毒伤正；中、晚期患者正气已虚，癌毒滞留，当补虚与攻邪并重，或补虚为主，兼以攻邪；肿瘤术后，或化疗，放疗之后，余毒未尽，当扶正调理为主，兼顾祛邪。总之，权衡邪正盛衰，标本兼顾，攻补并用，应贯穿脑肿瘤治疗始终。实者以风痰瘀毒热为主；虚者以肝肾不足为主，部分患者表现为气阴两虚的证候，大多发生在肿瘤的手术后或放化疗以后，或出现在放化疗过程中。针对这种发病特点，治疗当标本兼顾，祛邪扶正同施，但从整个用药剖析来看，仍以祛邪为主。

## 脑瘤1号方（钱伯文经验方）

【组成】当归12 g，陈南星10 g，姜半夏6 g，夏枯草10 g，昆布20 g，天竺黄12 g，生牡蛎30 g，石菖蒲10 g，浙贝母20 g，茯苓20 g，海藻20 g，赤芍20 g，天龙3条，远志10 g，黄药子6 g。

【功效】软坚泻肝，活血化瘀，祛风化痰。

【主治】脑瘤，证属痰瘀互结，阻碍清窍者。

【加减】痰湿重者，加陈皮10 g、竹茹10 g等化痰药；肝胆实热明显者，加栀子10 g、黄芩10 g、柴胡10 g、生地黄15 g、木通6 g、泽泻10 g等清肝泻火药；肝肾阴虚者加枸杞子10 g、熟地黄20 g、山药15 g、山茱萸10 g、沙参15 g、麦冬10 g等滋阴养肾药。

【方解】本病证属痰瘀互结，阻碍清窍，治宜软坚泻肝，活血化瘀，祛风化痰。方中当归养血活血；赤芍活血化瘀；茯苓利湿健脾益气；海藻、昆布、浙贝母、黄药子软坚化痰散结；牡蛎平肝潜阳；夏枯草清热散结；陈南星、姜半夏、天竺黄、石菖蒲燥湿化痰；天龙散结通络；远志养心安神。

【注意事项】本方破结攻散力强，体虚者慎用。

【现代研究】当归有双向调节子宫平滑肌、抗心律失常、降血脂、抗动脉粥样硬化、抑制血小板聚集、刺激造血、抗炎、抗菌等作用。陈南星有祛痰及抗惊厥、镇静、镇痛作用。姜半夏能镇咳祛痰、抗肿瘤。夏枯草能抗炎、免疫抑制、降血糖，有一定的毒性。昆布有调节甲状腺功能、降血压、降血糖、降血脂和抗凝、抗放射等作用。生牡蛎具有抗溃疡、护肝、增强免疫等功效。石菖蒲有抗惊厥、镇静、促进消化液分泌、改善记忆、抗肿瘤等作用。浙贝母能镇咳、镇静、镇痛。茯苓具有增强免疫、抑瘤、抗炎、利尿等功效。海藻可以抗肿瘤、抗凝血、增强免疫力。赤芍具有增加冠状动脉血流量、抗血栓、镇静、抗炎止痛、抗惊厥的功效。远志有镇静、抗惊厥、促进体力和智力、抗痴呆和脑保护活性、祛痰、兴奋子宫、抗氧化、抗衰老、抗突变、抗肿瘤、抗菌、活血、抗炎、溶血等作用。黄药子能改善甲状腺功能、抑制心脏、兴奋子宫、抗病原微生物。

【用方经验】钱教授认为，痰湿内阻，气血郁结是脑瘤的重要病机，大多数脑瘤是痰湿内阻，气血郁结的病理产物，所以中医临床上常用化痰开郁，软坚散结，活血化瘀的方药进行治疗。该经验方针对本病痰郁、血瘀、阳亢、窍蒙之机，丝丝入扣，为治疗脑瘤的基本方。

# 第二章 胸部肿瘤

# 第一节　乳腺癌

疾病概述：乳腺癌是妇科最常患的疾病之一，常见于40～50岁的女性，但也见于青年女性，是危害较大的肿瘤。乳癌的发生与雌激素刺激有关，也有遗传因素。此外，与乳汁停滞，乳腺增生等病变也有一定关系。患者早期常无自觉症状，常在无意中发现乳腺局部有无痛性、大小不一、质实或硬、边缘不规则之肿块，有移动性，皮色不变。其后肿瘤发展如堆栗，与皮肤粘连，乳头内缩，活动受限，同侧腋窝触及肿大淋巴结。若顶透紫色，状若网布血丝，则将溃烂，溃后难敛，创面边缘不齐，中间凹陷很深，如山岩状，或高突如菜花，有臭味。晚期患者并可转移至锁骨上、肺、肝、骨、脑等器官。影响乳腺癌预后的指征有：肿瘤大小、乳头及皮肤累及状况，局部复发与否，腋淋巴结转移情况，雌激素受体状况，肿瘤边缘生长情况，组织学类型及分级，瘤体内微血管密度(MVD)、血管、淋巴管有否癌栓，宿主的免疫能力，肿瘤分子生物学形态及表达。另外与体重，患病年龄等也有关。中医学认为本病属于"乳石痈""乳岩""乳癌"等范畴。其发生与外感六淫、邪毒蕴结，或情志不畅，肝脾两伤与冲任失调，气血凝滞有关，病变与肝脾肾及冲任的关系最为密切。

## 一贯通窍活血汤（王渭川经验方）

【组成】沙参120 g，生地黄24 g，枸杞子12 g，炒川楝子9 g，女贞子24 g，紫草60 g，蜈蚣2条，乌梢蛇9 g，土鳖虫9 g，生蒲黄9 g，土红花9 g，地骨皮12 g，知母9 g。

【功效】柔肝养阴，软坚通络，清湿润燥。

【主治】肝肾阴虚型乳癌。症见眩晕，耳鸣，关节痛，乳房硬痛，胁痛，面赤颜红，午后潮热，咽干口苦，烦躁或经闭，大便秘结，舌淡红，苔黄，脉弦细而数。

【方解】沙参、生地黄、枸杞子、女贞子、墨旱莲、地骨皮、知母用于滋阴；生地黄、枸杞子、女贞子、墨旱莲滋养肝肾；沙参、知母滋养肺脾之阴；知母、地骨皮既能滋养肺肾之阴，又可退虚热；川楝子则能疏肝解郁，以平其横逆；紫草、红花、土鳖虫、生蒲黄、蜈蚣、乌梢蛇则有活血化瘀，疏风能通络的作用，全方具有滋阴柔肝，化瘀通络的效果。

【注意事项】上方必须与以下8种草药同煎：蛇头一棵草60 g，白花蛇舌草60 g，无花果30 g，半枝莲30 g，石大年30 g，隔山撬15 g，苦荞头15 g，瞿麦根15 g。脾肾阳虚患者慎用。

【现代研究】白花蛇舌草、蜈蚣、乌梢蛇、土鳖虫、半枝莲等均具有抗肿瘤作用，沙参、枸杞子等还能明显提高细胞免疫和非特异性免疫，具有调节免疫平衡的功能；同煎草药8种已有文献证明其对抗癌有效，如隔山撬、女贞子等既能抗肿瘤、又具有明显的免疫调节作用，对于恶性肿瘤病性属虚的患者具有良好的功效。

【用方经验】王老临床用方经验中，活血化瘀常选用虫类药，如土鳖虫9 g，水蛭9 g，地龙15 g，蜈蚣2条，乌梢蛇9 g；补气益血选用党参24 g，鸡血藤18 g，生黄芪60 g，桑寄生15 g，菟丝子15 g，鹿角胶15 g；消炎、清湿热选用红藤24 g，蒲公英24 g，败酱草24 g，桔梗9 g，琥珀末（冲服或布包煎）6 g；行气选用槟榔6 g，厚朴6 g，乌药9 g；止血选用仙鹤草60 g，夏枯草60 g，大蓟、小蓟各12 g，茜草根9 g；调脾胃选用鸡内金9 g，九香虫9 g，山楂9 g，神曲9 g。

## 调神攻坚汤（刘绍武经验方）

【组成】柴胡15 g，黄芩15 g，紫苏子30 g，党参30 g，夏枯草30 g，王不留行

90 g，生牡蛎 30 g，瓜蒌 30 g，生石膏 30 g，陈皮 30 g，白芍 30 g，花椒 6 g，甘草 6 g，大枣 10 枚。

【功效】疏肝理气，攻坚破瘀。

【主治】晚期乳腺癌或乳腺癌术后复发，证属肝郁气滞，痰浊内结。症见胸胁胀痛，嗳气脘闷，情绪抑郁，或躁烦易怒，口苦口干，发热，面赤，舌质红，苔薄黄，脉弦数。

【加减】肝郁化火，口苦面赤者加龙胆 6 g、栀子 10 g、知母 10 g、黄连 6 g；气滞血瘀，肿块不散者加川芎 10 g、当归 10 g、红花 6 g、北刘寄奴 9 g；胁胀食少者加陈皮 10 g、清半夏 9 g、鸡内金 10 g、炒三仙 15 g；大便干结者加大黄 10 g、芦荟 5 g、郁李仁 10 g。

【方解】方以柴胡为主药，疏肝理气，条达郁滞；配以黄芩泄肝火，抑少阳；紫苏子、陈皮、瓜蒌行气化痰，开结消痞；石膏、夏枯草清热泄火；花椒止痛散结；白芍、甘草柔肝敛阴，缓急和络；王不留行破血逐瘀，通经行闭，削坚消积；牡蛎咸以软化坚结；党参、大枣益气扶正，健脾助运。全方共奏疏肝、泄肝、柔肝、养肝、调肝，扶正抑木之效，最终达消瘤散结之目的。

【注意事项】肝肾阴虚者慎用。

【现代研究】1. 柴胡具有镇静、镇痛、解热、止咳、抗肿瘤的作用。黄芩能抗炎、解热、抗病毒、提高机体免疫功能。紫苏子有抑菌、降血脂作用。党参的作用包括增强免疫力、降压、改善微循环、增强造血功能等作用，此外对化疗放疗引起的白细胞下降有提升作用。王不留行可以调节生理功能，影响体内代谢。花椒有很强的抑菌作用。瓜蒌可以扩张心脏冠状动脉，降血脂、降压。

2. 有相关文献表明，调神攻坚汤在治疗乳腺良性肿瘤亦能起到很好疗效。临床经验证明，在治疗恶性乳腺肿瘤，须注意的是服药要坚持，以 120 剂为 1 个疗程。

【用方经验】刘老认为肿瘤病既是局部的，也是整体的，必须根据"协调整体，突出局部"的治疗原则，进行立法、处方、用药，才能收到理想的疗效。

1. 守方原则：肿瘤病具有顽固性，治疗上必须体现稳定性，处方用药要有持续性。

肿瘤病的发展过程中有一个代表本病的实质，决定着病变的始终。治病必求于本，本者，本质也。本质不变，方不可变，更则无效。这就是说，在诊断明确之后，一病一方，证不变，方不变。

2. 整体协调：肿瘤病与整体有密切的联系。因此，肿瘤病的治疗，一是调，一是治。通过协调使局部与整体达成有机的统一，维持一个动态平衡。整体的协调，可选小柴胡汤。人体胸为至阳，腹为至阴。阴阳的失和，气血的紊乱，脏腑功能的失调与少阳枢机不畅，太阴气机失常相关。小柴胡汤通过调和少阳和太阴，达到和解表里，疏通三焦，顺畅气血，平衡阴阳，协调整体的功能。

3. 攻除肿瘤：消除肿瘤，抑制增生，保留功能是治疗肿瘤病的首要任务。刘老根据多年的临床经验，选用王不留行、夏枯草、紫苏子、牡蛎 4 药组成"攻坚汤"，收到较好效果。王不留行通经散结，祛瘀消肿，用量从 30 g 到 120 g，无副作用。夏枯草清火散结，主要用于痰火郁结所致的瘰疬、瘿瘤，量至 90 g 未见不良反应。紫苏子降气化痰，牡蛎软坚散结，两药各用到 30 g。4 药配伍用，起到缩小肿瘤，消除病灶之功。顽固肿瘤还可配服"鸡甲散"（鸡内金 30 g，炮甲珠 30 g，鳖甲 30 g），每次服 3～5 g，每日 3 次，以增强攻坚散结之力。

4. 截断转移：中药在防止肿瘤扩散，杀灭癌细胞上有待进一步发掘和筛选。刘老认为清热解毒药具有广阔开发前景。金银花用量至 60～120 g 无明显副作用，而凉血抗炎，抑制肿瘤作用加强。多种清热解毒凉血中药的联合使用，可增强清理血液、截断转移的功效。

---

## 朱曾柏经验方

【组成】北沙参 20 g，白茅根 50 g，芦根 30 g，白花蛇舌草 60 g，半枝莲 30 g，蒲公英 30 g，夏枯草 30 g，川贝母 10 g，浙贝母 15 g，天冬 20 g，山豆根 15 g，猪苓 40 g，甘草 10 g。

【功效】养阴润操，化痰解毒。

【主治】乳腺癌之气郁阴伤，痰毒互结证。症见锁骨下、颈部、腋窝处均出现转移之淋巴，体质差，低烧，口、咽干涩，头晕，饮食难进，尿液灼痛，舌质嫩红如镜而无苔，脉沉数而急疾。

【加减】寐差，加首乌藤15 g、柏子仁10 g；情绪抑郁特甚时，加郁金10 g、合欢皮10 g；食欲不好时，加重鸡内金10 g用量，再加炒麦芽15 g、炒谷芽15 g。

【方解】本方所治之证因气郁阴伤，痰毒互结所致。患者阴津亏损，不能上呈，故见口、咽干涩；阴津损伤，脾失健运，气血生化乏源，故见头晕，体质差，饮食难进；气郁化热，故见低热，尿液灼痛；痰毒内结，形成积块，故见淋巴肿大；舌质嫩红如镜而无苔，脉沉数而急疾均为气郁阴伤，痰毒互结的表现。治以养阴润燥、化痰解毒。方中白花蛇舌草、蒲公英、半枝莲、猪苓解毒制癌，为君药；川贝母、浙贝母、夏枯草、山豆根化痰散结，为臣药。本证气郁阴伤，故方中长期以北沙参、白种参、天冬、白茅根、芦根等养阴生津，清润以载痰出，共为佐药；甘草调和诸药为使药。诸药合用，达到养阴润燥、化痰解毒的功效。

【注意事项】根据患者体质逐渐加重药物剂量，使其充分达到化痰解毒的效果。

【现代研究】方中北沙参具有强心、镇咳祛痰、增强免疫等功效。白茅根有利尿、止血、抗菌作用。芦根有镇静、解热、抗肿瘤作用。白花蛇舌草能抗肿瘤、抗菌消炎、保肝利胆。半枝莲能抗肿瘤、抗病毒、促进细胞免疫功能。蒲公英能抗病原微生物、保肝、利胆、抗胃溃疡、提高免疫力等。夏枯草能抗炎、免疫抑制、降血糖，有一定的毒性。川贝母能镇咳、祛痰、降压。浙贝母能镇咳、镇静、镇痛。天冬具有抗衰老、抗肿瘤、调节免疫的功效。山豆根能抗炎、解热、抗菌、抗肿瘤调节免疫等。猪苓有促进免疫，提高抗肿瘤活性的功效。甘草有抗炎、抗过敏、抗心律失常、抗病原微生物、抗氧化、抗肿瘤和抗衰老等作用。

【用方经验】朱老认为：本病为气郁阴伤所致，养阴对阴伤患者来说，有提高机体免疫机能的作用，可长期配伍白木耳、香菌与服。癌症患者一定要保持情绪乐观，也就是说，医生有责任在治疗过程中多番加以开导，动之以情，晓之以理，使患者能在情绪上保持乐观。癌症患者一旦做到情绪乐观，不仅可提高生存质量和生存期，而且可由于体内气血阴阳的旺盛和正常，促进机体免疫机制的提高，使病情由危转安，甚至可化险为夷。反之则可使体内阴阳逆乱，病情急转直下，甚至险象环生，预后不良。癌症患者情绪乐观，心境舒展，为长期坚持服药奠定了基础，反之则药生厌恶，闻药作呕吐。此时虽有灵丹妙药亦无济于事。所以，医者使患者保持情绪乐观是治疗癌症过程中很重要的一个环节，切莫以此作医药之外的事而不予考究。

## 张代钊经验方一

【组成】仙茅10 g、淫羊藿10 g、香附10 g、郁金10 g、当归10 g、白芍10 g、柴胡10 g、川芎10 g、生地黄15 g、熟地黄20 g、女贞子10 g、枸杞子10 g、山药15 g、菊花9 g、瓜蒌15 g、海藻10 g、山慈菇9 g、青皮10 g。

【功效】调和冲任，滋肝养肾。

【主治】乳腺癌冲任失调证。症见经事紊乱，腰酸腿软，经前乳胀，乳房肿块坚硬，触之硬痛，五心烦热，目涩口干，舌淡苔薄，脉弦细或滑细。

【加减】肝转移见肝大胀痛，腹膨胀满，目黄尿赤，口苦呕吐等，加茵陈10 g、龙胆6 g、鳖甲15 g、败酱草10 g、预知子15 g、黄芩10 g、栀子10 g、泽泻10 g、车前子10 g、赤小豆20 g、青蒿10 g、川楝子10 g、延胡索10 g、牡丹皮10 g、大黄10 g、水红花子6 g等。

【方解】本方证病机为冲任失调，治宜调和冲任，滋肝养肾，以二仙汤为基础组方主治。方中仙茅、淫羊藿健脾补肾，调和冲任；香附、郁金活血行气；当归、白芍滋阴补血；柴胡、川芎、青皮疏肝行气活血；生地黄、熟地黄、女贞子、枸杞子、山药滋阴补血，补肾填精；菊花、瓜蒌清热化痰；海藻、山慈菇化痰软坚散结。

【注意事项】乳腺癌气滞血瘀证不宜此方。

【现代研究】淫羊藿能降压、降血脂、抗疲劳、抗肿瘤。香附有护肝、强心、减慢心率、降血压、抑制真菌的功效。郁金能降血脂、镇痛、保护肝细胞、抗炎等。当归具有增加冠状动脉流量、降血脂抗血栓、调节免疫、抗炎、平喘的功效。白芍具有镇痛、解痉、抗炎、抗溃疡的作用。柴胡的作用包括抗炎、解热、抗惊厥、镇静、镇咳、镇痛、护肝。地黄可以抗衰老、免疫调节。抗肿瘤、降血糖。女贞子的作用包括抗骨髓抑制、升白细胞、降血脂、护肝、抗炎。枸杞子对免疫有促进作用，能抗肿瘤、降血脂、保肝、降血糖、降血压。山药的作用包括助消化、提高免疫、降血糖抗氧化等。瓜蒌具有抗肿瘤、抗菌、祛痰、抗血小板凝集，抗氧化等功效。海藻可以抗肿瘤、抗凝血、增强免疫力等。山慈菇具有抗肿瘤、升白细胞、抗炎、止痛等功效。青皮具有镇痛、祛痰平喘、升压、抗休克的功效。川芎能保护心肌、改善血液循环。仙茅具有抗炎、抗惊厥的功效。

【用方经验】1. 张老认为对于乳癌术后患者，通过调摄冲任、活血祛瘀法等治疗以减轻抗雌激素药物引起的月经不调，潮热出汗，心烦及深静脉血栓形成等症状。通过益气健脾、养血生津等法可改善疲劳，增进饮食，提高免疫力，促进康复，减少复发转移的可能性。

2. 乳腺癌冲任失调型，治疗上应调和冲任，滋肝养肾。方取二仙汤为基础方。临床处方常用量为：仙茅15 g，淫羊藿9 g，香附9 g，郁金9 g，当归9 g，白芍15 g，柴胡6 g，川芎6 g，生地黄15 g，熟地黄15 g，女贞子15 g，枸杞子15 g，山药20 g，菊花3 g，瓜蒌20 g，海藻15 g，山慈菇15 g，青皮9 g。

## 张代钊经验方二

【组成】党参15 g、白术10 g、茯苓15 g、陈皮10 g、广木香6 g、砂仁6 g、薏苡仁20 g、牡蛎15 g、夏枯草10 g、山慈菇9 g、瓜蒌15 g、半夏9 g、川贝母6 g、鸡内金10 g。

【功效】健脾化痰，软坚散结。

【主治】乳腺癌脾虚痰湿证。症见乳中结块，质硬不平，腋下有核，面色萎黄，神疲乏力，手足不温，胸闷脘胀，纳少便溏，舌质淡有齿痕，苔白或白腻，脉细滑或弦滑。

【加减】骨转移见病灶疼痛，活动不利，或刺痛或酸痛或麻木，加补骨脂10 g、骨碎补9 g、透骨草10 g、桑寄生10 g、续断10 g、杜仲10 g、海风藤10 g、木瓜9 g、鸡血藤15 g、牛膝10 g、海藻10 g、白屈菜6 g、罂粟壳6 g、延胡索10 g、莪术9 g、葛根10 g、丝瓜络10 g、桂枝10 g、徐长卿10 g等；肝转移见肝大胀痛，腹膨胀满，目黄尿赤，口苦呕吐等，加茵陈10 g、龙胆6 g、鳖甲15 g、败酱草10 g、预知子15 g、黄芩10 g、栀子10 g、泽泻10 g、车前子10 g、赤小豆20 g、青蒿10 g、川楝子10 g、延胡索10 g、牡丹皮10 g、大黄10 g、水红花子6 g等。

【方解】本方证病机为脾虚痰湿，治宜健脾化痰，软坚散结，以香砂六君子汤为基础化裁主治。方中党参甘温，健脾益气；白术苦温，燥脾补气；茯苓甘淡，渗湿泻热；甘草甘平，和中益土；气足脾运，饮食倍进，则余脏受荫，而色泽身强矣。再加陈皮、广木香、砂仁以理气散逆，半夏以燥湿除痰；牡蛎、夏枯草、山慈菇；瓜蒌、川贝母清热化痰，软坚散结；薏苡仁、鸡内金健脾胃，助运化。

【注意事项】辨证属于气阴两虚型乳腺癌不宜此方。

【现代研究】党参能调节胃肠运动、抗溃疡、增强免疫功能，稳定机体内环境。白术对肠管活动有双向调节作用，还能保肝、利胆、利尿、降血糖、抗血凝、抗菌、抗肿瘤。茯苓具有增强免疫、抑瘤、抗炎、利尿等功效。陈皮能扩张血管、抗炎、抗溃疡等。砂仁的作用包括促胃动力、调节免疫、镇痛、抗氧化。广木香能促进消化、抗菌、升压。薏苡仁具有解热、镇静、镇痛等作用。牡蛎可以镇痛、镇静、抗凝血。夏枯草能抗炎、免疫抑制、降血糖，有一定的毒性。山慈菇具有抗肿瘤、升白细胞、抗炎、止痛等功效。川贝母能镇咳祛痰、抑菌。瓜蒌具有抗肿瘤、抗菌、祛痰、抗血小板凝集、抗氧化等作用。半夏能镇咳祛痰、抗肿瘤、抗早孕。鸡内金的作用包括促进胃酸分泌、增进胃和小肠蠕动及抗癌。

【用方经验】1. 张老认为乳岩的病机在于：正气不足，经虚血结，七情内伤，肝脾郁结，冲任失调，导致脏腑、乳腺功能紊乱，经络阻塞，气滞血瘀，痰湿壅盛，痰瘀互阻，瘀毒蕴结于乳房而成岩症。大致可分为：①脏腑素乱，包括肝脾郁结、肝血虚亏、脾不统血、湿热内蕴、肾精不足；②气血失和，见气血两虚、气滞血瘀之证；③冲任失调，致肝肾两亏，气机逆乱

2. 乳腺癌脾虚痰湿型，治疗上应健脾化痰，软坚散结，采用香砂六君子汤为基础方。临床常用处方剂量为：党参15g，白术9g，茯苓9g，陈皮9g，广木香6g，砂仁3g，薏苡仁30g，牡蛎15g，夏枯草15g，山慈菇15g，瓜蒌30g，半夏9g，川贝母9g，鸡内金12g。

## 张代钊经验方三

【组成】醋柴胡10g、当归10g、白芍10g、香附10g、郁金10g、青皮10g、陈皮10g、川楝子10g、橘叶10g、黄芩10g、夏枯草10g、蒲公英20g、瓜蒌15g、薤白10g、山慈菇9g、薏苡仁20g、白术10g、重楼10g。

【功效】疏肝理气，化痰散结。

【主治】乳腺癌肝郁气滞证。症见乳房肿块胀痛、质硬韧、肤色不变，性情急躁或情绪抑郁，胸闷胁胀，心烦纳差，口苦咽干，头晕目眩，经前乳胀，舌质暗，苔薄黄，脉弦或弦细。

【加减】局部破溃翻花，渗出污水，陈腐恶臭者加土贝母10g、白芷10g、穿山甲9g、青皮10g、生甘草10g、生黄芪20g、蜂房10g、炒栀子10g、仙鹤草12g、白鲜皮10g等；肺转移见咳嗽、咯血、喘促气短、胸痛者，加麦冬10g、百合12g、五味子6g、枇杷叶10g、杏仁10g、桔梗10g、前胡10g、川贝母6g、鱼腥草20g、仙鹤草12g、桑白皮10g、百部9g、延胡索10g、白英10g、白茅根30g、蜜麻黄15g、鳖甲15g、地骨皮10g等。

【方解】本方证病机为肝郁气滞，治宜疏肝理气，化痰散结，以逍遥散为基础组方主治。方中柴胡疏肝解郁；当归、白芍养血柔肝。白术健脾去湿，使运化有权，气血有源；香附、郁金行气疏肝，活血行气；青皮、陈皮、川楝子、橘叶理气化痰，散结消肿；黄芩、夏枯草、蒲公英、瓜蒌、薤白、山慈菇、重楼清热解毒；炙甘草益气补中，缓肝之急，虽为佐使之品，却有襄赞之功。如此配伍既补肝体，又助肝用，气血兼顾，肝脾并治，立法全面，用药周到，故为调和肝脾之方。

【注意事项】此方多耗气散血、苦寒燥烈之品，辨证属气血亏虚者不宜使用。

【现代研究】醋柴胡的作用包括抗炎、解热、抗惊厥、镇静、镇咳、镇痛、护肝。当归具有增加冠状动脉流量、降血脂、抗血栓、调节免疫、抗炎、平喘的功效。白芍具有镇痛、解痉、抗炎、抗溃疡的作用。香附有护肝、强心、减慢心率、降血压、抑制真菌的功效。郁金能降血脂、镇痛、保护肝细胞、抗炎等。青皮具有镇痛、祛痰平喘、升压、抗休克的功效。陈皮能扩张血管、抗炎、抗溃疡。川楝子具有镇痛、抗炎、驱虫、抑制呼吸中枢等功效。黄芩能抑菌、抗炎、降压、护肝、防辐射。瓜蒌具有抗肿瘤、抗菌、祛痰、抗血小板凝集，抗氧化等功效。夏枯草能抗炎、免疫抑制、降血糖，有一定的毒性。蒲公英的作用有抗肿瘤、抗菌、抗病毒。山慈菇具有抗肿瘤、升白细胞、抗炎、止痛等功效。薏苡仁具有解热、镇静、镇痛等作用。白术能保肝、利胆、利尿、降血糖、抗血凝、抗菌、抗肿瘤。重楼除有抗肿瘤作用外，还有明显的镇咳、平喘作用。

【用方经验】1. 张老认为乳岩的病因涉及内、外因两个方面，而以内因为主。《诸病源候论·石痈候》云："有下于乳者，其经虚，为风寒气客之，则血涩结……无大热，但结核如石。"说明乳岩亦有外来致病因素"风寒

之气"。另外火毒之邪可致红肿热痛之炎性乳腺癌，湿邪多致乳岩浸淫糜烂等。内因主要指肝郁气滞，肝脾不和，经络受阻，气滞血瘀，瘀毒蕴结。《丹溪心法》云："忧怒郁闷，朝夕积累，脾气消阻，肝气横逆，遂成隐核，如大棋子，不痛不痒，数十年后，方为疮陷，名曰奶岩。"《外科正宗》的认识是："忧郁伤肝，思虑伤脾，积想在心，所愿不得志者，致经络痞涩，聚结成核。"

2. 乳癌肝郁气滞型，治疗以疏肝理气，化痰散结。临床常用处方剂量：醋柴胡9 g，当归12 g，白芍15 g，香附9 g，郁金9 g，青皮9 g，陈皮9 g，川楝子9 g，橘叶9 g，黄芩9 g，夏枯草15 g，蒲公英20 g，瓜蒌30 g，薤白9 g，山慈菇15 g，薏苡仁30 g，白术9 g，重楼15 g。

## 张代钊经验方四

【组成】桃仁6 g、红花6 g、赤芍10 g、丹参10 g、金银花10 g、蒲公英20 g、重楼10 g、野菊花10 g、莪术9 g、山慈菇9 g、苦参10 g、生芪20 g、延胡索10 g、白英10 g、半枝莲25 g、三七粉（分冲）3 g。

【功效】清热解毒，化瘀散结。

【主治】乳腺癌瘀毒蕴结证。症见乳房肿块坚硬，推之不动，灼热疼痛，肤色紫暗，界限不清，或肿块破溃翻花，渗流血水或黄水，污水恶臭，疼痛剧烈，心烦口干，午后发热，气短乏力，便秘溲赤，舌质红或暗红有瘀斑，苔黄，脉滑数或弦数。

【加减】脑转移见头痛，头胀，眩晕耳鸣，心烦易怒，恶心呕吐，加天麻10 g、钩藤10 g、葛根10 g、石决明10 g、牛膝10 g、杜仲10 g、菖蒲10 g、川芎10 g、延胡索10 g、白芷10 g、羌活10 g、细辛3 g、全蝎5 g、蜈蚣5 g、胆南星9 g、半夏9 g、旋覆花9 g、赭石20 g、竹茹10 g等。

【方解】本方证病机为瘀毒蕴结，治宜清热解毒，化瘀散结，以桃红四物汤合金银花甘草汤化裁主治。方中桃仁、红花、赤芍、丹参活血化瘀；金银花、蒲公英、重楼、野菊花清热解毒，散结消痈；莪术、山慈菇、

苦参、白英、半枝莲清热解毒，散结消肿；生黄芪健脾益气，托疮生肌，《神农本草经》云："黄芪，味甘微温。主痈疽久败创，排脓止痛，大风，痢疾，五痔，鼠瘘，补虚，小儿百病。"延胡索、三七粉活血化瘀止痛。

【注意事项】乳腺癌肝肾亏虚证不宜此方。

【现代研究】桃仁能镇痛、抗炎、抗菌、抗过敏。红花可以改善心肌缺血、抗心律失常、降血压、镇痛、镇静、抗惊厥。赤芍具有抗血栓、镇静、抗炎、抗肿瘤、护肝等作用。金银花能抗病毒、解热、利胆、止血、降脂。丹参有抗肿瘤、增强免疫力、抗病原微生物、清除自由基等的作用。蒲公英的作用有抗肿瘤、抗菌、抗病毒。重楼除有抗肿瘤作用外，还有明显的镇咳、平喘作用。野菊花，莪术具有抗肿瘤、抗炎、抗菌、抗血小板聚集等作用。山慈菇具有抗肿瘤、升白细胞、抗炎、止痛等功效。半枝莲能抗肿瘤、抗病毒、促进细胞免疫功能。苦参具有抗肿瘤、升白细胞、平喘祛痰、抗过敏、免疫抑制、抗炎、利尿、抗菌的功效。三七能够缩短出血和凝血时间，具有抗血小板聚集及溶栓作用。黄芪有增强免疫、抗疲劳、保肝、降压、抗溃疡、抗肿瘤、抗骨质疏松等作用。延胡索具有镇静、镇痛、催眠、增加冠状动脉血流量、提高耐缺氧能力、降血压、抗心律失常、抗溃疡等作用。

【用方经验】1. 张老治疗乳癌常用中草药有：蒲公英、夏枯草、白英、山慈菇、莪术、半枝莲、重楼、蛇莓、龙葵、瓜蒌、白花蛇舌草、蜂房、土茯苓、土贝母、海藻、鳖甲、青皮、穿山甲、制南星、猫爪草、薏苡仁、天冬、天花粉、女贞子等。

2. 乳腺癌瘀毒蕴结型，治疗上应清热解毒，化瘀散结，方取桃红四物汤合金银花甘草汤加减。处方临床常用剂量为：桃仁9 g，红花9 g，赤芍12 g，丹参20 g，金银花15 g，蒲公英20 g，重楼15 g，野菊花6 g，莪术9 g，山慈菇15 g，苦参15 g，黄芪30 g，延胡索9 g，白英20 g，半枝莲30 g，三七粉（分冲）3 g。

## 张代钊经验方五

【组成】党参15 g、太子参15 g、西洋参6 g、白术10 g、茯苓15 g、黄芪20 g、黄精10 g、丹参10 g、赤芍10 g、当归10 g、鸡血藤15 g、香附10 g、半枝莲25 g、蒲公英20 g、白花蛇舌草25 g、龙葵20 g。

【功效】补气养血，佐以解毒。

【主治】乳腺癌气血双亏证。症见乳岩晚期，乳中有块，高低不平，似如堆栗，先腐后溃，污水清稀有臭，皮肤晦枯，神疲消瘦，面色㿠白，头晕目眩，心慌气短，食少难化，多汗不寐，尿清便溏，舌淡苔黄或厚腻，脉沉细无力。

【加减】胸膜转移见胸水胸闷，喘憋气短难以平卧，胸痛，加葶苈子10 g、大枣10 g、芫花3 g、猪苓10 g、泽泻10 g、龙葵20 g、甘遂1 g、延胡索10 g、赤芍10 g、鸡血藤15 g等；癌性发热，自汗盗汗，五心烦热，加银柴胡10 g、地骨皮10 g、鳖甲15 g、知母10 g、栀子10 g、青蒿10 g、龟甲15 g、牡丹皮10 g、仙鹤草12 g、五倍子6 g、浮小麦20 g等。

【方解】本方证病机为气血双亏，治宜补气养血，佐以解毒，以益气养荣汤为基础化裁主治。方中党参、太子参、西洋参健脾益气，滋阴补血；白术、茯苓、黄芪健脾燥湿利水；黄精滋阴补肾；丹参、赤芍、当归、香附、鸡血藤补血活血；半枝莲、蒲公英、白花蛇舌草、龙葵清热解毒，散结消肿。

【注意事项】乳腺癌肝郁气滞，瘀毒内结证不宜此方。

【现代研究】党参能调节胃肠运动、抗溃疡、增强免疫功能，稳定机体内环境。太子参具有提高免疫、抗衰老作用。白术能保肝、利胆、利尿、降血糖、抗血凝、抗菌、抗肿瘤。茯苓具有增强免疫、抑瘤、抗炎、利尿等功效。黄芪有增强免疫、抗疲劳、保肝、降压、抗溃疡、抗肿瘤、抗骨质疏松等作用。黄精能抗氧化、降血脂、调节免疫。丹参有抗肿瘤、增强免疫力、抗病原微生物、清除自由基等的作用。半枝莲能抗肿瘤、抗病毒、

促进细胞免疫功能。赤芍具有抗血栓、镇静、抗炎、抗肿瘤、护肝等作用。当归具有增加冠状动脉流量、降血脂抗血栓、调节免疫、抗炎、平喘的功效。白花蛇舌草可以抗肿瘤、抗菌消炎。鸡血藤具有扩张血管、抗病毒等作用。蒲公英的作用有抗肿瘤、抗菌、抗病毒。香附有护肝、强心、减慢心率、降血压、抑制真菌的功效。西洋参具有抗疲劳、降血脂、抗癌等作用。

【用方经验】1. 张老认为中医药在乳癌的治疗中，有以下作用：防治放化疗治疗引起的不良反应及后遗症；发挥中医药的放化疗增敏作用；在放化疗治疗后，中医药巩固治疗以减少复发及转移，提高远期疗效。乳腺癌患者接受放化疗后，外来热毒过盛，容易造成气血不和，津液受损，肾气亏虚，肝肾不足，天癸枯竭，冲任失调，出现气阴两虚，脏腑功能下降。治疗应以养阴生血，扶正祛邪为主。

2. 乳腺癌气血双亏型，治疗上应补气养血，佐以解毒，方以益气养荣汤合十全大补汤为基础。处方临床常用剂量为：党参20 g，太子参20 g，西洋参3 g，白术9 g，茯苓9 g，黄芪40 g，黄精20 g，丹参20 g，赤芍15 g，当归15 g，鸡血藤30 g，香附9 g，半枝莲20 g，蒲公英20 g，白花蛇舌草30 g，龙葵20 g。

## 救逆饮子（李玉奇经验方）

【组成】茄花（秋后霜打的为最佳品）50 g、鹿角霜25 g、橘叶25 g、黄芪25 g、柴胡20 g、蒲公英25 g、紫花地丁20 g、桃仁15 g、漏芦10 g、甘草20 g、白蔹20 g、地榆20 g、木香10 g。

【功效】疏肝理气，消痛化腐。

【主治】乳癌肝郁气滞证。症见七情所伤，所愿不遂，肝郁气滞，造成体内气血失调，脏腑功能紊乱而出现乳腺肿块，胀痛，两胁作胀，心烦易怒，脉弦滑，舌苔薄黄或薄白。

【加减】纳差不欲食加山楂10 g、谷芽15 g、麦芽15 g、神曲15 g；夜寐不安加酸枣

仁 15 g、柏子仁 10 g、首乌藤 15 g、百合 12 g。

【方解】方中茄花为茄科植物茄的花，具有敛疮止痛，清热利湿之功用，《本草纲目》称其"治疮疮，牙痛"。柴胡疏肝解郁；漏芦、蒲公英、紫花地丁清热解毒，散结消肿；桃仁、木香、橘叶活血行气，疏肝解郁；黄芪补益肺肾，健脾益气；鹿角霜温肾助阳，收敛止血；白蔹、地榆凉血止血；甘草调和诸药，补益中州。诸药合用，共奏疏肝理气，消痛化腐之功。

【注意事项】乳腺癌气阴亏虚者不宜此方。

【现代研究】黄芪有增强免疫、抗疲劳、保肝、降压、抗溃疡、抗肿瘤、抗骨质疏松等作用。柴胡的作用包括抗炎、解热、抗惊厥、镇静、镇咳、镇痛、护肝。桃仁能镇痛、抗炎、抗菌、抗过敏作用。蒲公英的作用有抗肿瘤、抗菌、抗病毒。漏芦可以抗真菌、降血压。白蔹具有抗菌、抗肝毒素等功效。地榆的作用包括止血、抗菌、镇吐等作用。木香能促进消化、抗菌、升压。

【用方经验】李老认为气滞血瘀，情志不畅，肝气郁结，或感受外邪，气滞不畅，"气为血帅"，"气行则血行"，气滞日久，必致血瘀，渐结肿块，这便是乳腺癌形成病因之一。在医治乳腺癌上应以人为本，改善患者生存质量和延伸生存期并存。中医治疗应与西医疗法有机结合，取长补短，这一思想确为肿瘤综合治疗的朴素表达。

## 何任经验方

【组成】党参 15 g，黄芪 15 g，藤梨根30 g，重楼 18 g，蒲公英 30 g，青橘叶 20 g，王不留行 12 g，郁金 9 g，薏苡仁（另煮成粥状空腹服食）60 g，延胡索 12 g。

【功效】扶正祛邪，消肿散结。

【主治】乳腺癌正气虚弱，邪毒内留证。症见颈部、腋下、乳房肿块，质地硬，按之痛，寐差，疲乏，背、肩脚尖作痛，面色萎黄，苔薄，舌黯，脉细。

【加减】纳差不欲食加山楂 10 g、谷芽

15 g、麦芽 15 g、神曲 15 g；夜寐不安加酸枣仁 15 g、柏子仁 10 g、首乌藤 15 g、百合 12 g。

【方解】方中党参、黄芪、玄参等，益气滋阴以扶正固本；用山慈菇、半枝莲、重楼、夏枯草、藤梨根、蒲公英等，清热解毒，消肿散结，以祛邪抗癌。《本草新编》云："山慈菇，玉枢丹中为君，可治怪病。大约怪病多起于痰，山慈菇正消痰之药，治痰而怪病自除也。或疑山慈菇非消痰之药，乃散毒之药也。不知毒之未成者为痰，而痰之已结者为毒，是痰与毒，正未可二视也。"

【注意事项】辨证为肝郁气滞者不宜此方。

【现代研究】党参能调节胃肠运动、抗溃疡、增强免疫功能、稳定机体内环境。黄芪有增强免疫、抗疲劳、保肝、降压、抗溃疡、抗肿瘤、抗骨质疏松等作用。蒲公英的作用有抗肿瘤、抗菌、抗病毒。郁金能降血脂、镇痛、保护肝细胞、抗炎。藤梨根具有抗肿瘤的作用。薏苡仁可以解热、镇静、镇痛。延胡索具有镇静、镇痛、催眠、增加冠状动脉血流量、提高耐缺氧能力、降血压等功效。王不留行可以抗早孕、降压。重楼能抗肿瘤、抗菌消炎、止咳祛痰。

【用方经验】1. 何老认为本病属中医学"乳岩""乳石痈"等范畴。其发病多与情志失调，肝气郁结，或因冲任失调，气血运行不畅，气滞血凝，经络阻塞，瘀结乳中有关。西医经手术治疗后，常正气亏虚，邪毒未消尽，滞留而复发。对此，中医治疗宜扶正祛邪并适时随证加减。故治疗上常用党参、黄芪、玄参等，益气滋阴以扶正固本；用山慈菇、半枝莲、重楼、夏枯草、藤梨根、蒲公英等，清热解毒，消肿散结，以祛邪抗癌。在临诊中，何任教授常以上方加减治疗乳腺癌，经治者数以百计，多获良好效果。

2. 何老强调治病应该按照"治病必求于本"的总则。在具体治法上除采用一般的调气血、和脾胃、补肝肾方法外，还要重视调经、补奇经、和气血 3 个方面。

## 李济仁经验方一

【组成】旋覆梗 10 g，陈皮 10 g，桔梗 10 g，姜竹茹 10 g，法半夏 10 g，赤芍 10 g，川楝子 10 g，延胡索 10 g，赭石（杵，先煎）20 g，夏枯草 15 g，蒲公英 15 g，海藻 15 g，牡蛎 15 g，白花蛇舌草 30 g，龙葵 20 g。

【功效】理气降逆，化痰软坚，解毒抗癌。

【主治】乳腺癌术后气郁痰凝，脉络瘀阻证。症见手术部位疼痛，伴恶心呕吐，食欲不振，神疲乏力，大便不畅，干燥难解，胸部仍有肿块，坚硬拒按，舌质偏暗，苔黄腻，脉弦滑。

【加减】若呕吐止，纳谷已思，去旋覆梗 9 g，赭石 20 g，加山慈菇 9 g、贝母 9 g、瓜蒌 15 g 以增化痰散结之力；三棱 10 g、莪术 9 g、当归 10 g、赤芍 10 g、丹参 10 g、王不留行 10 g 以破气化瘀，治其病本。

【方解】本方所治之证因气郁痰凝，脉络瘀阻所致。乳腺癌根治术加放疗后复发，肿块坚硬，疼痛拒按，乃肝郁热毒、痰凝血瘀所致，为其本；又见恶心呕吐，纳呆不食，则肝气犯胃，胃气上逆，痰浊上泛为其标；脉弦滑，苔腻，亦为痰浊之征。故治以理气降逆、化痰软坚、解毒抗癌。方中旋覆梗苦辛性温，下气化痰，降逆止噫，为君药；赭石甘寒质重，降逆下气，助旋覆花降逆化痰而止呕噫，陈皮、桔梗、姜竹茹理气化痰，和胃利胆，为臣药；法半夏祛痰散结，降逆和胃；赤芍活血通络，辅延胡索、川楝子以疏肝理气止痛；蒲公英、白花蛇舌草、龙葵清热解毒抗癌；夏枯草、海藻、牡蛎化痰软坚，同为佐药。诸药合用，共奏理气降逆、化痰软坚、解毒抗癌之功。

【注意事项】气血亏虚者慎用，注意情志调理。

【现代研究】方中旋覆梗具有镇咳祛痰、抗炎等功效。陈皮具有扩张血管、抗炎、抗溃疡等作用。桔梗有镇静、镇痛、解热等作用，并有抗炎及镇咳祛痰、扩张血管、降压、抗溃疡作用。姜竹茹有抗菌、增加尿中氯化物量、增高血糖的作用。法半夏有镇咳祛痰、抗肿瘤等作用。赤芍具有增加冠状动脉血流量、抗血栓、镇静、抗炎止痛、抗惊厥的功效。川楝子能镇痛、抗炎、驱虫、抑制呼吸中枢。延胡索具有镇静、镇痛、催眠、增加冠状动脉血流量、提高耐缺氧能力、降血压、抗心律失常、抗溃疡等作用。赭石能降压、促进胃肠蠕动等。夏枯草能抗炎、免疫抑制、降血糖。蒲公英能抗病原微生物、保肝、利胆、抗胃溃疡、提高免疫力等。海藻可以抗肿瘤、抗凝血、增强免疫力等。牡蛎具有抗溃疡、护肝、增强免疫等功效。有抗肿瘤、抗菌消炎、保肝利胆等作用。龙葵有抗肿瘤作用。

【用方经验】治疗乳腺癌，李老常用的抗癌药物有藤梨根、猪殃殃、败酱草、老菱壳、天葵子、白英、龙葵、蒲公英、蛇莓、泽泻、半枝莲、王不留行、山慈菇、重楼、野菊花、山甲珠、羊乳、金不换、漏芦、猫眼药、土贝母、紫地丁、蛇舌草、山豆根、桔梗、天南星、醋柴胡等，随症加减用药，常奏良效。

## 李济仁经验方二

【组成】太子参 15 g，黄芪 20 g，炒白芍 15 g，山药 15 g，黄精 15 克，焦神曲 15 g，焦麦芽 15 g，焦谷芽 15 g，紫丹参 15 g，当归 15 g，绞股蓝 20 g，无花果 15 g，川芎 9 g。

【功效】益气养血，固正和营。

【主治】乳腺癌术后气血双亏型。症见术口边缘疼痛，忧虑万分，形容日渐消瘦，肤黄憔悴，神困肢软，纳谷寡味，夜不安寐，舌质淡，苔白腻，脉濡细。

【加减】疼痛减轻，纳食渐增，加半枝莲、半边莲各 15 g 以清热解毒，防患未然。心胸稍安，肤色转润，仍神倦乏力，正气尚未痊复，去丹参，加肥玉竹 12 g、鸡血藤 15 g、活血藤 15 g 养阴补血，另增五加皮以益气扶正。

【方解】本方所治之证因气血双亏所致。乳腺癌术后，损伤气血，导致气血不足，加之担心病情，焦虑万分，致肝气郁结，肝郁乘脾，更致脾失健运，气血生化乏源，加重

肿瘤科国医圣手时方

气血亏虚，从而出现形容日渐消瘦、肤黄憔悴，神困肢软，纳谷寡味，夜不安寐等症；术后瘀毒未尽，络脉不通，不通则痛，故见术口边缘疼痛；舌质淡，苔白腻，脉濡细亦为气血亏虚之征。故治以益气养血，固正和营。方中太子参、黄芪益气生津，为君药；炒白芍、山药、当归健脾养血，为臣药；黄精补气养阴、健脾润肺益肾；焦神曲、焦麦芽、焦谷芽健脾消食，无花果清热生津、健脾开胃、解毒；紫丹参活血散淤；绞股蓝益气健脾、清热解毒，川芎活血祛瘀，同为佐药。诸药合用，共奏益气养血，固正和营之功。

【注意事项】瘀毒内结者适当加用解毒抗癌药物。

【现代研究】方中太子参具有提高免疫、延长寿命的作用。黄芪能增强免疫、抗疲劳、保肝、降压、抗溃疡、抗肿瘤、抗骨质疏松。炒白芍具有镇痛、解痉、抗炎、抗溃疡的作用。山药具有调节肠管运动、增强免疫功能、降血糖及抗氧化等作用。黄精能抗氧化、降血脂、调节免疫。焦神曲有极好的止呕、增加食欲、促进代谢等作用。焦麦芽具有助消化、降血糖、抗真菌等作用。焦谷芽有促消化作用。紫丹参能抗肿瘤、增强免疫力、抗病原微生物、清除自由基等。当归有双向调节子宫平滑肌、抗心律失常、降血脂、抗动脉粥样硬化、抑制血小板聚集、刺激造血、抗炎、抗菌等作用。绞股蓝具有镇静、镇痛、降血脂、降血糖、抗缺氧的功效。无花果能降血糖、抗衰老、抗肿瘤、抗衰老。川芎能镇静、强心、镇痛、抗菌、抗放射。

【用方经验】李老认为乳癌患者手术、久病耗伤正气，故即投益气养血、固正和营之品而获效。"正气存内，邪不可干。"特别是癌症患者，扶正至为重要，方中所选黄芪、当归、绞股蓝、无花果能益气补血，且其防癌作用颇佳。

## 地冬合剂（陈健民经验方）

【组成】生地黄 30 g，天冬 30，黄芪 15 g，葛根 30 g，蒲公英 30 g，醋柴胡 10 g。

【功效】益气养阴，清热化瘀，疏肝解郁。

【主治】乳腺病（乳腺炎，乳腺小叶增生，乳腺癌）。

【加减】如见炎症则可选用半枝莲，重楼等清热解毒中药；全身情况尚可但见肿块变化不大可选用天南星 9 g、半夏 9 g、黄药子 9 g 等化痰软坚中药；在见有青紫舌及舌脉异常或血液高黏状态的癌症者中，可选用川芎 10 g、延胡索 10 g、牛膝 10 g 等活血化瘀中药；癌症患者出现免疫功能紊乱状态则可选用黄芪 20 g、生地黄 15 g、黄精 10 g 等补益中药。

【方解】生地黄滋阴清热，活血化瘀，对内分泌功能紊乱有调整作用，为君药。天冬、黄芪为臣，助以益气养阴。蒲公英具有清热解毒的作用，为历代乳房疾病专用药物。葛根取活血化瘀兼抗肿瘤之功。醋柴胡为引经药，疏导肝经之气。

【注意事项】脾肾阳虚患者慎用。

【现代研究】1. 方中黄芪促进机体代谢，增强机体免疫功能。生地黄具有抗癌、提高机体免疫功能等作用。天冬能抑制肿瘤细胞增殖，具有显著的抗细胞突变作用。葛根能扩张血管、抗高血压、抗肿瘤、解毒。蒲公英具有抗肿瘤、利胆护肝、康胃溃疡等作用。柴胡可以镇静、镇痛、解热、止咳、抗肿瘤。

2. 实验研究：观察 17 例乳腺癌患者 CA15-3 及 CA12-5 均远远高于正常值，$P < 0.05$ 及 $P < 0.001$。经地冬合剂治疗均有明显下降，特别 CA15-3 降至正常值范围，CA12-5 亦下降较大，$P < 0.05$。说明地冬合剂确为乳腺癌术后防止转移、复发的有效方药。

【用方经验】陈老认为治疗癌症均需攻补兼施。攻即祛邪，对癌症而言即消灭或抑制癌细胞；补即扶正，对患者而言即扶助正气，包括机体各项正常生理功能。手术、放疗、化疗等以攻邪见长，而生物免疫治疗及中医中药以扶正为优。陈老指出，这种攻补观点不是绝对的，如手术、放疗、化疗等切除或缩小癌块，改善了机体进一步恶化的功能紊乱，可谓"邪去正即安"，而生物免疫治疗及中医中药治疗通过扶正或调节紊乱的免疫功能，以防止癌细胞"死灰得燃"，即"扶正以祛邪"。必须强调的是以上5种癌症治疗手段中，中医中药的攻补观点及方法更为丰富多彩。如清热解毒法，以毒攻毒法，化痰软坚法，活血化瘀法等均是祛邪之法，而扶正补益法则是扶正之法。

## 乳癌散结汤（陆德铭经验方）

【组成】生黄芪30 g，党参12 g，白术9 g，淫羊藿30 g，肉苁蓉12 g，山茱萸9 g，天冬12 g，天花粉16 g，枸杞子12 g，女贞子15 g，南沙参16 g，白花蛇舌草30 g，蛇莓30 g，天南星30 g，石上柏30 g，龙葵30 g，半枝莲30 g，山慈菇15 g，莪术30 g，蜂房12 g，海藻30 g。

【功效】扶正祛邪，消癥散结。

【主治】晚期转移性乳腺癌。

【加减】转移入肺及胸膜，见咳嗽、气息、胸闷，伴积液者，加葶苈子10 g、莱菔子10 g、紫苏子9 g以肃肺降气平喘；转移入骨，疼痛彻夜难眠者，加炙乳香5 g、炙没药10 g、细辛3 g、徐长卿10 g以活血止痛，并加重补肾之品，以壮骨通阳；转移入肝，见黄疸、呕恶、纳呑不馨者，加茵陈10 g、垂盆草20 g、炙鸡内金10 g以利湿退黄；局部淋巴结转移者，则加用川贝母6 g、夏枯草10 g、丹参10 g等软坚散结；放疗、化疗反应严重，呕恶不止者，加姜半夏9 g、姜竹茹10 g、陈皮10 g；夜寐不安，辗转反侧者，加合欢皮10 g、酸枣仁15 g、五味子6 g；大便干结者，加生何首乌15 g、枳实10 g、郁李仁10 g等；如见血虚者，加当归10 g、川芎10 g、白芍10 g、制何首乌15 g等养血生血；其舌质色红无苔或少苔，或中剥有裂痕者，为加大养阴药用量的指标，甚者可加用龟甲15 g、鳖甲15 g等血肉有情之品；舌质淡胖边有齿痕者，多气虚、阳虚，宜益气温阳，加用补骨脂10 g、巴戟天10 g、黄精10 g等；舌苔厚腻者，多为放疗、化疗后引起的胃肠功能紊乱，宜健脾和胃可选加二陈汤。

【方解】方用生黄芪、党参、炒白术、茯苓等以健脾益气，顾护后天；淫羊藿、肉苁蓉、山茱萸等温肾壮阳，固摄先天；又以天冬、天花粉、南沙参、枸杞子、女贞子等滋阴润燥，气阴双补，脾肾兼顾，扶正固本。又以白花蛇舌草、天南星、蛇莓、龙葵、石上柏、半枝莲、山慈菇、海藻、蜂房、莪术等清热解毒药抗癌消癥，以达活血化瘀，化痰散结之目的。

【注意事项】毒热蕴结型为主的患者慎用。

【现代研究】1. 生黄芪能促进机体代谢、增强机体免疫功能、抗病毒、抗菌、抗肿瘤。党参、白术均有抗肿瘤、抗炎、镇静作用。仙灵脾主要能提高机体免疫功能。天冬能抑制肿瘤细胞增殖，具有显著的抗细胞突变作用。南沙参有免疫调节功能等作用。肉苁蓉能增强免疫功能、抗衰老、利尿、润肠。天花粉具有免疫双向调节及抗肿瘤的作用。白花蛇舌草经药理研究证实有明确的抗肿瘤作用。山慈菇含有秋水仙碱等多种生物碱，是抗肿瘤有效物质。蛇莓提能抑制肿瘤生长。天南星能诱导肿瘤细胞凋亡。石上柏能抗肿瘤、祛痰、抗菌、降压。龙葵具有抗肿瘤、解热镇痛、抗炎、抗休克与过敏等作用。蜂房有促进血液凝固、抗炎作用。莪术具有抗肿瘤、抗血小板聚集、抗菌、抗病毒、抗化疗、抗白血病、促进机体免疫力作用。

2. "乳宁Ⅱ号"是陆德铭教授根据多年防治乳腺癌经验方中乳癌散结汤的精减组成（基本药方为：生黄芪30 g，枸杞子15 g，天冬12 g，当归12 g，莪术12 g，太子参30 g，薏苡仁15 g，白花蛇舌草30 g，山慈菇15 g，淫羊藿12 g，蜂房9 g等。）临床研究表明，该方具有良好的抑制乳腺癌术后复发转移的作用。乳宁Ⅱ号方对小鼠Ca761乳腺癌移植瘤细胞周期及p53和ras表达的影响观察中得到结论：抑制肿瘤细胞的Cath 2 D蛋白的表达，进而阻断细胞外基质的降解是乳宁Ⅱ号抑制肿瘤转移的机制，也进一步证明了乳腺癌转移是涉及多基因参与的复杂过程，而乳宁Ⅱ号可通过对多基因表达的影响来实现对乳腺癌转移的抑制。其次，在应用人乳腺癌细胞株MDA 2 MB2435裸鼠移植瘤肺转移模型中，观察乳宁Ⅱ号抑制实体瘤生长及肺转移情况，

肿瘤科国医圣手时方

发现乳宁Ⅱ号大剂量组抑制瘤率与肺转移抑制率分别为 53.164%、27%，与荷瘤对照组相比有显著差异（$P < 0.105$）；与 CTX 组（抑制瘤率与肺转移抑制率分别为 48.18%、25.12%）相似（$P > 0.105$），显示出乳宁Ⅱ号一定的抑瘤抗转移疗效。本研究还表明，乳宁Ⅱ号可通过下调 VEGF 及 VEGFR 表达，从而可能阻断 VEGF 诱导的内皮细胞迁移和增殖的信号传导，进一步抑制肿瘤新生血管生成，发挥其抑瘤抗转移作用。

【用方经验】陆老认为乳腺癌的转移是一个复杂的过程，但究其原因，不外两方面，一为邪盛正虚，一为情志过激。所以一要重视情志，调心调身共奏效；二要扶正祛邪，辨病辨证相结合。某些患者，由于手术根治不彻底或未经正规的放疗、化疗；或因发病年龄较轻，癌细胞分化低；又加上放疗、化疗对机体的损伤未及时调整等原因，使脏腑功能减退，正虚则抗病能力低下不能抑制癌细胞，造成邪气偏盛，正不胜邪，癌细胞不能局限而旁窜转移。但临床常见多数病例往往在根治手术后 3～5 年甚至更长时间后才出现转移，追寻其病因，则多与情志过激相关。对严重转移病例，他主张采取适当的保护性隐瞒措施，并向患者介绍成功病例，以增强其抗病的信心。临床所见，本病患者多为手术后转移。由于病程日久，阴损及阳，阴阳俱虚而邪气留连，正不胜邪，故临床扶正须顾及气血阴阳，脾肾二脏，祛邪又不可伤及正气。陆师以下列几组药物相互配伍，组成治疗本病的乳癌散结汤这个基本方剂，首先对病治疗，在此基础上，再结合转移部位，患者体质，临床症状以辨证分型而加减治疗。临床上习用生黄芪、党参、炒白术、茯苓等以健脾益气，顾护后天；淫羊藿、肉苁蓉、补骨脂、山茱萸等温肾壮阳，固摄先天；又以天冬、天花粉、玄参、南沙参、枸杞子、女贞子等滋阴润燥；当归、川芎、白芍、制首乌等养血生血。他在组方之时，在各组药物中各选用 2～3 味，以为扶正之品，气阴或气血双补，脾肾兼顾。另又以白花蛇舌草、天南星、蛇莓、龙葵、石上柏、重楼、半枝莲、蜀羊泉、石见穿、制南星、苦参片、生

薏苡仁等清热解毒药以为抗癌之物。又因肿瘤为有形之积，每多痰瘀凝滞，胶着不化，喜用莪术、三棱、山慈菇、海藻、蜂房等药以达活血化瘀，化痰散结目的。

## 郁仁存经验方一

【组成】柴胡 10 g，青皮 10 g，郁金 10 g，橘叶 10 g，当归 10 g，白芍 10 g，云苓 10 g，瓜蒌 30 g，白术 10 g，山慈菇 15 g，白芷 10 g。

【功效】舒肝理气，化痰散结。

【主治】乳腺癌之肝郁不舒，气滞痰凝型。症见乳房肿块胀痛，两胁作胀，心烦易怒，口苦咽干，头晕目眩，脉弦滑，舌苔薄白或薄黄。

【加减】长期口服他莫昔芬患者，可加用中药草决明 10 g，茵陈 10 g，泽泻 10 g 等。

【方解】本方所治之证因肝郁不舒，气滞痰凝所致。乳房位于胸胁，为肝经所布，情志不畅导致肝失疏泄则出现乳房胀痛、胁疼及肝郁不舒症状，肝郁脾虚，痰浊不化，气滞日久致成血瘀，结于乳中成块。脉弦滑，舌苔薄白或薄黄为肝郁不舒，气滞痰凝之象。治以疏肝理气，化痰散结。方中柴胡、青皮、郁金、橘叶疏肝理气；当归、白芍养血柔肝，瓜蒌、山慈菇、白芷化痰消肿散结；云苓、白术健脾利湿。诸药并用，共奏疏肝理气，化痰散结之功。

【注意事项】若患者表现为瘀毒内结较甚，在疏肝基础上酌情加用抗肿瘤药物。

【现代研究】方中柴胡能抗炎、解热、抗惊厥、镇静、镇咳、镇痛、护肝。青皮有祛痰、平喘、抑制平滑肌痉挛、升压、抗休克等作用。郁金能降血脂、镇痛、保护肝细胞、抗炎。当归有双向调节子宫平滑肌、抗心律失常、降血脂、抗动脉粥样硬化、抑制血小板聚集、刺激造血、抗炎、抗菌等作用。白芍具有镇痛、解痉、抗炎、抗溃疡的作用。云苓具有增强免疫、抑瘤、抗炎、利尿等功效。瓜蒌具有抗肿瘤、抗菌、祛痰、抗血小板凝集、抗氧化等功效。白术对能保肝、利胆、利尿、降血糖、抗血凝、抗菌、抗肿瘤。

山慈菇具有抗肿瘤、升白细胞、抗炎、止痛等功效。白芷可以解热镇痛抗炎、抗氧化。

【用方经验】长期口服他莫昔芬患者常有脂肪肝及发胖，可加用中药草决明、茵陈、泽泻等，有去脂作用，这是郁教授的降血脂经验方。

## 郁仁存经验方二

【组成】香附 10 g，郁金 10 g，川楝子 10 g，当归 12 g，生地黄 15 g，熟地黄 15 g，白芍 15 g，川芎 10 g，橘叶 10 g，女贞子 10 g，枸杞子 15 g，生山药 15 g，野菊花 15 g，瓜蒌 30 g。

【功效】调理冲任，滋补肝肾。

【主治】乳腺癌之冲任失调，肝肾阴虚型。症见乳房肿块胀痛，两胁作胀，心烦易怒，口苦咽干，头晕目眩，兼有月经失调，腰腿酸软，五心烦热，目涩，口干，脉细数无力，苔少有龟裂，舌质红。

【加减】自汗明显者加浮小麦 20 g；患侧上臂肿胀加络石藤 10 g、桑枝 10 g、路路通 10 g；便秘者加制大黄 10 g、柏子仁 10 g；眠差者加首乌藤 10 g、炒酸枣仁 10 g；化疗后出现肝功异常，加柴胡 10 g、赤芍 10 g、茵陈 10 g、姜黄 10 g 等。

【方解】本方所治之证因冲任失调，肝肾阴虚所致。乳房位于胸胁，为肝经所布，肝气郁结导致肝失疏泄则出现乳房胀痛、胁疼及肝郁不舒、月经失调等症状；肝郁化火，灼伤阴液致肝肾阴虚，冲任失调，腰为肾之府，肾阴亏虚，则见腰腿酸软；肝开窍于目，肝阴亏虚，目失濡养则目涩。脉细数无力，苔少有龟裂，舌质红为冲任失调，肝肾阴虚之象。治以调理冲任，滋补肝肾。方中当归、生地黄、熟地黄、白芍、川芎、女贞子、枸杞子滋阴养血，补肾调经；香附、郁金、川楝子、橘叶疏肝理气；生山药健脾；野菊花、瓜蒌解毒散结。诸药并用，共奏调理冲任，滋补肝肾之功。

【注意事项】冲任失调瘀情志密切相关，故用药时应注意情志疏导调理。

【现代研究】方中香附有护肝、强心、减慢心率、降血压、抑制真菌的功效。郁金能降血脂、镇痛、保护肝细胞、抗炎等。川楝子具有镇痛、抗炎、驱虫、抑制呼吸中枢等功效。当归有双向调节子宫平滑肌、抗心律失常、降血脂、抗动脉粥样硬化、抑制血小板聚集、刺激造血、抗炎、抗菌等作用。生地黄有清热、通便、止痛、止血等作用。熟地黄能促进骨髓造血、抗血栓形成、调节免疫、降压、抗氧化等。白芍具有镇痛、解痉、抗炎、抗溃疡的作用。川芎能镇静、强心、镇痛、抗菌、抗放射。女贞子有抗骨髓抑制、升白细胞、降血脂、护肝、抗炎等功效。枸杞子对免疫有促进作用，能抗肿瘤、降血脂、保肝、降血糖、降血压。生山药具有调节肠管运动、增强免疫功能、降血糖及抗氧化等作用。野菊花有抗菌、抗病毒、抑制血小板聚集、降压、抗病原微生物、促进白细胞吞噬功能等作用。瓜蒌具有抗菌、祛痰等作用。

【用方经验】"乳岩"多与七情所伤致正气不足，邪毒留滞有关。郁教授认为乳腺癌中医辨证治疗在调理气血，调整五脏，补虚扶正及解毒祛邪等方面均能从整体上予以调治，对控制病情，增强免疫，清除症状，改善生存质量，减少复发和转移机会均有裨益，但质量全程尤其需要重视"七情"治病特点，重点调节患者的情志。

## 郁仁存经验方三

【组成】猫爪草 30 g，山慈菇 15 g，重楼 15 g，北刘寄奴 10 g，蜂房 10 g，蒲公英 30 g，瓜蒌 30 g，生地黄 15 g，玄参 12 g，当归 10 g，芙蓉叶 20 g，生黄芪 30 g。

【功效】解毒化瘀，扶正祛邪。

【主治】乳腺癌之瘀毒内结，正虚邪实型。症见乳房肿块迅速增大，疼痛，间或红肿，甚则溃烂翻花，污水恶臭，苍白贫血，消瘦乏力，或发热，心烦，口干，便秘。舌质暗红，舌苔黄白或黄厚腻，脉弦数或滑数。

【加减】可选择加用几种疗效确切的抗乳腺癌中药，如白英 10 g、蒲公英 20 g、龙葵 20 g、土茯苓 15 g、半枝莲 25 g、蛇莓 10 g、仙人掌 20 g、蜂房 10 g、斑蝥 0.06 g、山豆根

肿瘤科国医圣手时方

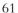

6 g、山慈菇9 g、天葵子10 g、连翘10 g、重楼10 g、芙蓉花20 g、白花蛇舌草25 g、紫草10 g、夏枯草10 g、青皮10 g、泽兰10 g、王不留行10 g、皂角刺9 g、穿山甲9 g、天冬12 g、天花粉15 g、川楝子10 g、艾叶9 g、漏芦9 g、土贝母10 g、生南星9 g、生半夏9 g、僵蚕10 g、沙苑子10 g等，可根据患者病情选用。

【方解】本方所治之证因瘀毒内结，正虚邪实所致。瘀毒内结，邪气增长迅速，故见乳房肿块迅速增大；瘀毒内结，阻滞经脉，不通则痛，甚则热盛肉腐，故见乳房疼痛，间或红肿，溃烂翻花，污水恶臭；久则气血衰败，正气大亏而见苍白贫血，消瘦乏力。舌质暗红，舌苔黄白或黄厚腻，脉弦数或滑数为瘀毒内结，正虚邪实之象。治以解毒化瘀，扶正祛邪。方中猫爪草、山慈菇、重楼、北刘寄奴、蜂房、蒲公英化痰散结，解毒消肿止痛；瓜蒌清热涤痰，宽胸散结；玄参、生地黄清热凉血，泻火解毒，滋阴；当归补血活血，调经止痛；芙蓉叶清肺凉血，消肿排脓；生黄芪益气固表、托疮生肌。全方共用达补气养血为主，佐以解毒散结以攻邪之目的。

【注意事项】本证热毒炽盛，治疗当以补益气血的基础上加强清热解毒，但忌盲目抗癌。

【现代研究】方中猫爪草能抗结核菌及其他细菌、抗肿瘤、体外抗白血病细胞、抗急性炎症。山慈菇具有抗肿瘤、升白细胞、抗炎、止痛等功效。重楼除有抗肿瘤作用外，还有明显的镇咳、平喘作用。北刘寄奴有降谷丙转氨酶、利胆、抗菌作用。蜂房有促进血液凝固、抗炎作用。蒲公英能抗病原微生物、保肝、利胆、抗胃溃疡、提高免疫力等。瓜蒌有抗菌、祛痰止咳等作用。生地黄能清热、通便、止痛、止血等。玄参可以抗肿瘤、抗菌、降压。当归有双向调节子宫平滑肌、抗心律失常、降血脂、抗动脉粥样硬化、抑制血小板聚集、刺激造血、抗炎、抗菌等作用。生黄芪有增强免疫、抗疲劳、保肝、降压、抗溃疡、抗肿瘤、抗骨质疏松等作用。

【用方经验】郁教授认为乳腺癌中医辨证

治疗在调理气血，调整五脏，补虚扶正及解毒祛邪等方面均能从整体上予以调治，对于乳腺癌晚期，病情发展呈现正虚邪实情况，治则以扶正祛邪，一方面可用清热解毒、活血祛瘀之品，促其内消，另一方面又要顾及元气及气血以扶正，特别是肿瘤破溃失血之后，常要使用补气养血的药物如生黄芪、生地黄、当归及归脾汤、香贝养荣汤、十全大补汤等。

## 郁仁存经验方四

【组成】北沙参30 g，麦冬15 g，石斛10 g，黄芪30 g，太子参30 g，白术10 g，茯苓10 g，当归10 g，女贞子10 g，枸杞子10 g，生山药15 g，鸡内金10 g，焦麦芽10 g，焦山楂10 g，焦神曲10 g，鸡血藤30 g，炙甘草6 g。

【功效】益气养阴活血。

【主治】乳腺癌放疗之气阴两伤证。症见放疗期间乏力，口干，口苦，纳差，白细胞下降等症。舌质淡暗或暗红，少苔或薄苔，脉细数或弦细。

【加减】血常规下降及贫血加紫河车10 g；免疫功能低下加淫羊藿10 g；若放疗期间出现皮肤损害，可使用黑降丹等外用药。

【方解】本方所治之证因放疗后气阴两伤所致。乳腺癌放疗往往容易耗损气阴，导致气阴亏虚，从而出现乏力、口干、口苦、纳差等症；舌质淡暗或暗红，少苔或薄苔，脉细数或弦细为气阴两伤之象。治以益气养阴活血。方中北沙参、麦冬、石斛养阴；当归养血；生黄芪、太子参、白术、茯苓、炙甘草健脾补气；鸡血藤活血；女贞子、枸杞子、生山药补肾；鸡内金、焦三仙化食。诸药并用，共奏益气养阴活血之功。

【注意事项】放疗后正气耗损，需以补益为主，慎用抗肿瘤药物。

【现代研究】方中北沙参具有强心、镇咳祛痰、增强免疫等功效。麦冬能升白细胞、提高免疫功能、增加冠状动脉流量。石斛可以抗肿瘤、降血糖、调节免疫。黄芪有增强免疫、抗疲劳、保肝、降压、抗溃疡、抗肿瘤、抗骨质疏松等作用。太子参具有提高免疫、延长寿命的作用。白术能保肝、利胆、利尿、降血糖、抗血凝、抗菌、抗肿瘤。茯苓具有增强免疫、抑瘤、抗炎、利尿等功效。当归有双向调节子宫平滑肌、抗心律失常、降血脂、抗动脉粥样硬化、抑制血小板聚集、刺激造血、抗炎、抗菌等作用。女贞子有抗骨髓抑制、升白细胞、降血脂、护肝、抗炎等功效。枸杞子对免疫有促进作用，能抗肿瘤、降血脂、保肝、降血糖、降血压。生山药具有调节肠管运动、增强免疫功能、降血糖及抗氧化等作用。鸡内金能促进胃酸分泌、增进胃和小肠蠕动及抗肿瘤。焦麦芽具有助消化、降血糖、抗真菌等作用。焦山楂具有降血脂、降压、抗菌、改善胃肠功能、调节免疫等功效。焦神曲有消食导滞，和胃止呕，解胀治痢，增加食欲，促进代谢等作用。鸡血藤具有扩张血管、抗病毒等作用。炙甘草有抗炎、抗过敏、抗心律失常、抗病原微生物、抗氧化、抗肿瘤和抗衰老等作用。

【用方经验】乳腺癌是一种全身性疾病，需进行综合治疗。根据临床分期不同，辨证分型及患者全身情况制订治疗方案。当前，综合治疗仍以外科根治手术为主，结合放疗、化疗、内分泌治疗、中医药治疗等，以提高疗效。乳腺癌放疗多耗气伤阴，导致气阴亏虚，郁仁存教授认为，可用其临床实践中摸索的方药加减治疗，往往可获良效，同时若放疗期间出现的皮肤损害，可使用北京中医医院制黑降丹等外用药，效果亦比较明显。

## 郁仁存经验方五

【组成】生黄芪30 g，太子参30 g，白术10 g，茯苓10 g，女贞子10 g，枸杞子10 g，生山药15 g，橘皮10 g，竹茹10 g，鸡内金10 g，焦麦芽10 g，焦山楂10 g，焦神曲10 g，鸡血藤30 g，炙甘草6 g。

【功效】益气活血，健脾补肾。

【主治】乳腺癌化疗之气虚血瘀，脾肾亏虚证。症见化疗期间乏力，恶心，食欲不振，白细胞下降，舌质淡红或稍暗，舌苔薄白或薄黄，脉细数或弦数。

【加减】呕吐加半夏10 g；血常规下降及贫血加紫河车10 g；血小板减少加茜草15 g，大枣6枚；免疫功能低下加淫羊藿10 g。

【方解】本方所治之证因化疗后气虚血瘀，脾肾亏虚所致。乳腺癌化疗乃以毒攻毒之法，往往损伤脾胃功能，脾气亏虚，运化功能失调，气血不生，食谷不化，加之胃失和降，胃气上逆，故见乏力、恶心、食欲不振；肾主骨生髓，肾气亏损则见白细胞下降；舌质淡红或稍暗，舌苔薄白或薄黄，脉细数或弦数为气虚血瘀，脾肾亏虚之象。治以益气活血，健脾补肾。方中生黄芪、太子参、白术、茯苓、炙甘草健脾补气；鸡血藤活血；橘皮、竹茹止呕；女贞子、枸杞子、生山药补肾；鸡内金、焦三仙化食健胃。诸药并用，共奏益气活血，健脾补肾之功。

【注意事项】化疗时正气耗损，慎用抗肿瘤药物。

【现代研究】方中生黄芪有增强免疫、抗疲劳、保肝、降压、抗溃疡、抗肿瘤、抗骨质疏松等作用。太子参具有提高免疫、抗衰老作用。白术能保肝、利胆、利尿、降血糖、抗血凝、抗菌、抗肿瘤。茯苓具有增强免疫、抑瘤、抗炎、利尿等功效。女贞子有抗骨髓抑制、升白细胞、降血脂、护肝、抗炎等功效。枸杞子对免疫有促进作用，能抗肿瘤、降血脂、保肝、降血糖、降血压。生山药具有调节肠管运动、增强免疫功能、降血糖及抗氧化等作用。橘皮具有扩张血管、抗炎、抗溃疡等作用。竹茹有抗菌、增加尿中氯化物量、增高血糖的作用。鸡内金能促进胃酸分泌、增进胃和小肠蠕动及抗肿瘤。焦麦芽具有助消化、降血糖、抗真菌等作用。焦山楂具有降血脂、降压、抗菌、改善胃肠功能、调节免疫等功效。焦神曲有增加食欲、促进代谢等作用。鸡血藤具有扩张血管、抗病毒等作用。炙甘草有抗炎、抗过敏、抗心律失常、抗病原微生物、抗氧化、抗肿瘤和抗衰老等作用。

【用方经验】乳腺癌化疗多耗损气血，导致正气亏虚，可用郁教授在实践中摸索的生血汤加味，往往可获良效。

肿瘤科国医圣手时方

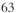

## 加味柴胡疏肝散方
## （林丽珠经验方）

【组成】柴胡15 g，白芍15 g，枳壳15 g，竹茹15 g，苦参15 g，蜂房15 g，预知子15 g，女贞子20 g，墨旱莲20 g，郁金10 g，土鳖虫6 g，甘草6 g。

【功效】疏肝养肝。

【主治】乳腺癌之肝郁阴虚，瘀毒内结证。症见精神疲倦，嗳气频作，恶心呕吐，肝区隐痛不适，口干口苦，心烦易怒，夜寐欠安，纳差，二便调，舌暗红、舌边瘀点、苔薄黄，脉弦细。

【加减】舌淡胖有齿印，苔白，证属脾虚痰湿者加党参15 g、茯苓15 g、白术10 g、薏苡仁20 g、法半夏9 g、陈皮10 g、泽泻10 g；痰结者加猫爪草20 g、僵蚕10 g、海藻10 g、皂角刺9 g、浙贝母10 g 等；舌暗或兼见瘀点、舌下静脉迂曲，证属气滞血瘀者加桃仁6 g、红花6 g、当归10 g、莪术9 g、三七9 g 等；经行不畅者加益母草20 g、泽兰10 g、红花6 g、桃仁6 g、香附10 g 等；舌红、苔黄、肝郁化火者加蒲公英20 g、夏枯草10 g、牡丹皮10 g、栀子10 g；热甚伤阴，口干舌燥者加麦冬10 g；腰背酸软，证属肾虚者加山茱萸10 g、杜仲10 g、桑寄生10 g 等。

【方解】方中白芍养肝敛阴，和胃止痛，与柴胡相伍一散一收，助柴胡疏肝，相反相成共为主药；配枳壳泻脾气之壅滞，调中焦之运动与柴胡同用一升一降，加强疏肝理气之功，以达郁邪。竹茹清热化痰，除烦止呕；露蜂房祛风止痛、玫毒消肿、杀虫止痒；苦参清热燥湿、祛风杀虫；预知子舒肝理气、活血止痛、利烦利尿；女贞子补益肝肾、强腰膝、明耳目、乌须发；郁金活血止痛、行气解郁、清心凉血、利胆退黄；土鳖虫破血逐瘀、续筋接骨；墨旱莲滋补肝肾、凉血止血；甘草和诸药、缓急止痛、调和诸药。

【注意事项】还需注意调畅情志。

【现代研究】白芍有对中枢神经系统有抑制、镇静等作用。柴胡能镇静和镇痛、抗炎、利胆。陈皮有抗炎，抗溃疡作用。枳壳能促进胃肠推进功能、抗过敏、升压。竹茹可以抗菌、止呕。苦参具有抗病原体、免疫抑制、抗心律失常、解热等作用。蜂房有促进血液凝固、抗炎作用。预知子具有抗肿瘤、抗菌的功效。女贞子的作用包括抗骨髓抑制、升白细胞、降血脂、护肝、抗炎。墨旱莲能抗炎、提高免疫力、护肝、止血、升白细胞。郁金能降血脂、镇痛、保护肝细胞、抗炎等。土鳖虫有降脂、抗血凝、溶栓、镇痛的功效。

【用方经验】林教授认为，乳房的经络虽分属肝胆胃，但乳房的疾病与肝脏关系最为密切，因肝主疏泄，气机舒畅则脏腑气机升降有度，经络通利，乳房的气血运行通畅，可见乳腺癌病性为本虚标实，病位虽在乳房，但病根在肝，多涉及肾、胆、脾、胃，治疗可从肝入手。林教授临证治疗恶性肿瘤提倡辨病与辨证结合，用药独特且不乏灵活，其运用中医药治疗乳腺癌，常以柴胡疏肝散为基础方加减，在临床各证型中配伍使用，取得良好的疗效。

## 张梦侬经验方

【组成】旋覆花10 g，赤芍10 g，三棱10 g，莪术10 g，海藻15 g，昆布15 g，炒橘核15 g，蒲公英30 g，紫花地丁30 g，白茅根30 g，夏枯草30 g，白花蛇舌草30 g。

【功效】行气化痰，润燥败毒，破血消肿。

【主治】乳癌气郁痰凝，燥毒互结，脉络瘀阻证。症见乳房肿块，扪按坚硬作痛，舌红苔薄白，脉弦缓细涩。

【加减】纳差不欲食加山楂10 g、谷芽15 g、麦芽15 g、神曲15 g；夜寐不安加酸枣仁15 g、柏子仁10 g、首乌藤15 g、百合12 g。

【方解】方中旋覆花行气化痰；赤芍、三棱、莪术破血行气，散结止痛；海藻、昆布软坚散结，《本草经疏》云："昆布、海藻，咸能软坚，具性润下，寒能除热散结，故主十二种水肿、瘿瘤聚结气、瘘疮。"东垣云："瘿坚如石者，非此不除，正咸能软坚之功也。详其气味性能治疗。"炒橘核行气化痰，散结止痛；蒲公英、紫花地丁、白茅根、夏枯草、白花蛇舌草清热解毒，散结止痛，润燥败毒。

【注意事项】乳腺癌气阴亏虚证不宜此方。

【现代研究】旋覆花具有镇咳祛痰、抗炎等功效。赤芍具有抗血栓、镇静、抗炎、抗肿瘤、护肝等作用。三棱具有促进肠管收缩、抗血栓、升白细胞、镇痛、抗肿瘤等功效。莪术具有抗肿瘤、抗炎、抗菌、抗血小板聚集等作用。海藻可以抗肿瘤、抗凝血、增强免疫力等。昆布含碘丰富且能抗肿瘤、抗辐射、降血压。蒲公英的作用有抗肿瘤、抗菌、抗病毒。紫花地丁具有抗菌、抗病毒、舒张血管的作用。白茅根能止血、抗炎、镇痛、利尿、抗菌。夏枯草能抗炎、免疫抑制、降血糖，有一定的毒性。白花蛇舌草可以抗肿瘤、抗菌消炎。

【用方经验】张老认为外邪是乳癌致病的条件，决定因素是内因，二者合而为病。在正气虚衰，即气、血、阴阳俱虚，同时气郁、痰浊、瘀血、热毒等邪气盛实的基础上，产生因虚致实，因实而虚，虚实夹杂的复杂病理过程，以致气滞、痰凝、血瘀、邪毒内蕴，结滞于乳络而成乳岩。尤其晚期乳腺癌患者常因虚致病，又因病致虚。病邪日久耗精伤血，损及元气，造成气血两虚。正虚则邪盛，使癌瘤进一步扩散。故脏腑亏损、气血不足是乳腺癌的重要病因病机。乳房内肿块常因肝郁气滞，痰凝血瘀所致。故治疗时常用旋覆花、赤芍、海藻、昆布、炒橘核、三棱、莪术、紫花地丁、蒲公英等以润燥疏肝通络，软坚散结；再加夏枯草、白茅根、白花蛇舌草等以润燥活血消瘀；更加醒消丸以解毒行瘀、消肿止痛。

## 乳安方（唐汉钧经验方）

【组成】黄芪30 g，太子参30 g，茯苓12 g，白术12 g，鹿角片9 g，灵芝12 g，肉苁蓉12 g，薏苡仁15 g，白花蛇舌草15 g，蜂房9 g。

【功效】扶正祛邪。

【主治】乳腺癌。

【加减】肝郁气滞者，加柴胡10 g、郁金10 g、香附10 g、当归10 g、白芍10 g、预知子15 g；肝火旺盛者，加牡丹皮10 g、栀子10 g；肝肾亏虚，冲任失调者，加女贞子10 g、墨旱莲10 g、枸杞子10 g、生地黄15 g、淫羊藿10 g、何首乌15 g、当归10 g、鸡血藤15 g；脾失健运，气血亏虚者，加陈皮10 g、法半夏9 g、当归10 g、白芍10 g、熟地黄20 g、远志10 g、酸枣仁15 g、炒谷芽15 g、麦芽15 g、紫苏梗10 g；毒邪瘀结者，加重楼10 g、天南星9 g、石见穿15 g、乳香5 g、延胡索10 g；放疗、化疗所致骨髓抑制的白细胞下降者，加白芍10 g、熟地黄20 g、当归10 g、黄精10 g、阿胶10 g、龟甲15 g、何首乌15 g；肺及胸膜转移，咯血，胸痛者，加生地黄15 g、沙参15 g、麦冬10 g、野百合12 g、猫爪草20 g、山慈菇9 g、藕节20 g、仙鹤草12 g、鱼腥草20 g；肝转移，胁痛腹胀者，加茵陈10 g、栀子10 g、夏枯草10 g、重楼10 g、蜀羊泉20 g、垂盆草20 g；骨转移者，加独活10 g、续断10 g、杜仲10 g、补骨脂10 g、牛膝10 g、延胡索10 g；痛入骨髓者，加蜈蚣5 g、壁虎5 g、土茯苓15 g。

【方解】方用生黄芪、太子参、白术、茯苓、灵芝等健脾益气，顾护后天；鹿角片、肉苁蓉等温肾阳，滋肾阴以固摄先天；又以白花蛇舌草、薏苡仁等清热解毒药抗肿瘤；蜂房以达活血化瘀，化痰散结之目的。

【注意事项】初期邪实，体质较实的患者需加强抗癌力度。

【现代研究】1. 生黄芪能促进机体代谢，增强机体免疫功能，抗病毒，抗菌，抗肿瘤。太子参、白术均有抗肿瘤、抗炎、镇静作用。茯苓能抑制肿瘤细胞增殖，增强免疫功能，与化疗药物起协同作用。肉苁蓉能增强免疫功能、抗衰老、利尿、润肠。白花蛇舌草有明确的抗肿瘤作用。鹿角片主要可以抗炎，增强骨质代谢。灵芝能抑制肿瘤细胞生长、抑制其转移。薏苡仁具有抗肿瘤、提高免疫、降血糖、血压等作用。

2. 临床研究：本方为主配合化疗治疗乳腺癌术后患者288例，辨病辨证相结合，又

肿瘤科国医圣手时方

肿瘤科国医圣手时方

根据季节不同时令变化用药。结果表明乳安方能明显减少放化疗副作用，增加细胞免疫功能，延长术后3年生存率为96.4%，5年生存率为90.5%。

【用方经验】唐老对多年治疗乳腺癌的临床用方经验进行了概括总结：①扶正与祛邪相结合，唐教授强调临床上需因人因地因时制宜，既不能盲目地重用有毒的峻猛攻逐的药物，这样必然导致耗气伤阴败胃，也不能一味地用补益药，促使肿瘤生长。选用苦寒的半枝莲、白花蛇舌草等清热解毒药物时，常佐以党参、炒白术、茯苓、黄芪等益气健脾药，使用莪术、桃仁等活血化瘀药时，时间不宜久，需佐以扶正的太子参、黄芪，这样攻中寓补，攻而不伐。②辨证论治，法随证立。③对症下药，灵活变通，详见方药加减一栏。④擅用对药，配伍严谨，如：菊花和生地黄，治疗乳腺癌兼有热象者。蒲公英和夏枯草，常用以肝郁火旺之经前乳痛。猫爪草和昆布，用于乳癖结块之顽症。山慈菇和浙贝母，用于各个阶段的乳腺癌。桑寄生和桑枝，二药参和，一补一通，相互为用。熟地黄和砂仁，以砂仁辛散之性，去熟地黄滋腻碍胃之弊，二药伍用，补血，滋肾，开胃之力甚妙。

## 健脾消积汤（黄智芬经验方）

【组成】太子参30 g，黄芪30 g，薏苡仁30 g，白术19 g，茯苓12 g，白花蛇舌草12 g，枳壳12 g，陈皮6 g，甘草6 g，莪术10 g。

【功效】补气养血、健脾和胃。

【主治】乳腺癌化疗后气血亏虚，脾胃虚弱证。症见神疲乏力，面色苍白，纳差，头晕，大便稀溏，舌淡，苔白，脉细弱。

【加减】肝区胀痛加郁金12 g、延胡索10 g；腹胀满加厚朴10 g、砂仁（后下）9 g；泛恶或呕吐明显者加半夏12 g、竹茹9 g；胁下积块加牡蛎（先煎）30 g、鳖甲15 g；黄疸加茵陈12 g、泽泻15 g；肢肿加猪苓12 g、泽泻15 g；便血加仙鹤草30 g、三七粉（冲服）3 g；小便黄短加车前草12 g、白茅根30 g；

体质虚弱无力加西洋参（另煎）5 g；盗汗自汗加五味子、煅牡蛎各30 g。

【方解】本方所治之证因气血亏虚，脾胃虚弱所致。乳腺癌化疗后损伤气血，气血亏虚，形体失养，故见神疲乏力，面色苍白；脾胃虚弱，脾失健运，故见纳差，大便稀溏；气血不荣清窍，故见头晕；舌淡，苔白，脉细弱均为气血亏虚，脾胃虚弱之征。治以补气养血、健脾和胃。方中黄芪、太子参、白术、茯苓、薏苡仁、甘草益气健脾，为君药；枳壳、陈皮行痰消积、理气止痛为臣药；白花蛇舌草、莪术清热解毒、化瘀散结，为佐药。诸药合用，具有补气养血、健脾和胃的功能。

【注意事项】体质尚可者可加大抗肿瘤药物剂量。

【现代研究】现代药理研究证实，太子参、白术、茯苓、甘草通过健脾益气可改善低下的免疫功能。黄芪具有增强机体免疫功能和增强机体抵抗力的作用。枳壳可提高免疫功能、抑制肿瘤生长。薏苡仁含多糖体和薏苡酯，有增强机体免疫功能、抑制癌细胞作用，并有抗病毒作用。白花蛇舌草对小鼠和人有免疫调节作用，并通过刺激机体的免疫系统抵抗肿瘤的生长和其他疾病的发生。莪术既可提高细胞免疫功能，又直接杀伤肿瘤细胞。

【用方经验】扶正培本治是防治乳腺癌的重要途径。健脾消积汤是黄教授探索多年总结出的用于配合化疗治疗恶性肿瘤的有效方剂，联合化疗治疗晚期乳腺癌可提高化疗的疗效，减少化疗引起的骨髓抑制，保护患者的骨髓功能和免疫功能，提高患者对化疗的耐受性，改善患者的生活质量，延长生存期。重视培扶机体正气、协同化疗抗癌消瘤，增强其免疫来达到抑瘤消瘤，消瘤而不伤正，这是中药治疗晚期恶性肿瘤的优势，也是治疗的最终目的。

## 癌复康汤（潘敏求经验方）

【组成】人参10 g，黄芪30 g，白术10 g，茯苓10 g，枸杞子10 g，女贞子10 g，菟丝子

10 g，广木香10 g，淫羊藿10 g，法半夏10 g，砂仁5 g，墨旱莲15 g，夏枯草15 g，白花蛇舌草30 g，甘草5 g。

【功效】健脾益肾，和胃理气。

【主治】主要用于乳腺癌化疗后脾肾亏虚，气血不足者。

【加减】恶心呕吐甚者，加姜竹茹10 g、赭石20 g；气虚多汗者，加山茱萸10 g、煅牡蛎20 g；腹泻者，加吴茱萸3 g、黄连6 g、神曲15 g；便溏者，加薏苡仁20 g、扁豆10 g、莲子10 g；纳呆者，加山楂10 g、鸡内金10 g。

【方解】方用人参、黄芪、白术、茯苓补脾益气；女贞子、菟丝子、墨旱莲滋补肝肾；淫羊藿温肾阳；法半夏、砂仁、木香等药和胃理气，使滋补不碍脾胃；又以白花蛇舌草、夏枯草以清热解毒，软坚散结。诸药合用，共奏健脾益肾，和胃理气，佐以祛邪之功。

【注意事项】本方主要用于化疗前后以扶正培元，对后期的治疗则需酌情加强抗癌类药物。

【现代研究】1. 人参、黄芪、白术、茯苓均有提高免疫、抗肿瘤细胞生成的作用。淫羊藿主要能提高机体免疫功能。枸杞子具有抑制癌细胞生长、诱导癌细胞凋亡的作用。白花蛇舌草不仅能抑制肿瘤生长，还能进行免疫调节。夏枯草的作用包括降压、抗病原微生物、抗肿瘤。女贞子能调节免疫、抗骨髓抑制、升白细胞、降血脂。墨旱莲具有抗炎、护肝、提高免疫力、止血等作用。砂仁能抗溃疡、抑制血小板聚集。

2. 临床研究：癌复康片是潘老根据长期临床经验的癌复康汤验方基础上提炼制备而成。据临床观察表明，其能明显提高化疗完成率达95.65%，抗多种化疗反应总有效率达80.75%，并能明显降低食欲减退，恶心呕吐，腹胀，乏力等临床证候发生率和减轻症状，缓解化疗药物对白细胞，血红蛋白和血小板及肝肾功能的影响，增强化疗患者的NK细胞活性；动物实验也表明，癌复康能有效地保护化疗小鼠的外周血白细胞和骨髓有核细胞，改善化疗小鼠的骨髓造血功能，促进和增强化疗小鼠的细胞，体液和非特异性免疫功能，增强IL-2活性。

【用方经验】潘老在治疗乳腺癌方面积累了丰富的临床经验，认为乳腺与肝，脾，肾及冲任二脉关系密切，并将乳腺癌的发生，发展归纳为"瘀""毒""虚"，即：正气亏虚，瘀毒内结。治疗大法：①重脾胃，"脾为后天之本""有胃气则生"，潘老认为无论手术、化疗还是放疗，都不可避免伤及人体正气，损伤脾胃功能。补脾多选用四君子汤，善用人参、白术、茯苓、黄芪、山药等，补脾不碍脾；②重补肾，"肾为先天之本"，临床常以枸杞子、女贞子、山茱萸等补肾阴，巴戟天、胡芦巴、锁阳、菟丝子等补肾阳，补骨脂、骨碎补、牛膝、杜仲等补肾壮骨；③重疏肝清肝柔肝，常以虎杖、栀子、田基黄等清肝，枸杞子、女贞子、山茱萸等柔肝，柴胡、香附、川楝子等疏肝；④重扶正，潘老认为，扶正不是单纯的补益，更重要的是调阴补阳，调气血平衡，调脏腑平衡；⑤重冲任及气血，治疗时益气与行气并用，养血和活血并施，同时益气不滞血，行气不耗血，以调气血平衡；⑥重中西医结合治疗；⑦重药对运用；⑧重心理疏导。

## 潘澄濂经验方

【组成】太子参18 g，炙黄芪18 g，苍术9 g，白术9 g，山茱萸9 g，茯苓9 g，黄药子9克，炒薏苡仁30 g，山药12 g，虎杖15 g，夏枯草15 g，大枣6个。

【功效】健脾益气，散结软坚。

【主治】乳腺癌术后脾运不良，气虚不能生血。症见颜面轻度浮肿，头晕，短气，肢体酸倦乏力，胃纳不馨，经事已断，大便常塘，舌质微红，苔薄腻，脉细弱。

【加减】血虚不足可选用熟地黄20 g、何首乌15 g、鸡血藤15 g、当归10 g、黄精10 g；滋阴药物可选用鳖甲15 g、龟甲15 g、地黄20 g、天冬20 g、石斛10 g、女贞子10 g。

【方解】本方治以健脾益气，散结软坚。方中太子参、炙黄芪补益脾肺，益气生津。贾所学云："黄芪，性温能升阳，味甘淡，用

肿瘤科国医圣手时方

蜜炒又能温中，主健脾，故内伤气虚，少用以佐人参，使补中益气，治脾虚泄泻，疟痢日久，吐衄肠血，诸久失血后，及痘疹惨白。"苍术、白术补中益气，健脾和胃，燥湿利水。清《本草崇原》云："凡欲补脾，则用白术，凡欲运脾，则用苍术，欲补运相兼，则相兼而用，如补多运少，则白术多而苍术少，运多补少，则苍术多而白术少，品虽有二，实则一也。"山茱萸、茯苓、炒薏苡仁、山药、大枣健脾安神，利水渗湿，败毒抗癌；黄药子、虎杖、夏枯草清热解毒，软坚散结。

【注意事项】若患者体质允许，可适当选用毒性较小的中草药减毒抗癌。

【现代研究】太子参具有提高免疫、抗衰老作用。黄芪有增强免疫、抗疲劳、保肝、降压、抗溃疡、抗肿瘤、抗骨质疏松等作用。白术对肠管活动有双向调节作用，还能保肝、利胆、利尿、降血糖、抗血凝、抗菌、抗肿瘤。苍术具有抗溃疡、抗炎、抗心律失常等作用。黄药子的作用包括抗菌、抗肿瘤。虎杖有祛痰止咳、降压、止血、镇痛作用。夏枯草能抗炎、免疫抑制、降血糖，有一定的毒性。山茱萸可以调节免疫、降血糖、抗休克、杀菌、护肝。茯苓具有增强免疫、抑瘤、抗炎、利尿等功效。

【用方经验】潘老在治疗肿瘤疾病时常选用毒性较小的中草药，对那些毒性较大的中草药，如䗪虫、蛴螬、蜈蚣、斑蝥、硇砂、雄黄、狼毒、天南星，其性能虽不若现代抗癌化学药物之毒烈，然亦有其一定的毒性，长期或大量服用，也能损伤正气，所以有"大聚大积，其可犯也，衰其大半而止，过者死"的经验教训。应尽量避免，以免影响扶正药的作用。

# 第二节　肺癌

疾病概述：肺癌是起源于支气管黏膜或腺体的恶性肿瘤，是严重危害人类健康的疾病。根据世界卫生组织的数据，肺癌目前居全世界癌症死因的第一位，约占全部恶性肿瘤的19%。本病多在40岁以上发病，发病年龄高峰在55~65岁。肺癌的典型症状包括：咳嗽，多为刺激性干咳，无痰或少量白黏痰；咯血，多为血丝痰或痰中带血；如累及壁层胸膜或直接侵犯胸壁时，可以引起该部位持续性疼痛；发热，多为持续性低热，迁延反复；肿瘤在气管内生长直接引起气管狭窄或压迫主支气管；肿瘤转移至胸膜，产生大量胸腹积液时也会造成胸闷气短。肺癌远处转移引起的症状，如骨转移性疼痛，脑转移引起头痛、眩晕、一侧肢体无力等。本病预后较差，5年生存率为8%~15%。非小细胞肺癌根治术后5年生存率为25%，小细胞肺癌局限期的中位生存期为12~18个月，广泛期为6~10个月。中医学认为本病属于"肺岩""肺积"等范畴，病机是由于正气虚损，阴阳失调，邪毒乘虚入肺，邪滞于肺，导致肺脏功能失调，肺气敛郁，宣降失司，气机不利，血行瘀滞，津液失于输布，津聚为痰，痰凝气滞，瘀阻络脉，于是瘀毒胶结，日久形成肺部积块。因此，肺癌是因虚而得病，因虚而致实，是一种全身属虚、局部属实的疾病。肺癌的虚以阴虚、气阴两虚为多见，实则不外乎气滞、血瘀、痰凝、毒聚之病理变化。其病位在肺，但因肝主疏泄、脾主运化水湿、肾主水之蒸化，故与肝、脾、肾关系密切。

## 加味千金苇茎汤合生脉散方
## （万友生经验方）

【组成】芦根60 g，生薏苡仁60 g，冬瓜子30 g，桃仁10 g，西洋参15 g，麦冬30 g，五味子15 g，白花蛇舌草60 g，桔梗15 g，杏仁15 g，生甘草15 g，白果30 g。

【功效】清肺化痰，逐瘀排脓，益气生津。

【主治】肺癌痰热壅盛证。症见咳嗽，咳吐红色血痰，胸闷痛，口干渴，多饮，入暮烦躁出汗，舌淡红，苔黄腻，脉弦。

【加减】咳嗽剧烈者加紫菀10 g、款冬花10 g、川贝母6 g、枳壳9 g；痰中血丝多者加橘络3 g、丝瓜络10 g、黄芩炭10 g；气逆者加陈皮10 g、竹茹10 g、枇杷叶10 g。

【方解】千金苇茎汤是治疗热毒壅肺，痰瘀互结的方剂。方中苇茎甘寒轻浮，善清肺热，《本经逢源》云："专于利窍，善治肺痈，吐脓血臭痰。"为肺痈必用之品，故用以为君。冬瓜子清热化痰，利湿排脓，能清上彻下，肃降肺气，与苇茎配合则清肺宣壅，涤痰排脓；薏苡仁甘淡微寒，上清肺热而排脓，下利肠胃而渗湿，二者共为臣药。桃仁活血逐瘀，可助消痈，是为佐药。生脉散所治为久咳伤肺，气阴两虚之证。咳嗽日久伤肺，气阴不足者，治宜益气养阴生津。方中西洋参甘温，益元气，补肺气，生津液。麦冬甘寒养阴清热，润肺生津。西洋参、麦冬合用，则益气养阴之功益彰。五味子酸温，敛肺止汗，生津止渴。三药合用，一补一润一敛，益气养阴，生津止渴，敛阴止汗，使气复津生，汗止阴存，气充脉复，故名"生脉"。《医方集解》云："人有将死脉绝者，服此能复生之，其功甚大。"至于久咳肺伤，气阴两虚证，取其益气养阴，敛肺止咳，令气阴两复，肺润津生，诸症可平。

【注意事项】肺癌气阴亏虚者不宜此方。

【现代研究】薏苡仁具有解热、镇静、镇痛等作用。桃仁能镇痛、抗炎、抗菌、抗过敏作用。西洋参具有抗疲劳、降血脂、抗肿瘤等作用。麦冬可以抗心律失常、止咳平喘、抗过敏、抗菌、调节免疫。五味子能抗衰老、镇咳、镇静、抗溃疡、抗应激、防龋。白花蛇舌草可以抗肿瘤、抗菌消炎。桔梗能抗炎、祛痰、镇咳。杏仁具有抗炎、镇痛、抗肿瘤、降血脂、降血糖的功效。白果能抗菌、抗血栓。

【用方经验】1. 万老认为癌症的病因主要是内伤、情志变化、外感邪气、病毒侵袭等，均可导致生理上的变化而发病。七情太过，能引起气血运行失常，脏腑功能失调，情志不遂，这是癌瘤发生发展的主要原因。癌瘤乃机体正邪斗争中正气虚而邪气留滞所致。

凡属外界环境存在的致癌物质，称之为邪气、邪毒，而外邪是因先有内虚而侵袭致病，机体的阴阳失调，脏腑经络气血功能障碍，引起气滞、血瘀、痰凝、热毒、湿聚等互相交结而致癌瘤，亦可浸润、扩散、转移。癌瘤又可不断耗气伤血，致正气更虚。能否控制癌瘤的扩散、转移，决定于正邪斗争的结果。

2. 万老认为肺癌为患，最易伤阴耗气，导致阴液不足。兼患者素为阴虚之体，病后导致阴虚症状渐加重或手术切除中，体液丢失过多，术后没及时补充或放射治疗引起"热毒伤阴"。故在肺癌各期的治疗中，必须始终润肺滋阴为主，以顾其本。

## 解郁救肺汤（刘祖贻经验方）

【组成】炙黄芪15 g，柴胡15 g，清半夏15 g，西洋参10 g，香附10 g，神曲10 g，瓜蒌20 g，鱼腥草20 g，川贝母20 g，豆蔻6 g，陈皮6 g，升麻6 g，白及6 g，三七4 g，炙甘草4 g。

【功效】益气养阴，清肝泻火。

【主治】肺癌之气阴两虚，肝火犯肺证。症见咳嗽，痰血，气急，易怒，口干苦，舌红，苔黄，脉细弦数。

【加减】咳嗽不止，加炒杏仁10 g、炙枇杷叶10 g；咯血，加仙鹤草12 g、阿胶珠10 g，加大三七参9 g、白及10 g用量；喘促不能平卧，加葶苈子10 g、地龙10 g；高热不退，加生石膏30 g、石菖蒲10 g、羚羊角3 g；胸胁痛，加忍冬藤20 g、九香虫9 g；胃脘胀闷疼痛，去升麻、炙甘草，加白芍10 g、炒莱菔子10 g；淋巴转移，加黄药子9 g、石上柏20 g；骨转移，加续断10 g、没药10 g、血竭1 g；胃转移，加石见穿15 g、瓦楞子10 g；肝转移，加半边莲15 g、鸡骨草20 g、铁树叶20 g；肠道转移，加制米壳10 g、赤石脂10 g。

【方解】本方所治之证因气阴两虚，肝火犯肺所致。肝火犯肺，迫血妄行，肺气上逆，故见咳嗽、痰血；肝气郁结，情志失调，故见气急，易怒，口干口苦；舌红，苔黄，脉细弦数均为气阴两虚，肝火犯肺之征。治以

肿瘤科国医圣手时方

益气养阴、清肝泻火。方中西洋参补而不滞，香附、柴胡疏肝理气为君药；瓜蒌、川贝母清肺化痰，清半夏、陈皮化痰理气而不伤正，鱼腥草、神曲、豆蔻消食悦胃，白及、三七参润肺而止血止痛，为佐药。全方共达益气养阴、清肝泻火之功。

【注意事项】据患者体质增减抗肿瘤药物剂量，随症加减用药。

【现代研究】方中炙黄芪有增强免疫、抗疲劳、保肝、降压、抗溃疡、抗肿瘤、抗骨质疏松等作用。柴胡能抗炎、解热、抗惊厥、镇静、镇咳、镇痛、护肝。清半夏有镇咳祛痰、抗肿瘤等作用。西洋参有益胃、调节中枢神经功能、保护心血管系统、提高免疫力抗肿瘤、降低血液凝固性等作用。香附有护肝、强心、减慢心率、降血压、抑制真菌的功效。神曲有增加食欲、促进代谢等作用。瓜蒌具有抗肿瘤、抗菌、祛痰、抗血小板凝集、抗氧化等功效。鱼腥草有提高免疫力、抗菌、抗病毒、利尿、防辐射、提高免疫力、抗肿瘤、抗炎等作用。川贝母能镇咳、祛痰、降压。豆蔻有抑菌、平喘、促进胃液分泌等作用。陈皮具有扩张血管、抗炎、抗溃疡等作用。升麻有降压、减慢心率、抗菌、镇静、抗惊厥、解热降温等作用。白及能止血、治疗肠穿孔、抗菌、血浆替代、预防肠粘连、抗癌等。三七能够缩短出血和凝血时间，具有抗血小板聚集及溶栓作用。炙甘草有抗炎、抗过敏、抗心律失常、抗病原微生物、抗氧化、抗肿瘤和抗衰老等作用。

【用方经验】肺癌属于中医学"肺积""咳嗽""咯血"等范畴。刘氏认为肺癌患者多有郁闷寡欢的心理状态、受严重刺激或打击的生活史，气机闭塞为其基本病机，用理气解郁法治疗及时并坚持始终，可以收到一定的效果。方中有升有降、有补有清，理气中寓补气之效，解郁中有宣肺之功，处方加减不失解郁救肺之法。

## 肃金益肺饮（李玉奇经验方）

【组成】沙参 30 g，白花蛇舌草 25 g，西洋参 10 g，山慈菇 10 g，冬虫夏草 10 g，海浮石 15 g，青黛 10 g，蛤蚧粉 20 g，桑白皮 25 g，白前 15 g，马兜铃 15 g，白及 25 g，蛤蚧 10 g，黄芩 10 g。

【功效】滋阴润肺，生津通络。

【主治】肺癌气阴亏虚证。症见元气不足，阴津亏损，以咳嗽痰少，或痰稀而黏，咳声低弱，气短喘促，神疲乏力，面色无华，形瘦，恶风，口干少饮，午后颧红，自汗或盗汗，小便短少，大便干结，舌红，苔少而干，脉细弱。

【加减】纳差不欲食加山楂 10 g、谷芽 15 g、麦芽 15 g、神曲 15 g；夜寐不安加酸枣仁 15 g、柏子仁 10 g、首乌藤 15 g、百合 12 g。

【方解】沙参、西洋参补肺益气，滋阴润肺，为清补之品；白花蛇舌草、山慈菇清热解毒，散结消肿；冬虫夏草、蛤蚧粉补益肺肾；蛤蚧粉、海浮石清肺火，化老痰，利水通淋，软坚散结；青黛清热解毒，凉血消斑，泻火定惊；白前、马兜铃降气化痰，滋阴润肺；桑白皮、黄芩、白及清上焦郁热，宣肺利水。诸药合用，共成滋阴润肺，生津通络之剂。

【注意事项】肺癌痰湿内蕴者不宜此方。

【现代研究】沙参具有强心、镇咳祛痰、增强免疫等功效。白花蛇舌草可以抗肿瘤、抗菌消炎。西洋参具有抗疲劳、降血脂、抗癌等作用。山慈菇具有抗肿瘤、升白细胞、抗炎、止痛等功效。蛤蚧能抗炎、平喘、调节免疫、抗衰老。冬虫夏草具有调节免疫、抗肿瘤、抗衰老、镇静催眠的功效。桑白皮能利尿、降血压、镇痛、镇静、抗肿瘤。白前能镇咳祛痰、镇痛、抗炎。马兜铃具有镇咳、祛痰、平喘、抗菌的功效。白及能抗肿瘤、抗菌、止血。黄芩能抑菌、抗炎、降压、护肝、防辐射。

【用方经验】1. 李老认为虚证是肺癌发生发展的重要原因和病机，正气不足，气血虚弱，导致脏腑功能失调，因而出现气滞、血瘀、湿聚、痰结等一系列病理变化，最终形成肺癌。临床实践也充分证明了扶正培本可以缓解症状、提高生存质量、延长生存期、降低放化疗的毒副作用等，对于肺癌可能会降低复发率、提高治愈率的作用。因此扶正培本是中医预防、治疗肺癌的特色和优势。中医学理论认为外邪是肺癌发生发展的一个因素。由于长期饮食不洁、过度劳伤、情志失调等造成机体阴阳平衡失调、脏腑功能失调、外邪乘虚而入，造成气滞血瘀、邪毒聚结等一系列病理变化，最终形成肺癌。因而，祛邪也是中医治疗肺癌的一大治则，具有较好的疗效。

2. 滋阴法作为补法之一，"补可祛弱"，察其不足之病处而填补之，药证相合，则能立起沉疴，但若使用不当，便可促进病机反向转化。因此，肺癌患者在运用滋阴法时，首先应辨明阴阳盛衰，阴虚者补其阴，阳虚者温其阳；这是一个基本法则。若不辨阴阳，阴虚者温其阳则虚火益炽。阳虚者滋其阴，则阴寒冰伏。这种情况往往是忽视审证求因或审证不细的结果。其次当分清真假虚实。在一定条件下，临床上肺癌患者常常会出现与证候本质不一致的假象，因而有"至虚有盛候""大实有羸状"的真实假虚的病理变化。虽然假象也是由证候本质所决定的，是证候本质的反应。但它并不象真象那样更直接反映证候的本质。往往会把证候本质掩盖起来。因此，对肺癌真伪虚实要辨别明确，以免当补而不补，反泻含冤。不当补而补，误补益疾，而违"虚虚实实"之戒。

## 李济仁经验方

【组成】夏枯草30 g，玄参30 g，墨旱莲30 g，生地黄30 g，半枝莲30 g，半边莲30 g，猫爪草30 g，藕节30 g，鱼腥草30 g，沙参30 g，天花粉15 g，玉竹15 g，冬虫夏草15 g，麦冬15 g，五味子12 g，石斛12 g，川贝母10 g。

【功效】壮水清金，泻火凉血，佐解毒抗癌。

【主治】肺肾阴虚，火盛刑金型肺癌。症见面色萎黄无光泽，形体瘦弱，疲倦乏力，痰内时夹血丝，语声低弱嘶哑，纳谷欠馨，小便正常，大便干燥难解。舌质红赤，苔薄白少津，脉细数。

【加减】咯血难止者加白茅根30 g，加用仙鹤草12 g等凉血止血之属；低热盗汗者加地骨皮10 g、白薇15 g育阴敛汗之属。

【方解】本方所治之证因肺肾阴虚，火盛刑金所致。阴虚则火盛，日渐煎熬则液涸痰凝、毒邪内结而成癌；火盛刑金，损伤肺络则血随痰出，或痰夹血丝。肾脉从肾上贯肝隔入肺中，循喉咙挟舌本，可见其咽干音哑久羁，为肾阴久虚之征。肺与大肠相表里，肺阴亏虚，阴液衰少，故见大便干燥难解。舌质红赤，苔薄白少津，脉细数亦为肺肾阴虚，火盛刑金之象。治以壮水清金，泻火凉血，佐解毒抗癌。方中生地黄、玄参、墨旱莲、玉竹、五味子、沙参、石斛、麦冬、冬虫夏草、天花粉壮水益肾以制内干气分之火，清金养肺以补金受火克之损；鱼腥草、半枝莲、半边莲清内结之热，解血中之毒；猫爪草益阴除热、散结解凝；藕节凉血止血。诸药合用，共奏壮水清金、泻火凉血、解毒抗癌之功。

【注意事项】火热亢盛，咯血量大者需紧急西医处理，不宜服用本方。

【现代研究】方中夏枯草能抗炎、免疫抑制、降血糖。玄参可以抗肿瘤、抗菌、降压。墨旱莲有抑菌、保肝、免疫调节、抗诱变、止血等作用。生地黄有清热、通便、止痛、止血等作用。半枝莲能抗肿瘤、抗病毒、促进细胞免疫功能。半边莲有清热、消肿、抗肿瘤等作用。猫爪草能抗结核分枝杆菌及其他细菌、抗肿瘤、体外抗白血病细胞、抗急性炎症。藕节有止血作用。鱼腥草有提高免疫力、抗菌、抗病毒、利尿、防辐射、提高免疫力、抗肿瘤、抗炎等作用。沙参具有强心、镇咳祛痰、增强免疫等功效。天花粉能抗肿瘤、抗艾滋、抗菌、降血糖。玉竹有提高免疫力、降血糖、降血脂、延缓动脉粥样斑块形成、扩张外周血管和冠脉、强心、抗氧化、抗衰老等作用。冬虫夏草能调节免疫系统功能、抗肿瘤、提高细胞能力、抗疲劳、调节心脏功能、调节肝脏功能、调节呼吸系统功能、调节造血功能、调节血脂。麦冬能升白细胞、提高免疫功能、增加冠状动脉流量。五味子有抑制中枢、强心、兴奋呼吸、保肝等功效。石斛可以抗肿瘤、降血糖、调节免疫。川贝母能镇咳、祛痰、降压。

【用方经验】在中医学文献中，与肺癌类似的记载散见于"咳嗽""哮喘""瘰疬""咯血""胸痛""痰饮""积聚""肺积""息贲""肺萎""肺疽"等病症的资料中，尤与"肺积""息贲"相似。李教授治疗肺癌，临床上常根据不同的证型选用不同的药物：对于气阴两虚型，常用大剂生黄芪(60 g)、北沙参、五味子、秦艽、知母益气养阴、润肺除热；对于肺脾两虚型，常用北条参、冬虫夏草、人参、黄芪、土茯苓、白术等健脾补肺固其本；对于阴虚痰热型，常用药物有沙参麦冬汤加百合、五味子、石斛滋阴救肺；对于表里俱热型，先用桑菊饮解表清热，待热降血止脉平，遂改弦易辙，去桑、菊，加白花蛇舌草、半枝莲、龙葵清热解毒，增紫草、白及、蒲黄凉血散瘀，百合固金汤以滋阴养肺而收全功；对痰热血瘀型，方用千金苇茎汤清肺化瘀、逐瘀排脓，使痰热得清，瘀血得祛，咯血自止，肺积自消矣。李教授强调临床上用药加减灵活，方随证换，药随症变。

## 天龙健肺汤（邱志楠经验方）

【组成】党参20 g，黄芪20 g，淫羊藿12 g，莪术15 g，郁金15 g，黄芩12 g，青天葵10 g。

【功效】健肺益气，化瘀解毒。

【主治】肺癌之肺脾两虚，瘀毒内结证。症见咳嗽无力，气短而喘，动则尤甚，胸部隐痛，声低懒言，神疲体倦，舌淡暗，苔白，脉细涩。

【加减】血瘀热毒型加白花蛇舌草30 g、半边莲20 g、桃仁15 g、玄参15 g；气阴两虚型加海底椰30 g、石斛15 g、百合15 g、生地黄15 g；气虚痰湿型加法半夏10 g、茯苓10 g、盐蛇干15 g。

【方解】本方主治之证因肺脾两虚，瘀毒内结所致。久病机体脏腑功能渐衰，肺气亏虚，呼吸功能减弱，气逆于上，故咳嗽无力，气短而喘；动则耗气，肺气更虚，则咳喘加重；肺脾气虚，宗气衰少，发声无力，则声

低懒言；脏腑功能减退，故神疲体倦；气虚无力推动血液运行，瘀滞于胸中，胸中气机不畅，不通则痛，故胸部隐痛；舌淡暗，苔白，脉细涩皆为气虚兼血瘀之象。治以健肺益气，化瘀解毒。方中郁金、莪术寒温并用，具有良好的活血化瘀，消坚散结作用；党参、黄芪健肺益气，淫羊藿性温，补肾壮阳，与党参、黄芪共同扶助正气；配合清热解毒的青天葵、黄芩，不但能较好地改善咳喘症状，还能起到扶正而不留邪的益处。诸药合用，共奏健肺益气，化瘀解毒之功。

【注意事项】有出血倾向者慎用本方。

【现代研究】1. 郁金具有护肝、抑制血小板聚集、抗炎、止痛等作用。莪术有增强免疫力、抗肿瘤、抗炎、抗胃溃疡以及抑制血栓形成等功效。黄芪可以促进机体代谢、抗疲劳、利尿、调节血糖、增强心肌收缩力、降血脂、抗衰老、抗辐射、护肝。党参能调节胃肠运动、抗溃疡、增强免疫功能、延缓衰老、抗缺氧、抗辐射及兴奋呼吸中枢。淫羊藿具有增强内分泌功能、调节细胞代谢及增加冠状动脉血流量、降压等作用。黄芩能抑菌、平喘、解热、降压、镇静、保肝利胆、抑制肠管蠕动、降血脂、抗氧化、抗肿瘤等。青天葵具有解热、抗炎、镇静、止痛等功效。

2. 据有关实验研究表明，天龙健肺汤对中晚期肺癌患者有较好的治疗效果，且安全、无副作用值得推荐使用。

【用方经验】邱教授认为中晚期肺癌患者多以元气衰弱、气血亏虚、痰瘀毒互结为病机，此时若过用寒凉攻伐，必致元气更虚，抗邪无力，外邪乘虚袭体，引动内邪，往往使病情急转直下。如过用补益药物，则易留邪为患，肿瘤病灶会因此而增殖更快，不利于病情稳定。本方针对中晚期肺癌的特点，治以健肺益气，化瘀解毒，临床运用，取得了较好的疗效。并且还可根据血瘀热毒型、气阴两虚型、气虚痰湿型的不同证候，随症加减。

## 清肺消瘀汤（张炳秀经验方）

【组成】三棱10 g，莪术10 g，陈皮10 g，

阿胶 (烊化) 10 g，桔梗 10g，三七粉 (冲服) 6～10 g，重楼15 g，太子参15 g，麦冬15 g，炒鸡内金15 g，鱼腥草30 g，白花蛇舌草30 g，甘草6 g。

【功效】行气活血，解毒化痰。

【主治】肺癌之气滞血瘀，痰瘀蕴肺证。症见咳嗽，咯痰或伴痰血，胸痛，痛有定处，胸闷气促，舌紫暗有瘀斑，苔白腻或黄腻，脉涩。

【加减】痰热内蕴者加白英10 g、黄芩10 g、瓜蒌皮12 g、浙贝母10 g等；痰瘀阻络者加丹参10 g、仙鹤草12 g等；肺脾两虚者加四君子汤、冬虫夏草3 g等；肺肾阴虚者加沙参15 g、百合12 g、二至丸等；大便干结者加火麻仁15 g、郁李仁10 g等。

【方解】本方所治之证因气滞血瘀，痰瘀蕴肺所致。机体脏气虚弱，运行乏力而致气机阻滞，气为血之帅，气不行则血停而为瘀血；气血瘀阻于肺，肺失宣降，肺气上逆而见咳嗽；气机郁滞日久化热，热灼肺部血络则致痰血；气机不利，影响水液代谢，水湿内聚而为痰，故见咯痰；气机不畅，郁滞于肺，故见胸闷气促；不通则通，故见胸痛；舌质紫暗有瘀斑，脉涩皆为气滞血瘀之象。治以行气活血，解毒化痰。方中三棱、莪术破血行气，消积止痛，陈皮理气健脾，化痰散结，桔梗既可引药上行，直达病所，又可宣肺化痰，与三棱、莪术、陈皮共为君药；三七性温，破血之力不及三棱、莪术，而可加强二者活血止痛之功，为臣药；白花蛇舌草、鱼腥草、重楼清热解毒，太子参、麦冬、阿胶益气养阴以扶助正气，与白花蛇舌草、鱼腥草、重楼攻补并施以助君，臣药化痰散结同为佐助药；甘草调和诸药为使药。

【注意事项】有出血倾向者忌用本方。

【现代研究】1. 三棱具有抑制血小板聚集、抗血栓等作用。莪术能增强免疫力、抗癌、抗炎、抗胃溃疡以及抑制血栓形成。三七具有抗血小板聚集、溶栓、镇痛、抗炎、抗衰老等作用。桔梗的作用包括镇咳、稀释痰液、预防应激性溃疡、镇静、镇痛、解热及降血糖等。鸡内金能促进胃液分泌、增强胃动力。陈皮可以调节胃肠运动、利胆及降

低血清胆固醇。白花蛇舌草具有抑菌、抗炎、镇痛、镇静、保肝利胆等作用。重楼具有广谱抗菌作用，同时可镇静、平喘、抗肿瘤。麦冬可升高外周白细胞，提高免疫功能，并能对抗心律失常、改善心急收缩力。太子参对淋巴细胞具有明显的刺激作用。阿胶具有显著的补血作用。鱼腥草能抑菌、抗炎、利尿、镇静、镇咳、止血及促进组织再生和伤口愈合。甘草具有对抗心律失常、解除胃肠平滑肌痉挛及镇痛、抗菌、抗炎、抗病毒、抗过敏、降血脂、护肝等作用。

2. 据有关实验研究，清肺消瘀汤加减治疗晚期非小细胞肺癌能明显提高生活质量。

【用方经验】张炳秀教授根据肺癌痰、毒、瘀、虚的病理特点，结合多年临床实践，精选药物组成清肺消瘀汤加减方，临证根据痰、热、瘀、虚偏重的不同，又将肺癌分为四型：痰热内蕴、痰瘀阻络、肺脾两虚、肺肾阴虚，临床应用中应做到随证加减。

---

## 余桂清经验方一

【组成】黄芪20 g（或太子参15 g）、白术10 g、茯苓15 g、陈皮10 g、半夏9 g、杏仁10 g、桔梗10 g、山药15 g、生薏苡仁20 g、防风10 g、白花蛇舌草25 g、半枝莲25 g、生甘草10 g。

【功效】益气补肺，健脾化痰。

【主治】肺癌之肺脾气虚证。此型在肺癌Ⅰ、Ⅱ期多见，病之早期，只在气虚证，或轻微咳嗽、咯痰症状，典型者常见咳嗽无力，痰液清稀，声低神疲，胸闷气短，自汗恶风，纳呆肢困，或时有便溏，面色无华，舌苔淡白或舌胖有齿痕，脉虚弱。

【加减】若肺癌手术后虚汗淋漓，或动则出汗，或汗后畏冷，或咳喘乏力，可加用玉屏风散加减。术后出现口干，烦躁，干咳，胃纳差，大便干结，舌红无苔等症，可用麦冬10 g、天冬12 g、沙参15 g、玉竹10 g、天花粉15 g、生地黄15 g、百合12 g、太子参15 g、陈皮10 g、知母10 g、生黄芪20 g。术后可选用大剂量的散结抗癌中药如白花蛇舌草25 g、瓜蒌15 g、重楼10 g、山慈菇9 g，

肿瘤科国医圣手时方

肿瘤科国医圣手时方

以增强抗癌的作用。

【方解】本方所治之证因肺脾气虚所致。肺气亏虚，肺失宣降，而见咳嗽无力，痰液清稀，声低神疲，胸闷气短，自汗恶风；脾气亏虚，脾失健运，食谷不化，气血生化乏源，水液运化失调，而见纳呆肢困，或时有便溏，面色无华；舌苔淡白或舌胖有齿痕，脉虚弱为肺脾气虚之象。治以益气补肺，健脾化痰。方以黄芪、太子参益气；白术、茯苓、山药、生薏苡仁健脾；陈皮、半夏、茯苓、甘草、杏仁、桔梗以理肺化痰；白花蛇舌草、半枝莲及薏苡仁等解毒抗癌；加防风、白术、黄芪为玉屏风散益气固表，可防感冒等并发症。诸药合用，共奏益气补肺，健脾化痰之功。

【注意事项】本方多为补益之剂，若患者体质可，可适当增加抗肿瘤药物剂量。

【现代研究】方中黄芪有增强免疫、抗疲劳、保肝、降压、抗溃疡、抗肿瘤、抗骨质疏松等作用。白术能保肝、利胆、利尿、降血糖、抗血凝、抗菌、抗肿瘤。茯苓具有增强免疫、抑瘤、抗炎、利尿等功效。陈皮具有扩张血管、抗炎、抗溃疡等作用。半夏能镇咳祛痰、抗肿瘤、抗早孕及致畸且有一定的毒性。杏仁能镇咳、平喘、抗炎、镇痛、抗肿瘤、降血糖、降血脂。桔梗具有镇静、镇痛及解热等中枢抑制作用，并有抗炎及镇咳祛痰、扩张血管、降压、抗溃疡作用。山药具有调节肠管运动、增强免疫功能、降血糖及抗氧化等作用。生薏苡仁具有解热、镇静、镇痛等作用。防风能镇痛、镇静、抗过敏。白花蛇舌草有抗肿瘤、抗菌消炎、保肝利胆等作用。半枝莲能抗肿瘤、抗病毒、促进细胞免疫功能。生甘草有抗炎、抗过敏、抗心律失常、抗病原微生物、抗氧化、抗肿瘤和抗衰老等作用。

【用方经验】1. 余老认为肺癌与古代及近代描述的肺积、息贲、肺痈、肺痿、肺疳等病症有相似之处，肺气闭郁，积聚日久为息贲，气积痰壅、化热聚毒为肺痈，气积寒凝、阴毒瘀积为肺疳，咳唾日久、肺津大伤为肺痿，气血虚衰、阴阳亏损为虚损。息贲以气积为主，肺痈以痰热为重，肺疳以瘀毒为甚，

肺痿以津伤为要，虚损以阴阳为本。肺癌与此五证均有密切关系，可以认为肺癌的病因、病理及转归由气积、痰热、瘀毒、津液、阴阳五方面得以体现。因此肺癌的治疗可以紧紧把握气积、痰热、瘀毒、津液、阴阳五大环节，有助于提高疗效。

2. 笔者应用本方药物常用剂量为：黄芪20 g（或太子参20 g）、白术10 g、茯苓15 g、陈皮9 g、半夏6 g、杏仁10 g、桔梗10 g、山药20 g、生薏苡仁15 g、防风10 g、白花蛇舌草30 g、半枝莲30 g、生甘草5 g。

## 余桂清经验方二

【组成】沙参15 g、生地黄15 g、玄参15 g、麦冬10 g、百合12 g、鳖甲15 g、知母10 g、青蒿10 g、地骨皮10 g、黄芩10 g、川贝母6 g、杏仁10 g、重楼10 g、半枝莲25 g、生牡蛎15 g、仙鹤草12 g。

【功效】滋阴润肺，清热散结。

【主治】肺癌之肺肾阴虚型。此型多见于肺癌的Ⅱ期，偶见于Ⅲ期患者。症见干咳无痰，或痰少黏稠，或痰中带血，或口咽干燥，形体消瘦午后潮热，五心烦热，盗汗颧红，便干尿黄，声音嘶哑，舌红少津，无苔或少苔，脉细数。

【加减】本证若系放射性肺炎所致，可酌加天冬12 g、鱼腥草20 g、桔梗10 g、丹参10 g；出现咯血者，酌加仙鹤草12 g、白及10 g、花蕊石9 g、阿胶（烊化）10 g。

【方解】本方所治之证因肺肾阴虚所致。肺阴亏虚，肺失所养，肺气上逆而见咳嗽；阴虚内热，津液亏少，故见无痰，或痰少黏稠，或口咽干燥，形体消瘦午后潮热，五心烦热，盗汗颧红，声音嘶哑，便干尿黄等虚弱症状；虚热迫血妄行，血溢脉外而见痰中带血；舌红少津，无苔或少苔，脉细数为肺肾阴虚之象。治以滋阴润肺，清热散结。方以沙参、玄参、麦冬、百合养阴润肺；鳖甲、青蒿、地骨皮、黄芩、知母清阴分之热；川贝母、杏仁、仙鹤草化痰止血；重楼、半枝莲、生牡蛎、仙鹤草清热散结抗癌。诸药合用，共奏滋阴润肺，清热散结之功。

【注意事项】据患者体质酌情增减清热散结抗癌之品。

【现代研究】方中沙参具有强心、镇咳祛痰、增强免疫等功效。生地黄有清热、通便、止痛、止血等作用。玄参可以抗肿瘤、抗菌、降压。麦冬能升白细胞、提高免疫功能、增加冠脉流量。百合有镇咳祛痰、镇静、滋阴润肺、强壮和抗肿瘤作用。鳖甲有抗肝纤维化、增强免疫、抗肿瘤、抗疲劳的功效。知母能抗病原微生物、解热、降血糖、抗肿瘤等。青蒿有抗疟、抗血吸虫、抗病原微生物、解热、镇痛、调节免疫等功效。地骨皮有降压、降血糖、降血脂、抗病原微生物、解热等作用。黄芩有抗菌、抗病毒、抗炎、抑制免疫反应、解热、保肝、利胆、镇静、降血脂、抗氧自由基损伤、降压等作用。川贝母能镇咳、祛痰、降压。杏仁能镇咳、平喘、抗炎、镇痛、抗肿瘤、降血糖、降血脂。重楼有抗肿瘤、镇咳、平喘作用。半枝莲能抗肿瘤、抗病毒、促进细胞免疫功能。生牡蛎具有抗溃疡、护肝、增强免疫等功效。仙鹤草能止血、抗炎、抗肿瘤。

【用方经验】1. 余教授认为，若肺癌发病过程、疾病转归与息贲的临床表现相似，临床可将息贲症的辨治方法运用于肺癌治疗，对缓解症状，延长生存期均有一定意义，可选用息贲汤（陈言《三因极一病证方论》）、息贲丸（李东垣《兰室秘藏》）等方化裁施治。肺癌发展到一定阶段，也可见类似肺痈症状，诸如发热、咳吐脓血、胸痛等症，临床选用麦冬汤、葶苈大枣泻肺汤、桔梗汤、千金苇茎汤等治疗，均能获一定疗效。若表现为发病甚缓，郁结日久，胸痛隐隐，更酷似肺疽症发病过程，可选用治疗肺疽之方如犀黄丸、小金丹、飞龙夺命丹、阳和汤、洗髓丹等加减治疗肺癌，能取得一定疗效。晚期肺癌运用治疗肺痿的方法治疗也能取得一定疗效，临证可根据脉症之不同选用麦门冬汤、清燥救肺汤、沙参麦冬汤等方施治。同时晚期肺癌患者临床可根据气血阴阳的虚衰状况选用补中益气汤、当归补血汤、归脾汤、六味地黄丸、百合固金汤、保元汤等方加减施治。

2. 笔者应用本方药物常用剂量为：沙参15 g、生地黄15 g、玄参15 g、麦冬15 g、百合15 g、鳖甲20 g、知母12 g、青蒿12 g、地骨皮15 g、黄芩10 g、川贝母10 g、杏仁15 g、重楼9 g、半枝莲15～30 g、生牡蛎30 g、仙鹤草10 g。

## 余桂清经验方三

【组成】黄芪20 g（或太子参15 g）、沙参15 g、麦冬10 g、鳖甲15 g、百合12 g、生地黄15 g、五味子15 g、百部9 g、瓜蒌15 g、川贝母6 g、白花蛇舌草25 g、鱼腥草20 g。

【功效】益气养阴，化痰散结。

【主治】肺癌之气阴两虚型。此型多见于Ⅲ期，在Ⅱ、Ⅳ期也可见到。症见咳嗽有痰或无痰，神疲乏力，汗出气短，口干发热或午后潮热，手足心热，有时心悸，纳呆脘胀，便干或稀，舌质红苔薄，或舌质胖嫩有齿痕，脉细数无力。

【加减】如湿困脾胃加苍白术10 g、防风10 g；脾气不运，胃气不和加木香6 g、砂仁6 g、枳壳9 g、陈皮10 g；偏重气虚者多用益气药；偏重于阴虚有热者，加重养阴清热之药。

【方解】本方所治之证因气阴两虚所致。气阴亏虚，肺失所养，肺气上逆而见咳嗽；阴虚内热，津液亏少，故见神疲乏力，汗出气短，口干发热或午后潮热，手足心热；气阴亏虚，脾失健运，故见纳呆脘胀，便干或稀；舌质红苔薄，或舌质胖嫩有齿痕，脉细数无力均为气阴两虚之象。治以益气养阴，化痰散结。方以黄芪、太子参益气；沙参、麦冬、鳖甲、生地黄、五味子养阴；瓜蒌、鱼腥草、川贝母、白花蛇舌草等化痰、清热解毒，均有抗肿瘤作用。诸药合用，共奏益气养阴，化痰散结之功。

【注意事项】这一型往往兼证较多，病情亦转化，应根据症状随症加减。

【现代研究】方中黄芪有增强免疫、抗疲劳、保肝、降压、抗溃疡、抗肿瘤、抗骨质疏松等作用；沙参具有强心、镇咳祛痰、增强免疫等功效；麦冬能升白细胞、提高免疫功能、增加冠状动脉流量；鳖甲有抗肝纤维化、增强免疫、抗肿瘤、抗疲劳的功效；百合有镇咳祛痰、镇静、滋阴润肺、强壮和抗肿瘤作用；生地黄有清热、通便、止痛、止血等作用；五味子有抑制中枢、强心、兴奋呼吸、保肝等功效；百部能镇咳、祛痰、抗病原微生物、杀虫、舒张支气管平滑肌；瓜蒌有抗肿瘤、抗菌、祛痰、抗血小板凝集、抗氧化等功效；川贝母能镇咳祛痰、抑菌；白花蛇舌草有抗肿瘤、抗菌消炎、保肝利胆等作用；鱼腥草有提高免疫力、抗菌、抗病毒、利尿、防辐射、提高免疫力、抗肿瘤、抗炎等作用。

【用方经验】1. 肺癌临证治疗时，余教授重视扶正培本法。实践证明，扶正培本法与西医怡疗手段相结合，不仅能保证治疗的顺利进行，而且可以提高机体免疫能力，改善症状，延长生存期，提高疗效。余教授认为扶正培本即是扶助正气，培植本源的治疗法则。扶正培本治则的临床应用，主要是调节人体阴阳、气血、津液和脏腑功能的不平衡，以增强机体的抗病能力，消除各种虚弱证候，达到强壮身体、祛除病邪之目的。中医学认为肾为先天之本，脾为后天之本，故扶正培本多从脾肾入手，但具体应用时尚需根据具体情况，辨证论治。其中益气健脾法是治疗气虚的基本方法。常用药物有黄芪、党参、太子参、白术、茯苓、山药、甘草等。当气虚影响到肾出现肾气虚时，须用肉苁蓉、巴戟天、补骨脂、菟丝子、枸杞子等填精益髓药物配伍。养阴生津法适用于阴虚及阴虚内热之证。常用药物有生地黄、麦冬、南北沙参、天冬、玄参、石斛、龟甲、鳖甲、玉竹、黄精、天花粉、知母。这类药物具有养阴润肺、养阴增液和滋补肝肾的功用，对阴虚患者有治疗作用。在放疗及化疗的过程中，或治疗后出现阴津耗伤时，应用此类药物可以减轻反应。

2. 笔者应用本方药物常用剂量为：黄芪 30 g（或太子参 30 g）、沙参 15 g、麦冬 12 g、鳖甲 20 g、百合 12 g、生地黄 15 g、五味子 6 g、百部 15 g、瓜蒌 10～20 g、川贝母 3～10 g、白花蛇舌草 15～60 g、鱼腥草

15～25 g。

# 余桂清经验方四

【组成】黄芪 20 g、枳壳 9 g、青皮 10 g、赤芍 10 g、郁金 10 g、丹参 10 g、莪术 9 g、桃仁 6 g、徐长卿 10 g、桔梗 10 g、败酱草 10 g、三七粉 3 g。

【功效】行气活血，化瘀解毒。

【主治】肺癌之气滞血瘀型。此型多见于Ⅱ、Ⅲ期患者。症见胸胁胀痛或刺痛，咳嗽气短而不爽，大便或干，舌质暗紫有瘀斑，脉弦或涩。

【加减】若体质尚佳，可选加大剂量的散结抗癌中药，如重楼 20 g、白花蛇舌草 50 g、瓜蒌 15 g、山慈菇 20 g 等。

【方解】本方所治之证因气滞血瘀所致。患者病久，长期瘀毒内结，导致气滞血瘀，不通则痛，故见胸胁胀痛或刺痛，痛处不移；同时肺气受阻，肺失宣降，肺气上逆而见咳嗽气短而不爽；舌质暗紫有瘀斑，脉弦或涩亦为气滞血瘀之象。治以行气活血，化瘀解毒。方以枳壳、青皮、郁金行气；赤芍、丹参、莪术、徐长卿、桃仁、石见穿、三七活血化瘀止痛；黄芪益气而助活血；桔梗引药人肺经，防穿行他脏，损伤其他脏腑，败酱草解毒抗癌。诸药合用，共奏行气活血，化瘀解毒之功。

【注意事项】本方所致之证表现为实证，虚证患者慎用。

【现代研究】方中黄芪有增强免疫、抗疲劳、保肝、降压、抗溃疡、抗肿瘤、抗骨质疏松等作用。枳壳能促进胃肠推进功能、抗过敏、升压。青皮有祛痰、平喘、抑制平滑肌痉挛、升压、抗休克等作用。赤芍具有增加冠状动脉血流量、抗血栓、镇静、抗炎止痛、抗惊厥的功效。郁金能降血脂、镇痛、保护肝细胞、抗炎等。丹参有抗肿瘤、增强免疫力、抗病原微生物、清除自由基等的作用。莪术能抗肿瘤、抗炎、抗菌、抗血小板聚集等。桃仁有镇痛、抗炎、抗菌、抗过敏作用。徐长卿可以镇静、镇痛、抑菌、抗炎、降血脂。桔梗具有镇静、镇痛及解热等中枢

抑制作用，并有抗炎及镇咳祛痰、扩张血管、降压、抗溃疡作用。败酱草能镇静镇痛、抗菌、抗肿瘤、止血。三七能够缩短出血和凝血时间，具有抗血小板聚集及溶栓作用。

【用方经验】1. 余教授认为，对于各型肺癌，都应该强调使用综合疗法，中医学对肺癌的治疗强调整体观念，注意从机体的内部因素着手治疗疾病。在治法上既注意祛邪，更注意扶正，要求正确处理"正"与"邪"的关系，并注意把二者有机地结合起来，使祛邪而不伤正，扶正而不留邪。如能在放疗、化疗过程中配合中医治疗，不但可以减轻毒副反应，使治疗得以顺利进行，而且能加强抗肿瘤作用，提高临床疗效。在手术、放疗、化疗后，配合中医治疗，不但可以促进身体恢复，增强免疫功能，而且能继续发挥抗肿瘤作用，防止复发和转移，提高生存率。因此，在肺癌的治疗中，注意扶正与祛邪相结合，积极运用中医药与手术、放疗、化疗相结合是十分必要的，也是进一步提高疗效的重要途径之一。另外，对于丧失手术治疗机会，又不宜或不愿意行放疗、化疗的中晚期患者，用中医药治疗也能取得一定的疗效，尤其在缓解临床症状，提高生存质量，延长生存期方面的效果尤为突出。

2. 笔者应用本方药物常用剂量为：黄芪30 g、枳壳10 g、青皮3～9 g、赤芍6～12 g、郁金5～12 g、丹参15 g、莪术15 g、桃仁10 g、徐长卿3～9 g、桔梗10 g、败酱草15 g、三七粉3～10 g。

## 余桂清经验方五

【组成】瓜蒌15 g、冬瓜子10 g、陈皮10 g、半夏9 g、苇茎20 g、桃仁6 g、红花6 g、丹参10 g、山慈菇9 g、僵蚕10 g、杏仁10 g、黄芪20 g、桔梗10 g。

【功效】祛湿化痰，化瘀解毒。

【主治】肺癌之痰湿瘀阻型。此型多见于晚期患者。症见咳嗽，痰多，气憋胸闷，或胸胁疼痛，或胁下痞块，刺痛拒按，或发热，痰黄黏稠，舌质暗或有瘀斑，或胖、苔厚腻，或白、或黄，脉弦滑，或兼数。

【加减】可加入平消丹或一枝箭方冲服。

【方解】本方所治之证因痰湿瘀阻所致。肺癌晚期，肿块增大，浸袭范围广，又有远处脏器转移，脏器功能衰竭或受损者多，所以合并症状繁杂，但最终痰湿凝聚，气滞而血瘀为主，痰凝血瘀，阻滞气机运行，不通则痛，故见咳嗽，痰多，气憋胸闷，或胸胁疼痛，或胁下痞块，刺痛拒按等症；舌质暗或有瘀斑，或胖、苔厚腻，或白，或黄，脉弦滑，或兼数均为痰湿瘀阻之象。治以祛湿化痰，化瘀解毒。方中瓜蒌、冬瓜子、陈皮、半夏、苇茎祛湿化痰；桃仁、红花、丹参活血化瘀；山慈菇、僵蚕、杏仁化痰散结，化瘀消肿；黄芪益气而助药力，桔梗引经入肺。诸药合用，共奏祛湿化痰，化瘀解毒之功。

【注意事项】服药期间应注意从精神、饮食、锻炼等角度调摄，以达精神平衡，气血充足。

【现代研究】方中瓜蒌具有抗肿瘤、抗菌、祛痰、抗血小板凝集，抗氧化等功效。陈皮具有扩张血管、抗炎、抗溃疡等作用。半夏能镇咳祛痰、抗肿瘤。桃仁有镇痛、抗炎、抗菌、抗过敏作用。红花可以改善心肌缺血、抗心律失常、降血压、镇痛、镇静、抗惊厥。丹参有抗肿瘤、增强免疫力、抗病原微生物、清除自由基等的作用。山慈菇能抗肿瘤、升白细胞、抗炎、止痛等。僵蚕有抗肿瘤、抗惊厥等作用。杏仁能镇咳、平喘、抗炎、镇痛、抗肿瘤、降血糖、降血脂。黄芪有增强免疫、抗疲劳、保肝、降压、抗溃疡、抗肿瘤、抗骨质疏松等作用。桔梗具有镇静、镇痛及解热等中枢抑制作用，并有抗炎及镇咳祛痰、扩张血管、降压、抗溃疡作用。

【用方经验】1. 余教授认为，在肺癌的多学科综合治疗中，在不同的治疗阶段，中医药均有其独特的疗效和作用，尤其是体现在改善症状、提高生存质量以及延长生存期方面，可选择不同的中医治疗方法，其基本原则是：在手术、放疗、化疗期间及恢复期，不宜运用攻伐太过的中药，应以扶正治疗为主；在手术、放疗、化疗后，视患者具体情况，采取或补、或攻、或攻补兼施的治疗；

肿瘤科国医圣手时方

对于稳定期的患者，要定期采用大剂量的散结抗癌之攻伐中药，以防患于未然；对于不能接受手术及放、化疗的患者，如体质尚可，可以攻法为主，辅以扶正治疗，如体质虚弱，则以扶正为主，以攻为辅。中西医结合疗法可取得比任何单一疗法更好的疗效。

2. 笔者应用本方药物常用剂量为：瓜蒌10～20 g、冬瓜子10～15 g、陈皮3～9 g、半夏3～10 g、苇茎10～15 g、桃仁10 g、红花3～10 g、丹参15 g、山慈菇3～9 g、僵蚕5～9 g、杏仁10～15 g、黄芪30 g、桔梗10 g。

## 郁仁存经验方一

**【组成】**南沙参30 g，北沙参30 g，生地黄15 g，麦冬15 g，前胡10 g，地骨皮15 g，贝母10 g，天花粉15 g，白花蛇舌草30 g，半枝莲15 g，石见穿15 g，杏仁10 g，金荞麦20 g，北豆根6 g，仙鹤草30 g，焦麦芽10 g，焦谷芽10 g，焦神曲10 g，鸡内金10 g。

**【功效】**养阴清热，解毒散结。

**【主治】**肺癌之阴虚内热，毒热内结证。症见干咳少痰，或痰少，痰中带血，心烦寐差，或低热盗汗，口干便干，或咽干声哑。舌质红或暗红，苔薄黄或黄白，脉细数。

**【加减】**咳嗽痰黏加苦梗10 g、紫菀10 g、瓜蒌15 g、杏仁10 g、马兜铃9 g；痰多难出加海浮石10 g、猪牙皂1 g、蛇胆陈皮末10 g、鲜竹沥30 g、黛蛤散6 g等；痰中带血加藕节20 g、白茅根30 g、仙鹤草12 g、墨旱莲10 g、蜂房10 g、白及10 g、大蓟10 g、小蓟10 g、云南白药0.5 g等；自汗气短加人参9 g、冬虫夏草3 g、浮小麦20 g、防风10 g、煅龙牡20 g、生黄芪20 g、山茱萸10 g等；高热不退加大青叶10 g、生石膏30 g、寒水石10 g、牡丹皮10 g、羚羊角粉20 g、紫雪散3 g、牛黄清热散0.3 g/15 g；胸背疼痛加延胡索10 g、紫苏木9 g、制乳香5 g、没药10 g、徐长卿10 g、白屈菜6 g、全蝎5 g；胸腔积液加葶苈子10 g、桑白皮10 g、地骨皮10 g、车前草20 g、猪苓10 g、泽泻10 g、龙葵20 g等；颈部肿物或肺内肿块加夏枯草

10 g、海藻10 g、土贝母10 g、山慈菇9 g、猫爪草10 g、穿山甲9 g、僵蚕10 g、黄药子9 g、生牡蛎15 g、瓜蒌15 g、西黄丸3 g、小金丹0.6 g等；合并感染者加半枝莲25 g、白花蛇舌草25 g、鱼腥草20 g、金荞麦20 g、黄芩10 g、冬凌草30 g、蛇莓10 g、百部9 g。

**【方解】**本方所治之证因阴虚内热，毒热内结所致。久病脏腑功能减退，气血渐虚，卫气虚弱，不能固护肌表，阴虚内热迫液外出，故见盗汗；肺阴虚内热，肺失宣降，肺气上逆而见咳嗽；肺阴虚，蒸灼津液，而为少痰；阴虚内热，扰乱心神，故见心烦寐差；瘀久化热，热灼肺部血络而见痰中带血伴低热；虚热上灼咽喉而见咽干声哑；舌质红或暗红，苔薄黄或黄白，脉细数为阴虚内热，毒热内结之象。治以养阴清热，解毒散结。方中以前胡、杏仁、贝母止咳化痰；沙参、生地黄、麦冬、天花粉、地骨皮养阴清热；白花蛇舌草、半枝莲、石见穿、金荞麦、北豆根、仙鹤草解毒抗癌；焦三仙、鸡内金养胃助消化。诸药合用，共奏养阴清热，解毒散结之功。

**【注意事项】**素体热盛者慎用本方。

**【现代研究】**方中沙参具有强心、镇咳祛痰、增强免疫等功效。生地黄有清热、通便、止痛、止血等作用。麦冬能升白细胞、提高免疫功能、增加冠状动脉流量。前胡有钙拮抗、祛痰、扩张冠状动脉等作用。地骨皮有降血压、降血糖、降血脂、抗病原微生物、解热等作用。贝母镇咳祛痰、抑菌。天花粉能抗肿瘤、抗艾滋、抗菌、降血糖。白花蛇舌草有抗肿瘤、抗菌消炎、保肝利胆等作用。半枝莲能抗肿瘤、抗病毒、促进细胞免疫功能。石见穿能消炎、镇痛。杏仁能镇咳、平喘、抗炎、镇痛、抗肿瘤、降血糖、降血脂。金荞麦能抗菌、抗炎、解热、祛痰镇咳、抗肿瘤等功效。北豆根能抗肿瘤、降压、调节免疫、抑制中枢、抗溃疡等。仙鹤草能止血、抗炎、抗肿瘤。焦麦芽具有助消化、降血糖、抗真菌等作用。焦谷芽有促消化作用。焦神曲有消食导滞，和胃止呕，解胀治痢，增加食欲，促进代谢等作用。鸡内金能促进胃酸分泌、增进胃和小肠蠕动及抗肿瘤。

【用方经验】郁仁存教授认为，此型多见于较早病期，以鳞状细胞癌较多见。郁教授治疗肺癌，按癌细胞不同类型，有以下3个中药方，可供参考选择。肺癌基本方：前胡、半枝莲、白花蛇舌草、龙葵、苦参、仙鹤草、金荞麦、石上柏、重楼。肺鳞癌方：金荞麦、冬凌草、石上柏、重楼、夏枯草、浙贝母、前胡、生薏苡仁、瓜蒌、紫草根、北山豆根、苦参。肺腺癌方：龙葵、白英、蛇莓、夏枯草、半枝莲、黄药子、白花蛇舌草、前胡、山慈菇、山海螺、肿节风、土茯苓、藤梨根。以上3方均为清热解毒祛邪方，随证仍应有辨证加减，有虚象者，应扶正与祛邪相结合治疗。

## 郁仁存经验方二

【组成】党参15 g，白术10 g，茯苓10 g，陈皮10 g，生薏苡仁15 g，前胡10 g，杏仁10 g，浙贝母10 g，金荞麦20 g，石上柏15 g，龙葵20 g，白英30 g，白花蛇舌草30 g，制南星10 g，焦麦芽10 g，焦谷芽10 g，焦神曲10，砂仁10 g，生黄芪30 g，黛蛤散（包煎），半夏10 g。

【功效】健脾化痰，解毒清肺。

【主治】肺癌之脾虚痰湿，痰毒结肺证。症见痰多咳重，胸闷纳呆，便溏虚肿，神疲乏力，胸痛。舌质淡胖或暗，苔白腻，脉滑或滑数。

【加减】咳嗽痰黏加苦梗10 g、紫菀10 g、瓜蒌15 g、杏仁10 g、马兜铃9 g；痰多难出加海浮石10 g、猪牙皂1 g、蛇胆陈皮末10 g、鲜竹沥30 g、黛蛤散6 g等；痰中带血加藕节20 g、白茅根30 g、仙鹤草12 g、墨旱莲10 g、蜂房10 g、白及10 g、大蓟10 g、小蓟10 g、云南白药0.5 g；自汗气短加人参9 g、冬虫夏草3 g、浮小麦20 g、防风10 g、煅龙牡20 g、生黄芪20 g、山茱萸10 g等；高热不退加大青叶10 g、生石膏30 g、寒水石10 g、牡丹皮10 g、羚羊角粉20 g、紫雪散3 g、牛黄清热散0.3 g/15 g；胸背疼痛加延胡索10 g、紫苏木9 g、制乳香5 g、没药10 g、徐长卿10 g、白屈菜6 g、全蝎5 g；胸

腔积液加葶苈子10 g、桑白皮10 g、地骨皮10 g、车前草20 g、猪苓10 g、泽泻10 g、龙葵20 g等；颈部肿物或肺内肿块加夏枯草10 g、海藻10 g、土贝母10 g、山慈菇9 g、猫爪草10 g、穿山甲9 g、僵蚕10 g、黄药子9 g、生牡蛎15 g、瓜蒌15 g、西黄丸3 g、小金丹0.6 g等；合并感染者加半枝莲25 g、白花蛇舌草25 g、鱼腥草20 g、金荞麦20 g、黄芩10 g、冬凌草30 g、蛇莓10 g、百部9 g。

【方解】本方所治之证因脾虚痰湿，痰毒结肺所致。久病脏腑功能减退，脾失健运，痰浊内生，故见痰多；脾虚运化无力，水液泛滥，故见纳呆，便溏虚肿；脾虚生痰，阻滞肺气，肺失宣降，肺气上逆，故见咳嗽；湿性重浊，困阻清阳，故见神疲乏力；痰毒阻滞经络，不通则痛，故见胸痛；舌质淡胖或暗，苔白腻，脉滑或滑数为脾虚痰湿，痰毒结肺之象。治以健脾化痰，解毒清肺。本方以生黄芪、党参、白术、茯苓、生薏苡仁健脾益气；陈皮、半夏、浙贝母、前胡、杏仁、制南星化痰止嗽；金荞麦、石上柏、龙葵、白英、白花蛇舌草解毒抗癌；焦三仙、砂仁和胃助消化。诸药合用，共奏健脾化痰，解毒清肺之功。

【注意事项】本证以虚为主，应在健脾的基础上酌情使用抗肿瘤药物，不可盲目抗癌。

【现代研究】方中党参能调节胃肠运动、抗溃疡、增强免疫功能，稳定机体内环境。白术能保肝、利胆、利尿、降血糖、抗血凝、抗菌、抗肿瘤。茯苓具有增强免疫、抑瘤、抗炎、利尿等功效。陈皮能扩张血管、抗炎、抗溃疡等。生薏苡仁具有解热、镇静、镇痛等作用。前胡有钙拮抗、祛痰、扩张冠状动脉等作用。杏仁能镇咳、平喘、抗炎、镇痛、抗肿瘤、降血糖、降血脂。浙贝母能镇咳、镇静、镇痛。金荞麦有抗菌、抗炎、解热、祛痰镇咳、抗肿瘤等功效。石上柏有增强机体代谢、止血、抗肿瘤等作用。龙葵有抗肿瘤作用。白英具有消炎、消肿、抗肿瘤等功效。白花蛇舌草有抗肿瘤、抗菌消炎、保肝利胆等作用。制南星具有祛痰及抗惊厥、镇静、镇痛作用。焦麦芽具有助消化、降血糖、抗真菌等作用。焦谷芽有促消化作用。焦神

曲有消食导滞，和胃止呕，解胀治痢，增加食欲，促进代谢等作用。砂仁有抑制血小板聚集、抗溃疡等作用。生黄芪有增强免疫、抗疲劳、保肝、降压、抗溃疡、抗肿瘤、抗骨质疏松等作用。半夏能镇咳祛痰、抗肿瘤。

【用方经验】郁仁存教授认为，此型常在慢性支气管炎基础上发生，脾虚痰湿内蕴，药物治疗效果较差。如果此型寒湿较重，阳气不足以温化寒痰者，可予温阳补肺之品如白芥子、干姜、附子、生南星、生半夏之类，但应慎用，严防中毒。

## 郁仁存经验方三

【组成】桔梗10 g，枳壳10 g，紫草10 g，徐长卿15 g，桃仁10 g，杏仁10 g，干蟾10 g，石见穿20 g，重楼15 g，茜草20 g，制大黄10 g，延胡索15 g，龙葵30 g，苦参15 g，焦麦芽10 g，焦谷芽10 g，焦神曲10 g，砂仁10 g，鸡内金10 g。

【功效】理气化滞，活血解毒。

【主治】肺癌之气滞血瘀，邪毒内结证。症见咳嗽不畅，气急胸痛，如锥如刺，便秘口干，痰血暗红。唇暗舌绛，舌瘀斑点，苔薄黄，脉弦或细涩。

【加减】咳嗽痰黏加苦梗10 g、紫菀10 g、瓜蒌15 g、杏仁10 g、马兜铃9 g；痰多难出加海浮石10 g、猪牙皂1 g、蛇胆陈皮末10 g、鲜竹沥30 g、黛蛤散6 g等；痰中带血加藕节20 g、白茅根30 g、仙鹤草12 g、墨旱莲10 g、蜂房10 g、白及10 g、大蓟10 g、小蓟10 g、云南白药0.5 g等；自汗气短加人参9 g、冬虫夏草3 g、浮小麦20 g、防风10 g、煅龙牡20 g、生黄芪20 g、山茱萸10 g等；高热不退加大青叶10 g、生石膏30 g、寒水石10 g、牡丹皮10 g、羚羊角粉20 g、紫雪散3 g、牛黄清热散0.3 g/15 g；胸背疼痛加延胡索10 g、紫苏木9 g、制乳香5 g、没药10 g、徐长卿10 g、白屈菜6 g、全蝎5 g；胸腔积液加葶苈子10 g、桑白皮10 g、地骨皮10 g、车前草20 g、猪苓10 g、泽泻10 g、龙葵20 g等；颈部肿物或肺内肿块加夏枯草10 g、海藻10 g、土贝母10 g、山慈菇9 g、

猫爪草10 g、穿山甲9 g、僵蚕10 g、黄药子9 g、生牡蛎15 g、瓜蒌15 g、西黄丸3 g、小金丹0.6 g等；合并感染者加半枝莲25 g、白花蛇舌草25 g、鱼腥草20 g、金荞麦20 g、黄芩10 g、冬凌草30 g、蛇莓10 g、百部9 g。

【方解】本方所治之证因气滞血瘀，邪毒内结所致。邪毒内犯，淤积体内，阻滞肺气，肺失宣降，肺气上逆，故见咳嗽不畅，气急；邪毒阻滞经脉，经脉不利，不通则痛，故见胸痛，如锥如刺；肺与大肠相表里，肺气不宣，大肠传导功能失调，故见便秘；瘀血阻络，血行不畅，血溢脉外，故见痰血暗红；唇暗舌绛，舌瘀斑点，苔薄黄，脉弦或细涩为气滞血瘀，邪毒内结之象。治以理气化滞，活血解毒。本方以桔梗、枳壳、杏仁理气化痰；桃仁、干蟾、石见穿、草河车、徐长卿、龙葵、苦参、大黄活血化瘀解毒；茜草、紫草凉血止血，祛瘀生新；焦三仙、鸡内金、砂仁和胃醒脾。诸药合用，共奏理气化滞，活血解毒之功。

【注意事项】痰血较甚者需急则治标，应予紧急处理。

【现代研究】方中桔梗具有镇静、镇痛及解热等中枢抑制作用，并有抗炎及镇咳祛痰、扩张血管、降压、抗溃疡作用。枳壳能促进胃肠推进功能、抗过敏、升压。紫草有抗病原微生物、抗炎、兴奋心脏、避孕、抗肿瘤等功效。徐长卿可以镇静、镇痛、抑菌、抗炎、降血脂。桃仁有镇痛、抗炎、抗菌、抗过敏作用。杏仁能镇咳、平喘、抗炎、镇痛、抗肿瘤、降血糖、降血脂。干蟾有抗肿瘤作用。石见穿能消炎、镇痛。草河车有抗肿瘤、镇咳、平喘作用。茜草有止血、抗病原微生物、止咳、祛痰、兴奋子宫平滑肌等功效。制大黄有抗感染、止血、保肝、降压、降胆固醇等功效。延胡索具有镇静、镇痛、催眠、增加冠状动脉血流量、提高耐缺氧能力、降血压、抗心律失常、抗溃疡等作用。龙葵有抗肿瘤作用。苦参具有抗肿瘤、升白细胞、平喘祛痰、抗过敏、免疫抑制、抗炎、利尿、抗菌的功效。焦麦芽具有助消化、降血糖、抗真菌等作用。焦谷芽有促消化作用。焦神曲有消食导滞，和胃止呕，解胀治痢，增加

食欲，促进代谢等作用。砂仁有抑制血小板聚集、抗溃疡等作用。鸡内金能促进胃酸分泌、增进胃和小肠蠕动及抗肿瘤。

【用方经验】郁仁存教授认为，此型较重，已侵及胸膜及骨，产生剧痛，致气机不畅，气滞毒瘀，痰气互阻更加重了气滞血瘀。

# 郁仁存经验方四

【组成】生黄芪30 g，太子参30 g，白术10 g，茯苓10 g，五味子10 g，补骨脂10 g，制南星10 g，生晒参10 g，干姜6 g，山药10 g，枸杞子10 g，木香6 g，砂仁10 g，冬虫夏草粉（冲）3 g。

【功效】温肾健脾，益气解毒。

【主治】肺癌之脾肾两虚，瘀毒内结证。症见咳嗽气短，动则喘促，咳痰无力，胸闷腹胀，面色㿠白，腰膝酸软，身倦乏力，自汗便溏，肢凉畏寒。舌偏淡胖，苔白或白腻，脉沉细无力，尺脉弱。

【加减】咳嗽痰黏加苦梗、紫菀、瓜蒌、前胡、杏仁、马兜铃；痰多难出加海浮石、猪牙皂、蛇胆陈皮末、鲜竹沥、黛蛤散等；痰中带血加藕节、白茅根、仙鹤草、墨旱莲、蜂房、三七、白及、大蓟、小蓟、云南白药等；自汗气短加人参、冬虫夏草、浮小麦、防风、煅龙牡、生黄芪、山茱萸等；高热不退加大青叶、生石膏、寒水石、牡丹皮、羚羊角粉、紫雪散、牛黄清热散；胸背疼痛加延胡索、紫苏木、制乳香、没药、徐长卿、白屈菜、全蝎；胸腔积液加葶苈子、桑白皮、地骨皮、车前草、猪苓、泽泻、龙葵等；颈部肿物或肺内肿块加夏枯草、海藻、土贝母、山慈菇、猫爪草、穿山甲、僵蚕、黄药子、生牡蛎、瓜蒌、西黄丸、小金丹等；合并感染者加半枝莲、白花蛇舌草、鱼腥草、金荞麦、黄芩、冬凌草、蛇莓、百部。

【方解】本方所治之证因脾肾两虚，瘀毒内结所致。久病脏腑功能减退，导致肺肾两虚，肺气亏虚，肺失宣降，肺气上逆，加之肾不纳气，故见咳嗽气短，动则喘促，咳痰无力；脾肾阳虚，腰为肾之府，肾虚则见腰膝酸软，脾阳虚则不能温养肢体，运化失调，

故见胸闷腹胀，身倦乏力，自汗便溏，肢凉畏寒；舌偏淡胖，苔白或白腻，脉沉细无力，尺脉弱为脾肾两虚，瘀毒内结之象。治以温肾健脾，益气解毒。方以生黄芪、太子参、生晒参、白术、茯苓、山药补肺脾之气，培土生金，脾旺则肺气充；同时以补骨脂、枸杞子、五味子、冬虫夏草温肾纳气；干姜、制南星温化寒痰；木香、砂仁醒脾和胃。诸药合用，共奏温肾健脾，益气解毒之功。

【注意事项】本方用于体质虚弱，不耐攻伐者，以不虚为主，抗肿瘤药物剂量不能过大。

【现代研究】方中生黄芪有增强免疫、抗疲劳、保肝、降压、抗溃疡、抗肿瘤、抗骨质疏松等作用。太子参具有提高免疫、延长寿命的作用。白术能保肝、利胆、利尿、降血糖、抗血凝、抗菌、抗肿瘤。茯苓具有增强免疫、抑瘤、抗炎、利尿等功效。五味子有抑制中枢、强心、兴奋呼吸、保肝等功效。补骨脂能增加心肌供血量、舒张支气管、抑菌、增强免疫力、抗肿瘤、抗衰老、升高白细胞等作用。制南星具有祛痰及抗惊厥、镇静、镇痛作用。生晒参具有抗疲劳、提高免疫力、降血糖、抗炎、抗肿瘤等作用。干姜有镇静、镇痛、抗炎、抗缺氧等作用。山药具有调节肠管运动、增强免疫功能、降血糖及抗氧化等作用。枸杞子对免疫有促进作用，能抗肿瘤、降血脂、保肝、降血糖、降血压。木香可以保护胃黏膜、抗菌、抑制呼吸。砂仁有抑制血小板聚集、抗溃疡等作用。冬虫夏草能调节免疫系统功能、抗肿瘤、提高细胞能力、抗疲劳、调节心脏功能、调节肝脏功能、调节呼吸系统功能、调节造血功能、调节血脂。

【用方经验】郁仁存教授认为，此型病久晚期，气血亏耗，阴损及阳致肺肾双亏，正气大虚但邪毒留滞不去，则正虚邪实，此时患者已不任攻伐，故郁教授多以补虚为主，少用攻伐药物。肺癌证型复杂，合并证多，放化疗时则使证型发生转变，气虚血瘀型出现率高，故又常用益气活血法治疗，由于患者情况多变，故临床上还应随证加减。

## 林洪生经验方

【组成】生黄芪20 g，焦白术10 g，防风12 g，天冬12 g，麦冬12 g，赤芍10 g，白芍10 g，党参10 g，紫苏梗10 g，桑白皮12 g，猪苓20 g，茯苓20 g，莪术10 g，桔梗10 g，续断10 g，红景天5 g，诃子10 g，金荞麦15 g，白英15 g，牛膝10 g。

【功效】益气固表，健脾止泻，化痰止咳，解毒散结。

【主治】肺癌之肺脾气虚兼痰凝气滞，癌毒壅结证。症见咳嗽，少量白痰，偶胸憋，易叹息，易汗出，纳可，眠可，大便稀，小便调，舌红，舌苔白，脉细。

【加减】大便干，腹胀，关节不利，失眠加党参15 g，阿胶珠10 g，鸡血藤15 g；骨髓抑制引起发热加鸡血藤15 g、白芍15 g、阿胶珠10 g、续断10 g、补骨脂10 g、麦冬10 g、牡丹皮10 g。

【方解】玉屏风散中的黄芪是健脾补气药的代表，于内，可大补脾肺之气，于外，可固表止汗，是方中君药；白术则能健脾益气，具助黄芪益气固表之功，为臣药；防风异名叫"屏风"，可以解表祛风。在玉屏风散基础上加党参、诃子以健脾涩肠；紫苏梗、桔梗以化痰止咳；莪术、赤芍以活血散结；金荞麦、白英以抗癌解毒，同为佐药。诸药合用，共奏益气固表，健脾止泻，化痰止咳，解毒散结之功。

【注意事项】辨证属热毒炽盛者不宜此方。

【现代研究】方中黄芪有增强免疫，抗疲劳、保肝、降压、抗溃疡、抗肿瘤、抗骨质疏松等作用。白术能保肝、利胆、利尿、降血糖、抗血凝、抗菌、抗肿瘤。防风有镇痛、抗菌、抗病毒、抗炎、抗过敏、抗凝血作用。天冬具有抗衰老、抗肿瘤、调节免疫功效。麦冬能升白细胞、提高免疫功能，增加冠状动脉流量。赤芍具有增加冠状动脉血凝量、抗血栓、锁静、抗炎止痛、抗惊厥的功效。党参可以调节胃肠运动、抗溃疡，增强免疫功能，稳定机体内环境，茯苓具有增强免疫、

抑瘤、抗炎，利尿等功效。桔梗具有镇静，镇痛及解热等中枢抑制作用，并有抗炎及镇咳祛痰、扩张血管、降压、抗溃疡作用。莪术具有抗肿瘤、抗炎、抗菌、抗血小板聚集等作用。白芍具有镇痛、解痉、抗炎、抗溃疡的作用。猪苓具有抗肿瘤、抗炎、利尿、保肝、提高免疫力等作用。红景天具有抗疲劳、抗衰老、抗病毒、调节免疫、抗肿瘤等作用。牛膝有抗凝血、降血压、降血糖、抗炎、抗肿瘤等作用，金荞麦有祛痰、解热、抗炎、抗肿瘤、免疫调节、降血糖、降血脂、抗血小板聚集等作用。

【用方经验】林教授强调肿瘤治疗对策不能急于求成，而是掌握疾病发展过程，抓住分阶段治疗时机，制定最佳的中医药参与的治疗方案。从这个角度出发林教授提出了规范化治疗思想，在临床借着8类处方分阶段运用。林教授的临证治疗肿瘤的最终目的不在于缩小或消除病灶，而在于看顾、保护整体，就是扶正培本为基本，以扶助正气、提高机体本身的抗病能力，以解毒散结为关键以抗癌，稳定病势。

## 洪广祥经验方

【组成】生黄芪30 g，西党参30 g，白术15 g，炙甘草10 g，升麻10 g，北柴胡10 g，陈皮10 g，桂枝10 g，茯苓15 g，牡丹皮10 g，赤芍20 g，桃仁10 g，神曲10 g，炒山楂30 g，炒麦芽30 g。

【功效】益气行瘀，调畅气机。

【主治】肺癌术后之气虚夹瘀证。症见颜面虚浮，形体瘦弱，神疲乏力，气短不足以息，术口疼痛麻木，二便平，舌质偏红暗，舌苔白，脉象虚数。

【加减】疼痛较甚者可加忍冬藤20 g、透骨草10 g、鸡血藤15 g等藤类药物，通经入络，达到止痛效果；有胸腔积液者，加葶苈子10 g、猫人参9 g、泽泻10 g等药物泻肺利水；气虚明显者加大白术20 g、党参30 g用量；偏阴虚者加天冬12 g、百合12 g；痰血者加蒲黄炭10 g、藕节炭10 g、仙鹤草12 g；咯痰不利，痰少而黏者加淫羊藿10 g、仙茅

10 g、巴戟天 10 g、肉苁蓉 10 g、补骨脂 10 g 等。

【方解】本方所治之证因气血亏虚，瘀血阻络所致。治以益气行瘀，调畅气机。方中桂枝能温通经脉，即是和营、通阳、行瘀等功能的体现，生黄芪、西党参大补气阴，即通过宣通阳气，活血化瘀，从而减轻局部的郁积，为君药。牡丹皮性辛味寒，本善通血脉中热结，桂枝配牡丹皮，寒温相济，性较平和；且桂枝配芍药调理阴与阳，茯苓配升麻、北柴胡调理气与血，至于桃仁，尤能消瘀散结，为臣药。白术、炙甘草、陈皮、神曲、炒山楂、炒麦芽健脾理气消食化积，为佐药。全方共达益气行瘀，调畅气机之功。

【注意事项】本方作用虽为缓消剂，但毕竟是破瘀之剂，且临床应用多有加减，需在医生的指导下应用，以免造成不良后果。对有出血倾向者不宜使用。

【现代研究】方中生黄芪有增强免疫、抗疲劳、保肝、降压、抗溃疡、抗肿瘤、抗骨质疏松等作用；西党参能调节胃肠运动、抗溃疡、增强免疫功能，稳定机体内环境；白术能保肝、利胆、利尿、降血糖、抗血凝、抗菌、抗肿瘤；炙甘草有抗炎、抗过敏、抗心律失常、抗病原微生物、抗氧化、抗肿瘤和抗衰老等作用；升麻能降压、减慢心率、抗菌、镇静、抗惊厥、解热降温等；北柴胡的作用包括抗炎、解热、抗惊厥、镇静、镇咳、镇痛、护肝；陈皮具有扩张血管、抗炎、抗溃疡作用；桂枝有镇静、镇痛、解热、抗惊厥、抗菌、抗病毒、利尿、抗炎等作用；茯苓具有增强免疫、抑瘤、抗炎、利尿等功效；牡丹皮具有保护心肌、解热、抗炎、抑菌、调节免疫、调脂等作用；赤芍具有增加冠状动脉血流量、抗血栓、镇静、抗炎止痛、抗惊厥的功效；桃仁能镇痛、抗炎、抗菌、抗过敏作用；神曲有极好的消食导滞、和胃止呕，解胀治痢，增加食欲，促进代谢等作用；炒山楂具有降血脂、降压、抗菌、改善胃肠功能、调节免疫等功效；炒麦芽具有助消化、降血糖、抗真菌等作用。

【用方经验】洪教授认为，肺癌是因虚而得病，因虚而致实，全身属虚，局部为实。

治疗应坚持"扶正祛邪"和"扶正抗癌""留人治病"的原则，切忌单纯"以毒攻毒"和大肆攻伐，损伤正气的治疗方法。"虚"是肿瘤发病的基础，手术又大伤元气，放、化疗毒副反应既伤阳又损阴，从而加重了元气的损伤。正气虚损是引发肿瘤转移和复发的重要原因，因此，应全程服用补中益气汤以补益宗气，补脾强肺，补土生金，从而增强免疫调节功能，遏制肿瘤的复发和转移。另一方面，气虚可致瘀，瘀是肿瘤邪实的主要表现。瘀阻血络易形成瘀滞凝结，是癌块形成的病理基础。因此洪教授把桂枝茯苓丸用于内科范围的瘀血见证，具有良好的活血化瘀、缓消癥块功效。方中君药桂枝是配方择药之关键。桂枝辛散温通，助血运行，消瘀散结，统率诸药，直达病所。

## 加味补元汤方（洪广祥经验方）

【组成】生黄芪30 g，西党参30 g，漂白术15 g，白苓15 g，炙甘草10 g，全当归10 g，升麻10 g，北柴胡10 g，广陈皮15 g，锁阳15 g，山茱萸15 g，桂枝10 g，桃仁10 g，牡丹皮10 g，赤芍20 g，薤白10 g，胡颓子根20 g，肉苁蓉15 g，胡芦巴10 g。

【功效】补益元气，散瘀通络。

【主治】肺癌术后元气大伤，瘀滞脉络证。症见形体消瘦，气短难续，动则更甚，胸前紧束感明显，偶尔隐痛，胸闷不适，略有咳嗽，少量白痰，饮食、二便尚佳，面色及舌质暗红，舌苔薄白，脉虚细略弦。

【加减】疼痛较甚者可加入忍冬藤20 g、透骨草10 g、鸡血藤15 g等藤类药物，通经入络，达到止痛效果；气虚明显者加大白术20 g、西党参30 g用量；偏阴虚者加天冬12 g、百合12 g；痰血者加蒲黄炭10 g、藕节炭20 g、仙鹤草12 g；咯痰不利，痰少而黏者，可加淫羊藿10 g、仙茅10 g、巴戟天10 g、肉苁蓉10 g、补骨脂10 g等。

【方解】本方所治之证因元气大伤，瘀滞脉络所致。术后耗损气血，形体失养，故见形体消瘦，气短难续，动则更甚；术后瘀毒未尽，络脉受阻，不通则痛，故见胸前紧束

肿瘤科国医圣手时方

感明显，偶尔隐痛；舌质暗红，舌苔薄白，脉虚细略弦。均为元气大伤，瘀滞脉络之征。治以补益元气，散瘀通络。方中桂枝能温通经脉，达和营、通阳、行瘀之功能，生黄芪、西党参大补气阴，即通过宣通阳气，活血化瘀，从而减轻局部的郁积，为君药。方中牡丹皮性味辛寒，本善血脉中热结，桂枝配牡丹皮，寒温相济，性较平和；且桂枝配芍药调理阴与阳，茯苓配升麻、北柴胡调理气与血，桃仁，尤能消瘀散结，为臣药。白苓、白术、炙甘草、陈皮健脾理气，配合当归、锁阳、山茱萸、薤白、胡颓子根、肉苁蓉、胡芦巴等补肾养血，通阳止咳之品，同为为佐药。全方共达补益元气，散瘀通络之功。

【注意事项】有出血倾向者不宜使用。

【现代研究】方中生黄芪有增强免疫、抗疲劳、保肝、降压、抗溃疡、抗肿瘤、抗骨质疏松等作用。西党参能调节胃肠运动、抗溃疡、增强免疫功能，稳定机体内环境。白术调能保肝、利胆、利尿、降血糖、抗血凝、抗菌、抗肿瘤。白苓具有增强免疫、抑瘤、抗炎、利尿等功效。炙甘草有抗炎、抗过敏、抗心律失常、抗病原微生物、抗氧化、抗肿瘤和抗衰老等作用。全当归有双向调节子宫平滑肌、抗心律失常、降血脂、抗动脉粥样硬化、抑制血小板聚集、刺激造血、抗炎、抗菌等作用。升麻有降压、减慢心率、抗菌、镇静、抗惊厥、解热降温等作用。北柴胡的作用包括抗炎、解热、抗惊厥、镇静、镇咳、镇痛、护肝。广陈皮具有扩张血管、抗炎、抗溃疡等作用。锁阳能调节内分泌、调节免疫功能。山茱萸能降血糖、抗菌、抗休克、抑制血小板聚集、抗肿瘤。桂枝有镇静、镇痛、解热、抗惊厥、抗菌、抗病毒、利尿、抗炎等作用。桃仁有镇痛、抗炎、抗菌、抗过敏作用。牡丹皮具有保护心肌、解热、抗炎、抑菌、调节免疫、调脂等作用。赤芍具有增加冠状动脉血流量、抗血栓、镇静、抗炎止痛、抗惊厥的功效。薤白有抑菌、降压、利尿、抗肿瘤、抗动脉粥样硬化等功效。胡颓子根具有止咳、止血等作用。肉苁蓉能抗衰老、调节内分泌、促进代谢、调节免疫、促进脱氧核糖核酸合成。

【用方经验】补元汤为洪老经验方，该方是在补中益气汤补益宗气的基础上，再加锁阳、山茱萸以补肾壮元，使宗气生成注入生机和活力。补元汤重在补益宗气，即补肺脾之气。根据宗气与元气的相互关系，元气由先天之气和后天之气而生成，故在补益宗气的同时，注意补益肾气，有助于元气的化生和滋养。临床实践证明，补元汤对正气虚弱、免疫防御功能下降等相关的慢性疾病有较好的疗效。洪老在治疗肺肿瘤、慢性阻塞性肺疾病、支气管哮喘等病症时，常以补元汤为基础方之一。锁阳又名"不老药"，味甘性温，能补阴扶阳，男女通用，因其疗效神奇，故为历代医家所珍重。锁阳既能补肾阳，又能益精血，刚柔相济，双向一调节，助阳而不燥，补阴而不腻，是补肾壮元的良药。临床煎剂常用量为 15～30 g，山茱萸酸涩微温质润，既能补阳气，又能补阴血，长于纳气固脱，涵阴敛阳。其性能特点与锁阳相近，均为刚柔相济，双向调节药。洪老体会锁阳、山茱萸与补中益气汤相配合，还有助于肺功能的改善，生活质量的提高，机体全身状态的调整，对遏制肿瘤的转移，有不可忽视的重要作用。

## 贾英杰经验方一

【组成】瓜蒌30 g，重楼15 g，半夏15 g，抽葫芦30 g，川芎10 g，浙贝母15 g，泽泻30 g，薏苡仁15 g，白术30 g，猫爪草30 g，车前草15 g，郁金10 g，姜黄10 g，夏枯草15 g，鸡内金15 g，石斛15 g，北刘寄奴15 g，马鞭草15 g。

【功效】解毒祛瘀，宽胸化痰，健脾利水。

【主治】肺癌合并胸腔积液之脾虚痰湿，瘀毒内结证。症见喘憋，动则尤甚，咳嗽，咯白色泡沫样痰，双侧胁肋部疼痛，纳可，大便1～3次1日，不成形，小便量少，舌淡暗苔白，脉弦细数。

【加减】大便干，腹胀，关节不利，失眠加党参15 g、阿胶珠10 g、鸡血藤15 g；骨髓抑制引起发热加鸡血藤15 g、白芍10 g、阿胶珠10 g、续断10 g、补骨脂10 g、麦冬10 g、牡丹皮10 g。

【方解】本方证病机为脾虚痰湿，瘀毒内结，治宜解毒祛瘀，宽胸化痰，健脾利水，以小陷胸汤合苇茎汤为基础化裁主治。方中瓜蒌甘寒，清热涤痰，宽胸散结；半夏辛温化痰散结，两者相伍，润燥相得，是为清热化痰，散结开痞的常用组合。薏苡仁甘淡微寒，上清肺热而排脓，下利肠胃而渗湿。再加白术、鸡内金健脾；抽葫芦、泽泻、车前草、刘寄奴、马鞭草利湿泄浊；重楼、猫爪草、夏枯草、郁金、姜黄、川芎解毒祛瘀理气散结；浙贝母化痰；石斛养阴。全方合用，共奏解毒祛瘀，宽胸化痰，健脾利水之功。

【注意事项】服药期间慎用滋腻碍胃之物。

【现代研究】瓜蒌具有抗肿瘤、抗菌、祛痰、抗血小板凝集，抗氧化等功效。重楼除有抗肿瘤作用外，还有明显的镇咳、平喘作用。半夏有镇咳祛痰、抗肿瘤、抗早孕及致畸且有一定的毒性。川芎能保护心肌、改善血液循环。浙贝母能镇咳、祛痰、降压。泽泻具有利尿。降血脂、抗过敏、抗炎的功效。薏苡仁具有解热、镇静、镇痛等作用。白术对肠管活动有双向调节作用，还能保肝、利胆、利尿、降血糖、抗血凝、抗菌、抗肿瘤。猫爪草、车前草具有利尿、抗衰老、缓泻、降眼压的功效。郁金能降血脂、镇痛、保护肝细胞、抗炎等。夏枯草能抗炎、免疫抑制、降血糖，有一定的毒性。鸡内金的作用包括促进胃酸分泌、增进胃和小肠蠕动及抗肿瘤。石斛可以抗肿瘤、降血糖、调节免疫。

【用方经验】贾英杰教授在治疗中特别注重健脾。肺为储痰之器，脾为生痰之源。脾主运化，脾虚失其健运，水谷精微输布障碍，致湿生痰留于肺，此为治病求本，如未出现脾虚的症状，运用健脾药则可未病先防。临床应用时还须以辨证为基础，望、闻、问、切四诊合参，辨病与辨证相结合，在此方基础上进行加减化裁，灵活运用，方显成效。

### 贾英杰经验方二

【组成】瓜蒌30 g，川芎10 g，郁金10 g，麦冬15 g，玉竹15 g，川贝母10 g，黄精15 g，黄芪30 g，姜黄10 g，白花蛇舌草15 g，鸡内金15 g，半夏15 g，焦三仙30 g，生薏苡仁15 g，泽泻15 g，预知子15 g，苦参15 g，杏仁10 g，白果15 g。

【功效】清热生津，化瘀解毒。

【主治】肺癌之肺胃津伤，兼痰热瘀血互结证。症见咳嗽，痰少，气短，活动后微喘，时左侧胸痛，乏力，纳差，寐欠安，易醒，二便调。

【加减】以上方为基础进行加减，至咳嗽咯痰、喘息症状基本缓解，舌苔转白润时，酌情加以山茱萸10 g、熟地黄20 g、益智9 g等补益肾精药物。

【方解】方中以半夏、瓜蒌、白花蛇舌草、郁金、姜黄、麦冬、玉竹共为君药，以化痰逐瘀，清肺生津；臣以杏仁、苦参、预知子、川芎、生薏苡仁、川贝母，宣肃肺气、行气化瘀、化痰止咳平喘；佐以白果防发散过度耗伤肺气，兼平喘之用；黄芪、黄精共用取补气以生津之意；泽泻助肺通调水道，且防止滋阴太过而呆滞；焦三仙、鸡内金运脾开胃。

【注意事项】服药期间忌辛辣刺激食物。

【现代研究】瓜蒌具有抗肿瘤、抗菌、祛痰、抗血小板凝集，抗氧化等功效。川芎能保护心肌、改善血液循环。郁金能降血脂、镇痛、保护肝细胞、抗炎等。麦冬可以抗心律失常、止咳平喘、抗过敏、抗菌、调节免疫。玉竹能提高免疫、降血糖、降血脂、延长耐缺氧时间、抗氧化、抗衰老等。川贝母能镇咳、祛痰、降压。黄精能抗氧化、降血脂、调节免疫。黄芪有增强免疫、抗疲劳、保肝、降压、抗溃疡、抗肿瘤、抗骨质疏松等作用。白花蛇舌草可以抗肿瘤、抗菌消炎。鸡内金作用包括促进胃酸分泌、增进胃和小肠蠕动及抗癌。半夏有镇咳祛痰、抗肿瘤、抗早孕及致畸且有一定的毒性。山楂具有降血脂、降压、抗菌、改善胃肠功能、调节免疫等功效。麦芽具有助消化、降血糖、抗真菌等作用。神曲能促进人体对食物的吸收。生薏苡仁具有解热、镇静、镇痛等作用。泽泻具有利尿、降血脂、抗过敏、抗炎的功效。

苦参具有抗肿瘤、升白细胞、平喘祛痰、抗过敏、免疫抑制、抗炎、利尿、抗菌的功效。杏仁具有抗炎、镇痛、抗肿瘤、降血脂、降血糖的功效。

【用方经验】贾英杰教授认为，肺部恶性肿瘤与温邪虽一为有形之邪一为无形之邪，且不若其由口鼻而入的途径，但综其症状、舌脉，肺癌痰湿瘀血之邪气亦具有某些温邪易化燥伤津，耗损真阴的特征，其疾病发展亦符合"上焦病不治，则传中焦，胃与脾也；中焦病不治，即传下焦，肝与肾也"的变化规律这与周岱翰的"癌瘤的发生发展及转归，邪毒的传变，与温病学说的论述每有殊途同归之表现"之见解相类，故临床辨证论治时应遵循此原则，重视起传变规律做有针对性的防止措施。

## 瓜芪前橘汤（贾堃经验方）

【组成】北沙参 30 g，橘络 9 g，天冬 15 g，黄芪 30 g，前胡 12 g，小蓟 15 g，白前 12 g，仙鹤草 30 g，瓜蒌 30 g，桔梗 9 g，紫草根 12 g，松香 3 g，鱼腥草 30 g，马兜铃 10 g。

【功效】宣肺祛痰，滋阴养血，清热解毒，软坚活络。

【主治】肺癌初起，咳嗽、咯吐黏液痰时。

【加减】如出现脓样痰，痰量多，色黄或深绿时，可加服瓜芪豆蜂丸（自制）。

【方解】本方用前胡、白前、北沙参、天冬、小蓟、桔梗宣肺祛痰，滋阴养血；橘络、瓜蒌、鱼腥草、马兜铃软坚活络，清肺止喘；黄芪、仙鹤草、松香、紫草根补气强心，扶正祛邪。诸药合用，有滋阴软坚、强心活血、镇咳祛痰、清热解毒、活络止痛之功效。

【注意事项】宜与平消片同时使用。平消片组成：枳壳 30 g，火硝 18 g，五灵脂 15 g，郁金 18 g，白矾 18 g，仙鹤草 18 g，干漆（炒）6 g，制马钱子 12 g。制服法：将上药共研为细粉，水泛为丸。每次 1.5～8 g，每日 3 次，开水送下。

【现代研究】北沙参具有强心、镇咳祛痰、增强免疫等功效。黄芪有增强免疫、抗疲劳、保肝、降压、抗溃疡、抗肿瘤、抗骨质疏松等作用。前胡能钙拮抗、祛痰、扩张冠脉。小蓟有兴奋心脏、升压、抗突变、抗菌等功效。仙鹤草能止血、抗炎、抗肿瘤。瓜蒌具有抗肿瘤、抗菌、祛痰、抗血小板凝集、抗氧化等功效。桔梗具有镇静、镇痛及解热等中枢抑制作用，并有抗炎及镇咳祛痰、扩张血管、降压、抗溃疡作用。紫草根有抗病原微生物、抗炎、兴奋心脏、避孕、抗肿瘤等功效。鱼腥草有提高免疫力、抗菌、抗病毒、利尿、防辐射、提高免疫力、抗肿瘤、抗炎等作用。

【用方经验】贾老指出：肺癌初期，早期症状不明显或无症状时，可单服平消片为主，若伴咳黏液痰时需合用本方，若病情进一步发展，须结合疾病所出现的不同证候辨证用药。

## 沙艾汤（贾堃经验方）

【组成】天冬 15 g，麦冬 15 g，生地黄 30 g，北沙参 30 g，山慈菇 30 g，鱼腥草 30 g，瓦楞子 30 g，蜈蚣 2 条，陈皮 15 g，生艾叶 20 g，生甘草 3 g，生姜 10 g。

【功效】益气镇咳，养阴清肺，解毒散结。

【主治】肺癌阴虚痰热证。症见咳嗽少痰或无痰，或痰呈白色泡沫，或色黄难咯，或干咳，咯血，痰中带血，气促胸疼，心烦失眠，低热，盗汗，咽干口燥，大便秘结，小便黄赤，舌质红，苔薄，脉细数。

【加减】咳嗽气短，咯痰无力或少痰，头昏耳鸣，面色㿠白或潮红，形休消瘦，怕冷畏寒，恶风自汗或盗汗，此属气阴两虚，加黄芪 20 g、党参 15 g、白术 10 g、五味子 6 g、补骨脂 10 g 等；咳嗽不畅，胸闷胸痛，气促，胁肋胀痛，痛有定处，咳声不畅，或咯痰不爽，或痰夹血块，或痰血暗红，此属气滞血瘀，加桃仁 6 g、瓜蒌仁 15 g、土鳖虫 10 g 等。

【方解】本方用北沙参、陈皮、生艾叶益气镇咳。《本草从新》谓北沙参："专补肺阴，清肺火，治久咳肺痿。"生地黄、天冬、麦冬养阴清肺。《本草衍义》："天门冬、麦门冬之类，虽曰去心，但以水渍漉使周，润渗入肌，俟软，缓缓擘取，不可浸出脂液。其不知者，乃以汤浸一二时，柔即柔矣，然气味都尽，用之不效，乃曰药不神，其可得乎？"瓦楞子、蜈蚣、山慈菇、鱼腥草解毒散结，软坚滋阴；生甘草、生姜和胃降逆。诸药合用，有滋阴清肺、软坚散结、清热解毒、健脾和胃、镇咳祛痰、止痛止血、滋阴润肺之功效。

【注意事项】肺癌痰热壅盛者不宜此方。

【现代研究】天冬具有抗衰老、抗肿瘤、调节免疫的功效。麦冬能升白细胞、提高免疫功能、增加冠状动脉流量。生地黄可以抗衰老、免疫调节、抗肿瘤、降血糖。北沙参具有强心、镇咳祛痰、增强免疫等功效。山慈菇具有抗肿瘤、升白细胞、抗炎、止痛等功效。鱼腥草可以抗炎、抗内毒素、抗过敏、抗肿瘤、镇痛。艾叶具有平喘、祛痰、镇咳、抗过敏、护肝利胆的功效。瓦楞子能护肝、降糖。蜈蚣能降低血黏度、镇痛、抗炎。生姜具有解热、镇痛、抗炎、镇静、抗溃疡、护肝利胆抗血小板等功效。陈皮具有扩张血管、抗炎、抗溃疡等。

【用方经验】贾老认为在临床治疗中，不但要着重消癌祛邪，更应注重扶助正气，增强抗病能力，治疗上如果只重抗癌消瘤，以毒攻毒，直攻直消，可致元气亏损，患体难以支持，贾老临床中常用黄芪、人参、骨碎补、补骨脂、薏苡仁、白术、鸡蛋黄、料姜石、制马钱子、蜂房、枳壳、火硝、郁金等，通过培元固本、软坚消瘤，以防止癌瘤的进一步恶化。

## 百星汤（贾堃经验方）

【组成】苍术12 g，天南星15 g，薏苡仁30 g，党参30 g，大蒜20 瓣，生艾叶20 g，百部12 g，木瓜12 g，蜂房10 g，蜈蚣2 条，陈皮10 g，山豆根10 g，生甘草3 g，生姜10 g。

【功效】健脾益气，燥湿化痰，解毒散结，镇咳祛痰。

【主治】肺癌脾虚痰阻证。症见咳嗽痰多，胸闷，胸痛，腹胀纳呆，疲倦懒言，面色㿠白，或颜面浮肿，大便稀溏。舌质嫩胖或舌淡，舌苔白或厚腻，脉濡缓，或有滑象。

【加减】若四肢肿胀发绀，或伴胸腔积液，可加服小青龙汤。

【方解】本方用苍术、天南星、薏苡仁燥湿化痰，健脾和中；大蒜、木瓜、生艾叶、陈皮、百部镇咳祛痰；党参、生姜、生甘草益气和胃；蜈蚣、蜂房、山豆根解毒散结。各药配合，有健脾益气、解毒散结、燥湿和胃、化痰止咳之功效。

【注意事项】肺癌气阴亏虚者不宜此方。需加服平消片。

【现代研究】苍术具有抗溃疡、抗炎、抗心律失常等作用。党参能调节胃肠运动、抗溃疡、增强免疫功能，稳定机体内环境。天南星具有祛痰及抗惊厥、镇静、镇痛作用。蜈蚣能降低血黏度、镇痛、抗炎。薏苡仁具有解热、镇静、镇痛等作用。艾叶具有平喘、祛痰、镇咳、抗过敏、护肝利胆的功效。陈皮能扩张血管、抗炎、抗溃疡等。蜂房有促进血液凝固、抗炎作用。山豆根的作用包括抗炎、解热、抗菌、抗肿瘤调节免疫等。生姜具有解热、镇痛、抗炎、镇静、抗溃疡、护肝利胆抗血小板等功效。百部能镇咳祛痰平喘、抗菌、抗病毒。木瓜可以抗菌、抗肿瘤、护肝。

【用方经验】贾老在治疗中特别注重健脾，无论使用放疗、化疗、中草药或者通过手术治疗癌瘤，常可损伤脾胃，患者出现食少纳呆、恶心呕吐、腹胀腹泻等症，在应用基础方的同时应予健脾和胃之剂配合，药用苍术、厚朴、薏苡仁、猪苓、藿香、佩兰叶、枳壳等，以扶助后天之本，改善营养状况，增强抗病能力。

## 艾补汤（贾堃经验方）

【组成】黄芪60 g，党参30 g，五味子10 g，补骨脂30 g，白术20 g，茯苓30 g，骨碎补15 g，生艾叶20 g，陈皮10 g，重楼10 g，生地黄30 g，生甘草3 g，生姜10 g。

【功效】益气养阴，补肾纳气，兼以清热解毒，软坚散结。

【主治】肺癌气阴两虚证。咳嗽气短，咯痰无力或少痰，头昏耳鸣，面色㿠白或潮红，形体消瘦，怕冷畏寒，恶风自汗或盗汗，疲倦纳差，少动气喘，有时咯血，或痰中带血，胸闷腹胀，口干多饮，声音低弱，大便溏薄。舌质淡红，舌苔薄或白腻，脉细弱，或沉细无力。

【加减】若呼吸急迫，气急欲绝是，急加参芪艾陈汤（生黄芪60 g，高丽参9 g，生艾叶18 g，陈皮9 g，生甘草3 g，生姜9 g）。

【方解】本方用黄芪、党参、白术补气健脾；生甘草、生姜、五味子、补骨脂、骨碎补、茯苓补肾纳气；生艾叶、重楼、生地黄、陈皮清肺止咳，解毒散结，养阴益血。诸药综合起来，有补气补血、纳气镇咳、养阴清肺、软坚散结、清热解毒之功效。

【注意事项】宜与平消片同时服用。

【现代研究】黄芪有增强免疫、抗疲劳、保肝、降压、抗溃疡、抗肿瘤、抗骨质疏松等作用。党参能调节胃肠运动、抗溃疡、增强免疫功能、稳定机体内环境。五味子有抑制中枢、强心、兴奋呼吸、保肝等功效。补骨脂能增加心肌供血量、舒张支气管、抑菌、增强免疫力、抗肿瘤、抗衰老、升高白细胞等作用。白术对肠管活动有双向调节作用，还能保肝、利胆、利尿、降血糖、抗血凝、抗菌、抗肿瘤。茯苓具有增强免疫、抑瘤、抗炎、利尿等功效。骨碎补能促进骨损伤愈合、防止动脉斑块形成等作用。陈皮具有扩张血管、抗炎、抗溃疡等作用。生地黄可以抗衰老、免疫调节、抗肿瘤、降血糖。生甘草能抗炎、抗过敏、抗心律失常、抗病原微生物、抗氧化、抗肿瘤和抗衰老。生姜有保护胃黏膜、兴奋心脏、抑制中枢神经系统、抗病原微生物、抗氧化、抑制癌细胞生长等作用。

【用方经验】贾老认为化痰除湿为本病治疗的中药方法，在全程治疗中需兼顾。痰湿为机体的病理产物，亦可致病。痰凝湿聚，可出现胸脘痞闷、胃纳不佳、胸痛气短、腹部胀满、下肢浮肿、颈项关节酸痛、小便黄、大便溏泻等症，治以化痰祛湿。药用天南星、牡蛎、僵蚕、半夏、海藻、山慈菇、蜂房、蛇蜕、蜈蚣、蟾酥等，化痰祛湿与软坚消肿药同用，以散结消瘤。

## 桃蒌汤（贾堃经验方）

【组成】土鳖虫10 g，桃仁10 g，重楼10 g，蜂房10 g，乌蛇10 g，瓜蒌子30 g，香附15 g，山豆根10 g，川楝子15 g，瓦楞子30 g，仙鹤草60 g，马兜铃10 g，料姜石60 g。

【功效】理气消肿，软坚散结。

【主治】肺癌气滞血瘀证型。症见咳嗽不畅，胸闷胸痛，气促，胁肋胀痛，痛有定处，咳声不畅，或咯痰不爽，或痰夹血块，或痰血暗红，面色晦暗，大便干燥，小便黄。舌质暗紫，或有瘀斑、瘀块，舌苔薄黄，脉细涩，或弦细。

【加减】夜寐不安加酸枣仁15 g，柏子仁10 g，首乌藤15 g，百合12 g；纳差不欲食加山楂10 g，神曲15 g，谷芽15 g，麦芽15 g。

【方解】本方用土鳖虫、瓦楞子、桃仁、仙鹤草活血化瘀，软坚散结；重楼、蜂房、乌蛇、山豆根解毒消肿；瓜蒌子润肠通便；香附、川楝子理气止痛；马兜铃、料姜石止咳祛痰，消肿降逆。各药综合起来，对癌瘤患者气滞血枯、疼痛肿胀、面色晦暗有功效。

【注意事项】肺癌气阴亏虚者不宜此方。

【现代研究】方中土鳖虫降血脂、抗血凝、溶栓、镇痛的功效。桃仁能镇痛、抗炎、抗菌、抗过敏。重楼除有抗肿瘤作用外，还有明显的镇咳、平喘作用。瓜蒌子具有抗肿瘤、抗菌、祛痰、抗血小板凝集，抗氧化等功效。山豆根的作用包括抗炎、解热、抗菌、抗肿瘤调节免疫等。蜂房有促进血液凝固、抗炎作用。香附有护肝、强心、减慢心率、降血压、抑制真菌的功效。瓦楞子能护肝、降血糖。仙鹤草能止血、抗炎、抗肿瘤。川楝子具有镇痛、抗炎、驱虫、抑制呼吸中枢等功效。

【用方经验】贾老认为临床中，气滞血瘀证型肺癌较常见，治疗上在运用行气化瘀药物的同时，常喜用鸡蛋黄、料姜石、制马钱子、蜂房、枳壳、火硝、郁金等软坚消瘤，以防止癌瘤的进一步恶化。

## 苇腥汤（贾堃经验方）

【组成】苇根30 g，鱼腥草30 g，蜂房10 g，全蝎10 g，大青叶30 g，山豆根10 g，生艾叶20 g，陈皮10 g，郁金15 g，生地黄30 g，生甘草3 g，生姜10 g，杏仁15 g。

【功效】清热解毒，镇咳定喘，滋阴润肺。

【主治】肺癌毒热内蕴证型。症见咳嗽气喘，胁痛胸闷，发热或低热，心烦口渴，声音嘶哑，咯血痰，舌绛，舌苔白腻，脉弦滑。

【加减】咳嗽不畅，胸闷胸痛，气促，胁肋胀痛，痛有定处，咳声不畅，或咯痰不爽，或痰夹血块，或痰血暗红，此属气滞血瘀，加桃仁6 g、瓜蒌子15 g、土鳖虫10 g等。

【方解】本方以苇根、鱼腥草、生地黄滋阴清肺，消炎凉血；生艾叶、杏仁宣肺止咳；蜂房、全蝎、山豆根解毒散结；郁金、生甘草、陈皮、生姜理气和中；大青叶清热解毒。诸药综合配伍，有清热解毒、镇咳定喘、滋阴润肺、消炎凉血、软坚散结之功效。

【注意事项】肺癌气阴亏虚不宜此方。

【现代研究】鱼腥草能抗炎、抗内毒素、抗过敏、抗肿瘤、镇痛。蜂房有促进血液凝固、抗炎作用。全蝎的作用包括抗惊厥、抗癫痫、抗肿瘤。山豆根的作用包括抗炎、解热、抗菌、抗肿瘤调节免疫等。生艾叶具有平喘、祛痰、镇咳、抗过敏、护肝利胆的功效。陈皮可以扩张血管、抗炎、抗溃疡等。郁金能降血脂、镇痛、保护肝细胞、抗炎等。生甘草有抗炎、抗过敏、抗心律失常、抗病原微生物、抗氧化、抗肿瘤和抗衰老等作用。生地黄可以抗衰老、免疫调节、抗肿瘤、降血糖。生姜具有解热、镇痛、抗炎、镇静、抗溃疡、护肝利胆抗血小板等功效。

【用方经验】贾老在治疗中特别注重健脾，无论使用放疗、化疗、中草药或者通过手术治疗癌瘤，常可损伤脾胃，患者出现食少纳呆、心呕吐、腹胀腹泻等症，应予健脾

和胃之剂。药用苍术、厚朴、薏苡仁、猪苓、藿香、佩兰叶、枳壳等，以扶助后天之本，改善营养状况，增强抗病能力。

## 凌昌全经验方

【组成】生黄芪30 g，北沙参30 g，川石斛15 g，杏仁9 g，陈皮12 g，石见穿30 g，猫人参30 g，鱼腥草15 g，开金锁15 g，生薏苡仁30 g，鸡内金12 g，焦麦芽12 g，焦山楂12 g，焦神曲12 g。

【功效】益气养阴，清热解毒，佐以抗癌杀毒。

【主治】气阴两虚，癌毒内蕴型肺癌。症见咳嗽，吐黄黏痰，量多，睡眠尚安，二便调，舌淡紫，苔薄白，脉缓而有力。

【加减】口干酌加天花粉15 g、南沙参15 g、麦冬10 g；痰湿重酌加杏仁10 g、瓜蒌15 g、桑白皮10 g；癌毒内炽，重用生南星15～30 g、生半夏15～30 g；大便干配伍火麻仁15 g、桃仁6 g；血瘀明显配伍川芎10 g、丹参10 g、赤芍10 g、红花6 g；痰中带血丝配伍仙鹤草12 g、侧柏叶10 g。常法煎服，同时配合口服中成药冬凌草片及与至灵胶囊。

【方解】本方所治之证因气阴两虚，癌毒内蕴所致。癌毒内蕴，蕴久化痰生热，耗气伤阴，迁延日久，终致气阴两虚，肺气亏虚，肺气上逆，故见咳嗽；气阴亏虚，炼液成痰，故见吐黄黏痰，量多；舌淡紫、苔薄白，脉缓而有力均为气阴两虚癌毒内蕴之征。治以益气养阴，清热解毒，佐以抗癌杀毒。方以生黄芪、北沙参为君。佐以川石斛益气养阴生津；杏仁、陈皮、鱼腥草、生薏苡仁理气止咳渗湿；猫人参、石见穿、开金锁抗癌解毒，共为臣药。其中石见穿味苦辛，性平，其苦能泻热以解毒，辛能散结以破瘀，为活血化瘀，散结止痛之良品；猫人参味苦，涩，性凉，有清热解毒、消肿之功效，此处二者配对合用，加强清热解毒功效。考虑患者中气不足，气血衰弱，不耐重剂攻伐，给予内金、焦三仙健脾、助运，以防脾胃失健，不能运化水谷津液，痰湿内生。

【注意事项】热性体质慎用，老年患者酌

肿瘤科国医圣手时方

情增减抗肿瘤药物剂量。

【现代研究】方中生黄芪有增强免疫、抗疲劳、保肝、降压、抗溃疡、抗肿瘤、抗骨质疏松等作用。北沙参具有强心、镇咳祛痰、增强免疫等功效。川石斛可以抗肿瘤、降血糖、调节免疫。杏仁能镇咳、平喘、抗炎、镇痛、抗肿瘤、降血糖、降血脂。陈皮具有扩张血管、抗炎、抗溃疡等作用。石见穿能消炎、镇痛。猫人参有抑菌、抗肿瘤等作用。鱼腥草有提高免疫力、抗菌、抗病毒、利尿、防辐射、提高免疫力、抗肿瘤、抗炎等作用。开金锁有抗肿瘤、抗炎、抑菌等作用。生薏苡仁具有解热、镇静、镇痛等作用。内金能促进胃酸分泌、增进胃和小肠蠕动及抗肿瘤。焦麦芽具有助消化、降血糖、抗真菌等作用。焦山楂具有降血脂、降压、抗菌、改善胃肠功能、调节免疫等功效。焦神曲有极好的消食导滞，和胃止呕，解胀治痢，增加食欲，促进代谢等作用。

【用方经验】凌老认为，癌毒暴戾，最易耗气伤阴，益气养阴治法对于肺癌患者的治疗具有举足轻重的地位。盖因肺癌迁延日久，临床多伴有乏力倦怠、口咽干燥、舌红苔少、脉细弱或滑之气阴两虚证候。凌老临证善用生黄芪、南北沙参、川石斛、天花粉、天冬等益气养阴药。此外，对于晚期癌症患者，在气阴培护得扶的情况下，凌老常大剂使用生南星、生半夏、全蝎、蜈蚣等以毒攻毒的抗癌对药，以求重剂起沉疴。

## 梁剑波经验方

【组成】紫菀15 g，川贝母15 g，党参15 g，茯苓15 g，阿胶15 g，生地黄15 g，熟地黄15 g，玄参15 g，麦冬15 g，百合15 g，白芍15 g，知母12 g，桔梗12 g，五味子10 g，当归10 g，白及10 g，青天葵10 g，白茅根10 g，冬葵子30 g，花蕊石30 g，甘草5 g。

【功效】益气养阴，解毒化痰。

【主治】肺癌肺阴虚损，邪毒痰浊内扰证。症见面色㿠白，咳嗽，气喘，胸闷，疲乏无力，烦热。舌红，苔少，脉细数。

【加减】另用西洋参、麦冬各15 g，五味子3 g，清水1碗炖4小时，睡前服。

【方解】本方以紫菀汤合百合固金汤为基础方。方中紫菀、川贝母滋阴润肺，化痰止咳；党参、茯苓健脾益气；生地黄、熟地黄滋阴补肾纳气；麦冬、百合、五味子滋阴润肺；玄参、知母、桔梗清热化痰；当归、白芍、阿胶滋阴补血；白及、花蕊石补肺止血，《滇南本草》称白及："治痨伤肺气，补肺虚，止咳嗽，消肺痨咳血，收敛肺气。"青天葵清肺止咳，散瘀消肿；白茅根、冬葵子清热利尿；甘草调和诸药。

【注意事项】肺癌痰湿内蕴者不宜此方。

【现代研究】紫菀具有镇咳祛痰、解痉、抗炎、抗肿瘤的功效。川贝母能镇咳、祛痰、降压。党参可以调节胃肠运动、抗溃疡、增强免疫功能，稳定机体内环境。茯苓具有增强免疫、抑瘤、抗炎、利尿等功效。阿胶的作用包括抗休克、抗辐射、抗疲劳、调节免疫。地黄可以抗衰老、免疫调节。抗肿瘤、降血糖。玄参可以抗肿瘤、抗菌、降压。麦冬具有抗心律失常、止咳平喘、抗过敏、抗菌、调节免疫的功效。知母能抗菌、解热、降血糖、抗癫痫、抗血小板聚集。百合具有抗氧化、止咳、祛痰、平喘、升白细胞等功效。白芍具有镇痛、解痉、抗炎、抗溃疡的作用。桔梗能抗炎、祛痰、镇咳。当归具有增加冠脉流量、降血脂抗血栓、调节免疫、抗炎、平喘的功效。五味子能抗衰老、镇咳、镇静、抗溃疡、抗应激、防龋。花蕊石具有止血、促进血凝、抗惊厥等功效。白及能抗癌、抗菌、代血浆、止血。白茅根能止血、抗炎、镇痛、利尿、抗菌。

【用方经验】1. 肺癌早期患者无明显症状，中期症状比较明显，因邪毒反复犯肺，久则化火伤阴；肺阴受损，则肺气随之而虚，或经化疗、放疗之后，出现气阴两虚之证。故在治疗上，梁老主张用益气养阴法，常喜用紫菀汤合百合固金汤以清金固母，或生脉散培土生金治本。根据《素问·平人气象论》所提出的"人无胃气曰逆，逆者死"及"人绝水谷则死，脉无胃气亦死"的古训，强调有一分胃气便有一分生机。故又常用西洋参、麦冬、五味子、党参等以补土养阴扶正，增强机体免疫功能，通过益气养阴，培土生金等方法的治疗，使一些较为危重的肺癌患者带病延年。

2. 肺癌常见肺阴虚损，邪毒蕴痰困肺证型。故本方梁老用益气养阴、化痰解毒消积之法。梁老认为肺癌一病，无论起因如何，最后气阴两虚，化火伤肺阴，是其必然趋势，故益气养阴为必用之法。亦常视病者情况运用清金固母、培土生金之法，以扶正祛邪治疗危重的肺癌病。

## 参芪泻白散（黄智芬经验方）

【组成】党参30 g，黄芪30 g，百合12 g，桑白皮12 g，地骨皮12 g，杏仁12 g，半夏12 g，枇杷叶12 g，芦根18 g，瓜蒌壳12 g，五味子9 g。

【功效】益气养阴，清肺化痰。

【主治】非小细胞肺癌之气阴两虚，痰热阻肺证。症见咳嗽，痰血，气急，胸痛，发热，神疲乏力，食欲不振，盗汗，舌淡红苔少，脉细数。

【加减】气虚明显者加白术10 g、太子参15 g；偏阴虚者加天冬12 g；痰血者加蒲黄炭10 g、藕节炭20 g、仙鹤草12 g；咯痰不利，痰少而黏者，加淫羊藿10 g、仙茅10 g、巴戟天10 g、肉苁蓉10 g、补骨脂10 g等。

【方解】本方所治之证因气阴两虚，痰热阻肺所致。肺气亏虚，肺升降失调，肺气上逆，故见咳嗽，气急；瘀毒内结，阻滞经脉，不通则痛，故见胸痛；阴虚内热，故见发热，盗汗；久病脾虚，脾失健运，舌淡红苔少，脉细数亦为阴两虚，痰热阻肺之证。治以益气养阴，清肺化痰。方中黄芪为补气药，具有益气固表、利水消肿、托毒生肌等作用，党参补气益肺、生津养血、补中益气，两者同为君药；五味子补肾养阴、敛肺生津、纳气定喘，桑白皮、地骨皮、枇杷叶、芦根清肺泻火、化痰止咳，为臣药；杏仁、半夏、瓜蒌壳宣降肺气、止咳平喘，百合养阴润肺、益气调中、宁心安神，为佐药。诸药并用，共达益气养阴，清肺化痰之效。

【注意事项】治疗过程中应当始终顾护气阴，视患者情况，可适当增加抗肿瘤药物。

【现代研究】1. 方中党参能调节胃肠运动、抗溃疡、增强免疫功能，稳定机体内环境；黄芪有增强免疫、抗疲劳、保肝、降压、抗溃疡、抗肿瘤、抗骨质疏松等作用；百合有镇咳祛痰、镇静、滋阴润肺、强壮和抗肿瘤作用；桑白皮有降血糖、利尿、降血压、抗菌等作用；地骨皮有降压、降血糖、降血脂、抗病原微生物、解热等作用；杏仁能镇咳、平喘、抗炎、镇痛、抗肿瘤、降血糖、降血脂；半夏有镇咳祛痰、抗肿瘤、抗早孕及致畸等作用；枇杷叶有镇咳、祛痰、平喘、抗菌、抗炎等作用；芦根能抑制骨骼肌、抑制肠管蠕动、抗肿瘤；瓜蒌壳具有抗肿瘤、抗菌、祛痰、抗血小板凝集、抗氧化等功效；五味子有抑制中枢、强心、兴奋呼吸、保肝等功效。

2. 实验研究：方中党参、黄芪可增强机体免疫功能，提高巨噬细胞的吞噬功能和T淋巴细胞转化率，升高红细胞、血红蛋白。黄芪具有增强机体免疫功能和增强机体抵抗力的作用，它主要通过降低T5细胞数量和活性，调节巨噬细胞活性、促进中性粒细胞趋化作用而达到增强机体细胞、体液免疫功能；还可强心、利尿、减少有毒因子及氧自由基产生。黄芪可用于刺激机体免疫系统抵抗肿瘤生长和其他免疫相关疾病发生，此为进一步开发黄芪的临床作用提供了有利的实践依据；五味子对癌细胞DNA合成有一定抑制作用，治肺气不足的癌症；百合可调节免疫功能，防止环磷酰胺所致的白细胞减少症；百合煎剂对氨水引起的小鼠咳嗽有止咳作用，小白鼠肺灌流量增加，并能对抗组织胺引起的蟾蜍哮喘。杏仁止咳平喘，并有抗肿瘤作用；地骨皮对环鳞酰胺所致白细胞降低有显著的提高作用，具有免疫调节作用。

【用方经验】气阴两虚是肺癌发病的基础之一，历代医家亦认为肺癌是因虚得病，因虚致实，虚以阴虚、气阴两虚多见，实以气滞血瘀，痰凝毒蕴为主，是一种全身属虚，局部属实的疾病。黄教授通过临床实践证明，中医药扶正培本治疗，可以改善患者的生活

肿瘤科国医圣手时方

质量，多项研究提示中药复方具有活性组分多，作用靶点多及作用途径多等特点，使其在药理活性方面表现为多效性、复杂性和某些成分的双向调节作用，体现了中医药治疗肺癌的特点和优势。

## 益肺败毒汤（蒋益兰经验方）

【组成】白参（蒸兑）10 g，生黄芪30 g，灵芝30 g，沙参12 g，麦冬12 g，百合15 g，生地黄12 g，浙贝母10 g，桔梗10 g，丹参15 g，臭牡丹30 g，石见穿30 g，白花蛇舌草30 g，瓜蒌10 g，甘草6 g。

【功效】益气养阴，清热解毒，化痰散瘀。

【主治】肺癌之气阴两虚，痰瘀互结证。症见咳嗽，痰血，气急，食饮不振，神疲乏力，口干咽燥，消瘦，自汗，舌红，苔黄，脉细数。

【加减】气虚明显者加白术10 g、太子参15 g；偏阴虚者加天冬12 g；痰血较多者加蒲黄炭10 g、藕节炭20 g、仙鹤草12 g；咯痰不利，痰少而黏者，加淫羊藿10 g、仙茅10 g、巴戟天10 g、肉苁蓉10 g、补骨脂10 g等；痰多者加生南星9 g、生半夏9 g（均久煎）；低热者加银柴胡10 g、地骨皮10 g；高热者加生石膏30 g等。

【方解】本方所治之证因肺阴不足，瘀毒互结所致。"肺为娇脏，喜润恶燥"，阴虚则肺失濡养，肺失宣降，肺气上逆则见咳嗽；阴虚生内热，炼液为痰，故可见少量痰液；阴虚内热，迫血妄行，故见痰中带血；气阴两虚，津液不能上承于口，故见口干咽燥；脾气亏虚，形体失养，故见食饮不振、神疲乏力、口干咽燥、消瘦。治以益气养阴、清热解毒、化痰散瘀。方中白参、黄芪、灵芝补气益肺，为君药；沙参、麦冬、百合、生地黄养阴润肺，臭牡丹、石见穿、白花蛇舌草清热解毒，同为臣药；浙贝母、桔梗、瓜蒌宣肺化痰，丹参活血化瘀，为佐药；甘草有调和诸药之功，故为佐使药。全方共达益气养阴、清热解毒、化痰散瘀之功。

【注意事项】据患者体质增减抗肿瘤药物

剂量，随症加减用药。

【现代研究】1. 方中人参有提高免疫力、抗炎等作用；黄芪能增强心肌收缩力、改善循环、提高机体免疫力等；灵芝可增强人体免疫力、调节血糖、控制血压、辅助肿瘤放化疗、保肝护肝、促进睡眠等；沙参具有降低体温及镇静的作用；麦冬可升高外周白细胞，提高免疫功能，并能对抗心律失常、改善心肌收缩力；百合具有止咳、祛痰、镇静、抗过敏作用，同时还可以防止环磷酰胺所致白细胞减少症；生地黄能降压、镇静、抗炎、抗过敏，同时其流浸膏有强心、利尿的作用；浙贝母可缓解支气管痉挛、镇痛等；瓜蒌有解热止渴、利尿、镇咳祛痰等作用。桔梗能祛痰镇咳、降血糖、抗炎等；丹参可增加冠状动脉血流量、改善微循环、抑制血小板聚集及抗肝纤维化、保护胃黏膜等；臭牡丹有促进免疫功能、抑制细菌生长等作用；白花蛇舌草能抑菌、抗炎、镇痛、镇静、保肝利胆、增强免疫力、强肾上腺皮质功能等。

2. 黄芪、人参、灵芝等中药能增强T淋巴细胞及B细胞功能，诱导产生干扰素、白细胞介素，增强LAK细胞、NK细胞、IL-2抗癌活性，且黄芪的有效成分能增强杀伤肿瘤细胞的能力。益肺败毒汤治疗中晚期非小细胞肺癌56例总结，结果显示益肺败毒汤能减轻患者晚期症状、延长生存期。

【用方经验】蒋氏认为，本病的主要病机为肺之气阴两虚，以致邪毒内侵，与痰瘀互结而成。临床上肺癌患者，特别是晚期患者，在出现咳嗽、咯血、胸痛等症的同时，常见面色苍白、气短、自汗、疲乏、咽干、消瘦、脉细等气阴两虚征象。因此治疗上应顾护气阴，据此自拟中药益肺败毒汤治之，经临床观察表明，该方确为治疗中晚期肺癌之良方。

## 谢远明经验方

【组成】枳壳10 g，厚朴10 g，党参30 g，白术30 g，茯苓15 g，陈皮10 g，半夏10 g，沙参30 g，生地黄10 g，当归10 g，麦冬30 g，枸杞子15 g，黄芪60 g，乌梢蛇10 g，蜈蚣2条，土鳖虫10 g，夏枯草30 g，生薏苡仁30 g，甘草6 g。

【功效】健脾益气，滋阴润肺，清热祛毒。

【主治】肺脾两虚，热毒互结型肺癌。症见声音嘶哑，咳嗽，痰色白质黏不易咯出，痰中未见血丝，时感气短，胸闷，活动后心慌，咽喉干痛，吞咽时有困难，偶有呛饭，夜寐可，二便调，舌质红嫩，根白腻，脉沉数细。

【加减】口干加天花粉15 g、玉竹10 g；痰湿重酌加杏仁10 g、瓜蒌15 g、桑白皮10 g；癌毒内炽、重用生南星15～30 g；大便干配伍火麻仁15 g、桃仁6 g；血瘀明显配伍川芎10 g、丹参10 g、赤芍10 g、红花6 g；痰中带血丝配伍蒲黄炭10 g、藕节炭20 g、仙鹤草12 g、侧柏叶10 g；气虚明显者加太子参15 g；偏阴虚者加天冬12 g、百合12 g；咯痰不利、痰少而黏者加淫羊藿10 g、仙茅10 g、巴戟天10 g、肉苁蓉10 g、补骨脂10 g 等；低热者加银柴胡10 g、地骨皮10 g；高热者加生石膏30 g 等。

【方解】本方所治之证因肺脾两虚，热毒互结所致。患者肺脾两虚，肺气亏虚，肺失宣降，肺气上逆，故见咳嗽，时感气短；病久酿毒生热，灼伤肺津，肺阴不足，虚热蒸喉，故见声音嘶哑；脾气亏虚，痰湿内生，故见痰色白质黏不易咯出；肺脾两虚，心神失养，故见胸闷，活动后心慌；热毒互结，故见咽喉干痛，吞咽时有困难，偶有呛饭；舌质红嫩，根白腻，脉沉数细均为肺脾两虚，热毒互结之征。治以健脾益气，滋阴润肺，清热祛毒。本方由枳朴六君子汤和一贯煎加减组成，方中重用黄芪、党参、生地黄滋阴益气养血以补益肺脾气阴，为君；沙参、麦冬、当归、枸杞子配合君药滋阴养血生津以柔肝，白术、茯苓、生薏苡仁健脾祛湿，同为臣；枳壳、厚朴、陈皮行气化湿宽胸，半夏祛痰止咳，乌梢蛇、蜈蚣、土鳖、夏枯草化瘀解毒抗癌，为佐药；更用少量甘草调和诸药兼止咳为使。诸药共用，共奏健脾益气，滋阴润肺，清热祛毒之功。

【注意事项】本方适用于肺脾气阴两虚型肺癌，体质较差者应酌情减少抗肿瘤药物剂量。

【现代研究】方中枳壳能促进胃肠推进功能、抗过敏、升压。厚朴能抑菌、降压、调节肠管运动及预防胃溃疡。党参能调节胃肠运动、抗溃疡、增强免疫功能，稳定机体内环境。白术能保肝、利胆、利尿、降血糖、抗血凝、抗菌、抗肿瘤。茯苓具有增强免疫、抑瘤、抗炎、利尿等功效。陈皮具有扩张血管、抗炎、抗溃疡等作用。半夏能镇咳祛痰、抗肿瘤、抗早孕及致畸且有一定的毒性。沙参有强心、镇咳祛痰、增强免疫等功效。生地黄有清热、通便、止痛、止血等作用。当归有双向调节子宫平滑肌、抗心律失常、降血脂、抗动脉粥样硬化、抑制血小板聚集、刺激造血、抗炎、抗菌等作用。麦冬能升白细胞、提高免疫功能、增加冠状动脉流量。枸杞子对免疫有促进作用，能抗肿瘤、降血脂、保肝、降血糖、降血压。黄芪有增强免疫、抗疲劳、保肝、降压、抗溃疡、抗肿瘤、抗骨质疏松等作用。乌梢蛇有抗炎、镇静、镇痛作用。蜈蚣能降低血黏度、镇痛、抗炎。土鳖虫有降血脂、抗血凝、溶栓、镇痛的功效。夏枯草能抗炎、免疫抑制、降血糖，有一定的毒性。生薏苡仁具有解热、镇静、镇痛等作用。甘草有抗炎、抗过敏、抗心律失常、抗病原微生物、抗氧化、抗肿瘤和抗衰老等作用。

【用方经验】本病例为肺脾两虚，肺失宣降，痰湿壅肺，发为肺积。病久酿毒生热，灼伤肺津，肺阴不足，虚热蒸喉，故见声音嘶哑。手术及化疗损伤正气，使正气亏虚。治疗当以扶正祛邪为主，予以健脾益气、润肺养阴、清热解毒之方剂。谢教授采用枳朴六君子汤补后天之本，一贯煎滋补肺肾之阴，加虫类药以解毒抗癌，诸药并用，疗效明显。

## 谢海洲经验方

【组成】桑白皮12 g，百合12 g，青蒿15 g，白芍12 g，地骨皮12 g，生地黄12 g，白薇9 g，藕节15 g，知母9 g，石斛12 g，茜草12 g，白茅根15 g，冬虫夏草3 g。

【功效】清退虚热，养阴利肺。

肿瘤科国医圣手时方

【主治】肺癌真阴亏虚，虚热内扰证。症见时有发热，呈持续高热状，绵延未平，伴胸痛，咳嗽，口干而苦，舌质干红，苔有裂纹，脉弦缓。

【加减】午后发热，加生黄芪15 g，白术20 g，阿胶9 g。

【方解】方中桑白皮、地骨皮合用，早见于《小儿药证直诀》泻白散。桑白皮偏入气分，泻肺中邪热，地骨皮偏入血分，清肺中伏火，二药皆为甘寒之品，相须为用，一气一血，具有清肺热而不伤阴、护阴液而不致恋邪之特点；百合甘寒清润不腻，长于润肺固金止咳，知母苦寒降火不燥，善泻火邪而能滋阴，两药相配，补虚清热效力更强；生地黄补血而凉血止血，滋阴而生津润燥；白茅根既能清泄肺胃之热，又能生津止渴，石斛功能清热养阴，《药品化义》曰："气味轻清，合肺之性，性凉而清，得肺之宜。肺为娇脏，独此最为相配。"组合为用，既增强清热生津之力，又有滋阴润肺之效；茜草活血祛瘀；冬虫夏草补肾益肺、扶正抗癌，两药合用，攻补兼施，扶正祛邪，相得益彰；白薇善入血分，长于清解，青蒿芳香清热透络，引邪外出，两药配对，增强退虚热功效。

【注意事项】肺癌痰热内蕴者不宜此方。

【现代研究】1. 桑白皮的作用包括利尿、降血压、镇痛、镇静、抗肿瘤。百合具有抗氧化、止咳、祛痰、平喘、升白细胞等功效。青蒿能抗疟、平喘、抗过敏、抗肿瘤。白芍具有镇痛、解痉、抗炎、抗溃疡的作用地骨皮的作用包括解热、降血糖、降血脂、降压。生地黄可以抗衰老、免疫调节。抗肿瘤、降血糖。白薇有解热、抗炎、祛痰、抗肿瘤的功效。藕节能止血、清热、缩短凝血时间。知母能抗菌、解热、降血糖、抗癫痫、抗血小板聚集。石斛可以抗肿瘤、降血糖、调节免疫。茜草具有止血、升白细胞、抗肿瘤等作用。白茅根能止血、抗炎、镇痛、利尿、抗菌。冬虫夏草具有调节免疫、抗肿瘤、抗衰老、镇静催眠的功效。

2. 实验研究：杨泽江等研究百合固金汤加减配合化疗治疗晚期肺癌32例，探索了百合固金汤配合化疗治疗晚期肺癌的临床疗效及作用机制。方法是将晚期肺癌59例随机分为2组，对照组27例采用化疗方案（鳞状细胞癌采用CAP方案，腺癌及未分化癌采用MAF方案）；治疗组32例在对照组化疗基础上加用百合固金汤治疗。结果显示治疗组、对照组总有效率分别为56.3%、37.0%；临床证候改善率分别为81.2%、56.6%；生存质量变化改善率分别为78.1%、48.1%；中位生存期分别为16.8个月、11.6个月。2组比较均有极显著性差异（$P<0.01$）。说明了百合固金汤配合化疗能降低化疗的毒副反应，改善临床症状，百合固金汤在改善机体免疫力方面起到标本兼治的作用。

【用方经验】谢老认为肺癌患者术后气血伐伤，正气虚损，术后又施放疗，反复发热，气阴亏耗，诸多因素皆致津液重亡，虚热内生，当属"虚劳"之范畴。因此治宜补"虚"为主，尤以养阴清热乃其治疗关键。治以泻白散、百合固金汤合方。治癌先治肺，治肺必救阴。诸药合用，一为救阴，二为抗癌，达到救肺阴抗癌肿之目的。虚劳是多种慢性虚弱性疾病发展到严重阶段的总称，亦称虚损。肺癌始终抓住养阴清热这一治疗关健，并佐以冬虫夏草、补骨脂等补肾助阳扶正之品，意在阳中求阴，正如《景岳全书》所说："阴虚者宜补而兼清""善补阴者，必于阳中求阴，则阴得阳升而泉源不竭。"

## 肺复方（潘敏求经验方）

【组成】黄芪20 g，臭牡丹20 g，半枝莲20 g，白花蛇舌草20 g，百合15 g，茯苓10 g，白术10 g，法半夏10 g，枸杞子10 g，女贞子10 g，川贝母10 g，麦冬10 g，桔梗10 g，黄芩10 g，莪术9 g，三七粉3 g，甘草5 g。

【功效】益气养阴，补脾益肾，化瘀解毒。

【主治】中老年非小细胞肺癌之气阴两虚，瘀毒互结证。症见咳嗽，少痰，神疲乏力，胸部隐痛，身热盗汗，小便量少、色黄，大便秘结，舌红，苔黄，脉细数。

【加减】气短乏力者加党参15 g，太子参

15 g；胸痛，舌质紫暗有瘀斑者加桃仁 6 g，红花 6 g，川芎 10 g；咯痰血者加蒲黄炭 10 g，藕节炭 20 g，仙鹤草 12 g；胸腔积液者加龙葵 20 g，葶苈子 10 g；痰多者加生南星 9 g（久煎）；低热者加银柴胡 10 g，地骨皮 10 g；高热者加生石膏 30 g；食少纳差者加陈皮 10 g、谷芽 15 g、麦芽 15 g 等。

【方解】本方所治之证因肺气阴不足，瘀毒互结所致。"肺为娇脏，喜润恶燥"，阴虚则肺失濡养，肺失宣降，肺气上逆而见咳嗽；阴虚生内热，炼液为痰，故可见少量痰液；瘀毒互结证于胸中，影响气机运行，不通则痛，故见胸部隐痛；阴液不足，肠道失濡，故可见小便量少、大便秘结。治以益气养阴，化瘀解毒。方中黄芪、百合、麦冬益气养阴生津，通过补益肺气而奏润肺止咳之功效，黄芩、半枝莲、莪术、白花蛇舌草、臭牡丹并用共奏清热解毒之功；茯苓、白术、女贞子健脾益肾，法半夏、川贝母、桔梗共奏止咳之功；三七活血止痛，甘草既可止咳，又可调和诸药。诸药并用以益气养阴，补脾益肾，化瘀解毒。

【注意事项】据患者体质，酌情增减抗肿瘤药物剂量。

【现代研究】1. 方中黄芪有增强心肌收缩力、改善循环、提高机体免疫力等作用。臭牡丹有促进免疫功能、抑制细菌生长等作用。半枝莲有抑制肿瘤增殖、抑菌、利尿、止咳、平喘等作用。白花蛇舌草有增强免疫力、增强肾上腺皮质功能、镇痛、镇静、催眠等作用。百合有镇咳祛痰、镇静、抗肿瘤等作用。茯苓有利尿、镇静、抗肿瘤、增强机体免疫力等作用。白术有利尿、降血糖、强壮、抗凝血、抗肿瘤等作用。法半夏有祛痰止咳等作用。枸杞子有降低血糖、抗脂肪肝、抗动脉粥样硬化等作用。女贞子有降血糖、降血脂、护肝、调节机体免疫力、抗肿瘤等作用。

川贝母有镇咳、祛痰、降压、抑菌等作用。麦冬有提高免疫功能、抑制细菌、增强垂体肾上腺皮质系统功能、提高机体适应能力、抗心律失常、扩张外周血管、提高耐缺氧能力、降血糖等作用。桔梗有祛痰镇咳、降血糖、抗炎等作用。黄芩有抗菌、抗病毒、抗炎、提高机体免疫力、解热、镇静等作用。莪术有抗肿瘤、抗菌、升白细胞、保肝等作用。三七有止血、抗血栓、促进造血、抗炎、保肝、抗肿瘤、镇痛等作用。

2. 实验研究：据有关研究表明，肺复方为基本方治疗中晚期非小细胞肺癌 30 例，从治后生存期、治后病灶变化、治后症状改善或稳定情况等 3 个方面与 30 例西医单纯化疗进行了对照观察，结果治后生存期及症状改善或稳定情况，前者疗效优于后者；治后病灶变化，二者差别无显著意义。

【用方经验】老年肺癌的发生是多种因素综合作用的结果，临床上老年肺癌以肺气阴两虚、瘀毒内结证最为常见。根据肺的生理特点，决定肺癌是全身属虚，局部属实的疾病。老年肺癌因虚而得病，因邪实而致虚，互为因果，恶性循环，贯穿整个病程。因此，潘敏求教授认为"瘀、毒、虚"为老年肺癌的基本病机。邪实的一面为痰瘀、血瘀、癌毒、瘀毒内结；正虚的一面为肺脾肾，尤其是肺气虚、阴虚；瘀毒内结与肺脾肾气虚、阴虚并存。故中晚期老年肺癌既非单纯瘀毒内结，也非单纯肺虚，不能单纯从某证型入手，而应该在治疗的同时应全面考虑。综上所述，对老年非小细胞肺癌中医治疗宜采用"益气养阴、补脾益肾、化瘀解毒"为法。肺复方就是据此而组方的。肺复方治疗非小细胞肺癌，能缓解老年中晚期肺癌患者的主要临床症状，改善生活质量，提高免疫功能，稳定瘤体。综上，肺复方治疗非小细胞肺癌安全有效，在综合治疗方面显示出极大的优势和广阔的前景。

## 第三节　纵隔肿瘤

疾病概述：纵隔肿瘤是一组起源于纵隔的肿瘤，包括胸腺瘤、胸内甲状腺肿、支气管囊肿、皮样囊肿、畸胎瘤、淋巴肉瘤、恶性淋巴瘤、心包囊肿、脂肪瘤、神经原性肿瘤、食管囊肿等，以良性者居多。多数良性纵膈肿瘤临床上常无症状，多于体检时发现。纵膈肿瘤常见的症状有：胸闷胸痛、呼吸道压迫症状咳嗽、气短，严重时发生呼吸困难。神经系统症状，交感神经受压表现为上睑下垂，瞳孔缩小，眼球内陷等；喉返神经受压表现为声音嘶哑；累及膈神经引起呃逆、膈肌麻痹。西医治疗上以手术为主要治疗方法，原发性纵隔肿瘤，无论良性、恶性，一经发现，应尽早行手术切除。其他的治疗方法有化疗、放疗、生物治疗等。中医学认为本病属"肺积""支饮""悬饮"等范畴，是由于正气虚损，阴阳失调，邪毒乘虚入肺，邪滞于肺，导致功能失调，肺气敛郁，宜降失司，气机不利，血行瘀滞，津液失于输布，津聚为痰，痰凝气滞，瘀阻络脉，于是瘀毒胶结，日久形成胸中积块。

## 刘鲁明经验方

【组成】南沙参15 g，北沙参15 g，枸杞子15 g，炒白扁豆15 g，玉竹15 g，天南星（先煎）15 g，白花蛇舌草15 g，半枝莲15 g，红豆杉3 g，生山楂30 g，灵芝30 g，绞股蓝30 g，麦芽15 g，浙贝母30 g，甘草10 g，夏枯草15 g，芦根30 g。

【功效】益气养阴。

【主治】胸腺瘤术后气阴两虚证。

【加减】若患者身体能耐受，可于上方加山慈菇15 g、蜈蚣6 g增加解毒抗癌之力。

【方解】本方为胸腺瘤术后气阴两虚证所设。方中南、北沙参同用，滋阴润肺，兼以化痰，共为君药。玉竹甘寒凉润，增加南、北沙参滋阴的功效；枸杞子甘温，滋阴补肾；芦根清热生津，化痰消痈，共为臣药。灵芝、绞股蓝益气扶正；炒白扁豆健脾益气，化湿利水；天南星、浙贝母化痰散结，润燥相配，祛邪而不伤正；白花蛇舌草、半枝莲、红豆杉、夏枯草清热解毒，散结消肿；生山楂、麦芽健脾胃，助运化，合为佐药。甘草止咳化痰，补益中州为使药。

【注意事项】胸腺瘤脾肾阳虚者不宜此方。

【现代研究】方中沙参具有强心、镇咳祛痰、增强免疫等功效。枸杞子能促进免疫、抗肿瘤、降血脂、保肝、降血糖、降血压。炒白扁豆具有抑制痢疾杆菌、抗病毒、解酒毒、抗胰蛋白酶活性等作用。玉竹能提高免疫、降血糖、降血脂、延长耐缺氧时间、抗氧化、抗衰老等。白花蛇舌草有抗肿瘤、抗菌消炎、保肝利胆等作用。半枝莲能抗肿瘤、抗病毒、促进细胞免疫功能。生山楂具有降血脂、降压、抗菌、改善胃肠功能、调节免疫等功效。灵芝具有抗肿瘤、抗放射、调节免疫等作用。绞股蓝能镇静、镇痛、降血脂、降血糖、抗缺氧的功效。麦芽具有助消化、降血糖、抗真菌等作用。浙贝母能镇咳、镇静、镇痛。甘草有抗炎、抗过敏、抗心律失常、抗病原微生物、抗氧化、抗肿瘤和抗衰老等作用。夏枯草能抗炎、免疫抑制、降血糖，有一定的毒性。芦根可以镇静、解热、抗肿瘤。

【用方经验】刘教授认为胸腺瘤常由外感热毒之邪，侵犯胸肺，与痰瘀癌毒互结于胸中，日久动气耗血，故发现病证之时，常以气阴两虚证为主。故治疗上常以大队益气养阴之品，配以天南星、浙贝母等化痰散结，润燥相配，祛邪而不伤正；同时考虑到癌毒滞留胸中，常用白花蛇舌草、半枝莲、红豆杉、夏枯草等解毒抗癌之品驱除癌毒。

## 邱佳信经验方

【组成】北沙参12 g，天冬12 g，丹参15 g，牡丹皮12 g，金银花15 g，石上柏30 g，石见穿30 g，石打穿30 g，芙蓉叶15 g，生黄芪15 g，藿香6 g，当归9 g，夏枯草9 g，生牡蛎（先煎）30 g，天龙3条，仙茅9 g，淫羊藿9 g，生薏苡仁15 g，芡实15 g，款冬花9 g，紫菀9 g，枇杷叶9 g，车前子12 g，猪苓9 g。

【功效】益气养阴，软坚化痰，清热解毒。

【主治】胸腺癌之气阴两虚，痰凝湿阻

证。症见时有胸闷，咳嗽，痰少，食欲不振，神疲乏力，大便欠畅，舌质偏红，苔白腻，脉弦滑。

【加减】咳痰不爽者加凌霄花9 g、赤芍药9 g、浙贝母9 g、杏仁9 g。

【方解】本方针对气阴两虚，痰凝湿阻证。癌毒扰肺，日久伤津耗气，故见胸闷，咳嗽，痰少；痰湿困脾，脾失健运，故见食欲不振，神疲乏力，大便欠畅；舌质偏红，苔白腻，脉弦滑也提示素体气阴两伤，中焦脾胃失和。故治以益气养阴，软坚化痰，清热解毒。方中北沙参、天冬甘寒凉润，滋阴润肺；丹参、牡丹皮活血化瘀；金银花、石上柏、石见穿、石打穿、芙蓉叶清热解毒，软坚散结；生黄芪、淫羊藿、生薏苡仁益气健脾；藿香、当归行气活血；夏枯草、生牡蛎、天龙清热解毒，软坚散结；仙茅、芡实滋补肾阴肾阳；款冬花、紫菀、枇杷叶润肺止咳，宣肺化痰；车前子、猪苓清热利湿，健脾利水。

【注意事项】胸腺癌痰湿壅盛者不宜此方。

【现代研究】北沙参具有强心、镇咳祛痰、增强免疫等功效。丹参能抗肿瘤、增强免疫力、抗病原微生物、清除自由基等。牡丹皮可保护心肌、解热、抗炎、抑菌、调节免疫、调脂。金银花具有抗病毒、解热、利胆、止血、降血脂等作用。石上柏能增强机体代谢、止血、抗肿瘤等。石见穿有消炎、镇痛。生黄芪有增强免疫、抗疲劳、保肝、降压、抗溃疡、抗肿瘤、抗骨质疏松等作用。藿香能抗真菌、镇痛、镇吐、解痉。当归有双向调节子宫平滑肌、抗心律失常、降血脂、抗动脉粥样硬化、抑制血小板聚集、刺激造血、抗炎、抗菌等作用。夏枯草能抗炎、免疫抑制、降血糖，有一定的毒性。生牡蛎具有抗溃疡、护肝、增强免疫等功效。仙茅能调节免疫、抗氧化、保肝、抗高血糖、补肾壮阳和抗骨质疏松等。淫羊藿能降压、降血脂、抗疲劳、抗肿瘤。生薏苡仁具有解热、镇静、镇痛等作用。枇杷叶能镇咳、祛痰、平喘、抗菌、抗炎。车前子具有利尿、抗衰老、缓泻、降眼压等功效。猪苓能促进免疫，提高抗肿瘤活性。

【用方经验】邱老认为胸腺癌的病机为气阴两虚，痰凝湿阻，其病位在肺，为本虚标实之病。中医治疗当以益气养阴，扶正固本为主，兼以软坚化痰，清热解毒。由于肝、脾、肾三脏在调节气、血、津液代谢过程中的重要作用和相互联系，治疗时邱老常用薏苡仁、芡实健脾补肺，清热利湿，固肾涩精；并用仙茅、淫羊藿温补肾阳。

## 张梦侬经验方

【组成】旋覆花15 g，昆布15 g，海藻15 g，三棱10 g，莪术10 g，京赤芍10 g，川贝母10 g，橘核25 g，牡蛎粉25 g，蒲公英30 g，紫花地丁30 g，夏枯草30 g，白花蛇舌草100 g。

【功效】清热解毒，散结消肿。

【主治】纵膈肿瘤热久化燥，与气血痰毒，燥结成块，伤阴劫液，耗气夺血。症见形体消瘦，精神萎顿，脉象浮弱，两寸俱芤，舌质淡白，舌苔薄白。

【加减】纳差不欲食加山楂10 g、谷芽15 g、麦芽15 g、神曲15 g；夜寐不安加酸枣仁15 g、柏子仁10 g、首乌藤15 g、百合12 g。

【方解】方中旋覆花、橘核行气散结消肿；昆布、海藻、牡蛎粉、川贝母化痰软坚，散结消肿。《本草经疏》曰："昆布、海藻，咸能软坚，具性润下，寒能除热散结，故主十二种水肿、瘿瘤聚结气、瘘疮。"东垣曰："瘿坚如石者，非此不除，正咸能软坚之功也。详其气味性能治疗。"三棱、莪术、京赤芍破血行气，活血化瘀；蒲公英、紫花地丁、夏枯草、白花蛇舌草清热解毒，散结消肿。

【注意事项】辨证属肝肾亏虚者不宜此方。

【现代研究】旋覆花具有镇咳祛痰、抗炎等功效。昆布含碘丰富且能抗肿瘤、抗辐射、降血压。海藻可以抗肿瘤、抗凝血、增强免疫力等。三棱具有促进肠管收缩、抗血栓、升白细胞、镇痛、抗肿瘤等功效。莪术具有抗肿瘤、抗炎、抗菌、抗血小板聚集等作用。川贝母镇咳祛痰、抑菌。赤芍具有抗血栓、镇静、抗炎、抗肿瘤、护肝等作用。牡蛎可以镇痛、镇静、抗凝血。蒲公英的作用有抗

肿瘤科国医圣手时方

肿瘤科国医圣手时方

肿瘤、抗菌、抗病毒。紫花地丁具有抗菌、抗病毒、舒张血管的作用。夏枯草能抗炎、免疫抑制、降血糖，有一定的毒性。白花蛇舌草可以抗肿瘤、抗菌消炎。

【用方经验】张老认为，本病属于中医学"癥瘕"范畴，癥瘕坚结之病，多由燥金之气化成。本病正应其论，乃热久化燥，与气血痰毒，燥结成块，伤阴劫液，耗气夺血而成。治法：宗《黄帝内经》"燥淫于内，治以苦温，佐以甘辛"。常喜用旋覆花、橘核行气散结消肿；昆布、海藻、牡蛎粉、川贝母化痰软坚，散结消肿。临床用之，疗效甚好。

# 第四节　食管癌

疾病概述：食管癌系指由食管鳞状上皮或腺上皮的异常增生所形成的恶性肿瘤。中国是食管癌高发地区，位居肿瘤死亡的第四位，超过50%患者确诊时即无法根治，只能姑息治疗。其危险因素包括：鳞状细胞癌与过度吸烟及饮酒，食管损伤（包括电离辐射），食管解剖异常（如贲门失迟缓，食管蹼，森克尔憩室）有关；腺癌与 Barrett 食管，慢性胃食管反流综合征，肥胖等有关。其主要症状和体征是食管内异物感，或食物通过时缓慢或有梗噎感。也可表现为吞咽时胸骨后烧灼，针刺样或牵拉样痛。进展期食管癌则常因咽下困难而就诊，吞咽困难呈进行性发展，甚至完全不能进食。常伴有呕吐，上腹痛，体重减轻等症状。本病 5 年生存率为 15%，发生转移者中位生存期常不足 1 年。中医学认为本病属于"噎膈"范畴，其发生多因忧思郁怒，情志不遂，七情郁结；或嗜酒无度，恣食辛香燥热等物，损伤脾胃，造成气滞食凝，积聚成块；或高年衰老，正气志虚，正不胜邪，瘤邪乘虚侵入而成。

## 邓铁涛经验方

【组成】生半夏15 g，生南星15 g，党参15 g，赤芍15 g，白术15 g，旋覆花15 g，赭石15 g，生薏苡仁15 g，丹参15 g，三七10 g，甘草6 g。

【功效】养阴清热，除痰祛瘀，理气和胃。

【主治】痰瘀内阻之食管癌。

【加减】痰多，口干口苦加浙贝母10 g、山慈菇9 g、黄芩10 g；梗阻明显加壁虎5 g、蜈蚣5 g、蜂房10 g；气郁胸闷加郁金10 g、瓜蒌皮12 g；胸痛明显或痛掣胸背加五灵脂10 g、桃仁6 g、威灵仙9 g；大便不通或便如羊屎，面色苍白，贫血加首乌15 g、生地黄15 g、火麻仁15 g；若晚期出现阳衰水泛，双下肢水肿者加猪苓10 g、附子9 g、桂枝10 g。

【方解】全方以旋覆赭汤为基础方加减而来。半夏、生南星、旋覆花下气消痰，降逆除噫，化痰散结为君药。赭石重镇降逆为臣药。丹参、三七、赤芍清热散瘀，党参、白术、生薏苡仁健脾益气为佐药。炙甘草调和诸药为使药。

【注意事项】处方时注意扶正与祛邪相结合。

【现代研究】半夏能镇咳祛痰、镇吐、抗肿瘤、抗早孕及致畸。生南星具有祛痰、抗惊厥、镇静、抗肿瘤等作用。党参可以调节机体免疫力、抗胃黏膜损伤、护肝、抗肿瘤、镇痛。赤芍有抗血栓、护心、镇痛、抗炎、抗肿瘤等功效。旋覆花能平喘、镇咳祛痰、抗炎抗菌。薏苡仁具有解热、镇静、镇痛等作用。丹参能活血化瘀，降低血液黏度，防止癌细胞着床转移，并改善微循环。

【用方经验】邓老认为，食管癌在临床上往往表现为本虚标实之证，常有气郁，痰阻，血瘀等标实证候，但疾病的发展又表现为津亏液涸，精血不足，日久而致阴损及阳，表现为脾肾阳虚之证。因此，本病在临床上往往虚实夹杂，难以截然划分。治疗上要抓住阴亏热结，痰瘀内阻这一病机，以养阴清热、除痰祛瘀，理气和胃为基本治则。在证治方面，首先明确其本虚标实，抓住痰、瘀、虚这一主要病理。由于本病到晚期多是阴损及阳，痰瘀内阻之本虚标实证，故在治疗过程中要时时注意扶正与祛邪相结合。同时要注意饮食调理，加强支持疗法，增强体质，以有利于提高疗效。

## 邢子亨经验方一

【组成】瓜蒌 24 g，半夏 12 g，生赭石 24 g，旋覆花（布包煎）12 g，陈皮 12 g，川厚朴 10 g，生薏苡仁 24 g，沉香 9 g，当归尾 24 g，赤芍 12 g，南红花 6 g，鸡内金 12 g，醋三棱 5 g，醋莪术 5 g，炙甘草 6 g。

【功效】疏肝健胃除邪。

【主治】食管癌早期。症见胃脘不舒，消化不良，噫气纳少。

【加减】虚者加党参 12 g；大便干而不利者，加火麻仁 24 g、郁李仁 24 g、肉苁蓉 15 g；肾虚腰痛者加熟地黄 18 g、黄精 18 g、鹿茸 5 g（分 2 次冲服）。

【方解】本方重用瓜蒌清热化痰，宽胸散结。《重庆堂随笔》："栝楼实，润燥开结，荡热涤痰，夫人知之；而不知其疏肝郁，润肝燥，平肝逆，缓肝栝楼急之功有独擅也。"生赭石、旋覆花降逆下气化痰；半夏、陈皮健脾燥湿化痰；川厚朴、沉香行气消滞；生薏苡仁、鸡内金健脾胃，助运化；当归尾、赤芍、南红花活血化瘀；醋三棱、醋莪术破血行气，消肿散结；炙甘草调和诸药，补益中州。

【注意事项】体虚、血枯经闭、孕妇、脾虚无瘀滞者禁用三棱、莪术。

【现代研究】瓜蒌具有抗肿瘤、抗菌、祛痰、抗血小板凝集，抗氧化等功效。半夏有镇咳祛痰、抗肿瘤、抗早孕及致畸且有一定的毒性。旋覆花具有镇咳祛痰、抗炎等功效。陈皮能扩张血管、抗炎、抗溃疡等。薏苡仁具有解热、镇静、镇痛等作用。厚朴能抑菌、降压、调节肠管运动及预防胃溃疡。沉香能抗衰老、镇静镇痛、抗炎、利尿。当归具有

增加冠状动脉流量、降血脂、抗血栓、调节免疫、抗炎、平喘的功效。赤芍具有抗血栓、镇静、抗炎、抗肿瘤、护肝等作用。红花可以改善心肌缺血、抗心律失常、降血压、镇痛、镇静、抗惊厥。鸡内金的作用包括促进胃酸分泌、增进胃和小肠蠕动及抗肿瘤。三棱具有促进肠管收缩、抗血栓、升白细胞、镇痛、抗肿瘤等功效。莪术具有抗肿瘤、抗炎、抗菌、抗血小板聚集等作用。

【用方经验】邢老认为食管位于胸膈之部，为进食之道路，肝脉布于胸胁，胃主纳谷，胃气虚则消化不良而纳谷减少，肝气不舒则邪气留结于胸膈而阻气郁血，肝胃同病，气血阻郁于食管，久则邪气留结而食管形成肿块，阻碍进食。所以食管癌可见体弱消瘦，进食困难，及至不能见进食饿死而病终。因此邢老治疗食道癌以保持进食为当务之急，只要能进饮食即不至于死亡。究其所以不能进食之原因，不单是食管狭窄或幽门阻滞之关系，其主要关键，还是胃气虚弱，肝气逆上，以致食难下咽，或食后迫出。在食管癌的初期，症状表现往往是能进食而后噫气不舒，以后渐至有时能食，有时不能食，且更明显的是情绪紧张或思想不愉快时，饮食更难进入。

## 邢子亨经验方二

【组成】瓜蒌 24 g，桔梗 9 g，金银花 15 g，黄连 9 g，枳壳 9 g，旋覆花（布包煎）12 g，生赭石 24 g，南红花 6 g，赤芍 12 g，当归尾 24 g，醋三棱 3 g，醋莪术 3 g，白花蛇舌草 15 g，半枝莲 15 g，甘草 6 g。

【功效】清热利膈，疏肝健胃。

【主治】食管癌胸膈结热，咽下困难。

【加减】虚者加党参 12 g；大便干而不利者加火麻仁 24 g、郁李仁 24 g、肉苁蓉 15 g；肾虚腰痛者加熟地黄 18 g、黄精 18 g、鹿茸 5 g（分 2 次冲服）。

【方解】本方重用瓜蒌清热化痰，宽胸散结。《重庆堂随笔》："栝楼实，润燥开结，荡热涤痰，夫人知之；而不知其疏肝郁，润肝燥，平肝逆，缓肝栝楼急之功有独擅也。"生

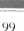

赭石、旋覆花降逆下气化痰；金银花、桔梗清热败毒，利咽排脓；白花蛇舌草、川黄连清热解毒，消肿散结；当归尾、赤芍、南红花活血化瘀；枳壳、醋三棱、醋莪术破血行气，消肿散结；炙甘草调和诸药，补益中州。

【注意事项】体虚、血枯经闭、孕妇、脾虚无瘀滞者禁用三棱、莪术。

【现代研究】瓜蒌具有抗肿瘤、抗菌、祛痰、抗血小板凝集、抗氧化等功效。旋覆花具有镇咳祛痰、抗炎等功效。陈皮能扩张血管、抗炎、抗溃疡等。薏苡仁具有解热、镇静、镇痛等作用。厚朴能抑菌、降压、调节肠管运动及预防胃溃疡。沉香能抗衰老、镇静镇痛、抗炎、利尿。当归具有增加冠状动脉流量、降血脂抗血栓、调节免疫、抗炎、平喘的功效。赤芍具有抗血栓、镇静、抗炎、抗肿瘤、护肝等作用。红花可以改善心肌缺血、抗心律失常、降血压、镇痛、镇静、抗惊厥。鸡内金的作用包括促进胃酸分泌、增进胃和小肠蠕动及抗肿瘤。三棱具有促进肠管收缩、抗血栓、升白细胞、镇痛、抗肿瘤等功效。莪术具有抗肿瘤、抗炎、抗菌、抗血小板聚集等作用。桔梗能抗炎、祛痰、镇咳。金银花能抗病毒、解热、利胆、止血、降血脂。

【用方经验】邢老认为，食管癌之形成，肝胃不和实是主因。肝胃功能失调，外协乘虚而入，邪气留结，阻碍气血营卫之流行，渐而组织异变，形成癌瘤。探本之治，当以疏肝健胃为主，佐以祛邪之药，是正气日复，邪结日消，庶有可愈之机。因此治疗癌症应当培补抗力，调整脏腑功能，是机体抗力同药物共同起祛邪灭病之作用，则病邪日减而抗力日增，生理功能逐渐恢复，癌细胞则无由而生，而达到痊愈之目的。

## 邢子亨经验方三

【组成】瓜蒌24 g，枳壳9 g，陈皮12 g，厚朴12 g，莱菔子12 g，沉香（后下）9 g，旋覆花（包煎）12 g，生赭石24 g，肉桂6 g，附子6 g，炒槟榔12 g，炒山药18 g，山茱萸12 g，党参12 g，醋三棱3 g，醋莪术3 g，炙甘草6 g。

【功效】疏肝补肾，温中健胃。

【主治】食管癌下寒消化不良，食后腹胀，嗳气不舒。

【加减】大便干而不利者，加火麻仁24 g、郁李仁24 g、肉苁蓉15 g；气虚加人参9 g；肾虚腰痛者加熟地18 g、黄精18 g、鹿茸5 g（分2次冲服）

【方解】本方重用瓜蒌清热化痰，宽胸散结。《重庆堂随笔》："栝楼实，润燥开结，荡热涤痰，夫人知之；而不知其疏肝郁，润肝燥，平肝逆，缓肝栝楼急之功有独擅也。"枳壳、陈皮、厚朴、莱菔子、沉香、槟榔行气疏肝，旋覆花消痰下气、生赭石平肝潜阳降逆；附子、肉桂温润补肾阳，肾阳温煦，则胸阳自得；山药、山茱萸温中健胃；三棱、莪术祛瘀通经、破血消癥药、行气消积；甘草调和诸药。

【注意事项】体虚、血枯经闭、孕妇、脾虚无瘀滞者禁用三棱、莪术。

【现代研究】瓜蒌具有抗肿瘤、抗菌、祛痰、抗血小板凝集，抗氧化等功效。枳壳能促进胃肠推进功能、抗过敏、升压。陈皮具有扩张血管、抗炎、抗溃疡等。厚朴能抑菌、降压、调节肠管运动及预防胃溃疡。莱菔子有降压、促胃动力、抗炎、降气祛痰等功效。沉香能抗衰老、镇静镇痛、抗炎、利尿。旋覆花具有镇咳祛痰、抗炎等作用。肉桂具有抗溃疡、促进肠蠕动、镇痛解热、抗菌、升白细胞等作用。槟榔的作用包括驱虫、抗菌、抗病毒。附子具有强心、扩血管、抗炎、增强免疫等作用。山茱萸具有调节免疫、降血糖、抗休克、杀菌、护肝。山药具有调节肠管运动、增强免疫功能、降血糖及抗氧化等作用。党参能调节胃肠运动、抗溃疡、增强免疫功能，稳定机体内环境。三棱具有促进肠管收缩、抗血栓、升白细胞、镇痛、抗肿瘤等功效。莪术具有抗肿瘤、抗炎、抗菌、抗血小板聚集等作用。甘草有抗炎、抗过敏、抗心律失常、抗病原微生物、抗氧化、抗肿瘤和抗衰老等作用。

【用方经验】邢老认为食管癌的产生与肝脏密切相关。肝主藏血，在志为怒，性喜条达，秉春阳生发之气，舒则气血通畅，情志安和，郁则气血失调，多怒生火，久郁不解，则气血郁结，肝火内伏。肝与脾有相辅相制之作用，肝气舒则脾胃消化功能正常而喜进食，肝气不舒则消化功能减退而食欲不振。在发怒之下，可致胸憋而呕血，不知饥饿之感；在情志不遂之下亦可逐渐减少饮食；在长期脾胃虚弱、消化不良之情况下，也可影响肝气；久虚食少之人，情志气血多不舒畅。

## 刘沈林经验方

【组成】旋覆花9 g、赭石20 g、法半夏9 g、制天南星9 g、陈皮10 g、紫苏梗10 g、枳壳9 g、沙参15 g、生地黄15 g、麦冬10 g、天花粉15 g、石斛10 g、威灵仙9 g、急性子3 g、山豆根6 g、石见穿15 g、半枝莲25 g、守宫粉5 g、三七粉3 g粉剂吞服。

【功效】行气降气，甘凉濡润，化痰祛瘀。

【主治】气结，津亏，痰凝，血之噎膈，证见进食梗阻。

【加减】血虚者加当归10 g、鸡血藤15 g等；伴有痰湿者加法半夏9 g、陈皮10 g；热毒者加蛇舌草25 g、菊花9 g、栀子10 g；阴虚者加玉竹10 g。

【方解】旋覆代赭汤能行气降气，方中旋覆花软痞，赭石养阴血，止反胃，共奏下气除满之效为君药。法半夏、胆南星两药性温燥，除湿化痰，为臣药，沙参、生地黄、麦冬、天花粉、石斛，均有养阴润燥，滋养阴血之功，又可防化痰药之燥烈，伤津耗液。威灵仙通络软坚。急性子、山豆根、石见穿、半枝莲消炎退肿，化瘀散结为佐药。守宫粉、三七粉化瘀破血，散结消肿。

【注意事项】山豆根因有头晕，心慌等副反应，用量应因人而异，宜从小剂量开始使用，5～10 g较为安全。

【现代研究】旋覆花具有镇咳祛痰、抗炎等功效。法夏能镇咳祛痰、抗肿瘤、抗早孕及致畸且有一定的毒性。沙参具有强心、镇咳祛痰、增强免疫等功效。生地黄可以抗衰老、免疫调节、抗肿瘤、降血糖。麦冬的作用包括抗心律失常、止咳平喘、抗过敏、抗菌等。天花粉能抗肿瘤、抗艾滋、抗菌、降血糖。石斛可以抗肿瘤、降血糖、调节免疫。威灵仙具有镇痛、抗炎、抑菌、抗利尿的作用。急性子具有抗肿瘤、抗生育、抗菌的功效。山豆根的作用包括抗炎、解热、抗菌、抗肿瘤调节免疫等。石见穿能消炎、镇痛。半枝莲具有抗肿瘤、抗病毒、促进细胞免疫功能的功效。守宫能抗肿瘤、抗血栓、镇静催眠。

【用方经验】1. 刘教授认为辨证论治是中医治疗的核心。在治疗肿瘤疾病时应强调辨证论治。肿瘤是人体全身疾病的局部表现，癌至晚期，正气大衰以至大肉渐脱而癌毒踞留，故治疗时当以扶助正气为主，鼓舞和提高免疫功能以抗肿瘤、消癌。病至晚期，有的表现气滞气逆为多，用行气降气为主，有的表现为阴血亏虚为甚，用滋阴养血为主，而且随着疾病的进展，证型亦会发生变化，用药时根据辨证要有所侧重，不可拘泥。肿瘤的治疗需强调顾护胃气，一定要顾护后天之本。脾胃为后天之本，气血生化之源，有胃气则生，无胃气则死。临床上不仅机体的营养及病变过程中所损耗的物质有赖于脾胃的生化补充，而且治疗的药物也需要"中焦受气取汁"以发挥疗效。如果不重视顾护脾胃，不仅所治之病难以获效，而且容易引起脾胃之疾，出现呕吐、脘腹胀满、嗳气及纳呆等症。致使有些患者不得不中断治疗。此外，治疗时还应兼顾病因病机不同患者，在辨证论治的同时，需要考虑到食管癌个体患者的病因。常规用量：旋覆花（包煎）10 g、赭石（先煎）30 g、法半夏10 g、制天南星10 g、陈皮6 g、紫苏梗10 g、枳壳10 g、南沙参15 g、天花粉15 g、威灵仙15 g、急性子10 g、山豆根10 g、石打穿30 g、半枝莲30 g、炙甘草3 g、丁香（后下）3 g。每日1剂，水煎2次共取汁150 mL，分3次服用。并用守宫粉、三七粉各1 g温水调服，每日2次。

2. 刘教授在治疗本病时常将守宫粉、三七粉合用，使化瘀破血散结力量增强，加工成粉剂吞服有利于增加药与肿瘤的接触时间，

肿瘤科国医圣手时方

直接抗肿瘤作用增强，为治食管癌一特色。

益正气，乃获相得益彭之效。

## 朱良春经验方

【组成】生黄芪30 g，北沙参15 g，肥玉竹15 g，山药15 g，莪术8 g，白花蛇舌草30 g，生薏苡仁30 g，瓜蒌30 g，另：海藻30 g，水蛭10 g，守宫10 g，研细末，分作10包，每服1包，每日2次。三七末、炙全蝎末各3 g分吞。

【功效】化痰消瘕，益气养阴，攻补兼施。

【主治】食管癌之痰瘀交结，阻于食管，气阴亏耗，虚实夹杂证。

【加减】痰多，梗阻明显者加壁虎5 g、蜈蚣5 g、全蝎5 g；血瘀胸痛者用乳香5 g、没药10 g、延胡索10 g；气郁胸闷加郁金10 g、瓜蒌皮12 g；贫血加四物汤；气滞胸痛者用郁金10 g、枳壳9 g；阴虚火旺者加生地黄15 g、麦冬10 g、鳖甲15 g、知母10 g等。

【方解】全方以海藻、生薏苡仁、瓜蒌、水蛭、守宫为君，化痰软坚，消瘀散结；臣以生黄芪、北沙参、肥玉竹、山药等扶正益气养阴；佐以莪术、白花蛇舌草、三七末、炙全蝎末化瘀软坚散结。

【现代研究】海藻可以抗肿瘤、抗凝血、增强免疫力等。生薏苡仁具有解热、镇静、镇痛等作用。肥玉竹能提高免疫、降血糖、降血脂、延长耐缺氧时间、抗氧化、抗衰老等。山药的作用包括助消化、提高免疫、降血糖抗氧化等。莪术具有抗肿瘤、抗炎、抗菌、抗血小板聚集等作用。白花蛇舌草可以抗肿瘤、抗菌消炎。瓜蒌子具有抗肿瘤、抗菌、祛痰、抗血小板凝集、抗氧化等功效。三七能够缩短出血和凝血时间，具有抗血小板聚集及溶栓作用。全蝎的作用包括抗惊厥、抗癫痫、抗肿瘤。

【用方经验】食管癌隶属中医学"噎膈"范畴。初期以标实为主，气、血、痰三者结于食道，后期出现本虚，津血枯槁，阳气亦衰。朱老辨治本病从痰瘀互结着眼，以散剂为主，海藻与水蛭、守宫相伍，达到痰化坚软，瘀消结散之目的辅以艾、参、山药等扶

## 孙桂芝经验方

【组成】黄芪20 g、党参15 g（或太子参15 g）、白术10 g、茯苓15 g、赤芍10 g、白芍10 g、生麦芽15 g、鸡内金10 g、赭石20 g、石见穿15 g、威灵仙9 g、天龙5 g、白芷10 g、蜂房10 g、血余炭9 g、生蒲黄10 g、穿山甲9 g、鳖甲15 g。

【功效】健脾升清，健胃消食，和胃降逆。

【主治】食管癌。

【加减】肝气郁结者，配合使用逍遥散合二术郁灵丹化裁，或于补益脾胃主方中酌加郁金10 g、延胡索10 g、香橼6 g、佛手10 g、苏木9 g、莪术9 g之类，以行气活血，疏肝解郁。针对一些胃酸反流，刺激食管征象明显，具有吞酸嗳腐，呕恶痰涎或胸骨后灼痛，烧心，吞咽干涩而虚烦莫名的患者，分别予左金丸、小陷胸汤分证处理。

【方解】组方黄芪为君，健脾升清；以党参或太子参加白术、茯苓为臣，辅助黄芪健脾、升清、运化、并渗湿化痰，导水利尿之功，可辅佐黄芪祛除胃脘因脾失健运而积留的痰饮水湿之弊；佐以赤芍、白芍，生化血液，缓急止痛，又兼有除血痹、破坚积、通顺血脉、去水气之功；重用生麦芽、鸡内金、赭石以健胃消食，和降胃气。其中生麦芽、鸡内金合用可提升胃气，健胃消食，除壅化积，生麦芽并可温中、开胃、消痰、破癥结，鸡内金并可宽中健脾，均属一药多用，脾胃并调，赭石则可驱浊下冲，降摄肺胃之逆气，与生麦芽合用，可升降枢机，调理气机。此3药合用，不仅可使积滞之食物加快消化而和降入肠，减少停留于胃的时间，亦减少了胃气上逆和胃酸反流继而损伤食道的机会。石见穿主痈肿、治噎膈、痰饮气喘、治瘰疬，有清热解毒，化痰消饮，软坚散结之功，且由于能治痈肿，故具有祛腐肉而生新肌之作用，威灵仙亦具有主治积聚去癥瘕痃癖气块、宿脓恶水，通经活络止痛，威灵仙与石见穿合用，不仅可以辅助石见穿软坚散结，祛腐

生新，且能缓解平滑肌痉挛，止痛，进而缓解吞咽困难。天龙软坚破结，清热解毒，消肿止痛之功效；白芷、蜂房拔毒祛腐，血余炭、生蒲黄祛瘀生新；穿山甲祛腐生肌，解毒抗癌，鳖甲祛瘀生新、祛腐生肌，深入癌毒潜伏之所，拔毒而出，且均属血肉有情之品，兼有补益作用。

【现代研究】黄芪有增强免疫、抗疲劳、保肝、降压、抗溃疡、抗肿瘤、抗骨质疏松等作用。党参可以调节胃肠运动、抗溃疡、增强免疫功能，稳定机体内环境。白术能保肝、利胆、利尿、降血糖、抗血凝、抗菌、抗肿瘤。白芍具有镇痛、解痉、抗炎、抗溃疡的作用。麦芽有助消化、降血糖、抗真菌等功效。鸡内金的作用包括促进胃酸分泌、增进胃和小肠蠕动及抗肿瘤。石见穿能消炎、镇痛。蜂房有促进血液凝固、抗炎作用。

【用方经验】孙老治疗食管癌以脾胃为本，重视调理脾胃枢机，予以健脾升清，健胃消食，和胃降逆治疗，调动并协调脏腑机能，积极防止胃酸反流加重食管损伤，在此基础上运用抗癌解毒，祛腐生肌，祛瘀生新等法，有效缓解症状，抑制肿瘤生长，并重视情志在疾病发生发展过程中的作用，予以疏肝解郁，调理气机，辅以疏导心理，增强患者抗癌信心，多管齐下，故疗效显著。

## 三辨消鳞汤（张士舜经验方）

【组成】冬凌草30 g、半枝莲25 g、白屈菜6 g、玄参15 g、黄芪20 g、沙参15 g、石斛10 g、半夏9 g、茯苓15 g、山豆根6 g、夏枯草10 g、旋覆花9 g、威灵仙9 g、甘草10 g。

【功效】化痰解毒，益气养阴。

【主治】中晚期食管癌患者。

【加减】热毒壅盛，癌灶有感染，坏死者加用重楼10 g、白花蛇舌草25 g以清热解毒，消肿散结；痰瘀阻滞者加天南星9 g、生牡蛎15 g化痰软坚；涌吐大量痰涎白沫者加旋覆花9 g、赭石20 g、葛根10 g；口干，舌红者加麦冬10 g、天花粉15 g；若进食困难，梗阻严重者加赭石20 g、半夏9 g、柿蒂9 g、丁香

3 g降逆之品，亦可加入瓜蒌15 g、薤白10 g对缓解梗阻有效；病理类型属腺癌者选用重楼10 g、龙葵15 g、藤梨根30 g；淋巴转移者加海藻10 g、白芥子10 g；肝转移者加柴胡10 g、郁金10 g、穿山甲9 g、鳖甲15 g。

【方解】方中冬凌草、半枝莲、白屈菜清热解毒，主治鳞状细胞癌，为主药；黄芪、玄参、沙参、石斛益气养阴；半夏、茯苓化痰祛湿，共为臣药；旋覆花、威灵仙开通食管，解除梗阻，为佐药；甘草调和诸药，为使药。

【现代研究】冬凌草具有抗肿瘤、抗炎、抗氧化、镇痛、降压等作用。半枝莲能抗肿瘤、抗病毒、促进细胞免疫功能。白屈菜有抗肿瘤、抗菌、镇咳祛痰等功效。玄参可以抗肿瘤、抗菌、降压。石斛可以抗肿瘤、降血糖、调节免疫。半夏可以镇咳祛痰、抗肿瘤、抗早孕及致畸且有一定的毒性。茯苓具有增强免疫、抑瘤、抗炎、利尿等功效。山豆根的作用包括抗炎、解热、抗菌、抗肿瘤调节免疫等。夏枯草能抗炎、免疫抑制、降血糖，有一定的毒性。旋覆花具有镇咳祛痰、抗炎等功效。威灵仙能镇痛、抗炎、抑菌、抗利尿。甘草有抗炎、抗过敏、抗心律失常、抗病原微生物、抗氧化、抗肿瘤和抗衰老等作用。

【用方经验】张老认为，食管癌多属于本虚标实之证，其脾肾虚亏、津亏液竭为病之本；气郁、痰阻、血瘀为病之标。"治病必求于本"，治疗食管癌，补肾、健脾、调理脏腑功能，均为治本；化痰、理气、治血瘀、解除梗阻等，皆为治标。对于食管癌标本错综复杂的病理特点，治疗时要标本兼治；尤其是当食管癌晚期出现严重梗阻，进食困难，疼痛，呕吐，二便不通等严重威胁患者生命的合并症时，又应遵循"急则治其标，缓则治其本"的原则，迅速控制合并症，然后再缓图治本。笔者运用本方常用剂量为：冬凌草15 g、半枝莲20 g、白屈菜9 g、玄参15 g、黄芪20 g、沙参15 g、石斛10 g、半夏9 g、茯苓20 g、山豆根5 g、夏枯草10 g、旋覆花15 g、威灵仙10 g、甘草5 g。

肿瘤科国医圣手时方

肿瘤科国医圣手时方

## 余桂清经验方一

【组成】当归9g，白芍9g，柴胡6g，茯苓9g，白术9g，陈皮9g，薄荷6g，生姜3片，大枣5枚，郁金9g，荷梗6g。

【功效】疏肝理气。

【主治】食管癌之肝气郁结型。症见咽部不适，或进食异物感，或胃脘胀满不舒，时有嗳气、呃逆、胸闷口苦、两胁胀痛、头痛目眩，烦躁失眠，舌苔薄黄，脉弦细。

【加减】血虚者加用生地黄15g、鸡血藤15g；血瘀者加用桃仁6g、赤芍10g、丹参10g；肾虚者加用枸杞子10g、女贞子10g、菟丝子10g；痰湿者加用清半夏9g、玄参15g、夏枯草10g；热毒者加用金银花10g、白花蛇舌草25g、栀子10g；肝郁者加用川楝子10g；阴虚加麦冬10g、玉竹10g。淋巴转移加用贝母9g、玄参15g、夏枯草10g；骨转移加用狗脊10g、杜仲10g；肺转移加用贝母9g、桔梗10g、杏仁10g；肺转移喘憋者加用紫苏子9g、白芥子10g、款冬花10g；出现疼痛加用徐长卿10g、白屈菜6g、延胡索10g；呕吐恶心者加用赭石20g、旋覆花9g、竹茹10g；腹胀者加用枳壳9g、厚朴10g；便血者加用地榆10g、血余炭9g。

【方解】本方所治之证因肝气郁结所致，患者长期情志失调，导致肝气郁结，痰因气结而生，痰阻咽喉形成梅核而见咽部不适，或进食异物感；肝气横逆犯胃而有胃脘胀满不舒，时有嗳气、呃逆；肝居胁下，肝气郁结，心情焦虑而见胸闷口苦、两胁胀痛、头痛目眩，烦躁失眠；舌苔薄黄，脉弦细均为肝气郁结之象。治宜疏肝理气，以逍遥散加减组方主治。方中君药柴胡疏肝解郁，使肝气条达；当归甘苦温养血和血、白芍养血柔肝，共为臣药；木郁不达致脾虚不运，故以白术、大枣、茯苓健脾益气，既能实土以御木侮，又能使营血生化有源；薄荷疏散郁遏之气，透达肝经郁热；生姜温胃和中，且能辛香达郁，荷梗、陈皮、郁金宽胸理气，疏肝解郁，协助君药之力，共为佐药。诸药合用，可收肝脾并治，气血兼顾的效果。凡属

肝气郁结者，皆可化裁应用。

【注意事项】若患者体质许可，可在辨证用药基础上酌加抗肿瘤药物。

【现代研究】1. 方中当归有双向调节子宫平滑肌、抗心律失常、降血脂、抗动脉粥样硬化、抑制血小板聚集、刺激造血、抗炎、抗菌等作用。白芍具有镇痛、解痉、抗炎、抗溃疡的作用。柴胡能抗炎、解热、抗惊厥、镇静、镇咳、镇痛、护肝。茯苓具有增强免疫、抑瘤、抗炎、利尿等功效。白术能保肝、利胆、利尿、降血糖、抗血凝、抗菌、抗肿瘤。陈皮具有扩张血管、抗炎、抗溃疡等作用。薄荷有刺激和抑制神经、消炎和抗菌、健胃和祛风等功效。生姜有保护胃黏膜、兴奋心脏、抑制中枢神经系统、抗病原微生物、抗氧化、抑制癌细胞生长等作用。大枣具有抗变态反应、保肝、增加肌力、镇静、催眠和降压的作用。郁金能降血脂、镇痛、保护肝细胞、抗炎等。

2. 实验研究：逍遥散中白芍能促进淋巴母细胞转化，抑制肿瘤生长，对细胞免疫及体液免疫均有一定促进作用。白术降低癌细胞的增殖率，减低癌组织的侵袭性，提高机体抗肿瘤反应能力及对抗癌细胞的细胞毒性作用。当归多糖与某些化疗药联合应用，在疗效上显现协同作用，并能减轻化疗药物的副作用，有重要的抗肿瘤活性。茯苓多糖激活局部补体使肿瘤邻近区域被激活的补体通过影响巨噬细胞、淋巴细胞或其他细胞及体液因子，从而协同杀伤肿瘤细胞，为一种可增强人体免疫功能的多糖物质。柴胡多糖能提高小鼠体液和细胞免疫功能，并使免疫抑制状态有一定程度的恢复，有帮助肿瘤患者恢复食欲的功效。

【用方经验】余教授认为食管癌的发病为本虚标实。多由于年老体衰、正气渐亏，脏气衰败而生。本病以内伤积损，精气亏虚为本，痰瘀为标，进一步扰乱气血，损伤脏腑，气血津液难以上输布达，使食管清阳失助，津液失濡，精血失荣，加之痰瘀为患，蕴化浊毒，食管败坏，总之，食管癌病位在食管，以肝脾肾亏损为本，痰瘀蕴化浊毒为标，终以脾胃衰败，脾失健运，痰浊内生，血液运

行迟缓，瘀血内停，痰瘀蕴结，阻滞食道，遂成噎膈之患。因此余教授非常重视病后调理，认为乐观开朗，避免精神紧张是帮助病情恢复的保障；饭后可喝少量开水或淡盐水，以冲淡食管内积存的食物和黏液，预防食管粘膜损伤和水肿；饮食宜清淡，进食高营养易消化食物，避免进食刺激性的食品，如生蒜、辣椒、胡椒等；戒除烟酒，劳逸结合。

## 余桂清经验方二

【组成】梨汁 15 ml，藕汁 10 ml，牛乳 10 ml，生姜汁 3 ml，沙参 9 g，石斛 9 g，生地黄 9 g，韭汁 5 ml。

【功效】滋阴润燥。

【主治】食管癌之阴津亏损型。症见吞咽梗阻而痛，形体逐渐消瘦，口干咽燥，大便燥结，五心烦热，舌质红干或裂纹瘦小，苔少或无苔，少津，脉细无力。

【加减】加减同经验方一。

【方解】本方所治之证因阴津亏损所致，患者瘀阻于内，久病伤及阴液，导致阴津亏损，加之脾胃渐亏，气血生化乏源，加重阴津耗损，从而出现吞咽梗阻，形体消瘦，口干咽燥，大便燥结，五心烦热等阴虚内热之象；舌质红干或裂纹瘦小，苔少或无苔，少津，脉细无力亦为阴津亏损之象。治宜滋阴润燥，以五汁安中饮化裁主治。方中梨汁性寒味甘，具有清热泻火、生津止渴、养阴润肺功效；藕汁性寒味甘，生食有清热生津、凉血止血、散瘀血的功效，能治热病伤津液的口渴、小便短赤等症；韭汁性温味甘辛，有补肾助阳，温中开胃，降逆气散瘀血功效；牛乳补虚损，益肺胃，生津润肠；生姜汁温中止呕、发汗解表、润肺止咳；沙参清热养阴；石斛性寒味甘，有益胃生津，滋阴清热之功；生地黄清热凉血、益阴生津。诸药合用，可收滋阴润燥的效果。

【注意事项】脾胃虚寒、食后腹胀、大便稀薄者，不可食用。

【现代研究】五汁安中饮中梨汁、藕汁有祛痰、止咳、止血等作用。牛乳有营养作用。生姜汁有保护胃黏膜、兴奋心脏、抑制中枢神经系统、抗病原微生物、抗氧化、抑制癌细胞生长等作用。沙参具有强心、镇咳祛痰、增强免疫等功效。石斛可以抗肿瘤、降血糖、调节免疫。生地有清热、通便、止痛、止血等作用。

【用方经验】阴津亏损型食管癌一般出现在病变后期，多涉及肺、脾胃、肾等脏腑，余教授认为恶性肿瘤属本虚标实，以本虚为主，治疗当以培补脾胃为要，古人云："有胃气则生，无胃气则死。"余老亦强调后天之本的作用，认为中焦脾胃气机升降正常与否对人体健康及肿瘤的预后转归起到至关重要的作用，在治食管癌时，强调调脾胃，养胃气，脾肾并治，方药以四君子汤加减，具体药物为太子参、白术、茯苓、黄芪、陈皮、薏苡仁等，对于阴津亏损型食管癌，可在辨证用药的基础上加减应用以健脾胃，养阴生津。

## 余桂清经验方三

【组成】生地黄 9 g，当归 9 g，桃仁 6 g，红花 3 g，威灵仙 9 g，郁金 9 g，升麻 9 g，陈皮 9 g，生甘草 6 g，莪术 9 g，白芍 9 g，石见穿 15 g。

【功效】活血化瘀散结。

【主治】食管癌之瘀血内停证。症见吞咽梗阻，胸背疼痛，食不能下，甚则滴水难进，大便坚硬如羊屎，或吐下如赤豆汁，或便血，舌质青紫，有瘀斑、瘀点，脉细涩。

【加减】加减同经验方一。

【方解】本方所治之证因瘀血内停所致。瘀血内停，阻滞气血运行，不通则痛而见胸背疼痛；气结于食道而见吞咽梗阻，食不能下，甚则滴水难进；瘀血阻滞络脉，血行受阻，血溢脉外，故见吐下如赤豆汁，或便血；舌质青紫，有瘀斑、瘀点，脉细涩亦为瘀血内停之象。治宜活血化瘀散结，以通幽散加减化裁组方主治。方中生地黄清热生津滋阴，养血；当归补血，活血；莪术、桃仁、红花活血祛瘀；威灵仙通络止痛，散瘀积；郁金、升麻、陈皮疏肝行气止痛；白芍养血柔肝，缓中止痛；石见穿活血化瘀、清热解毒、消肿止痛；生甘草味甘性平，调和诸药。诸药合用，可收活血化瘀散结的效果。

【注意事项】本方活血祛瘀，可适当增加抗肿瘤药物以祛邪，邪去正自安。

【现代研究】1. 方中生地黄有清热、通便、止痛、止血等作用。当归有双向调节子宫平滑肌、抗心律失常、降血脂、抗动脉粥样硬化、抑制血小板聚集、刺激造血、抗炎、抗菌等作用。桃仁有镇痛、抗炎、抗菌、抗过敏作用。红花可以改善心肌缺血、抗心律失常、降血压、镇痛、镇静、抗惊厥。威灵仙能镇痛、抗炎、抑菌、抗利尿。郁金能降血脂、镇痛、保护肝细胞、抗炎等。升麻有降压、减慢心率、抗菌、镇静、抗惊厥、解热降温等作用。陈皮具有扩张血管、抗炎、抗溃疡等作用。生甘草有抗炎、抗过敏、抗心律失常、抗病原微生物、抗氧化、抗肿瘤和抗衰老等作用。莪术具有抗肿瘤、抗炎、抗菌、抗血小板聚集等作用。白芍具有镇痛、解痉、抗炎、抗溃疡的作用。石见穿能消炎、镇痛。

2. 实验研究：实验通过 Western blot 法检测空白对照组和通幽汤及其拆方组中 p53、Cyto-C、Caspase-3、Bax 蛋白表达，结果显示应用通幽汤及其拆方处理 EC109 细胞后，与空白对照组相比各蛋白表达有不同程度地增强，其中全方作用最强，活血行气和滋阴养血拆方稍弱。实验结果说明通幽汤抑制食管鳞状细胞癌细胞增殖的机制与促凋亡有关，其药效部位在活血行气、滋阴养血类药物协同作用下产生，有关全方促细胞凋亡的有效组分药理学研究正在进行中。

【用方经验】余老承东垣之学说，强调后天之本的作用，认为中焦脾胃气机升降正常与否对人体健康及肿瘤的预后转归起到至关重要的作用。在治食管癌时强调调理脾胃，养胃气，脾肾并治大法。肿瘤是一个多因素致病的过程，余老亦注重疏肝法的应用，认为食管癌患者大多心情压抑，情绪不稳定，适当应用舒肝解郁之品，以期提高药物抗癌效果和生存质量。同时也注意痰瘀肿瘤病理产物的祛除，在重视脾胃治疗的同时，也不能忽视痰瘀在噎膈发病中的作用，痰瘀是肿瘤发生、发展过程中必然出现的病理产物，在重视扶正固本的同时，对于痰瘀等病理产物的清除也要加以重视，这样才能作到攻补有序。

## 余桂清经验方

【组成】党参 9 g，白术 9 g，茯苓 9 g，生芪 30 g，生地黄 9 g，山茱萸 9 g，枸杞子 9 g，菟丝子 9 g，杜仲 9 g，山药 9 g，牡丹皮 9 g，附子 6 g，肉桂 3 g。

【功效】温补脾肾。

【主治】食管癌之脾肾阳虚证。症见吞咽困难，饮食难下，面色苍白，神疲乏力，腰膝酸软，气短，泛吐清水痰涎，头面浮肿及足肿，舌淡苔白，脉细弱。

【加减】加减同经验方一。

【方解】本方所治之证因脾肾阳虚所致。患者久病脾肾阳虚，脾虚则运化失调，痰湿内生阻于食管，而见吞咽困难，饮食难下；脾肾阳虚水泛，见泛吐清水痰涎，头面浮肿及足肿；肾虚肾不纳气，见气短；脾肾阳虚，形体失养，气血不充而见面色苍白，神疲乏力；腰为肾之府，肾虚则腰膝酸软；舌淡苔白，脉细弱为脾肾阳虚之象。治宜温补脾肾。本方由肾气丸及四君子汤为基础组方而成，方中地黄、山茱萸补益肾阴而摄精气；党参、白术、生芪健脾益气；山药、茯苓健脾渗湿，泽泻泄肾中水邪；牡丹皮清肝胆相火；肉桂、附子温补命门真火；枸杞子、菟丝子、杜仲补肝益肾。诸药合用，共成温补脾肾之效。

【注意事项】有咽干、口燥、舌红、少苔等肾阴不足，肾火上炎症状者不宜用。

【现代研究】1. 方中党参能调节胃肠运动、抗溃疡、增强免疫功能，稳定机体内环境。白术能保肝、利胆、利尿、降血糖、抗血凝、抗菌、抗肿瘤。茯苓具有增强免疫、抑瘤、抗炎、利尿等功效。生黄芪有增强免疫、抗疲劳、保肝、降压、抗溃疡、抗肿瘤、抗骨质疏松等作用。生地黄有清热、通便、止痛、止血等作用。山茱萸能降血糖、抗菌、抗休克、抑制血小板聚集、抗肿瘤。枸杞子对免疫有促进作用，能抗肿瘤、降血脂、保肝、降血糖、降血压。菟丝子具有解热、抗疟、催吐的作用。杜仲对免疫系统、内分泌系统、中枢神经系统、循环系统和泌尿系统都有不同程度的调节作用，能降压、抗肿瘤。山药具有调节肠管运动、增强免疫功能、降血糖及抗氧化等作用。牡丹皮具有保护心肌、解热、抗炎、抑菌、调节免疫、调脂等作用。附子有强心、扩张血管、增加血流、改善血液循环作用，还有抗休克、抗心律失常、保护心肌、抗寒冷、提高耐缺氧能力、抗炎、镇痛等作用。肉桂有壮阳、降血压、扩张血管、抗菌、升高白细胞、抗肿瘤、抗溃疡等作用。

2. 实验研究：方中有肾气丸组分，马群力等观察了肾气丸防治恶性肿瘤放疗辐射损伤30例，从临床效果来看，肾气丸治疗组患者的生活质量有明显提高，受放射损伤的程度明显减轻，认为其有效性显著可能与抗损伤的能力增加有关。

【用方经验】余老在临床用药上喜用平和之品，且用量相对较小，如太子参、白术、茯苓量多是9 g，枸杞子、女贞子、菟丝子量最多是15 g；临床遣方用药精良，药不过十一、二味；药物多以药对、药组出现。如半夏和陈皮，当归和黄芪，威灵仙和郁金，太子参、白术和茯苓，白花蛇舌草、半枝莲和夏枯草等。余老临床上亦善用中成药抗肿瘤，常用的有：金蒲胶囊用于晚期食管癌患者痰湿疲阻或气滞血瘀，亦可用于晚期胃癌；安替可胶囊用于食管癌瘀毒证合并化疗增效；参莲胶囊用于气血瘀滞、热毒内阻所致的食管癌，亦用于中晚期肺癌；增生平片对食管癌、胃癌有一定抑制作用，配合放疗、化疗可提高疗效。中药汤剂与口服中成药配合，常可取得较满意的效果。

## 二术郁灵丹（余桂清经验方）

【组成】白术9 g，莪术15 g，郁金9 g，威灵仙15 g，丹参15 g。

【功效】祛痰化瘀，补益精气。

【主治】食管癌。

【加减】血虚者加当归10 g、生地黄15 g、鸡血藤15 g；血瘀者加桃仁6 g、赤芍10 g、丹参10 g；肾虚者加枸杞子10 g、女贞子10 g、菟丝子10 g；痰湿者加清半夏9 g、玄参15 g、夏枯草10 g；热毒者加金银花10 g、菊花9 g、栀子10 g；肝郁者加柴胡10 g、川楝子10 g；阴虚者加麦冬10 g、玉竹10 g；淋巴转移加贝母9 g、玄参15 g；骨转移加狗脊10 g、杜仲10 g；肺转移加贝母9 g、桔梗10 g、杏仁10 g；出现疼痛加徐长卿10 g、白屈菜6 g、延胡索10 g。

【方解】白术健脾益气，燥湿化痰，莪术破血祛瘀，行气止痛，是为君药。郁金行气解郁，凉血破瘀，威灵仙消痰散积，通络止痛，共为臣药。丹参祛瘀止痛是为使药。

【现代研究】白术能保肝、利胆、利尿、降血糖、抗血凝、抗菌、抗肿瘤。莪术具有抗肿瘤、抗炎、抗菌、抗血小板聚集等作用。郁金能降血脂、镇痛、保护肝细胞、抗炎等。威灵仙具有镇痛、抗炎、抑菌、抗利尿的功效。丹参有抗肿瘤、增强免疫力、抗病原微生物、清除自由基等的作用。

【用方经验】此方常与四君子汤合用加减，药如太子参、白术、莪术、茯苓、郁金、威灵仙、丹参、急性子、石见穿、白花蛇舌草、夏枯草等。余老认为，本病病位在食道，涉及脾胃、肝、肾，病机以内伤积损、精气亏虚为本，痰瘀为标，并进一步扰乱气血，损伤脏腑，气血津精难以上输布达，使食管失清阳之助，津液之濡，精血之荣，加之痰瘀为患，蕴化浊毒。治疗时注重后天之本，强调培补脾胃为要，应注重扶正与祛邪，局部与整体及中西医结合分阶段治疗。第一阶段要充分祛邪，最大限度地降低肿瘤负荷；第二阶段要重视保护骨髓和免疫功能；第三阶段再次强化治疗，消灭残存癌细胞；第四阶段通过中西医结合的优势，提高机体免疫功能，巩固病情，使患者得到较好的康复。

## 加味香砂六君子汤方（张梦侬经验方）

【组成】炙党参15 g，北沙参15 g，麦冬15 g，白苓15 g，焦白术15 g，半夏15 g，陈皮15 g，炙甘草15 g，砂仁6 g，木香6 g。

【功效】健中阳，涤痰饮，补正气，增津液，降逆气。

【主治】食管癌之中阳不运，痰饮中阻，津液衰竭证。症见形体消瘦，吞咽困难，胸中隐痛，时吐白沫，食入即吐，大便干结。

【加减】若大便正常，纳食不吐者，将原方减去木香、砂仁、陈皮、半夏各3g，加南沙参、山药各15g。

【方解】本方源自《古今名医方论》的香砂六君子汤加减，在益气健脾的六君子汤（人参、白术、茯苓、甘草、半夏、陈皮）的基础上再加具有行气作用的木香、砂仁两味药，意在加强其行气化滞、醒脾之功。主治脾胃气虚，痰阻气滞证。中医古籍对其也有记载，如《景岳全书》云："欲呕作呕，胃气虚也，补胃为主，或用香砂六君子汤。"《医方简义》云："子烦者，若气虚而胃不和者，亦有虚烦也，香砂六君子汤治之。"中阳不足，运化失常，致痰饮滞阻，津液不充，故用温中扶阳、和胃健脾、化痰行气之香砂六君子汤加味。方中重用性味甘苦微寒、滋阴生津之麦冬；加甘平和甘淡微寒、补中益气、养胃生津之党参、北沙参；以木香、砂仁、橘皮、半夏之辛燥，温中行气、化痰燥湿。

【注意事项】食管癌热毒炽盛者不宜此方。

【现代研究】1. 方中党参能调节胃肠运动、抗溃疡、增强免疫功能，稳定机体内环境。北沙参具有强心、镇咳祛痰、增强免疫等功效。麦冬可以抗心律失常、止咳平喘、抗过敏、抗菌、调节免疫。茯苓具有增强免疫、抑瘤、抗炎、利尿等功效。白术能保肝、利胆、利尿、降血糖、抗血凝、抗菌、抗肿瘤。半夏有镇咳祛痰、抗肿瘤、抗早孕及致畸且有一定的毒性。陈皮具有扩张血管、抗炎、抗溃疡等功效。砂仁的作用包括促胃动力、调节免疫、镇痛、抗氧化。木香能促进消化、抗菌、升压。

2. 实验研究：香砂六君子汤能抑制胃黏膜瘀血、水肿等病理变化，减轻炎细胞浸润，减少上皮化生；能较好地拮抗胃黏膜的慢性损伤；促进胃液分泌，显著提高胃液游离酸度的排出量；增加已减少的胃窦C细胞，改

善胃肠道的内分泌功能，还能调节细胞免疫及体液免疫功能。香砂六君子汤能抑制胃酸及胃蛋白酶分泌，有利于反流性胃炎的治疗；可延缓$H^+$自胃腔向黏膜内的弥散，并阻止碳酸氢盐自上皮细胞表面向胃腔内的移行，从而保护胃黏膜，使其免受损伤。香砂六君子汤水煎液对胃黏膜出血有显著的治疗效果，对胃黏膜损伤有促进自愈的疗效，且呈时效关系，治疗作用快速、高效。近代实验研究表明香砂六君子汤有保护胃粘膜的作用、对胃的平滑肌运动具有良好的调节作用。同时香砂六君子汤可使胃出血点明显减少，胃体水肿也有改善，使胃内胆酸浓度降低，抑制十二指肠液的反流，减轻对胃黏膜的损伤。另外香砂六君子汤可抑制小肠运动。

【用方经验】张梦侬教授认为食管癌多由五志过激，化火生燥，或过食肥甘、辛辣等物，酿湿成痰，生火化燥，损伤脾胃津血阳气，使气血痰食燥结成块，阻塞食道而成。脾胃阳气津液受损，受纳运化润养失职，导致气机郁阻，痰食水饮不化，故食不下，吞咽梗阻，食入即吐，呕吐痰涎白沫；气血痰食燥结成块，阻塞食管，更加重吞咽梗阻，食物不能下咽入胃，食入即吐等症。若兼中阳大伤，寒饮内停，则应用香砂六君子汤加减为剂，但仍须重用养胃阴、增津液之品。若食入即吐者，可加半夏、旋覆花以降逆止呕。

## 加味四逆散方（陈瑞春经验方）

【组成】柴胡10g，白芍15g，枳壳10g，郁金10g，香附10g，炙甘草5g，三七粉（冲服）3g，旋覆花10g。

【功效】理气解郁，降气化痰。

【主治】痰气交阻型食管癌。症见进行性吞咽困难，进稀质饮食困难，且进食稍快则引起呕吐，随同食物一同呕出白色涎沫，时有嗳气，无反酸，口干喜冷饮，面呈古铜色偏暗，舌淡苔薄腻脉滑数。

【加减】吞咽困难有所缓解，可进固体食物，进食稍快仍有涎沫呕出，嗳气频繁，加重楼10g。

【方解】本方所治之证因痰气交阻所致。病位在食管，病变脏腑涉及到脾、胃、肝。脾失健运，助湿生痰，痰阻食管则进食困难，同时可伴有涎沫呕出，然胃之和降赖肝之条达，肝失疏泄则胃失和降，气机郁滞则嗳气频作，食不得下咽。治当理气解郁，降气化痰。方取柴胡归肝经，升发阳气，疏肝解郁，透邪外出，白芍敛阴养血柔肝，与柴胡合用，防柴胡升散耗阴伤血之弊，同为君药；外加枳壳理气解郁，合旋覆花和胃降逆化痰，配香附、郁金增强理气解郁之功，为臣药；加三七粉化瘀生新，配合抗肿瘤药物重楼，同为佐药；甘草健脾和中，为使药；综观该方可共达理气解郁，降气化痰作用。

【注意事项】扶正与祛邪同步进行，慎用以毒攻毒法。

【现代研究】1. 方中柴胡的作用包括抗炎、解热、抗惊厥、镇静、镇咳、镇痛、护肝。白芍能镇痛、解痉、抗炎、抗溃疡。枳壳能促进胃肠推进功能、抗过敏、升压。郁金能降血脂、镇痛、保护肝细胞、抗炎等。香附有护肝、强心、减慢心率、降血压、抑制真菌的功效。甘草有抗炎、抗过敏、抗心律失常、抗病原微生物、抗氧化、抗肿瘤和抗衰老等作用。三七粉能够缩短出血和凝血时间，具有抗血小板聚集及溶栓作用。旋覆花具有镇咳祛痰、抗炎等功效。

2. 实验研究：实验结果表明，①四逆散醇沉剂对小鼠腹腔巨噬细胞的吞噬机能有较明显的促进作用（$P < 0.005$）；②对离体兔肠呈明显抑制作用，并能对抗乙酰胆碱及氯化钡所致的肠痉挛。对兔离体子宫呈抑制作用，但对兔在体子宫则呈兴奋作用；③本品对麻醉狗的血压有较明显的升压作用，此作用可被 α 受体阻滞剂妥拉苏林所对抗，并可使心肌收缩力加强，心搏加快；④本品不能对抗皂素所致的溶血作用，对红细胞膜无保护作用；⑤四逆散对平滑肌及心血管系统的作用与其中所含枳实有关。

【用方经验】本方妙在加三七粉 3 g 冲服，取其化瘀生新之功，另抗肿瘤药物重楼只用 10 g，以免过用攻坚破积之药损伤胃气，充分体现了陈教授治疗肿瘤希冀"无毒治病"

而不落入所谓"以毒攻毒"的俗套。

# 急灵仙方（郁仁存经验方）

【组成】急性子 10 g，木鳖子 10 g，威灵仙 30 g，半夏 10 g，瓜蒌 30 g，郁金 10 g，老刀豆 15 g，山豆根 10 g。

【功效】化痰解毒，降逆消噎。

【主治】食管癌梗阻之进食发噎，大便干燥。

【加减】如梗阻明显，配合通道散，有改善哽噎症状的效果。气滞胸痛者用瓜蒌 15 g、郁金 10 g、预知子 15 g、橘叶 10 g、枳壳 9 g、白屈菜 6 g。血瘀胸痛者用赤芍 10 g、桃仁 6 g、乳香 5 g、没药 10 g、延胡索 10 g、五灵脂 10 g。阴虚火旺者加生地黄 15 g、麦冬 10 g、玄参 15 g、牡丹皮 10 g、黄芩 10 g、女贞子 10 g、鳖甲 15 g、龟甲 15 g、知母 10 g 等。吐血便血者加棕榈炭 10 g、贯众炭 10 g、仙鹤草 12 g、蜂房 10 g、白及 10 g、三七 9 g 等。

【方解】急性子软坚消积，威灵仙化瘀，止痛二药为君；重用瓜蒌并与郁金伍化痰通便，夏燥湿降逆止呕，老刀豆下气止呃为臣，木鳖子消肿散结祛毒，半山豆根解毒止痛为佐药。

【注意事项】食管癌患者多有大便秘结症状，故郁老指出在治疗食管癌时应注意观察患者的大便情况，酌情使用瓜蒌、肉苁蓉、麻仁、郁李仁、虎杖、熟军等润肠通便药物，保持大肠传导之路通畅。大便通畅，气机顺畅，噎塞症状则可减轻。

【现代研究】急性子具有抗肿瘤、抗生育、抗菌的功效。威灵仙能镇痛、抗炎、抑菌、抗利尿。半夏有镇咳祛痰、抗肿瘤、抗早孕及致畸且有一定的毒性。瓜蒌的作用包括：祛痰、扩张血管、抗心肌缺血、抗菌、抗肿瘤。郁金能降血脂、镇痛、保护肝细胞、抗炎等。老刀豆具有抗肿瘤、免疫调节等作用。山豆根的作用包括抗炎、解热、抗菌、抗肿瘤调节免疫等。

【用方经验】本方体现了郁老治疗食道癌的解毒抗癌，降逆化痰，润肠通便三大原则。

其中重用瓜蒌并与郁金伍用不仅有有化痰通便作用，还有抑瘤抗癌作用。

## 高忠英经验方

【组成】太子参30 g，黄芪20 g，生白术15 g，陈皮10 g，赤芍12 g，白芍12 g，海螵蛸15 g，肉苁蓉30 g，淫羊藿10 g，巴戟天10 g，瓦楞子12 g，生麦芽15 g，没药10 g。

【功效】补益气血，健脾和胃。

【主治】食管癌术后脾虚血亏，脾失健运证。症见食欲不振，食量少，胃脘胀痛，泛酸，常常因吞酸而使睡眠不实、早醒，头晕乏力，口干，大便干结。舌淡暗，苔白，脉右沉细无力，左沉弦。

【加减】若呕吐痰涎加莱菔子10 g、生姜汁10 g；气虚加党参15 g；若气滞血瘀，胸膈胀痛者加血府逐瘀汤；若服药即吐，难于咽下可先服玉枢丹。

【方解】本方所治之证因脾虚血亏，脾失健运所致。癌疾本身即削灼精血，加之手术损伤，精血元气虚衰已极，法当补之。然人之阴精气血皆源于水谷精微所化，故补当以助后天脾胃生化之源为主，促进食欲，中焦运化增强，则诸虚损自可徐徐有复。癌症术后正气大伤，脾胃之气亦受损伤，其受纳熟腐及运化功能失职，出现纳呆、胃脘胀痛、口干、便干等症，胃气虚损，其气逆乱故而泛酸，气血受损，胃不安和，清窍失养而致头晕、失眠。大虚之证，当以舌淡、脉细弱为准，左脉沉弦，弦者主寒主痛，指明邪犯之位。治以补益气血，健脾和胃。方中黄芪补中益气、升阳固表为君；太子参、白术、白芍甘温益气，补益脾胃为臣；陈皮调理气机，海螵蛸、肉苁蓉、淫羊藿、巴戟天补先天以壮后天，赤芍、瓦楞子、没药软坚活血散结，麦芽健脾消食，同为为佐；综合全方，一则补气健脾，使后天生化有源，脾胃气虚诸证自可痊愈；一则补先天以壮后天，恢复中焦升降之功能。

【注意事项】邪实盛者慎用。

【现代研究】方中太子参具有提高免疫、延长寿命的作用。黄芪有增强免疫、抗疲劳、保肝、降压、抗溃疡、抗肿瘤、抗骨质疏松等作用。生白术能保肝、利胆、利尿、降血糖、抗血凝、抗菌、抗肿瘤。陈皮具有扩张血管、抗炎、抗溃疡等作用。赤芍具有增加冠状动脉血流量、抗血栓、镇静、抗炎止痛、抗惊厥的功效。白芍具有镇痛、解痉、抗炎、抗溃疡的作用。肉苁蓉能抗衰老、调节内分泌、促进代谢、调节免疫、促进脱氧核糖核酸合成。淫羊藿能降压、降血脂、抗疲劳、抗肿瘤。巴戟天有增加体重、抗疲劳、调节免疫、促皮质酮分泌、降压、抗炎作用。瓦楞子有制酸止痛的作用。生麦芽具有助消化、降血糖、抗真菌等作用。没药能降脂、抗菌、促进肠蠕动。

【用方经验】高教授在治疗食管癌上善用补中益气汤益气健脾，补后天以资化源，生白术、生麦芽补脾胃而具升发胃气之功，用以促进食欲；加淫羊藿、巴戟天、肉苁蓉补肾助阳，寓补火生土之意，高年大虚之证，当顾及肾气，亦即先天后天同治之法；海螵蛸、瓦楞子、砂仁制酸和胃；舌质暗示体内有瘀，故加没药活血以散术后血瘀之症。

## 山芪赭花丸（贾堃经验方）

【组成】山豆根15 g，生黄芪90 g，蜂房15 g，旋覆花15 g，娑罗子15 g，赭石15 g，青果15 g。

【功效】降逆镇冲，软坚消痞，理气止痛。

【主治】食管癌初期肝郁脾虚，瘀毒内结证。症见吞咽受阻，咽喉不适，纳差不欲食，乏力，舌淡苔白，脉细弦。

【加减】头痛目眩，胸背隐痛，烦躁失眠，此属肝气郁结，加白芍20 g、柴胡15 g、郁金15 g；吞咽不顺，胸背不舒，嗳气恶心，胸脘胀满，咳嗽痰多，频吐涎沫，此属气滞痰郁，加杏仁15 g、清半夏15 g、陈皮15 g。

【方解】本方用山豆根、蜂房清热解毒，消肿止痛，软坚消痞。《本草求真》曰："山豆根，功专泻心保肺，及降阴经火逆，解咽喉肿痛第一要药。缘少阴之脉，上循咽喉，咽喉虽处肺上，而肺逼近于心，故凡咽喉肿痛，多因心火夹其相火交炽，以致逼迫不宁耳。治常用此以降上逆之邪，俾火自上达下，而心气因尔以除。"黄芪补气扶正，促进机体新陈代谢；旋覆花、赭石降逆镇冲；娑罗子、青果化痰润燥，理气止痛。诸药综合配伍，有降逆镇冲、软坚消痞、活血化瘀、理气止痛、化痰养血、补气扶正、促进新陈代谢之功效。

【注意事项】制服法：共研为细粉，水泛为丸，如绿豆大小。每次服 3～6 g，每日 3 次，温开水送下。

【现代研究】贾老认为：食管癌初期治疗，以攻坚破积、去息肉、蚀腐肉、直攻为佳。病至晚期，攻补兼施、扶正祛邪较好。如果只知抗癌消块，杀死癌瘤细胞，尤其以毒攻毒，直攻直消，则元气亏损，如逢疾病复发，则患者无力支持。故对食管癌的治疗，必须扶正祛邪，增强抗病能力，消除病邪的有害反应，促使癌瘤缩小以至消失。在临床治疗中，不但要着重消癌祛邪，更应注重扶助正气，增强抗病能力，治疗上如果只重抗癌消瘤，以毒攻毒，直攻直消，可致元气亏损，患体难以支持，贾老临床中常用黄芪、人参、骨碎补、补骨脂、薏苡仁、白术、鸡蛋黄、料姜石、制马钱子、蜂房、枳壳、火硝、郁金等，通过培元固本、软坚消瘤，以防止癌瘤的进一步恶化。

## 谢远明经验方

【组成】枳壳 15 g，白术 15 g，浙贝母 15 g，海螵蛸 15 g，党参 30 g，茯苓 30 g，生薏苡仁 30 g，陈皮 10 g，半夏 10 g，厚朴 10 g，生甘草 10 g，全蝎 10 g，土鳖虫 10 g，生大黄 10 g，蜈蚣 2 条。

【功效】健脾祛痰，化瘀解毒。

【主治】脾虚痰瘀内结型食管癌。症见消瘦，胸骨后烧灼样疼痛，吞咽时加重，能进半流食，嗳气，腹胀，咳吐大量涎沫，纳差，便秘，舌质淡暗，苔白腻，脉细弦。

【加减】嗳气甚者可加沉香 5 g 和胃降逆；若肠中燥结，大便不通加用大剂量大黄 20 g、芒硝 20 g 等泄热存阴；若胃火盛用黄芩 10 g、

黄连 10 g、栀子 10 g、竹茹 10 g 等降火止呕；气虚加黄芪 20 g；热盛阴伤较甚者可加石斛 10 g、生地黄 15 g 养阴清热生津；呕吐泛酸者加吴茱萸 3 g 苦辛通降；夜寐差者加合欢皮 10 g、首乌藤 15 g 解郁安神；呕吐痰涎加莱菔子 10 g、生姜汁 10 g 等降逆止呕。

【方解】本方所治之证因脾虚痰瘀内结所致。脾气虚弱，运化无力，气血生化乏源，形体失养，故见消瘦，纳呆食少；痰瘀阻于咽喉，不通则痛，故见胸骨后烧灼样疼痛，吞咽时加重，能进半流质饮食；气机受阻，故见嗳气，腹胀；痰湿内盛，而有咳吐大量涎沫；舌质略暗，苔白腻，脉细弦亦为脾虚痰瘀内结之征。治以健脾祛痰、化瘀解毒。本方中党参、茯苓健脾益气，为君；生薏苡仁、白术健脾祛湿，蜈蚣、全蝎破瘀散结，为臣；陈皮、半夏、枳壳、厚朴理气化痰，土鳖虫、生大黄清热解毒，泄热通腑，女贞子、黄芪补肾益气，浙贝化痰止咳，同为佐药；甘草味甘，性平，调和诸药，为使药。诸药配合，共达健脾祛痰、化瘀解毒之功。

【注意事项】治疗过程中应始终顾护胃气。

【现代研究】方中枳壳能促进胃肠推进功能、抗过敏、升压。白术能保肝、利胆、利尿、降血糖、抗血凝、抗菌、抗肿瘤。浙贝母能镇咳、镇静、镇痛。海螵蛸具有制酸止痛、止血、接骨、骨缺损修复、抗辐射、抗肿瘤、抗溃疡等作用。党参能调节胃肠运动、抗溃疡、增强免疫功能、稳定机体内环境。茯苓具有增强免疫、抑瘤、抗炎、利尿等功效。生薏苡仁具有解热、镇静、镇痛等作用。陈皮具有扩张血管、抗炎、抗溃疡等作用。半夏能镇咳祛痰、抗肿瘤。厚朴能抑菌、降压、调节肠管运动及预防胃溃疡。生甘草有抗炎、抗过敏、抗心律失常、抗病原微生物、抗氧化、抗肿瘤和抗衰老等作用。全蝎能抗惊厥、抗癫痫、抗肿瘤。土鳖虫有降血脂、抗血凝、溶栓、镇痛的功效。生大黄有抗感染、止血、保肝、降压、降胆固醇等功效。蜈蚣能降低血黏度、镇痛、抗炎。

【用方经验】食管癌属中医噎膈范畴，初起多为实证，继而转实为虚证，谢老在治疗

中根据中医"有胃气则生，无胃气则死"的原则，采用益气健脾，立足于久病必虚，久病必瘀的理论，正确处理"扶正"与"祛邪"的关系。谢老在治疗此病始终顾护胃气，补中自有攻意。同时加用活血祛瘀药如全蝎、蜈蚣，破瘀、解痉、散结。黄连、荜澄茄辛开苦降，生大黄祛瘀通腑，全方扶正培本，祛瘀散结，达到了扶正以祛邪，祛邪不伤正的治疗目的。

# 第五节 贲门癌

疾病概述：贲门癌是发生在胃贲门部，也就是食管，胃交界线下 2 cm 范围内的腺癌。它是胃癌的特殊类型。病因不详，可能与饮食因素，环境因素，遗传因素以及幽门螺杆菌感染有关。疾病发展至一定阶段，可出现消化道出血，胸骨后胀闷或轻微疼痛，吞咽时的异物感等症状。临床上应注意与食管下段癌相区分。有资料表明，贲门癌术后总体 5 年生存率在 30%～40%。中医学认为本病属于"噎膈"范畴，本病的发生多因忧思郁怒，情志不遂，七情郁结；或嗜酒无度，恣食辛香燥热等物，损伤脾胃，造成气滞食凝，积聚成块；或高年衰老，正气亏虚，正不胜邪，瘤邪乘虚侵入而成。

## 戊己饮（刘亚娴经验方）

【组成】茯苓 10 g，薏苡仁 15 g，炒山药 10 g，藿香 10 g，车前子 10 g，白扁豆 10 g，厚朴 10 g，清半夏 10 g，生甘草 10 g。

【功效】健脾止泻。

【主治】贲门癌之脾虚湿困证。症见脘腹胀闷，口腻，食少纳呆，泛恶欲呕，口淡不渴，头身困重，小便短少，便溏或水样便，舌体淡胖，舌苔白腻或白滑，脉濡缓或沉细。

【加减】有低热口干苦，舌红苔薄黄或黄厚者为湿郁夹热，加金银花 10 g、黄连 6 g；伴食欲不振而舌红苔白微腻或薄黄或黄厚者，加鸡内金 10 g；舌红少苔者去车前子加南沙参、麦冬各 10 g。

【方解】本方主治贲门癌中属脾虚湿困证者。病久脏腑功能渐衰，脾气亏虚，湿浊内生，反困于脾，运化失职，则脘腹痞胀，食少；脾失健运，湿滞气机，则口腻，纳呆；水湿下渗，则大便稀溏或呈水样便；脾失健运，胃失和降，胃气上逆，故泛恶欲呕；湿性重浊，泛溢肢体，遏郁清阳，则头身困重；水湿不运，则小便短少；舌体淡胖，舌苔白腻或白滑，脉濡缓或沉细均为脾虚湿困之象。治以健脾止泻。方中藿香化湿悦脾、炒山药健脾止泻为君；茯苓、薏苡仁、白扁豆健脾利湿；车前子利小肠实大肠与茯苓、薏苡仁、白扁豆共为臣；厚朴、清半夏燥湿和胃为佐；生甘草调和诸药为使。诸药合用，共奏健脾止泻之功。

【注意事项】阴虚津亏者慎用本方。

【现代研究】茯苓具有增强免疫、利尿、镇静、抗肿瘤、降血糖。薏苡仁具有解热、镇静、镇痛等作用。山药具有调节肠管运动、增强免疫功能、降血糖及抗氧化等功效。藿香能抗真菌、镇痛、镇吐、解痉。车前子具有利尿、抗衰老、缓泻、降眼压的功效。白扁豆具有抑制志贺菌属、抗病毒、解酒毒、抗胰蛋白酶活性等作用。厚朴能抑菌、降压、调节肠管运动及预防胃溃疡。半夏有镇咳祛痰、抗肿瘤、抗早孕及致畸且有一定的毒性。生甘草具有对抗心律失常、抗菌、抗炎、抗病毒、抗过敏、降血脂、护肝等作用。

【用方经验】刘亚娴教授认为既往有脾虚湿困者更易出现术后腹泻，因此术前可酌情考虑以戊己饮做预防性服药以减少术后腹泻的发生。

## 潘敏求经验方一

【组成】当归 15 g，白芍 15 g，柴胡 15 g，

茯苓15 g，白术15 g，陈皮10 g，薄荷5 g，生姜3片，大枣5枚，紫苏梗10 g，厚朴12 g，白花蛇舌草30 g，壁虎10 g。

【功效】疏肝健脾，理气和胃。

【主治】肝胃不和型贲门癌。症见吞咽时感食管内梗噎，异物感或灼痛，胃脘胀满，胸闷不适，两胁窜痛，时隐时现的吞咽不利感，嗳气吐酸，舌质暗淡，苔黄，脉弦细。

【加减】两胁疼痛甚者，加香附15 g、郁金15 g；呃逆呕吐明显者，加半夏10 g、沉香（冲兑）3 g。

【方解】方中君药柴胡疏肝解郁，使肝气条达；当归甘苦温养血和血、白芍养血柔肝，共为臣药；木郁不达致脾虚不运，故以白术、茯苓、大枣健脾益气，既能实土以御木侮，又能使营血生化有源；薄荷疏散郁遏之气，透达肝经郁热；生姜温胃和中，且能辛香达郁；陈皮、紫苏梗、厚朴理气和胃；白花蛇舌草、壁虎解毒抗癌，共为佐药。诸药合用，可收肝脾并治，气血兼顾的效果。凡属肝胃不和者，皆可化裁应用。

【注意事项】本方重在疏肝和胃，若患者体质良好，可适当增加抗肿瘤药物。

【现代研究】当归有双向调节子宫平滑肌、抗心律失常、降血脂、抗动脉粥样硬化、抑制血小板聚集、刺激造血、抗炎、抗菌等作用。白芍能镇痛、解痉、抗炎、抗溃疡。柴胡能抗炎、解热、抗惊厥、镇静、镇咳、镇痛、护肝。茯苓具有增强免疫、抑瘤、抗炎、利尿等功效。白术能保肝、利胆、利尿、降血糖、抗血凝、抗菌、抗肿瘤。陈皮具有扩张血管、抗炎、抗溃疡等作用。薄荷有刺激和抑制神经、消炎和抗菌、健胃和祛风等功效。生姜有保护胃黏膜、兴奋心脏、抑制中枢神经系统、抗病原微生物、抗氧化、抑制癌细胞生长等作用。大枣具有抗变态反应、保肝、增加肌力、镇静、催眠和降压的作用。紫苏梗有促进消化液分泌，增进胃肠蠕动的作用，能减少支气管分泌，缓解支气管痉挛以及抗菌作用。厚朴能抑菌、降压、调节肠管运动及预防胃溃疡。白花蛇舌草有抗肿瘤、抗菌消炎、保肝利胆等作用。壁虎能抗肿瘤、抗血栓、镇静催眠。

【用方经验】潘老认为肝胃不和型肝癌患者多有情志失调，本方采用疏肝理气药物柴胡等疏肝行气，肝气通调则症状可缓，同时适当加用抗肿瘤药物以解毒抗癌，使治病不忘其本。

## 潘敏求经验方二

【组成】人参（蒸兑）10 g，白术10 g，干姜5 g，附片3 g，黄芪20 g，茯苓15 g，法半夏10 g，砂仁10 g，肉苁蓉10 g，陈皮10 g，重楼30 g。

【功效】温中散寒，健脾和胃。

【主治】脾胃虚寒型贲门癌。症见胃脘隐痛，喜按喜温，朝食暮吐或暮食朝吐，面色㿠白，肢冷神疲，便溏浮肿，舌淡而胖，苔白滑润，脉沉细缓。

【加减】口干者，加芦根30 g、天花粉15 g；干呕者，加姜竹茹10 g；大便干结者，加火麻仁15 g、郁李仁12 g。

【方解】方中干姜、附片温运中焦，以散寒邪为君；人参、黄芪补气健脾，协助干姜、附片以振奋脾阳为臣；以白术、茯苓、法半夏健脾燥湿，以促进脾阳健运，以砂仁、陈皮健脾和胃，肉苁蓉补肾助阳，重楼清热解毒抗癌，同为佐药。诸药合用，使中焦重振，脾胃健运，升清降浊功能得以恢复，则吐泻腹痛可愈。

【注意事项】热性体质者慎用。

【现代研究】人参具有抗疲劳、提高免疫力、降血糖、抗炎、抗肿瘤等作用。白术对肠管活动有双向调节作用，还能保肝、利胆、利尿、降血糖、抗血凝、抗菌、抗肿瘤。干姜有镇静、镇痛、抗炎、抗缺氧等作用。附片有强心、扩张血管、增加血流、改善血液循环作用，还有抗休克、抗心律失常、保护心肌、抗寒冷、提高耐缺氧能力、抗炎、镇痛等作用。黄芪能增强免疫、抗疲劳、保肝、降压、抗溃疡、抗肿瘤、抗骨质疏松。茯苓具有增强免疫、抑瘤、抗炎、利尿等功效。法半夏能镇咳祛痰、抗肿瘤、抗早孕及致畸且有一定的毒性。砂仁有抑制血小板聚集、抗溃疡等作用。肉苁蓉能抗衰老、调节内分泌、促进代谢、调节免疫、促进脱氧核糖核酸合成。陈皮具有扩张血管、抗炎、抗溃疡等作用。重楼除有抗肿瘤作用外，还有明显的镇咳、平喘作用。

【用方经验】潘老认为脾胃虚寒型贲门癌患者体质逐渐转差，因此治疗上不主张重剂攻伐，而是治以温中散寒、健脾和胃，通过调理后天之本达到扶正抗癌的目的。

## 潘敏求经验方三

【组成】当归10 g，桃仁10 g，牡丹皮10 g，赤芍10 g，川芎10 g，红花10 g，乌药12 g，香附15 g，重楼30 g，甘草5 g。

【功效】活血化瘀，行气止痛。

【主治】气滞血瘀型贲门癌。症见胃脘刺痛，痛有定处而拒按，心下痞硬，吐血，便血，舌质暗紫，脉沉细涩。

【加减】出血兼有大便干结，可加大黄（后下）10 g、白及5 g；出血兼见口咽干燥，舌质光红，脉细数者，可加生地黄15 g、麦冬15 g；出血不止者，可加入三七粉（兑）6 g、地榆炭30 g。

【方解】方中当归、川芎、赤芍养血活血，与逐瘀药同用，可使瘀血祛而不伤阴血；牡丹皮清热凉血，活血化瘀；桃仁、红花破血逐瘀，以消积块；配香附、乌药、枳壳行气止痛；尤其川芎不仅养血活血，更能行血中之气，增强逐瘀之力；重楼解毒抗癌；甘草调和诸药。全方以逐瘀活血和行气药物居多，使气帅血行，更好发挥其活血逐瘀，破症消结之力。

【注意事项】虚寒体质、有出血倾向者慎用。

【现代研究】当归有双向调节子宫平滑肌、抗心律失常、降血脂、抗动脉粥样硬化、抑制血小板聚集、刺激造血、抗炎、抗菌等作用。桃仁有镇痛、抗炎、抗菌、抗过敏作用。牡丹皮能保护心肌、解热、抗炎、抑菌、调节免疫、调脂。赤芍具有增加冠状动脉血流量、抗血栓、镇静、抗炎止痛、抗惊厥的功效。川芎能镇静、强心、镇痛、抗菌、抗放射。红花可以改善心肌缺血、抗心律失常、降血压、镇痛、镇静、抗惊厥。香附有护肝、强心、减慢心率、降血压、抑制真菌的功效。重楼除有抗肿瘤作用外，还有明显的镇咳、平喘作用。甘草能抗炎、抗过敏、抗心律失常、抗病原微生物、抗氧化、抗肿瘤和抗衰老等。

【用方经验】本方行气活血药物较多，主要针对气滞血瘀型患者，因该期患者体质尚可，表现为邪毒亢盛症状为主，治疗上亦予大剂量活血祛瘀之品配合解毒抗癌药物，达到祛邪抗癌的效果。

# 第三章 腹腔肿瘤

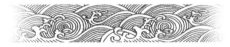

# 第一节 胃癌

疾病概述：胃癌起源于胃壁最表层的黏膜上皮细胞，可发生于胃的各个部位（胃窦幽门区最多，胃底贲门区次之，胃体部略少），可侵犯胃壁的不同深度和广度。胃癌的发病与饮食习惯有关。胃癌早期多无明显症状，随着病情发展而出现各种症状，如上腹痛，上腹包块，呕吐，便血，晚期则出现食欲减退，乏力，消瘦，贫血甚至腹水。胃癌早期以手术切除为主，但术后 2 年内有 50%～60%患者可出现转移；中晚期采用手术、化疗、免疫、放疗和中医中药的综合治疗是提高疗效的较好方法。总的来说，胃癌患者术后 5 年生存率为 20%～30%，多数患者仅通过手术难以治愈。中医学认为本病属于"胃脘痛""反胃""噎膈""伏梁""积聚""癥瘕"等范畴。病因为长期饮食不节，情志失调，劳倦内伤或感受外邪，引起机体脏腑经络功能失常，阴阳平衡失调，出现食积、气滞、血瘀、痰结、邪毒壅滞等一系列病理改变，最终导致癥瘕，形成癌肿。胃癌的病机以脾胃虚弱为本，气滞、血瘀、痰凝、毒结为标。

## 健脾益肾汤（刘祖贻经验方）

【组成】潞党参10 g，炒白术10 g，补骨脂10 g，菟丝子10 g，女贞子15 g，枸杞子15 g。

【功效】健脾补肾，扶正培本。

【主治】胃癌术后之脾肾两虚证。症见胃脘隐痛，喜温喜按，腰膝酸软，肢体发冷，纳差，寐一般，大便稀溏，小便清长。舌质淡胖，有齿痕，苔白滑润，脉弦细而弱。

【加减】恶心呕吐剧烈者，加半夏15 g、竹茹15 g、橘皮5 g；便溏腹泻者，加焦苡仁15 g、诃子肉10 g；血虚者，加当归10 g、鸡血藤15 g；气虚严重者，加白参6 g；脾肾阳虚明显者，加山茱萸10 g、淫羊藿10 g；同时

放疗、化疗者，加丹参10 g、红花10 g、川芎10 g、石斛10 g、天花粉10 g。

【方解】本方所治之证因脾肾两虚所致。术后损伤气血，久则伤及脾肾，脾肾阳虚，脾失健运，故见纳差，大便稀溏；腰为肾之府，肾虚则腰膝酸软；阳虚不能温养肢体，故见肢体发冷；脾胃同为后天之本，脾胃阳虚，故见胃脘隐痛，喜温喜按；舌质淡胖，有齿痕，苔白滑润，脉弦细而弱均为脾肾两虚之征。治以健脾补肾，扶正培本。方以党参补中益气，健脾益肺，补后天以壮先天，为君；配合白术健脾益气，燥湿利水，为臣；补骨脂、菟丝子、女贞子、枸杞子温补肾阳，先天实则后天自强，取补先天益后天之意，为佐药。诸药相配，共达健脾补肾，扶正培本之效。

【注意事项】晚期胃癌多表现为虚损症候，因此需掌握好药物剂量。

【现代研究】方中潞党参能调节胃肠运动、抗溃疡、增强免疫功能，稳定机体内环境。炒白术能保肝、利胆、利尿、降血糖、抗血凝、抗菌、抗肿瘤。补骨脂能增加心肌供血量、舒张支气管、抑菌、增强免疫力、抗肿瘤、抗衰老、升高白细胞。菟丝子具有解热、抗疟、催吐的作用。女贞子抗骨髓抑制、升白细胞、降血脂、护肝、抗炎。枸杞子对免疫有促进作用，能抗肿瘤、降血脂、保肝、降血糖、降压。

【用方经验】刘老认为胃癌的治疗多从清热解毒、活血化瘀或诸法合用，这对早期正盛邪实者可取得良效，但对晚期正气虚衰者并非所宜。余老认为胃癌晚期多呈一派虚损证候，加之患者术后损伤，化疗毒性反应，加重脾肾亏虚。故治当健脾补肾，扶正培本，健脾益肾。方中潞党参、白术补中益气、补骨脂补益肾气。全方补而不滞，温而不燥，健脾补肾，培先天以助后天，补后天以养先天，使脾健肾充，正气回复，则邪气自祛。

肿瘤科国医圣手时方

## 孙桂芝经验方

【组成】党参12 g，炒白术10 g，茯苓10 g，炒陈皮10 g，生黄芪10 g，血余炭10 g，白芷10 g，半枝莲15 g，白花蛇舌草15 g，炒蜂房6 g。

【功效】健脾和胃，解毒化结。

【主治】胃癌术后复发脾虚血亏证。

【加减】肝胃不合者，加柴胡10 g、白芍10 g、香橼6 g、预知子15 g、绿萼梅6 g、炒枳壳9 g；胃热阴伤，加麦冬10 g、天花粉15 g、石斛10 g、生石膏30 g、知母10 g；痰湿凝结者，加生半夏9 g、枳实10 g、石菖蒲10 g、藿香10 g、砂仁6 g、薏苡仁20 g、豆蔻6 g；脾胃虚寒者，酌加人参9 g、桂枝10 g、干姜10 g、小茴香9 g、炙甘草10 g；气阴双亏者，加黄芪至30 g及肉桂5 g、白芍10 g、熟地黄20 g、枸杞子10 g、女贞子10 g、山药15 g、山茱萸10 g、阿胶10 g；有骨转移者加透骨草10 g、鹿衔草20 g、骨碎补9 g、鸡血藤15 g。

【方解】异功散健脾和胃，主治脾胃虚弱；当归补血汤补气生血；加用白芷、半枝莲、白花蛇舌草、蜂房清热解毒散结；血余炭活血化瘀。

【注意事项】阴虚体质者慎用。

【现代研究】黄芪有增强免疫、抗疲劳、保肝、降压、抗溃疡、抗肿瘤、抗骨质疏松等作用。党参能调节胃肠运动、抗溃疡、增强免疫功能。白术能保肝、利胆、利尿、降血糖、抗血凝、抗菌、抗肿瘤。白花蛇舌草有抗菌、抗炎作用。蜂房有促进血液凝固、抗炎作用。茯苓具有增强免疫、抑瘤、抗炎、利尿等功效。陈皮具有扩张血管、抗炎、抗溃疡等。血余炭具有止血、抗菌的作用。白芷可以解热镇痛抗炎、抗氧化。半枝莲能抗肿瘤、抗病毒、促进细胞免疫功能。

【用方经验】孙桂芝认为毒邪在肿瘤发生过程中所起的作用至关重要，是致癌的关键，痰瘀互结是癌症的发生的病理改变；中晚期胃癌属本虚标实，气滞，血瘀，痰结是标，脾胃肾虚是本。祛邪尤重视解毒、排毒。孙教授还重视专方重剂，药有专用，认为癌乃非常之症，非大毒之药不治，对于体质强壮者，大胆使用重剂；胃癌常用对药为白芷、蜂房、血余炭；对于不同程度瘀血证，常选用当归、赤芍、水红花子、郁金、川芎、牛膝、王不留行等，重者选用水蛭、莪术、三棱、土鳖虫等。

## 八月野藤汤（刘嘉湘经验方）

【组成】预知子5 g，藤梨根30 g，石打穿30 g，白花蛇舌草30 g，菝葜30 g，野葡萄藤30 g，红藤15 g，白毛藤30 g。

【功效】理气活血，解毒消积。

【主治】胃癌。

【加减】脾肾两虚加党参15 g、太子参15 g、白术10 g、茯苓15 g、陈皮10 g、法夏9 g、砂仁6 g、木香6 g、扁豆10 g、生薏苡仁20 g、补骨脂10 g、焦山楂10 g、焦六曲10 g、鸡内金10 g等温肾和胃药；胃热伤阴加北沙参15 g、麦冬10 g、生地黄15 g、川石斛10 g、枸杞子10 g、瓜蒌子15 g、黄连6 g等养阴清热药；肝胃不和加柴胡10 g、赤芍10 g、白芍10 g、枳壳9 g、降香6 g、木香6 g、月季花6 g、沉香5 g等理气降逆药；有瘀结加夏枯草10 g、海藻10 g、瓦楞子10 g等软坚散结药；瘀滞疼痛加徐长卿10 g、乳香5 g、没药10 g、延胡索10 g、川楝子10 g、失笑散6 g、马钱子0.5 g、三七9 g等行气化瘀药；痰湿积滞加槟榔9 g、谷芽9 g、麦芽15 g、生山楂10 g、六神曲15 g、鸡内金10 g、天南星9 g、法半夏9 g等化痰消滞药；便秘加瓜蒌子15 g、火麻仁15 g、大黄10 g；呕血、便血加仙鹤草12 g、白及10 g、生地榆15 g、血余炭9 g、血见愁9 g、三七9 g；呕吐频繁加旋覆花9 g、赭石20 g、生半夏9 g、姜竹茹10 g、荜澄茄5 g；呕逆加刀豆壳10 g、枇杷叶10 g、公丁香3 g、柿蒂9 g、韭菜籽9 g；气血两虚加黄芪20 g、人参9 g、当归10 g、白芍10 g、阿胶10 g。

【方解】胃癌乃情志抑郁、饮食不节、脾胃受损、痰气凝滞、瘀毒内结而成。临床虽有脾肾两虚，胃热伤阴和肝胃不和等类型，但痰瘀毒聚为其共同的病理，故以活血理气，解毒消积为主。方中红藤、野葡萄藤、藤梨根、白毛藤补气养血，活血通络；石打穿、白花蛇舌草、预知子、菝葜清热解毒，散结消肿。诸药合用，共成理气活血，解毒消积之剂。

【注意事项】脾胃虚弱者慎用。

【现代研究】预知子具有抗肿瘤、抗菌的功效。藤梨根具有抗肿瘤的作用。石见穿能消炎、镇痛。白花蛇舌草可以抗肿瘤、抗菌消炎。菝葜具有抗炎、镇痛、抗肿瘤等功效。红藤能够抗菌以及改善心功能。

【用方经验】刘嘉湘强调"养正积自除"正气虚损不仅是治疗发生的根本原因，而且也是肿瘤发展与变化的关键。治当注重健脾补肾，治病求本；审证求因，调整阴阳；调理脾胃，重视后天。同时还要根据肿瘤不同阶段和病理变化配合祛邪药物，方可获得满意疗效。晚期患者，常有脾肾两虚之征象，"脾肾不足及虚弱失调的人多有积聚之病"。现代药理研究亦证实，健脾益肾之中药有提高机体免疫功能的作用。但扶正绝不是简单地加黄芪、党参、当归、补骨脂、菟丝子、山茱萸等滋补药，要分别结合清热解毒，软坚散结，活血化瘀等祛邪药，要进行四诊合参，判明机体气血阴阳失衡之机，以适当进行调整使之归于平衡。对于接受放疗、化疗或者手术治疗的患者以及晚期患者，机体邪毒未净正气虚衰，以益气健脾法佐以解毒祛邪，以缓解症状，减轻放化疗毒副反应，提高机体生存质量，预防肿瘤的复发和转移，延长生存时间。

## 癌后抵当饮子（李玉奇经验方）

【组成】黄芪50 g，水牛角粉20 g，重楼10 g，山慈菇10 g，白蔹20 g，莪术15 g，玳瑁10 g，白及20 g，沉香10 g，白花蛇舌草50 g，泽泻20 g，白术20 g。

【功效】扶正固本，解毒化瘀。

【主治】胃癌术后复发转移。

【加减】呕逆加芦根100 g，煎水饮之；梗阻呕吐加桃仁20 g、冬瓜子20 g；食少纳呆

加山药25 g、水红子15 g；时有低热加鳖甲40 g、柴胡10 g；泄泻加山药25 g、诃子15 g；便秘加当归40 g、郁李仁10 g；水肿加冬瓜皮50 g。

【方解】黄芪、白术健脾益气为君药，水牛角粉、玳瑁、重楼、山慈菇、白蔹、白花蛇舌草清热解毒，化痰散结。莪术破血行气止痛，解毒抗癌。《本草经疏》谓莪术："心腹痛者，非血气不得调和，即是邪客中焦所致。中恶疰忤，皆由气不调和，脏腑壅滞，阴阳乖隔，则疫疠疰忤，得以凭之。莪气香烈，能调气通窍，窍利则邪无所容而散矣。解毒之义，亦同乎是。其主霍乱冷气吐酸水，及饮食不消，皆行气之功也，故多用酒磨。又疗妇人血气结积，丈夫奔豚，入肝破血行气故也，多用醋磨。"白及收敛止血；沉香行气止痛；泽泻利水消肿。

【注意事项】连服1个月为1个疗程，休息半月后，继续服药。

【现代研究】现代药理研究：黄芪有增强免疫、抗疲劳、保肝、降压、抗溃疡、抗肿瘤、抗骨质疏松等作用。水牛角能强心、降血压、降血脂、抗感染。重楼除有抗肿瘤作用外，还有明显的镇咳、平喘作用。白蔹具有抗菌、抗肝毒素等功效。白及能抗肿瘤、抗菌、代血浆、止血。莪术具有抗肿瘤、抗炎、抗菌、抗血小板聚集等作用。沉香能抗衰老、镇静镇痛、抗炎、利尿。白花蛇舌草可以抗肿瘤、抗菌消炎。泽泻具有利尿、降血脂、抗过敏、抗炎的功效。白术能保肝、利胆、利尿、降血糖、抗血凝、抗菌、抗肿瘤。

【用方经验】李老认为胃癌的基本病理机制属脾虚胃热、气滞血瘀之证，故应拟定健脾清热、行气活血、化瘀散结之治疗大法。临床用药中，健脾益气、消导和中用黄芪、党参、山药、扁豆、草豆蔻、薏苡仁、白术、苍术、茯苓、莲子、鸡内金、焦楂、麦芽、大枣、甘草等；清热则依虚实之不同，选用银柴胡、胡黄连、黄连、苦参、知母、芦根、栀子、生地黄、白蔹、连翘、蒲公英、鱼腥草、败酱草、射干、浙贝母、白花蛇舌草、半枝莲等；行气则以疏肝理气、行气宽中、

燥湿运脾为主选用香附、香橼、青皮、陈皮、厚朴、砂仁、豆蔻、沉香、柿蒂、紫苏梗等；活血、化瘀、散结之药常选用三棱、莪术、姜黄、桃仁、郁金、王不留行、生蒲黄、五灵脂、三七、降香、延胡索、川楝子、乳香、没药、白及、白芥子等。临床可据此治疗大法，并详细分析患者虚实盛衰、寒热多寡，而选用具体药物治之。

## 张代钊经验方一

【组成】黄芪30 g，党参20 g，白术9 g，茯苓9 g，当归15 g，生地黄15 g，熟地黄15 g，杭白芍15 g，黄精15 g，阿胶珠15 g，紫河车12 g，肉桂3 g，丹参20 g，枸杞子15 g，菟丝子15 g，陈皮9 g，炒麦芽30 g。

【功效】补气养血，健脾益肾。

【主治】胃癌之气血两亏证。症见全身乏力，心悸气短，头晕目眩，面萎无华，唇甲色淡，虚烦不寐，自汗盗汗。或有低热，甚则四肢浮肿或面目虚肿，纳少乏味，形体羸瘦，肾阴阳俱虚，舌淡胖，苔薄或腻，脉沉细无力。

【加减】吐血加三七粉（分冲）3 g、仙鹤草30 g、海螵蛸9 g、白及9 g、血余炭12 g、藕节30 g、墨旱莲15 g、云南白药（分冲，日3次）2 g、血余炭12 g；便血加地榆15 g、槐花9 g、仙鹤草30 g、三七粉（分冲）3 g、棕榈炭9 g、白及9 g、云南白药（分冲，日3次）2 g；贫血加当归15 g、鸡血藤30 g、阿胶珠15 g、龟甲胶15 g、丹参20 g、紫河车15 g、三七6 g、黄芪40 g、鹿角胶15 g。

【方解】本方证病机为气血两亏，治宜补气养血，健脾益肾，以十全大补汤为基础化裁组方主治，方用四君以补气，加陈皮不使上焦气滞也；用四物以补血；黄芪健脾益气，肉桂温补肾阳，周慎斋曰："若叔季之人，气血俱虚，故东垣以黄芪代木香，兼益上焦之气，以肉桂代沉香，温暖阴血，血得温而生，气得温而长。经曰：虚者十补勿一泄。此类是矣。"黄精、阿胶珠滋阴补血；紫河车、枸杞子、菟丝子填精益髓，阴阳双补；丹参活血化瘀，使补而不滞，正所谓："一味丹参

散，功同四物汤。"炒麦芽健脾胃，助运化，以防诸药滋补碍胃。全方合用，共成补气养血，健脾益肾之剂。

【注意事项】胃癌毒热内盛者不宜此方。

【现代研究】黄芪有增强免疫、抗疲劳、保肝、降压、抗溃疡、抗肿瘤、抗骨质疏松等作用。党参能调节胃肠运动、抗溃疡、增强免疫功能、稳定机体内环境。白术能保肝、利胆、利尿、降血糖、抗血凝、抗菌、抗肿瘤。茯苓具有增强免疫、抑瘤、抗炎、利尿等功效。地黄可以抗衰老、免疫调节。抗肿瘤、降血糖。当归具有增加冠状动脉流量、降血脂抗血栓、调节免疫、抗炎、平喘的功效。白芍有镇痛、解痉、抗炎、抗溃疡的作用。黄精能抗氧化、降血脂、调节免疫。阿胶的作用包括抗休克、抗辐射、抗疲劳、调节免疫。肉桂具有抗溃疡、促进肠蠕动、镇痛解热、抗菌、升白等作用。枸杞子对免疫有促进作用，能抗肿瘤、降血脂、保肝、降血糖、降血压。丹参有抗肿瘤、增强免疫力、抗病原微生物、清除自由基等的作用。陈皮能扩张血管、抗炎、抗溃疡等。麦芽具有助消化、降血糖、抗真菌等作用。菟丝子能解热、抗疟、催吐。紫河车可以调节免疫、抗应激反应。

【用方经验】1. 张老认为，晚期胃癌患者，常出现机体衰弱，气血双亏偏热者，宜凉补气血，常用生黄芪、西洋参、沙参、生地黄、丹参等；偏寒者宜以温补气血为主，常用党参、太子参、人参、当归、熟地黄、阿胶、黄精、紫河车、龙眼肉、大枣等；化疗后出现骨髓抑制，除给以补气养血外，尚需滋补肝肾，常用枸杞子、女贞子、菟丝子、何首乌、杜仲、山茱萸、补骨脂等。

2. 临床上胃癌胃癌气血两亏型，治疗上应补气养血，健脾益肾。方取十全大补汤为基础方，正如《太平惠民和剂局方》云本方治："诸虚不足，五劳七伤，不进饮食；久病虚损，时发潮热，气攻骨脊，拘急疼痛，夜梦遗精，面色萎黄，脚膝无力；一切病后气不如旧，忧愁思虑伤动血气，喘嗽中满，脾肾气弱，五心烦闷；以及疮疡不敛，妇女崩漏等。"

## 张代钊经验方二

【组成】太子参15 g，苍术9 g，白术9 g，陈皮9 g，清半夏9 g，瓜蒌20 g，海藻15 g，鳖甲15 g，昆布9 g，莱菔子15 g，山慈菇15 g，竹茹15 g，赭石20 g，丝瓜络15 g，薏苡仁30 g。

【功效】健脾燥湿，化痰散结。

【主治】胃癌痰湿凝结型。症见胸闷膈满，或心下痞满，吞咽不利，呕吐痰涎，口淡无味，纳呆食少，腹胀便溏，痰核累累，面黄虚胖，舌淡红，苔白腻而厚或黄腻，脉弦滑。

【加减】呕吐剧烈加竹茹15 g、柿蒂15 g、丁香6 g、生姜3片、威灵仙15 g、伏龙肝15 g；多涎者加茯苓9 g、干姜3 g、海浮石9 g、沉香3 g；口干者加石斛15 g、天花粉30 g、芦根30 g、麦冬12 g、知母9 g、玉竹15 g、沙参15 g、乌梅6 g、五味子9 g。

【方解】本方证病机为痰湿凝结，治宜健脾燥湿，化痰散结，以开郁二陈汤合海藻玉壶汤为基础组方主治。方中太子参益气养阴，健脾益肺；苍术、白术健脾燥湿，《本草崇原》云："凡欲补脾，则用白术，凡欲运脾，则用苍术，欲补运相兼，则相兼而用，如补多运少，则白术多而苍术少，运多补少，则苍术多而白术少，品虽有二，实则一也。"半夏燥湿化痰，和胃止呕；陈皮理气化痰，使气顺则痰降。气行则痰化。《医林纂要》云："痰者，水湿之滞而不行也，半夏之辛，本润肾补肝，开胃泻肺，去湿行水之药，而滑能通利关节，出阴入阳，是能治水滞下行，故主为治痰君药；水随气运，水湿之滞而成痰，以气不行故也，橘皮之甘苦辛温，主于行气，润命门，舒肝木，和中气，燥脾湿，泻肺邪，降逆气，故每合半夏为治痰之佐……"甘草和中益脾。海藻玉壶汤以海藻、昆布为主药软坚散结消肿，配合鳖甲、莱菔子、山慈菇、竹茹、赭石、丝瓜络、薏苡仁可使肿块得消，功效之高，犹如玉制之壶可贵，故名"海藻玉壶汤"。

【注意事项】胃癌脾胃气虚者不宜此方。

【现代研究】太子参具有提高免疫、延长寿命的作用。白术能保肝、利胆、利尿、降血糖、抗血凝、抗菌、抗肿瘤。苍术具有抗溃疡、抗炎、抗心律失常等作用。陈皮能扩张血管、抗炎、抗溃疡等。瓜蒌具有抗肿瘤、抗菌、祛痰、抗血小板凝集、抗氧化等功效。半夏能镇咳祛痰、抗肿瘤、抗早孕及致畸且有一定的毒性。海藻可以抗肿瘤、抗凝血、增强免疫力等。鳖甲有抗肝纤维化、增强免疫、抗癌、抗疲劳的功效。昆布含碘丰富且能抗肿瘤、抗辐射、降血压。山慈菇具有抗肿瘤、升白细胞、抗炎、止痛等功效。薏苡仁具有解热、镇静、镇痛等作用。莱菔子可以降压、祛痰、抗病原微生物。竹茹竹茹可以抗菌、止呕。

【用方经验】张老认为，化疗往往损伤脾胃，化疗中加服中药治疗，既可减轻化疗毒副反应，使各个疗程能顺利地进行，又指通过中医扶土培本祛邪治疗协同化疗以提高其抑瘤率。化疗结束后再继续以中药扶正驱邪之剂巩固疗效。中医学认为肾为先天之本，脾为后天之本，脾肾功能旺盛，就可四肢濡养百骸，充足脏俯，周流元气，从而增强了体质，调动了机体的免疫力和抗癌能力，减轻了症状，延长了寿命。

## 张代钊经验方三

【组成】醋柴胡9 g，制香附9 g，广木香6 g，炒枳壳6 g，杭白芍15 g，白术9 g，茯苓9 g，旋覆花（包）9 g，赭石15 g，陈皮9 g，清半夏9 g，郁金9 g，沉香6 g，延胡索9 g，川楝子9 g，鸡内金12 g，白英15 g，半枝莲20 g。

【功效】疏肝和胃，降逆止痛。

【主治】胃癌肝胃不和型。症见胃脘胀满，时时作痛，窜及两胁，胸胁苦满，呃逆呕吐，嗳气泛酸，舌质淡红或暗红，苔薄白或薄黄，脉弦或弦细。

【加减】呕吐剧烈加竹茹15 g、柿蒂15 g、丁香6 g、生姜3片、威灵仙15 g、伏龙肝15 g；多涎者加茯苓9 g、干姜3 g、海浮石9 g、半夏9 g、沉香3 g；口干者加石斛15 g、

肿瘤科国医圣手时方

天花粉30 g、芦根30 g、麦冬12 g、知母9 g、玉竹15 g、沙参15 g、乌梅6 g、五味子9 g。

【方解】本方证病机为肝胃不和，治宜疏肝和胃，降逆止痛，以逍遥散合旋覆代赭汤为基础组方主治。方中柴胡疏肝解郁，又有白芍养血柔肝；白术、茯苓健脾去湿，使运化有权，气血有源，旋覆花下气消痰，降逆止噫；赭石质重而沉降，善镇冲逆，但味苦气寒，故用量稍小；半夏、陈皮祛痰散结，降逆和胃；延胡索、沉香、郁金、川楝子、枳壳行气疏肝，理气止痛；鸡内金健脾胃，助运化；炙甘草益气补中，缓肝之急，有襄赞之功；白英、半枝莲清热解毒，散结止痛，为治癌药物。诸药配合，配伍既补肝体，又助肝用，气血兼顾，肝脾并治，立法全面，用药周到，全方合用，共成舒肝和胃，降逆止痛之剂。

【注意事项】胃癌气阴亏虚者不宜此方。

【现代研究】柴胡的作用包括抗炎、解热、抗惊厥、镇静、镇咳、镇痛、护肝。香附有护肝、强心、减慢心率、降血压、抑制真菌的功效。木香能促进消化、抗菌、升压。白芍具有镇痛、解痉、抗炎、抗溃疡的作用。枳壳能促进胃肠推进功能、抗过敏、升压。白术能保肝、利胆、利尿、降血糖、抗血凝、抗菌、抗肿瘤。茯苓具有增强免疫、抑瘤、抗炎、利尿等功效。陈皮能扩张血管、抗炎、抗溃疡等。旋覆花具有镇咳祛痰、抗炎等功效。半夏有镇咳祛痰、抗肿瘤、抗早孕及致畸且有一定的毒性。郁金能降血脂、镇痛、保护肝细胞、抗炎等。川楝子具有镇痛、抗炎、驱虫、抑制呼吸中枢等功效。沉香能抗衰老、镇静镇痛、抗炎、利尿。鸡内金的作用包括促进胃酸分泌、增进胃和小肠蠕动及抗癌。半枝莲能抗肿瘤、抗病毒、促进细胞免疫功能。延胡索具有镇静、镇痛、催眠、增加冠状动脉血流量、提高耐缺氧能力、降血压、抗心律失常、抗溃疡等作用。

【用方经验】张老认为：本病在中医学属"胃脘痛""反胃""心腹痞""心积""噎膈"等范畴。早在《灵枢》中就提到："胃病者腹䐜胀，胃脘当心而痛""饮食不下，隔塞不通，邪在胃脘。"《金匮要略》曾述："脉弦者，虚也，胃气无余，朝食暮吐，入而反出，故口反胃。"胃癌发病因素有饮食失节，肝气气不舒、脾胃损伤、气结痰凝等，久则气血两亏，脾肾虚损。明张景岳认为病因病机为"阳虚不能化"与"气结不能行"，《奇效良方》云："夫反胃者，本乎胃。多因胃气选遂，饮酒过伤，或积风寒，或因忧思悒快，或因蓄怒抑郁，宿滞痼癖，积聚冷痰，动扰脾胃，胃弱不能消磨谷食，遂成此症。"《景岳全书发挥》指出："服者在胸隔胃口之间，或痰或瘀或食积阻滞不通，食物人胃不得下达而呕出，渐至食下即吐而反胃矣。"

## 张代钊经验方四

【组成】生石膏15 g，知母9 g，沙参20 g，麦冬15 g，玉竹9 g，石斛15 g，天花粉30 g，陈皮9 g，半夏9 g，黄连6 g，竹茹15 g，大黄6 g，芒硝6 g，鸡内金12 g，牡丹皮9 g，炒麦芽20 g，炒栀子9 g。

【功效】益胃养阴，清热解毒。

【主治】胃癌胃热伤阴型。症见胃脘灼热隐痛，胃内嘈杂不舒，饥不欲食，食后痛剧，口干喜凉饮，五心烦热，大便干燥，舌质红绛而干或光红。或见舌裂纹或舌暗隐青，苔少或花剥，脉细数或滑数。

【加减】便干加火麻仁15 g、郁李仁15 g、芒硝6 g、瓜蒌30 g、肉苁蓉30 g、生何首乌20 g；便溏加炒薏苡仁3 g、苍术12 g、白术12 g、儿茶9 g、山药20 g、扁豆15 g、诃子9 g、婴粟壳6 g、肉豆蔻15 g。

【方解】本方证病机为胃热阴伤，治宜益胃养阴，清热解毒，以益胃汤合麦门冬汤为基础化裁组方主治。方中沙参、麦冬味甘性寒，养阴清热，生津润燥，为甘凉益胃之上品；玉竹、石斛、天花粉、竹茹养阴生津，以加强沙参、麦冬益胃养阴之力；生石膏、知母、牡丹皮、炒栀子滋阴清热，活血解毒；陈皮、半夏健脾燥湿，降逆化痰，加入此方之中，可防甘凉之品太过，又可防诸药滋腻碍胃；黄连、大黄、芒硝、泻火解毒，凉血祛瘀、泻下通便；鸡内金、炒麦芽健脾胃，助运化。《成方便读》称益胃汤"……阳明主津液，胃者五脏六腑之海。凡人之常气，皆禀于胃，胃中津液一枯，则脏腑便失其润泽。故以一派甘寒润泽之品，使之饮入胃中，以复其阴，自然输精于脾，脾气散精，上输于肺，通调水道，下输膀胱，五经并行，津自生而形自复耳"。

【注意事项】胃癌湿热内蕴者不宜此方。

【现代研究】知母能抗菌、解热、降血糖、抗癫痫、抗血小板聚集。沙参具有强心、镇咳祛痰、增强免疫等功效。麦冬可以抗心律失常、止咳平喘、抗过敏、抗菌、调节免疫。玉竹能提高免疫、降血糖、降血脂、延长耐缺氧时间、抗氧化、抗衰老等。石斛可以抗肿瘤、降血糖、调节免疫。天花粉能抗肿瘤、抗艾滋、抗菌、降血糖。半夏能镇咳祛痰、抗肿瘤、抗早孕及致畸且有一定的毒性。黄连可以抗病原微生物、抗炎、抗心律失常、降压。大黄有抗感染、止血、保肝、降压、降胆固醇等功效。陈皮能扩张血管、抗炎、抗溃疡等。鸡内金的作用包括促进胃酸分泌、增进胃和小肠蠕动及抗肿瘤。牡丹皮能抗炎、镇静、镇痛、抗肿瘤、护肝、降血糖。麦芽具有助消化、降血糖、抗真菌等作用。栀子能护肝利胆、抗病原体、降温、镇痛。石膏具有解热、止渴、镇痛的作用。竹茹可以抗菌、止呕。

【用方经验】张老认为西医为了控制肿瘤播散，消除术后微小转移病灶，减少转移和复发，在手术前、中、后大多数胃癌患者均行辅助性化疗；胃癌进展期姑息性手术，或短路手术，或晚期胃癌不具备手术条件者均需进行化学药物治疗。由于化疗药物都有一定副作用，加之一部分胃癌患者中因体质虚弱，对化疗药物之耐受性也较差，因此在化疗中常出现各种不同程度的毒副反应：中药与化疗药物结合大致可分为两个阶段。①化学药物治疗过程中的中医药辅助治疗，主要利用中医药的扶正调理作用来减少化疗药物对机体的毒副作用，稳定患者机体内环境，以及某些药物的增敏作用以提高化疗的效果；②在每次化疗疗程结束与下一疗程开始之间期，中医药的应用主要是扶正祛邪兼顾，巩固化疗效果。

# 张代钊经验方五

【组成】桃仁9 g，红花9 g，归尾9 g，赤芍15 g，蒲黄9 g，五灵脂9 g，丹参15 g，延胡索12 g，川楝子15 g，乌药9 g，莪术9 g，仙鹤草30 g，白及9 g，生地炭15 g，牛膝9 g，白屈菜30 g，蜂房6 g，三七3 g，焦山楂20 g。

【功效】活血祛瘀，解毒止痛。

【主治】胃癌瘀毒内阻型。症见胃脘刺痛，痛时拒按，心下痞硬，痛有定处，或可扪及痞块，腹满不欲饮，或有呕血，便干色黑或见柏油便，皮肤枯燥，口干思饮，舌质紫暗或有瘀斑瘀点，苔薄白或薄黄，脉沉细或涩或弦。

【加减】疼痛剧烈者加木香6 g，香附9 g，杭白芍15 g，降香6 g，乌头3 g。腹胀明显者加大腹皮20 g，厚朴9 g，枳壳9 g，焦槟榔9 g，莱菔子15 g，木香6 g，砂仁3 g。

【方解】本方证病机为瘀毒内阻，治宜活血祛瘀，解毒止痛，以桃红四物汤合失笑散化裁组方主治。方中以强劲的破血之品桃仁、红花为主，力主活血化瘀；以甘温之当归滋阴补肝、养血调经；芍药养血和营，以增补血之力；五灵脂、蒲黄相须合用，活血祛瘀，通利血脉，而止瘀痛。用酽醋煎熬，取其活血脉，行药力，加强活血祛瘀止痛之效。延胡索、川楝子、乌药行气止痛；莪术、丹参、三七、仙鹤草、白及、生地炭活血化瘀，收敛止血；牛膝活血化瘀，补益肝肾；白屈菜、蜂房通络解毒；焦山楂健脾胃，助运化。诸药相配，使瘀血祛、新血生、气机畅，化瘀生新，为本方特点。

【注意事项】胃癌脾胃气虚者不宜此方。

【现代研究】桃仁能镇痛、抗炎、抗菌、抗过敏作用。红花可以改善心肌缺血、抗心律失常、降血压、镇痛、镇静、抗惊厥。当归具有增加冠状动脉流量、降血脂抗血栓、调节免疫、抗炎、平喘的功效。赤芍具有抗血栓、镇静、抗炎、抗肿瘤、护肝等作用。蒲黄的作用包括降血脂、调节免疫、保护血管内皮细胞。丹参有抗肿瘤、增强免疫力、抗病原微生物、清除自由基等的作用。川楝子具有镇痛、抗炎、驱虫、抑制呼吸中枢等功效。乌药具有镇痛、抗炎、抗组胺的功效。莪术具有抗肿瘤、抗炎、抗菌、抗血小板聚集等作用。仙鹤草能止血、抗炎、抗肿瘤。生地炭可以抗衰老、免疫调节。抗肿瘤、降血糖牛膝具有抗炎、镇痛、抗衰老抗肿瘤、降血脂等作用。白屈菜有抗肿瘤、抗菌、镇咳祛痰等功效。白及能抗肿瘤、抗菌、代血浆、止血。蜂房有促进血液凝固、抗炎作用。山楂具有降血脂、降压、抗菌、改善胃肠功能、调节免疫等功效。三七能够缩短出血和凝血时间，具有抗血小板聚集及溶栓作用。五灵脂能抗菌、保护胃黏膜、抗炎、抗血小板聚集。延胡索具有镇静、镇痛、催眠、增加冠状动脉血流量、提高耐缺氧能力、降血压、抗心律失常、抗溃疡等作用。

【用方经验】张老认为早期胃癌于术后单纯服中药者，应坚持服药多年，渐酌情改为间断服药，以扶正祛邪治则为主。其他期胃癌手术后，在开始能进食时即可服中药调理，待身体恢复好转后，再作其他中西医治疗。术后配合中药治疗对于术后康复、减少合并症及为术后放化疗做必要的准备均十分重要。术后调理脾胃治疗，症属肝胃不和者以疏肝健脾和胃为主，佐以解毒祛邪，常用药有：醋柴胡、淡黄芩、杭白芍、焦白术、茯苓、广木香、砂仁、陈皮、香附、清半夏、焦薏苡仁、厚朴、生黄芪、太子参、鸡内金、焦二仙、半枝莲、白花蛇舌草等；症见气阴两虚者以补气养阴为主，佐以祛邪解毒，常用药：沙参、太子参、玄参、麦冬、石斛、玉竹、白术、茯苓、焦六曲、陈皮、佛手、山楂、半枝莲、白花蛇舌草等。

## 张代钊经验方六

【组成】人参6 g（或党参15 g），白术9 g，茯苓9 g，干姜3 g，附片6 g，肉桂9 g，红豆蔻9 g，吴茱萸6 g，丁香6 g，檀香6 g，半夏9 g，生芪30 g，炒薏苡仁30 g，焦麦芽9 g，焦山楂9 g，焦神曲9 g，陈皮9 g，菟丝子15 g，龙葵15 g。

【功效】温中散寒，健脾和胃。

【主治】胃癌脾胃虚寒型。症见胃脘隐痛，喜温喜按，或朝食暮吐，暮食朝吐，宿谷不化，泛吐清水，面色㿠白，肢冷神疲，便溏浮肿，或五更泻泄，舌质淡胖，有齿痕，苔白滑润，脉沉缓或沉细或细濡。

【加减】自汗及虚汗多者加浮小麦20 g、五味子6 g、仙鹤草12 g；腹胀明显者加莱菔子10 g、大腹皮10 g、枳壳9 g；便干燥者加火麻仁15 g、瓜蒌仁15 g、番泻叶6 g；便溏者加山药15 g、肉豆蔻6 g、赤石脂10 g；纳差不欲食加山楂10 g、谷芽15 g、麦芽15 g、神曲15 g；夜寐不安加酸枣仁15 g、柏子仁10 g、首乌藤15 g、百合12 g。

【方解】本方证病机为脾胃虚寒，治宜温中散寒，健脾和胃，以理中汤合六君子汤为基础化裁组方主治。方中人参，甘温益气，健脾养胃；白术苦温，健脾燥湿，加强益气助运之力；茯苓甘淡，健脾渗湿，苓术相配，则健脾祛湿之功益著；干姜、附片、肉桂温肾助阳；红豆蔻、吴茱萸、丁香、檀香温中行气；半夏、陈皮健脾燥湿，降逆化痰；生芪、菟丝子、炒薏苡仁补气健脾，填精益肾；焦三仙健脾胃，助运化；龙葵清热散结，解毒抗癌；炙甘草，益气和中，调和诸药。全方合用，共成温中散寒，健脾和胃之剂。

【注意事项】胃癌气滞血瘀者不宜此方。

【现代研究】人参具有抗疲劳、提高免疫力、降血糖、抗炎、抗肿瘤等作用。白术能保肝、利胆、利尿、降血糖、抗血凝、抗菌、抗肿瘤。茯苓具有增强免疫、抑瘤、抗炎、利尿等功效。干姜具有抗溃疡、护肝利胆、抗血小板聚集、解热、止呕等作用。半夏能镇咳祛痰、抗肿瘤、抗早孕及致畸且有一定的毒性。附片具有强心、扩血管、抗炎、增强免疫等作用。肉桂可以抗溃疡、促进肠蠕动、镇痛解热、抗菌、升白等。黄芪有增强免疫、抗疲劳、保肝、降压、抗溃疡、抗肿瘤、抗骨质疏松等作用。薏苡仁具有解热、镇静、镇痛等功效。麦芽可以助消化、降血糖、抗真菌等。山楂具有降血脂、降压、抗菌、改善胃肠功能、调节免疫等功效神曲能促进人体对食物的吸收。陈皮能扩张血管、抗炎、抗溃疡等。菟丝子具有解热、抗疟、催吐的作用。吴茱萸具有抗溃疡、护肝、镇痛、抗菌的功效。丁香能抗溃疡、促胆汁分泌、镇痛、抗菌。檀香具有抑菌、利尿的作用。

【用方经验】1. 张老认为胃癌初起多由饮食不节、情志失调或劳倦内伤，致脾胃受损，肝气不舒，进而肝胃不和，脾胃气滞；继则脾胃运化失职，津液输布失常，痰湿内停，及肝郁气滞血瘀，痰瘀互结，日渐积成；病情迁延，久则气阳耗损，气血瘀结，痰瘀癥积益盛，气血亏虚，脾胃虚衰。归纳起来不外气滞、血瘀、食积、热结、痰凝及脾胃虚损。

2. 治疗上张老提出要有计划、合理地安排进行中西医结合治疗胃癌，已成为提高治疗效果的重要措施之一。中西医结合可取补两家之长短，使综合治疗效果得以提高，存活时间明显延长。

## 健脾化癥汤（李佩文经验方）

【组成】白花蛇舌草30 g，黄芪20 g，金荞麦20 g，薏苡仁20 g，半枝莲20 g，白芍20 g，党参15 g，藤梨根15 g，白术10 g，甘草10 g，半夏10 g，女贞子10 g，天冬10 g，香附10 g，陈皮10 g，丹参10 g，莪术10 g，石见穿10 g，山慈菇10 g。

【功效】健脾理气，化癥消积。

【主治】胃癌。

【方解】方中党参、白术、甘草益气补中，健脾养胃，培补"后天之本"，对改善体质起重要的作用；女贞子、天冬、白芍养阴补血，半夏健脾和胃，消痞散结，降逆止呕，增进食欲，减轻呕吐反应；黄芪气阴双补，补而不腻；香附、陈皮化湿行气，温中止呕；薏苡仁健脾利湿；香附疏肝理气，用于肝气犯胃，胃气上冲；半枝莲、白花蛇舌草、石见穿清热解毒；丹参活血养血；莪术破血行气。全方共奏健脾益气，养阴补血，清热解毒，活血化瘀之功，切中晚期胃癌的基本病机。

【注意事项】脾胃虚弱者酌情增减剂量。

【现代研究】1. 白花蛇舌草可以抗肿瘤、抗菌消炎。黄芪有增强免疫、抗疲劳、保肝、降压、抗溃疡、抗肿瘤、抗骨质疏松等作用。薏苡仁具有解热、镇静、镇痛等作用。半枝莲能抗肿瘤、抗病毒、促进细胞免疫功能。白芍具有镇痛、解痉、抗炎、抗溃疡的作用。党参能调节胃肠运动、抗溃疡、增强免疫功能，稳定机体内环境。白术能保肝、利胆、利尿、降血糖、抗血凝、抗菌、抗肿瘤。甘草有抗炎、抗过敏、抗心律失常、抗病原微生物、抗氧化、抗肿瘤和抗衰老等作用。半夏有镇咳祛痰、抗肿瘤、抗早孕及致畸且有一定的毒性。女贞子的作用包括抗骨髓抑制、升白细胞、降血脂、护肝、抗炎。天冬具有抗衰老、抗肿瘤、调节免疫的功效。香附可以抗炎、降压、强心、抑菌、活血化瘀、消积化滞。陈皮具有扩张血管、抗炎、抗溃疡等作用。丹参有抗肿瘤、增强免疫力、抗病原微生物、清除自由基等的作用。莪术具有抗肿瘤、抗炎、抗菌、抗血小板聚集等作用。石见穿能消炎、镇痛。山慈菇具有抗肿瘤、升白细胞、抗炎、止痛等功效。金荞麦能抗菌、抗炎、解热、祛痰镇咳、抗肿瘤。藤梨根具有抗肿瘤的作用。

2. 实验研究：观察自拟健脾化癥汤联合替加氟化疗对晚期胃癌的临床疗效。方法：将60例患者随机分为2组各30例，对照组予替加氟片口服治疗，连服28天为1个周期，休息14天继续下1个周期治疗，治疗4周期评价疗效。治疗组在对照组治疗的基础上予健脾化癥汤治疗，每天1剂，水煎服，疗程同对照组。比较2组肿瘤病灶大小、生活质量及中医证候情况。结果：2组肿瘤病灶大小比较，差异无显著性意义（$P > 0.05$）；治疗组在改善生活质量及中医证候方面均明显优于对照组，差异均有显著性意义（$P < 0.05$）。结论：健脾化癥汤联合替加氟化疗在提高患者生活质量和改善中医证候方面取得较好的疗效。

【用方经验】李佩文十分重视舌诊在胃癌治疗中的意义，观察总结出胃癌在裂纹舌中居第二位。并体会到胃癌分期越早，舌象越接近健康人，淡红舌薄白苔越多；随着病情

肿瘤科国医圣手时方

进展，病理性舌象越显著。同时观察到胃癌的部位不同，舌象也有一定差异，贲门癌以紫舌，淡白舌为多，舌苔多腻而水滑。在动态变化中，淡红舌转向紫舌常反应肿瘤的恶化，红舌转为红绛常提示放射治疗的副作用较大及手术后有并发症。中晚期胃癌中呕血较为常见，舌色以紫舌及红舌多见，出血之前舌尖部常有鲜红色小点出现，是为血证前兆，应予以重视。

## 杜雨茂经验方

【组成】柴胡12g，白芍12g，西洋参5g，炒白术12g，茯苓15g，炙甘草4g，姜半夏10g，陈皮10g，干姜8g，公丁香2g，砂仁8g，蜜炙旋覆花10g，黄连3g。

【功效】疏肝和胃，健脾调中，化饮降逆。

【主治】肝胃不和，脾气亏虚型胃癌。症见面色萎黄，体瘦，声息低沉，自觉上腹部胀满，时而隐痛，嗳气时作，呕吐稀涎及时而泛吐食物，食量较少，日仅二三市两主食，且只能进流食，二便尚利，舌淡红暗，苔白薄，唇、甲色略淡，脉细重按无力。

【加减】热盛阴伤较甚者，可加石斛、生地黄养阴清热生津；嘈杂泛酸者，加吴茱萸苦辛通降；失眠者，加合欢皮、首乌藤解郁安神；火热内郁甚者，加栀子、黄芩清泄郁热。

【方解】本方所治之证因肝胃不和，脾气亏虚所致。患者脾胃素弱，又饮食不慎更伤脾胃，加之忧思气结致肝失疏泄，肝气横逆侮土，脾胃受伐太过，水谷纳化失常，水不化津反聚而为痰涎，谷失运化停滞于胃，故而胃脘胀满，气滞不舒而时有隐痛，总属肝胃不和，脾气亏虚。舌淡红暗，苔白薄，唇、甲色略淡，脉细重按无力亦属肝胃不和，脾气亏虚之征，治以疏肝和胃，健脾调中，化饮降逆。本方以柴芍六君子汤合小半夏汤为主组成，方中西洋参、白术、茯苓、甘草为四君子汤组方，重在健脾益气渗湿，为脾虚的基础方；柴胡、白芍二者配伍一散一收，重在疏肝柔肝，敛阴和营；陈皮、半夏二者

配伍降逆和胃理气，半夏性辛散温燥，归脾胃经，取其和胃降逆，陈皮性味辛温归脾胃经，善于理气；配合丁香、砂仁、蜜炙旋覆花、黄连护胃止呕。诸药配合使肝气疏、脾气旺、胃气降，胃肠运动功能恢复正常。全方具疏肝和胃，健脾调中，化饮降逆之功。

【注意事项】本方重在补益脾胃时予以疏肝理气，视情况可适当增加抗肿瘤药物。

【现代研究】方中柴胡有抗炎、解热、抗惊厥、镇静、镇咳、镇痛、护肝作用。白芍具有镇痛、解痉、抗炎、抗溃疡的作用。西洋参有益胃、调节中枢神经功能、保护心血管系统、提高免疫力抗肿瘤、降低血液凝固性等作用。炒白术能保肝、利胆、利尿、降血糖、抗血凝、抗菌、抗肿瘤。茯苓具有增强免疫、抑瘤、抗炎、利尿等功效。炙甘草有抗炎、抗过敏、抗心律失常、抗病原微生物、抗氧化、抗肿瘤和抗衰老等作用。半夏有镇咳祛痰、抗肿瘤、抗早孕及致畸且有一定的毒性。陈皮具有扩张血管、抗炎、抗溃疡等作用。干姜有镇静、镇痛、抗炎、抗缺氧等作用。公丁香有抗菌、驱虫、健胃、止痛等作用。砂仁有抑制血小板聚集、抗溃疡等作用。炙覆花具有镇咳祛痰、抗炎等功效。黄连具有抗病原微生物、抗心律失常、降压、正性肌力作用、抗炎、解热、抑制血小板聚集等作用。

【用方经验】杜氏对本病治疗的原则是：对西医的诊断只作参考，主要从中医辨证论治入手，全面细致对四诊所搜集的素材进行综合分析，作出中医的病名和证候诊断，然后立法、遣药、组方施治，治随证转（在病情有所明显变化时，治法方药灵活化裁）。对于近代实验及临床研究某些对癌症有抑制作用或增强免疫作用的单味中药和方剂，若其性味特点在符合辨证立法原则的情况下，可适当加入，若与该患者的辨证立法有悖，则暂可不用。中晚期癌症患者大多病邪久留损伤正气，故虚实互见是必然的，治疗大法是祛邪扶正。祛邪要分清病邪的性质，有无兼挟之邪及所犯部位等。扶正要视正虚之情，如气、血、阴、阳何者虚损，何脏、何腑虚损等。立法要与辨证结果相符，用药要遵从

治法遣药组方。医者也需有信心和耐心，与患者齐心协力，力克病魔。对于西医不著，而转求中医者，何不放胆用中医之理法方药以治之。

## 邱佳信经验方

【组成】太子参12 g，炒白术12 g，茯苓30 g，青皮6 g，陈皮6 g，姜半夏9 g，红藤30 g，菝葜30 g，野葡萄藤30 g，藤梨根30 g，生牡蛎30 g，夏枯草9 g，天龙8条，绿萼梅9 g，炙穿山甲6 g，炙鳖甲6 g，焦山楂6 g，焦神曲6 g，白扁豆30 g，鸡内金15 g，预知子30 g，生南星60 g，生半夏60 g，生薏苡仁30 g。

【功效】健脾益气，清热解毒，软坚散结。

【主治】胃癌术后之脾气亏虚，瘀毒内结证。症见胃脘疼痛，神疲乏力，面色无华，纳呆，腹胀不适，舌质淡胖，有齿痕，或紫暗有瘀点，苔薄白或薄黄，脉弦细或涩。

【加减】肝气郁结者，可加枳壳9 g，木香6 g，陈皮10 g等理气疏肝之品；恶心呕吐剧烈者，加竹茹10 g，橘皮9 g；便溏腹泻者，加诃子肉6 g；血虚，加当归10 g、鸡血藤15 g；气虚严重者，加白参10 g；脾肾阳虚明显者，加山茱萸10 g、淫羊藿10 g；血虚失眠者，加酸枣仁15 g、黄芪20 g、茯神15 g等补气养血，宁心安神。

【方解】本方所治之证因脾气亏虚，瘀毒内结所致。术后损伤气血，久则伤及脾胃，脾失健运，故见纳呆，腹胀不适；气血亏虚，不荣头面，形体失养，故见神疲乏力，面色无华；胃癌术后，瘀毒未尽，络脉受阻，不通则痛，故见胃脘疼痛；舌质淡胖，有齿痕，或紫暗有瘀点，苔薄白或薄黄，脉弦细或涩均为脾气亏虚，瘀毒内结之证。治以健脾益气，清热解毒，软坚散结。方以太子参、茯苓补中益气，健脾益肺，生南星、生半夏祛痰散结，为君；红藤、菝葜、野葡萄藤、藤梨根活血通络，配合白术健脾益气，燥湿利水，为臣；夏枯草、天龙、生牡蛎活血化瘀散结，青皮、陈皮行气通络，扁豆、薏苡仁

健脾利湿，穿山甲、炙鳖甲补血以载气，为佐药；山楂、神曲、鸡内金等可健脾消食，为使药。诸药相配，共达健脾益气、清热解毒、软坚散结之效。

【注意事项】方中生南星、生半夏用量大，且为有毒之品，用量由12 g逐渐加至60 g，使用时需密切观察患者病情，谨防中毒。

【现代研究】现代药理研究：方中太子参具有提高免疫、延长寿命的作用。炒白术能保肝、利胆、利尿、降血糖、抗血凝、抗菌、抗肿瘤。茯苓具有增强免疫、抑瘤、抗炎、利尿等功效。青皮有祛痰、平喘、抑制平滑肌痉挛、升压、抗休克等作用。陈皮具有扩张血管、抗炎、抗溃疡等作用。半夏能镇咳祛痰、抗肿瘤、抗早孕及致畸且有一定的毒性。红藤有降压、改善心肌代谢、抑制血小板聚集、抑菌等作用。菝葜具有抗炎、镇痛、抗肿瘤等功效。野葡萄藤有止血作用。藤梨根有利尿、止血、抗菌、抗病毒、抗肿瘤作用。生牡蛎可以镇痛、镇静、抗凝血。夏枯草能抗炎、免疫抑制、降血糖，有一定的毒性。天龙能降低血黏度、镇痛、抗炎。绿萼梅有退热、降压、抗血小板聚集等作用。炙穿山甲具有降低血液黏度、抗炎、抗缺氧等作用。炙鳖甲有抗肝纤维化、增强免疫、抗癌、抗疲劳的功效。焦山楂具有降血脂、降压、抗菌、改善胃肠功能、调节免疫等功效。焦神曲有极好地消食导滞，和胃止呕，解胀治痢，增加食欲，促进代谢等作用。白扁豆具有抑制志贺菌属、抗病毒、解酒毒、抗胰蛋白酶活性等作用。鸡内金促进胃酸分泌、增进胃和小肠蠕动及抗肿瘤。预知子具有抗肿瘤、抗菌的作用。生南星具有祛痰及抗惊厥、镇静、镇痛作用。生薏苡仁具有解热、镇静、镇痛等作用。

【用方经验】胃癌属中医学的反胃、噎膈、积聚等病证范畴。邱教授认为：从中医辨证角度来看，消化道恶性肿瘤，邪实是其客观存在，而脾虚则贯穿疾病的始终，脾胃为后天之本，脾胃功能失调，正气生成不足，机体抗邪能力下降，造成疾病的发生；再则脾失健运，津液不能输布，痰浊凝聚，形成

肿瘤科国医圣手时方

邪毒，在疾病发展过程中，两者又互为因果，造成疾病的恶化。从临床表现来看，消化道恶性肿瘤常有共同症状，按中医辨证则应辨为脾虚血瘀毒内结，邱老使用大剂量清热解毒、软坚散结之品针对胃癌治疗，使邪去正自安，但需严格掌握禁忌证，防止临床滥用。

## 李济仁经验方

【组成】黄芪25 g，潞党参15 g，茯苓15 g，白术15 g，阿胶（烊冲）10 g，绞股蓝20 g，广木香9 g，南沙参10 g，神曲15 g，陈皮15 g，鸡内金10 g，白花蛇舌草20 g，龙葵20 g，石见穿20 g。

【功效】健脾益气，理气和胃，兼攻癌毒。

【主治】癌毒犯胃，脾胃不和，正气大亏型胃癌。症见精神不振，神疲乏力，面色萎黄，形体消瘦，脘腹作胀，流质饮食，二便尚可，舌质淡红，苔薄白，脉细弱。

【加减】服上方诸恙好转，脘腹作胀明显减轻，能进半流质饮食时，予菝葜根2 500 g，洗净切碎，加水12.5 L，文火浓煎，去渣，得液4 L，加肥猪肉（切碎）250 g再浓煎，得药液2 500 ml，每日服125～250 ml。

【方解】本方所治之证因癌毒犯胃，脾胃不和，正气大亏所致。胃癌患者，瘀毒内结，久则阻滞脾胃之气，脾胃亏虚，运化功能失调，故见脘腹作胀，甚至仅进流质饮食；气血生化不足，形体失养，故见精神不振，神疲乏力，面色萎黄，形体消瘦，舌质淡红，苔薄白，脉细弱均为癌毒犯胃，脾胃不和，正气大亏之征。治以健脾益气，理气和胃，兼攻癌毒。方用黄芪、潞党参健脾益气，为君药；白花蛇舌草、龙葵、石见穿化瘀解毒抗癌，为臣药；茯苓、白术健脾扶正，绞股蓝益气健脾，化痰止咳，清热解毒，广木香、陈皮理气和胃，阿胶、南沙参补血滋阴，神曲、鸡内金消食化积，为佐药。诸药并用，共奏健脾益气，理气和胃，兼攻癌毒之功。

【注意事项】本方药效温和，正气亏虚兼癌毒内结者均可使用，体质渐佳时配伍抗癌药物加强药效。

【现代研究】方中黄芪有增强免疫、抗疲劳、保肝、降压、抗溃疡、抗肿瘤、抗骨质疏松等作用。潞党参能调节胃肠运动、抗溃疡、增强免疫功能，稳定机体内环境。茯苓具有增强免疫、抑瘤、抗炎、利尿等功效。白术能保肝、利胆、利尿、降血糖、抗血凝、抗菌、抗肿瘤。阿胶具有抗贫血、抑瘤、提高免疫力、抗休克、抗疲劳、保健等作用。绞股蓝具有镇静、镇痛、降血脂、降血糖、抗缺氧的功效。广木香可以保护胃黏膜、抗菌、抑制呼吸。南沙参具有强心、镇咳祛痰、增强免疫等功效。神曲有极好的消食导滞，和胃止呕，解胀治痢，增加食欲，促进代谢等作用。陈皮具有扩张血管、抗炎、抗溃疡等。鸡内金能促进胃酸分泌、增进胃和小肠蠕动及抗癌。白花蛇舌草有抗肿瘤、抗菌消炎、保肝利胆等作用。龙葵有抗肿瘤作用。石见穿能消炎、镇痛。

【用方经验】民间早有菝葜治愈癌症的验例，李教授治疗胃癌正气亏虚兼有癌毒内结者，在正气得到一定程度纠正后，加用菝葜单服，往往能起到意想不到的疗效。

## 余桂清经验方一

【组成】柴胡6 g，当归10 g，白芍12 g，茯苓12 g，白术9 g，郁金9 g，延胡索12 g，川楝子9 g，淡竹茹12 g，生赭石（先煎）30 g，炒鸡内金18 g，白英15 g，藤梨根30 g。

【功效】疏肝和胃，降逆止痛。

【主治】胃癌之肝胃不和型。症见胃脘胀满，时时隐痛，窜及两胁，呃逆呕吐，脉沉或弦细，舌质淡红，苔薄或薄黄。

【加减】胃脘痛甚酌选白屈菜30 g、香附12 g、甘草6 g；吐血、便血酌选仙鹤草30 g、血余炭12 g、藕节炭15 g、地榆炭15 g、三七粉（分冲）3 g；呃逆、呕吐甚选加旋覆花（先煎）12 g、柿柄蒂9 g；便秘酌加火麻仁15 g、生何首乌30 g、肉苁蓉30 g、枳实9 g、生大黄（后下）6～9 g；贫血严重选加鹿角胶（烊化）12 g、阿胶珠（烊化）12 g、菟丝子15 g、当归12 g、鸡血藤30 g；腹水，肢肿，尿少明显选加猪苓12 g、泽泻15 g、桂枝6 g、车前子12 g、大腹皮15 g；黄疸加茵陈30 g、威灵仙12 g；高热不退加生石膏（先煎）30～60 g。

【方解】本方所治之证因肝胃不和所致。病后情志失调，导致肝气郁结，肝气横逆犯胃致胃气上逆，而见胃脘胀满，时时隐痛，窜及两胁，呃逆呕吐；舌质淡红，苔薄或薄黄均为肝胃不和之象。治以疏肝和胃，降逆止痛。本方由逍遥散及参赭培气汤加减而成，方中君药柴胡疏肝解郁，使肝气条达；当归甘苦温养血和血、白芍养血柔肝，共为臣药；木郁不达致脾虚不运，故以白术、茯苓健脾益气，既能实土以御木侮，又能使营血生化有源；淡竹茹、生赭石降逆和中，炒鸡内金健脾消食，白英、藤梨根清热解毒抗癌，郁金、延胡索、川楝子宽胸理气，疏肝解郁，协助君药之力，共为佐药。诸药合用，可收疏肝和胃，降逆止痛的效果。凡属肝气郁结，肝胃不和者，皆可化裁应用。

【注意事项】阴虚阳亢者慎用，若患者体质许可，可在辨证用药基础上酌增加抗肿瘤药物剂量。

【现代研究】1. 方中柴胡能抗炎、解热、抗惊厥、镇静、镇咳、镇痛，护肝。当归有双向调节子宫平滑肌、抗心律失常、降血脂、抗动脉粥样硬化、抑制血小板聚集、刺激造血、抗炎、抗菌等作用。白芍具有镇痛、解痉、抗炎、抗溃疡的作用。茯苓具有增强免疫、抑瘤、抗炎、利尿等功效。白术能保肝、利胆、利尿、降血糖、抗血凝、抗菌、抗肿瘤。郁金能降血脂、镇痛、保护肝细胞、抗炎等。延胡索具有镇静、镇痛、催眠、增加冠状动脉血流量、提高耐缺氧能力、降血压、抗心律失常、抗溃疡等作用。川楝子具有镇痛、抗炎、驱虫、抑制呼吸中枢等功效。淡竹茹有抗菌、增加尿中氯化物量、增高血糖的作用。生赭石有降压、促进胃肠蠕动等作用。炒鸡内金能促进胃酸分泌、增进胃和小肠蠕动及抗肿瘤。白英具有消炎、消肿、抗肿瘤等功效。藤梨根有利尿、止血、抗菌、抗病毒、抗肿瘤作用。

2. 实验研究：本方中包含逍遥散成分，

其中白芍能促进淋巴母细胞转化，抑制肿瘤生长，对细胞免疫及体液免疫均有一定促进作用。白术降低癌细胞的增殖率，减低瘤组织的侵袭性，提高机体抗肿瘤反应能力及对抗瘤细胞的细胞毒性作用。当归多糖与某些化疗药联合应用，在疗效上显现协同作用，并能减轻化疗药物的副作用，有重要的抗肿瘤活性。茯苓多糖激活局部补体使肿瘤邻近区域被激活的补体通过影响巨噬细胞、淋巴细胞或其他细胞及体液因子，从而协同杀伤肿瘤细胞，为一种可增强人体免疫功能的多糖物质。柴胡多糖能提高小鼠体液和细胞免疫功能，并使免疫抑制状态有一定程度的恢复，有帮助肿瘤患者恢复食欲的功效。

【用方经验】胃癌应属中医学胃脘痛、反胃、胃反、翻胃、吐血、噎膈、伏梁、癥积等病范畴。余教授认为本病治疗归纳起来，不外攻、补、攻补结合3原则：补则益气、化痰、逐饮、消食、下气、养血、生津、滋阴、温阳；攻则活血、通络、散寒、清热、泻下、软坚、散积、以毒攻毒等法。如多种虚或实证同时出或虚实夹杂，则应结合相应的补法和攻法而应用。同样重视饮食、情志和生活起居的调摄。胃癌既生则复又影响胃之受纳、腐熟功能，胃气不降，同时脾无以运化输布，清气不升。脾胃失和，升降失常，渐致气血津精生化乏源并滋生内邪，复感外邪，侵扰他脏、经络及四肢百骸，终致危殆。其主病在胃，涉及脾、肾诸脏。本证为肝气郁结，肝郁乘脾并横逆犯胃，而损伤脾胃，因此在疏肝同时顾护脾胃为治疗的原则，选取逍遥散加减，临床多有良效。

## 余桂清经验方二

【组成】麦冬12 g，南沙参12 g，北沙参12 g，天花粉15 g，玉竹12 g，半夏9 g，陈皮9 g，太子参18 g，淡竹叶9 g，生石膏（先煎）18 g，知母9 g，藤梨根30 g，白花蛇舌草30 g。

【功效】清热养阴生津。

【主治】胃癌之胃热伤阴型或放疗后阴津耗损。症见胃内灼热，口干欲饮，胃脘嘈杂，食后脘痛，五心烦热，食欲不振，大便干燥，脉弦细数，舌红少苔或苔黄少津。

【加减】加减同经验方一。

【方解】本方所治之证因胃热伤阴所致。久病阴液亏损或放疗后阴津耗损，胃失所养可见胃内灼热，胃脘嘈杂，食后脘痛，食欲不振；阴虚津液不足故见口干欲饮，大便干燥；阴虚虚热内盛，可见五心烦热；弦细数，舌红少苔或苔黄少津为胃热伤阴之象。治以清热养阴生津。本方由麦门冬汤或竹叶石膏汤加减而成，方中麦冬、南沙参、北沙参、太子参、玉竹养阴生津；淡竹叶、天花粉、生石膏、知母养阴清热；半夏和中健胃，降逆止呕，消痞散结；陈皮理气健脾；藤梨根、白花蛇舌草解毒抗肿瘤。诸药合用，可收清热养阴生津之功。

【注意事项】虚寒证者不宜用。

【现代研究】方中麦冬能升白细胞、提高免疫功能、增加冠状动脉血流量。沙参具有强心、镇咳祛痰、增强免疫等功效。天花粉能抗肿瘤、抗艾滋、抗菌、降血糖。玉竹有提高免疫力、降血糖、降血脂、缓解动脉粥样斑块形成、扩张外周血管和冠状动脉、强心、抗氧化、抗衰老等作用。半夏能镇咳祛痰、抗肿瘤、抗早孕及致畸且有一定的毒性。陈皮具有扩张血管、抗炎、抗溃疡等作用。太子参具有提高免疫、延长寿命的作用。淡竹叶有抗自由基、抗氧化、抗衰老、抗疲劳、降血脂、预防心脑血管疾病、保护肝脏、扩张毛细血管、疏通微循环、促进记忆、改善睡眠、抗癌症等功效。生石膏有解热、镇痉、消炎等作用。知母能抗病原微生物、解热、降血糖、抗肿瘤等。藤梨根有利尿、止血、抗菌、抗病毒、抗肿瘤作用。白花蛇舌草有抗肿瘤、抗菌消炎、保肝利胆等作用。

【用方经验】本方多用于久病或放疗后表现为胃热阴伤者。胃癌放疗时由于上腹部正常胃组织、小肠、结肠、胰腺、肝、肾和脊髓等器官遭受射线的直接辐射，故常并发放射性胃肠炎，出现恶心、口干、食少、上腹饱胀、灼痛、消瘦、疲劳等症，与胃热阴伤证型很相符。本方重在养阴生津，津复则热自消。

## 余桂清经验方三

【组成】党参12 g，白术12 g，干姜9 g，炙甘草9 g，山茱萸6 g，菝葜9 g，半夏9 g，陈皮9 g，龙葵18 g，白英30 g，茯苓12 g，薏苡仁18 g，焦三楂15 g，焦神曲15 g，丁香3 g，厚朴10 g。

【功效】温中散寒，健脾和胃。

【主治】胃癌之脾胃虚寒型。症见胃脘隐痛，喜按喜温，或朝食暮吐，暮食朝吐，面色苍白，肢冷神疲，便溏，浮肿，苔白滑润，脉沉缓。

【加减】加减同经验方一。

【方解】本方所治之证因脾胃虚寒所致。中虚有寒，可见胃脘隐痛，喜按喜温；饮食停留不化可见朝食暮吐，暮食朝吐；脾胃运化失健，气虚生化乏源，故见面色苍白；兼脾阳虚者可见四肢乏力，便溏，浮肿；苔白滑润，脉沉缓为脾胃虚寒之象。治以温中散寒，健脾和胃。本方由理中汤为主加减而成，方中党参、白术、干姜、炙甘草温中散寒，半夏、茯苓、陈皮健脾和胃，龙葵清热解毒，山茱萸、丁香温中止呕，白英、菝葜清热解毒抗癌，薏苡仁健脾利湿，焦三楂、焦神曲、厚朴健脾消食化滞。诸药合用，可收温中散寒，健脾和胃的效果。

【注意事项】胃肠积热者慎用。

【现代研究】方中党参能调节胃肠运动、抗溃疡、增强免疫功能，稳定机体内环境。白术能保肝、利胆、利尿、降血糖、抗血凝、抗菌、抗肿瘤。干姜有镇静、镇痛、抗炎、抗缺氧等作用。炙甘草有抗炎、抗过敏、抗心律失常、抗病原微生物、抗氧化、抗肿瘤和抗衰老等作用。山茱萸有驱蛔、抗菌、兴奋中枢等作用。菝葜具有抗炎、镇痛、抗肿瘤等功效。半夏能镇咳祛痰、抗肿瘤、抗早孕及致畸且有一定的毒性。陈皮具有扩张血管、抗炎、抗溃疡等作用。龙葵有抗肿瘤作用。白英具有消炎、消肿、抗肿瘤等功效。茯苓具有增强免疫、抑瘤、抗炎、利尿等功效。薏苡仁具有解热、镇静、镇痛等作用。焦三楂具有降血脂、降压、抗菌、改善胃肠功能、调节免疫等功效。焦神曲有极好的消食导滞，和胃止呕，解胀治痢，增加食欲，促进代谢等作用。丁香有抗菌、驱虫、健胃、止痛等作用。厚朴能抑菌、降压、调节肠管运动及预防胃溃疡。

【用方经验】余教授认为，胃的主要功能为受纳、腐熟水谷，故胃亦称"水谷之海"。胃与脾经脉互相络属，构成脏腑表里关系。胃主受纳，其气主降；脾主运化，其气主升，脾胃脏腑阴阳相合，升降相因，共同完成对饮食的消化、对水谷精气的吸收和输布。因此脾胃的升降运化功能是否正常直接关系治疗效果的好坏，余教授在本方中予健脾消食之品促进脾主运化功能，加用理气和胃止呕之品，从而使胃升降和谐，脾运化正常。

## 余桂清经验方四

【组成】生地黄15 g，桃仁12 g，红花9 g，赤芍12 g，川芎9 g，柴胡6 g，枳壳12 g，牛膝12 g，灵脂9 g，蒲黄（包煎）9 g，干蟾皮6 g，白屈菜15 g，藤梨根30 g，山楂15 g，仙鹤草30 g。

【功效】解毒祛瘀，活血止痛。

【主治】胃癌之瘀毒内阻型。症见胃脘刺痛，心下痞硬，吐血、便血，皮肤甲错，舌紫暗，脉沉细涩。

【加减】加减同经验方一。

【方解】本方所治之证因瘀毒内阻所致。瘀血凝聚胃脘，日久不散，可见心下痞块；瘀阻气滞，不通则痛，则胃脘刺痛，痛处固定而拒按；瘀血阻塞脉络，气血运行受阻，络伤血溢脉外可见呕血、便血；瘀血不去，新血不生，肌肤失养可见肌肤甲错；舌紫暗，脉沉细涩为瘀毒内阻之象。治以解毒祛瘀，活血止痛。本方由失笑散或膈下逐瘀汤为主加减而成，方中灵脂、蒲黄、桃仁、红花、赤芍、川芎活血止痛；生地黄滋阴养血；柴胡、枳壳疏肝行气活血；牛膝引血下行；干蟾皮、白屈菜、藤梨根、仙鹤草解毒抗癌；山楂健脾消食。诸药合用，共奏解毒祛瘀，活血止痛之功。

【注意事项】体质虚弱者慎用。

【现代研究】方中生地黄有清热、通便、止痛、止血等作用。桃仁有镇痛、抗炎、抗菌、抗过敏作用。红花可以改善心肌缺血、抗心律失常、降血压、镇痛、镇静、抗惊厥。赤芍具有增加冠状动脉血流量、抗血栓、镇静、抗炎止痛、抗惊厥的功效。川芎能镇静、强心、镇痛、抗菌、抗放射。柴胡能抗炎、解热、抗惊厥、镇静、镇咳、镇痛、护肝。枳壳能促进胃肠推进功能、抗过敏、升压。牛膝能促进蛋白质合成、抗炎镇痛、促进胃肠蠕动。灵脂有降低心肌耗氧量、抗凝、缓解平滑肌痉挛、抗结核作用。蒲黄能增加冠状动脉血流量、降血脂、止血、兴奋子宫、调节免疫力、抑菌等。干蟾皮有抗肿瘤作用。白屈菜有抗肿瘤、抗菌、镇咳祛痰等功效。藤梨根有利尿、止血、抗菌、抗病毒、抗肿瘤作用。山楂具有降血脂、降压、抗菌、改善胃肠功能、调节免疫等功效。仙鹤草能止血、抗炎、抗肿瘤。

【用方经验】余教授认为中西医结合治疗胃癌成为当前的趋势，在积极倡导恶性肿瘤综合治疗的今天，中医药在综合治疗中正发挥着越来越重要的作用，并受到国内外同行的高度赞誉。中医药综合治疗不仅包括口服中药，亦包括中成药制剂和其他一些中医药外治疗法等，余教授临床上使用较多的中成药制剂包括健脾益肾冲剂、贞芪扶正冲剂、扶正解毒口服液、益尔抗瘤冲剂、西黄解毒胶囊、平消片、华蟾素片、复方天仙胶囊、金龙胶囊、化瘤回生丹、榄香烯注射液、华蟾素注射液、艾迪注射液等，临床上配合口服中药汤剂应用，效果更明显。

## 余桂清经验方五

【组成】金银花15 g，蒲公英15 g，连翘12 g，山药30 g，沙参18 g，麦冬12 g，生地黄12 g，枸杞子15 g，丹参15 g，牡丹皮18 g，赤芍15 g，川芎9 g，陈皮9 g。

【功效】清热解毒，养阴生津，凉血活血。

【主治】胃癌放疗后之阴血耗伤，血脉凝滞。症见恶心，口干，食少，上腹饱胀，灼

肿瘤科国医圣手时方

痛，消瘦，疲劳等症。

【加减】热甚加生石膏（先煎）30 g、淡竹叶 9 g；腹痛甚加白芍 15 g、甘草 6 g、延胡索 12 g；恶心、呕吐明显加半夏 9 g、淡竹茹 12 g；口苦，腹满，便结难下加生大黄（后下）9 g、枳壳 12 g；小便短赤者加鲜芦根 30 g；疲乏，气短，肢软明显者加生黄芪 18 g、太子参 15 g；消化道出血者去丹参、川芎，加仙鹤草 30 g、白及 12 g、三七粉（分冲）3 g。脘痞、纳呆重者加炒莱菔子 12 g、焦山楂 18 g、炒谷芽、炒麦芽各 18 g。

【方解】本方所治之证因胃癌放疗后之阴血耗伤，血脉凝滞所致。胃癌放疗后耗损气血，导致气血亏虚，血属阴，阴血亏虚，津液亏少，加之血行不利导致血脉凝滞，不通则痛而见口干、灼痛等症，胃阴亏虚，水谷不化，胃气上逆而见恶心、食少，上腹饱胀，消瘦，疲劳等症。治以清热解毒、养阴生津、凉血活血。方中金银花、蒲公英、连翘清热凉血；山药、沙参、麦冬、生地黄滋阴生津；丹参、牡丹皮、赤芍、川芎清热活血祛瘀；枸杞子补肝益肾；陈皮理气和胃。诸药合用，可收清热解毒、养阴生津、凉血活血之功。

【注意事项】本方适用于放疗后阴血耗伤，血脉凝滞患者，邪实亢盛者慎用。

【现代研究】方中金银花抗病毒、解热、利胆、止血、降脂。蒲公英能抗病原微生物、保肝、利胆、抗胃溃疡、提高免疫力等。连翘有抗病原微生物、抗炎、解热、强心、保肝等功效。山药具有调节肠管运动、增强免疫功能、降血糖及抗氧化等作用。沙参具有强心、镇咳祛痰、增强免疫等功能。麦冬能升白细胞、提高免疫力、增加冠状动脉流量。生地黄有清热、通便、止痛、止血等作用。枸杞子对免疫有促进作用，能抗肿瘤、降血脂、保肝、降血糖、降血压。丹参有抗肿瘤、增强免疫力、抗病原微生物、清除自由基等的作用。牡丹皮具有保护心肌、解热、抗炎、抑菌、调节免疫、调脂等作用。赤芍具有增加冠状动脉血流量、抗血栓、镇静、抗炎止痛、抗惊厥的功效。川芎能镇静、强心、镇痛、抗菌、抗放射。陈皮具有扩张血管、抗炎、抗溃疡等作用。

【用方经验】中医药在胃癌放疗增效方面主要为活血化瘀药的放射增敏作用。活血化瘀中药改善肿瘤组织血液循环，增加血流灌注，降低肿瘤乏氧细胞比例，提高了癌细胞对放射线的敏感性，从而增加了疗效。已有多家临床研究证实放疗时配合口服活血化瘀为主中药可以增加肿瘤缓解率、明显延长生存期，同时并不增加远处转移率。常用中药有丹参、赤芍、牡丹皮、川芎、桃仁、红花、当归、鸡血藤、莪术、地龙、葛根等。本方为余教授临床常用经验方，该基本方适用于多种恶性肿瘤放疗后毒副反应的防治，效果良好。

## 余桂清经验方六

【组成】半夏 9 g，陈皮 9 g，茯苓 12 g，枳壳 12 g，郁金 12 g，浙贝母 12 g，瓜蒌 12 g，厚朴 9 g，炒莱菔子 12 g，山慈菇 12 g，淡竹茹 12 g，豆蔻 9 g。

【功效】健脾燥湿，化痰散结。

【主治】胃癌之痰湿凝结型。症见胸闷膈满，面黄虚胖，呕吐痰涎，腹胀便溏，痰核累累，舌淡红，苔白腻，脉滑。

【加减】肝胃不和者加柴胡 6 g、当归 9 g、白芍 9 g、甘草 3 g；脾胃不和者加薏苡仁 9 g、法半夏 9 g、竹茹 9 g、陈皮 6 g；心脾两虚者加生黄芪 30 g、炒酸枣仁 9 g、当归 9 g、远志 9 g。

【方解】本方所治之证因痰湿凝结所致。痰湿凝结，气机阻滞可见胸闷膈满；脾胃升降失常，则见胃脘饱胀，或呕吐痰涎；兼脾有虚，脾失健运则腹胀，便溏；气血生化乏源则面黄虚胖；苔白腻，脉滑为痰湿凝结之象。治宜健脾燥湿，化痰散结，以开郁二陈汤为基础方化裁组方主治。方中法半夏、陈皮理气化痰；茯苓利水渗湿、益脾和胃；厚朴、枳壳行气行痰，消积；郁金行气解郁、活血止痛；山慈菇、浙贝母、瓜蒌化痰散结；炒莱菔子消食除胀；淡竹茹清热化痰，除烦止呕；豆蔻化湿行气，温中止呕。诸药合用，共奏健脾燥湿，化痰散结之功。

【注意事项】随症加减用药，服药期间饮

食宜清淡。

【现代研究】方中半夏能镇咳祛痰、抗肿瘤、抗早孕及致畸且有一定的毒性。陈皮具有扩张血管、抗炎、抗溃疡等作用。茯苓具有增强免疫、抑瘤、抗炎、利尿等功效。枳壳能促进胃肠推进功能、抗过敏、升压。郁金能降血脂、镇痛、保护肝细胞、抗炎等。浙贝能镇咳、镇静、镇痛。瓜蒌具有抗肿瘤、抗菌、祛痰、抗血小板凝集、抗氧化等功效。厚朴能抑菌、降压、调节肠管运动及预防胃溃疡。炒莱菔子能调节胃肠运动、抗病原微生物、降压。山慈菇具有抗肿瘤、升白细胞、抗炎、止痛等功效。淡竹茹有抗菌、增加尿中氯化物量、增高血糖的作用。豆蔻有抑菌、平喘、促进胃液分泌等作用。

【用方经验】胃癌可影响胃之受纳、腐熟功能，胃气不降，同时脾无以运化输布，清气不升，脾胃失和，升降失常，渐致气血津精生化乏源并滋生内邪。本证亦为脾胃虚弱，运化失健，导致痰湿内生，反之痰湿困阻脾阳，加重痰湿产生，因此本例亦为本虚标实之证，治当以健脾为主，兼以祛痰除湿，脾气健运则痰湿自除。

## 余桂清经验方七

【组成】熟地黄12 g，白芍12 g，当归12 g，川芎9 g，党参12 g，白术12 g，茯苓12 g，炙甘草6 g，炙黄芪18 g，桂枝6 g，炒酸枣仁18 g，陈皮12 g。

【功效】补气养血。

【主治】胃癌之气血双亏型。症见全身乏力，心悸气短，头晕目眩，面色无华，虚烦不寐，自汗盗汗，舌淡苔薄，脉细无力。

【加减】肝胃不和者加柴胡6 g、当归9 g、白芍9 g、甘草3 g；脾胃不和者加薏苡仁9 g、法半夏9 g、竹茹9 g、陈皮6 g；心脾两虚者加生黄芪30 g、炒酸枣仁9 g、当归9 g、远志9 g。

【方解】本方所治之证因气血双亏所致。久病导致脏腑亏虚，脾虚失键，气血生化乏源，形体失养，故见全身乏力，头晕目眩，面色无华；气虚不固表，虚热内生，故见

心悸气短，虚烦不寐，自汗盗汗；舌淡苔薄，脉细无力为气血双亏之象。治宜补气养血，以十全大补汤为基础方化裁组方主治。方中以四物汤之熟地黄、白芍、当归、川芎大补气血；以四君子汤之党参、白术、茯苓、炙甘草健脾益气；炙黄芪补气生津，桂枝温补阳气，配合炒酸枣仁，陈皮理气健脾，养心安神。诸药合用，可收补气养血之功。

【注意事项】本方适用于气血双亏型胃癌，为大补之剂，瘀毒内结者慎用。

【现代研究】1. 方中熟地黄能促进骨髓造血、抗血栓形成、调节免疫、降压、抗氧化等。白芍具有镇痛、解痉、抗炎、抗溃疡的作用。当归有双向调节子宫平滑肌、抗心律失常、降血脂、抗动脉粥样硬化、抑制血小板聚集、刺激造血、抗炎、抗菌等作用。川芎能镇静、强心、镇痛、抗菌、抗放射。党参能调节胃肠运动、抗溃疡、增强免疫功能，稳定机体内环境。白术能保肝、利胆、利尿、降血糖、抗血凝、抗菌、抗肿瘤。茯苓具有增强免疫、抑瘤、抗炎、利尿等功效。炙甘草有抗炎、抗过敏、抗心律失常、抗病原微生物、抗氧化、抗肿瘤和抗衰老等作用。炙黄芪有增强免疫、抗疲劳、保肝、降压、抗溃疡、抗肿瘤、抗骨质疏松等作用。桂枝有镇静、镇痛、解热、抗惊厥、抗菌、抗病毒、利尿、抗炎等作用。炒酸枣仁有镇静催眠、强心、扩张微血管、抗缺氧、增强免疫力等作用。陈皮具有扩张血管、抗炎、抗溃疡等作用。

2. 实验研究：十全大补汤中党参多糖能促进脾脏代偿性造血功能，对体液免疫有较强促进作用。白术挥发油通过提高巨噬细胞的活性，增强机体非特异性免疫功能，抑制肿瘤细胞的生长。茯苓多糖在体内外均有增强细胞免疫和抗肿瘤作用，能够抑制小鼠518实体瘤生长，对Lewis肺癌细胞转移也有抑制作用，对生长迟缓的移植性肿瘤的抑制作用尤为显著。黄芪多糖可明显促进小鼠脾细胞增殖，并可调节LAK细胞抗瘤活性。甘草多糖和甘草酸能非特异性增强NK细胞的活性和巨噬细胞的吞噬活性，促进IL-2和INF-γ的产生。甘草次酸对小鼠S180、HEPA、

肿瘤科国医圣手时方

HEPS等肿瘤细胞具有不同程度的抑制作用。国内的一系列临床和实验研究表明，十全大补汤可抑制肿瘤细胞的增殖，抑制肿瘤细胞的转移，在一定程度上具有稳定或缩小肿瘤的作用，提高晚期肿瘤患者的生活质量，改善肿瘤术后患者的营养状态。宋红等研究发现十全大补汤可通过阻断VEGF的阳性表达，并提出十全大补汤抗肿瘤的可能机制为：阻断肿瘤生长过程中VEGF通路的传导，抑VEGF的分泌，减少其与受体结合的机会。

【用方经验】胃癌目前大多采取综合性治疗模式，西医取手术、化疗、放疗祛除癌毒，中医在扶正基础上采用解毒化瘀抗癌之品清除癌毒，胃癌晚期多表现为五脏俱虚，气血双亏，因此本方针对胃癌患者气血双亏，取四君子汤和四物汤而大补气血，适合患者当前病情，临床随症加减治疗效果更佳。

## 余桂清经验方八

【组成】黄芪15g，党参12g，白术12g，茯苓15g，干姜6g，附子6g，菟丝子12g，补骨脂12g，甘草3g，丁香6g，豆蔻9g，半夏9g，陈皮12g。

【功效】温补脾肾。

【主治】胃癌之脾肾阳虚型。症见胃脘隐痛，喜温喜按，泛吐清水，宿谷不化，朝食暮吐，暮食朝吐，腹胀，腹大如鼓，消瘦，形寒肢冷，畏寒蜷卧，水肿，大便稀薄，五更泄泻，舌质淡，苔白水滑，脉细弱或沉缓。

【加减】如恶心、呕吐严重则加旋覆花9g、生赭石20g；口干明显加麦冬10g、沙参15g；泛酸甚者加海螵蛸20g；脘痛甚者加延胡索10g、川楝子10g、白芍10g；便秘严重者加生大黄10g；发热甚者加栀子10g、金银花10g；如腹泻明显则加薏苡仁20g、猪苓10g、藿香10g、白术10g；化疗血小板下降明显加石韦10g、大枣10g、三七粉（冲服）3g；化疗引起脱发甚者加制何首乌15g、黑芝麻15g、生地黄15g、熟地黄15g、麦冬10g、白芍10g、桑叶10g；恶寒、肢冷加桂枝10g、附片（先煎）9g；心悸、心慌明显加

桂枝10g、生龙骨（先煎）10g；腰膝酸痛甚者加杜仲10g、寄生10g。

【方解】本方所治之证因脾肾阳虚所致。中虚有寒，可见胃脘隐痛，喜按喜温；饮食停留不化可见朝食暮吐，暮食朝吐，宿谷不化，腹胀，腹大如鼓；脾胃运化失键，气虚生化乏源，故见消瘦；兼脾肾阳虚者可见泛吐清水，形寒肢冷，畏寒蜷卧，水肿，大便稀薄，五更泄泻；舌质淡，苔白水滑，脉细弱或沉缓为脾肾阳虚之象。治宜温补脾肾，以脾肾方合附子理中汤为基础化裁组方主治。方中黄芪、党参、白术、茯苓健脾益气，干姜、附子温补阳气，菟丝子、补骨脂补肾，丁香、半夏、豆蔻燥湿化痰，温中止呕；陈皮理气和胃；甘草健脾和中，调和诸药。诸药合用，可收温补脾肾之功。

【注意事项】本方适用于脾肾阳虚型胃癌，阴虚体质者慎用。

【现代研究】方中黄芪有增强免疫、抗疲劳、保肝、降压、抗溃疡、抗肿瘤、抗骨质疏松等作用。党参能调节胃肠运动、抗溃疡、增强免疫功能，稳定机体内环境。白术能保肝、利胆、利尿、降血糖、抗血凝、抗菌、抗肿瘤。茯苓具有增强免疫、抑瘤、抗炎、利尿等功效。干姜有镇静、镇痛、抗炎、抗缺氧等作用。附子有强心、扩张血管、增加血流、改善血液循环作用，还有抗休克、抗心律失常、保护心肌、抗寒冷、提高耐缺氧能力、抗炎、镇痛等作用。菟丝子具有解热、抗疟、催吐的作用。补骨脂能增加心肌供血量、舒张支气管、抑菌、增强免疫力、抗肿瘤、抗衰老、升高白细胞等作用。甘草有抗炎、抗过敏、抗心律失常、抗病原微生物、抗氧化、抗肿瘤和抗衰老等作用。丁香有抗菌、驱虫、健胃、止痛等作用。豆蔻有抑菌、平喘、促进胃液分泌等作用。半夏能镇咳祛痰、抗肿瘤。陈皮具有扩张血管、抗炎、抗溃疡等作用。

【用方经验】余教授认为对于化疗后出现的脾肾阳虚型胃癌，治疗应用健脾益肾冲剂又名脾肾方（党参、白术、女贞子、枸杞子、菟丝子、补骨脂）加减治疗，化疗全身反应如体重下降、乏力的发生率明显下降，消化

道反应（食欲下降、恶心、呕吐、腹泻）的发生率明显减少，对骨髓功能的保护大大提高。同时余教授对化疗引起消化道反应以和胃降逆，消食导滞，健脾调中为主，以保和丸加味。余教授临床使用脾肾方随症加减应用常可取得较好效果。

## 健脾补肾汤（余桂清经验方）

【组成】党参 15 g，白术 9 g，枸杞子 15 g，女贞子 15 g，菟丝子 9 g，补骨脂 9 g。

【功效】健脾补肾扶正。

【主治】胃癌术后化疗中。

【加减】肝胃不和者加柴胡 6 g、当归 9 g、白芍 9 g、甘草 3 g；脾胃不和者加薏苡仁 9 g、法半夏 9 g、竹茹 9 g、陈皮 6 g；心脾两虚者加生黄芪 30 g、炒酸枣仁 9 g、当归 9 g、远志 9 g。

【方解】本方用党参、白术健脾胃；枸杞子、女贞子、菟丝子、补骨脂补养肝肾。故本方具有健脾补肾之功效，增强消化吸收和骨髓造血的功能，提高抗病的能力。

【注意事项】本方主要用于化疗期间以扶正固本，对后期的治疗则需酌情加减抗肿瘤药物。

【现代研究】1. 枸杞子具有免疫调节、升白细胞、抗衰老、抗突变、抗肿瘤、降血脂、护肝及降糖等功效。女贞子的作用包括抗骨髓抑制、升白细胞、降血脂、护肝、抗炎。补骨脂能抗癌、抑菌、抗排斥、升白细胞。菟丝子具有解热、抗疟、催吐的作用。党参能调节胃肠运动、抗溃疡、增强免疫功能，稳定机体内环境。白术能保肝、利胆、利尿、降血糖、抗血凝、抗菌、抗肿瘤。

2. 实验研究：目的观察自拟健脾补肾汤减轻胃癌术后化疗毒副反应。方法：治疗组与对照组均按紫杉醇＋亚叶酸钙＋氟尿嘧啶双周方案化疗 4 个周期，治疗组配合健脾补肾汤口服。结果：对照组较治疗组临床症状明显加重，两组相比差异有显著性（$P <$ 0.05）。结论：化疗的同时配合中药自拟健脾补肾汤能减轻患者手术后化疗的毒副作用。

【用方经验】关于胃癌的辨证，一般分为肝胃不和、脾胃虚寒、瘀毒内阻、胃热阴伤、脾虚痰湿、气血双亏 6 个证型。早、中、晚期胃癌多为肝胃不和及胃热伤阴型，这是由于肝胃不和与肝郁化火，胃热灼因，肝郁胃热日久，脾运受阻，升降失灵，输转失控，脾胃虚弱，后天影响先天，命门火衰，不能温养脾胃，不但脾胃虚寒，进而累及气血生化乏源，气血双亏，危及生命。临床上胃癌病情复杂，辨证亦需灵活。本方用于胃癌术后化疗，结合辨证加减治疗，常可取得满意的疗效。

## 理胃化结汤（余桂清经验方）

【组成】党参 15 g，茯苓 15 g，熟地黄 15 g，天冬 15 g，白术 9 g，乌药 9 g，芡实 9 g，延胡索 9 g，浙贝母 9 g，羊枣肚 6 g，鸡内金 6 g，木香 6 g，白英 30 g，谷芽 30 g，麦芽 30 g，白花蛇舌草 30 g，甘草 3 g，大枣 5 个，三七粉 1.5～2.0 g。

【功效】健脾理气，解毒化结。

【主治】胃癌术后复发。

【加减】肝胃不和者加柴胡 6 g、当归 9 g、白芍 9 g；脾胃不和者加薏苡仁 9 g、法半夏 9 g、竹茹 9 g、陈皮 6 g；心脾两虚者加生黄芪 30 g、炒酸枣仁 9 g、当归 9 g、远志 9 g。

【方解】党参、白术、茯苓、木香、甘草、谷芽、麦芽、鸡内金理气益胃；熟地黄、天冬养胃阴，乌药、芡实、延胡索疏肝解郁；浙贝母、白花蛇舌草、羊枣肚、白英解毒化结；三七活血。

【注意事项】阴虚者慎用。

【现代研究】1. 党参能调节胃肠运动、抗溃疡、增强免疫功能，稳定机体内环境，改善血液循环。茯苓具有增强免疫、抑瘤、抗炎、利尿等功效。白花蛇舌草可以抗肿瘤、抗菌消炎。熟地黄能抗衰老、免疫调节、抗肿瘤、降血糖。延胡索具有镇痛、催眠、抗溃疡的功效。木香有抗菌、促消化、升压等作用。浙贝母镇咳祛痰、抑菌镇静、镇痛。三七能够缩短出血和凝血时间，具有抗血小板聚集及溶栓且有镇痛、抗炎、抗衰老等作用。

2. 临床研究：运用理胃化结汤治疗 320

肿瘤科国医圣手时方

例中晚期胃癌（术后结合化疗）观察结果，根治术 76 例的 3、5、10 年生存率分别为 60.52％、47.35％及 18.42％，姑息切除 177 例的 3、5、10 年生存率分别为 44.06％、23.16％及 5％；改道手术 3、5 年生存率分别为 15％及 2.5％。比国内同期单纯西医治疗为优。

【用方经验】胃癌手术多伤及气血，导致气血亏虚，瘀毒内结。本方采用大量健脾益气之品，配伍清热解毒散结之药，可供临床参考使用。

## 加味香砂六君子汤方
### （李辅仁经验方）

【组成】党参 20 g，茯苓 20 g，炒白术 15 g，黄精 10 g，黄芪 15 g，大枣 10 g，广木香 5 g，清半夏 10 g，砂仁（后下）5 g，炙甘草 5 g，炒陈皮 5 g，生薏苡仁 20 g。

【功效】益气扶正，健脾和胃。

【主治】胃癌术后正气虚损，脾胃不足。

【加减】泄泻肠鸣者，加葛根 12 g，山药 15 g；腹痛喜温、畏寒肢冷者，加干姜 6 g，桂枝 10 g。

【方解】方中党参甘温益气，健脾养胃。白术健脾燥湿，加强益气助运之力；茯苓健脾渗湿，苓术相配，则健脾祛湿之功益著。半夏、陈皮益气健脾，燥湿化痰；木香、砂仁行气温胃；黄芪扶正益气，黄精补中益气，滋阴填髓，调和五脏，薏苡仁甘淡，补中渗利，消肿消痈。使以炙甘草，益气和中，调和诸药。柯琴曰："……人参致冲和之气，白术培中宫，茯苓清治节，甘草调五藏，胃气既治，病安从来，然拨乱反正又不能无为而治，必举大行气之品以辅之，则补者不至泥而不行，故加陈皮以利肺金之逆气，清半夏以疏脾土之湿气，而痰饮可除也，加木香以行三焦之滞气，缩砂以通脾肾之元气，而贲郁可开也，君得四辅则功力倍宣，四辅奉君则元气大振，相得而益彰矣。"

【注意事项】方中半夏为清半夏，清半夏长于化痰。乃生半夏与白矾共煮后干燥而成的炮制加工品。

【现代研究】1. 党参能调节胃肠运动、抗溃疡、增强免疫功能，稳定机体内环境。茯苓具有增强免疫、抑瘤、抗炎、利尿等功效。白术能保肝、利胆、利尿、降血糖、抗血凝、抗菌、抗肿瘤。黄精能抗氧化、降血脂、调节免疫。黄芪有增强免疫、抗疲劳、保肝、降压、抗溃疡、抗肿瘤、抗骨质疏松等作用。木香能促进消化、抗菌、升压。清半夏能镇咳祛痰、抗肿瘤、抗早孕及致畸且有一定的毒性。砂仁的作用包括促胃动力、调节免疫、镇痛、抗氧化。陈皮能扩张血管、抗炎、抗溃疡等。甘草有抗炎、抗过敏、抗心律失常、抗病原微生物、抗氧化、抗肿瘤和抗衰老等作用。薏苡仁具有解热、镇静、镇痛等功效。

2. 赖长沙等观察香砂六君子汤加味对晚期胃肠道肿瘤患者细胞免疫功能的影响。方法将 30 例晚期胃肠道肿瘤患者进行细胞免疫功能检测及临床症状评分，予香砂六君子汤加味治疗，分别于 2 周及 1 个月后观察细胞免疫功能及临床症状积分的变化。结果：香砂六君子汤加味治疗 2 周后 NK 细胞、CD4、CD4/CD8 较治疗前显著升高（$P<0.01$），治疗 1 个月后较治疗 2 周后升高（$P<0.05$）。治疗 2 周后中医证候积分显著低于治疗前（$P<0.05$），治疗 1 个月后积分亦低于治疗 2 周后（$P<0.05$）。结论香砂六君子汤加味能有效提高胃肠道肿瘤晚期患者 NK 细胞水平及 CD4、CD4/CD8 细胞比例，从而提高患者细胞免疫功能，改善临床症状，提高生活质量。

【用方经验】1. 胃癌的发生与脾胃密切相关，而痰浊瘀结，邪毒内耗，日久正气亏衰，正虚邪实是其关键所在。因此在治疗上强调扶正与祛邪兼顾，早期应以祛邪为主，中后期多以扶正固本为要；祛邪则多用清热解毒、活血化瘀、软坚散结、消痰化核、通经活络等法；扶正固本则宜养脾胃之阴为主。临证当根据病情分别应用，或交替合用。

2. 李老认为治疗消化道肿瘤术后诸症，重在健脾胃，以修复气血生化之源，因术后气血大伤，正气不复，故以扶正为本。切不可妄用大量苦寒药再伤及脾胃之气，使病情恶化。临床以黄芪、黄精、苡仁配香砂六君子汤，扶正益气健脾和胃。其中精、苡、芪伍用，对肿瘤术后的恢复，可起到良好功效。

## 张梦侬经验方

【组成】赭石粉15 g，海藻15 g，昆布15 g，制鳖甲15 g，旋覆花（布包）10 g，煨三棱10 g，莪术10 g，赤芍10 g，白茅根30 g，夏枯草60 g，白花蛇舌草120 g。

【功效】健脾益胃，滋阴清热，降逆和胃，软坚散结。

【主治】胃癌气血痰湿毒燥证。症见面色呈重病容，痛发则呻吟不绝，神倦纳差，创口上起剑突，下至小腹，脘中肿块明显高突，约大如儿头，手不可近，舌苔白润，脉缓而濡。

【加减】纳差不欲食加山楂10 g、谷芽15 g、麦芽15 g、神曲15 g；夜寐不安加酸枣仁15 g、柏子仁10 g、首乌藤15 g、百合12 g。

【方解】方中赭石粉、旋覆花下气降逆；海藻、昆布、制鳖甲化痰软坚散结；煨三棱、莪术、赤芍破血消癥，活血化瘀；白茅根、夏枯草、白花蛇舌草清热解毒，散结消肿。全方合用，共奏健脾益胃，滋阴清热，降逆和胃，软坚散结，解毒消肿，消瘀破血之功。

【注意事项】胃癌气阴两虚证不宜此方。

【现代研究】海藻可以抗肿瘤、抗凝血、增强免疫力等。昆布含碘丰富且能抗肿瘤、抗辐射、降血压。鳖甲有抗肝纤维化、增强免疫、抗癌、抗疲劳的功效。旋覆花有镇咳祛痰、抗炎等作用。三棱可以促进肠管收缩、抗血栓、升白细胞、镇痛、抗肿瘤莪术具有抗肿瘤、抗炎、抗菌、抗血小板聚集等作用。赤芍具有抗血栓、镇静、抗炎、抗肿瘤、护肝等功效。白茅根能止血、抗炎、镇痛、利尿、抗菌。夏枯草能抗炎、免疫抑制、降血糖，有一定的毒性。白花蛇舌草可以抗肿瘤、抗菌消炎。

【用方经验】1. 张老认为胃癌常可并发穿孔，远处转移，与邻近脏器相粘连，实为不治之症。中医学认为，多由饮食不节，损伤脾胃；加之忧思过度，肝郁脾虚，气机郁结，

运化失常，久郁化火，致气血痰湿毒燥结成肿瘤，继而化癌，浸成本证。

2. 张老治疗肿瘤，常采取中药汤剂配合白鹅血热服。一人将白鹅两翅及两腿紧握，另一人将鹅颈宰断后即令患者口含鹅颈，饮其热血，五七日1次。如无白鹅，白鸭亦可，功用相同（临床经验证明，虽感饮食吞咽作吐的患者，饮白鹅热血多不作吐）。另将白鹅（或白鸭）尾部毛拔下烧成炭，研极细末，分3次，调米汤或稀饭服完。鹅（鸭）肉可煨汤食。

## 张崇泉经验方

【组成】白参10 g，白术15 g，炮姜5 g，丹参20 g，茯苓15 g，砂仁8 g，广木香10 g，黄连5 g，山茱萸5 g，半枝莲20 g，白花蛇舌草20 g，莪术10 g，乌药10 g，法半夏10 g，陈皮10 g，神曲10 g，鸡内金6 g，炙甘草5 g。

【功效】健脾温中，清肝和胃，祛瘀解毒。

【主治】胃癌之脾胃虚寒，瘀毒凝聚，兼肝热犯胃证。症见上腹胀痛、刺痛，夜间加重，嗳气，胃部烧灼感，泛吐清水，舌质淡紫，苔黄腻，脉细缓。

【加减】身体困重，头重如裹者加薏苡仁20 g、灵芝10 g；神疲乏力，呃逆者加黄芪20 g、厚朴10 g等；胃痛不显，体质尚可者加用制鳖甲15 g、生牡蛎15 g等；腑实便结者加大黄10 g、槟榔9 g；口咽干燥，脉细数者加沙参15 g、生地黄15 g、麦冬10 g。

【方解】本方所治之证因肝胃郁热，瘀毒内生，脾胃更伤，故上腹胀痛、刺痛，夜间加重，嗳气，胃部烧灼感，泛吐清水；舌质淡紫，苔黄腻，脉细缓为脾胃虚寒，夹有瘀热之象。治法应以健脾温中，清肝和胃，祛瘀解毒。方中人参、白术、茯苓、神曲、鸡内金、炮姜益气健脾温中，为君药；法半夏、陈皮、木香、砂仁、乌药和胃理气，黄连、吴茱萸清泻肝胃郁热，半枝莲、白花蛇舌草解毒抗癌，莪术、丹参活血化瘀，同为臣药；甘草调和诸药，为佐药。诸药并用以健脾温

中，清肝和胃，祛瘀解毒。

【注意事项】据患者体质，酌情增减抗肿瘤药物剂量。

【现代研究】方中白参有抑制肿瘤生长、抑菌、滋补等作用。白术能利尿、降血糖、抗凝血、抗肿瘤等。法半夏可以祛痰、止咳等。炮姜有缩短出血和凝血时间、抑制溃疡等作用。丹参能扩张冠状动脉、改善心肌缺血状况、降低血压、安神静心、降血糖和抗菌等。茯苓有利尿、镇静、抗肿瘤、增强机体免疫力等作用。木香有扩张支气管、调节肠道蠕动功能、抑菌等作用。山茱萸有抑菌、增强肾上腺素作用，提高脊髓反射兴奋性，松弛小肠平滑肌，提高横纹肌张力等作用。半枝莲有抑制肿瘤增殖、抑菌、利尿、止咳、平喘等作用。白花蛇舌草有增强免疫力、增强肾上腺皮质功能、镇痛、镇静、催眠等作用。莪术有抗肿瘤、抗菌、升白细胞、保肝等作用。乌药有抑制溃疡、抗菌、抗病毒、兴奋心肌等作用。鸡内金有促进胃液分泌、促进胃肠蠕动、抗肿瘤等作用。

【用方经验】张老认为，胃癌主要病因病机为饮食失调，情志不遂，久病胃疾等，正气损伤，气血亏虚；或脾胃虚弱，升降失常，贪食内生；或肝气郁结，导致气滞、痰浊、瘀血等邪结于胃，日久渐成癌肿。本病病性总属正虚邪实，其辨证应分清标本虚实，明确病程早晚。治疗以扶正祛邪、攻补兼施为原则，综合四诊资料，辨证施治。

## 张镜人经验方

【组成】北沙参9 g，川石斛12 g，人参9 g，炒山药9 g，旋覆花（包）9 g，枸橘叶9 g，川楝子9 g，广郁金9 g，炙延胡索9 g，白英15 g，龙葵15 g，蛇果草15 g，首乌藤30 g，生牡蛎30 g，香谷芽I2 g。

【功效】益阴和胃，清热消积。

【主治】气阴匮乏，脉络瘀滞型胃癌姑息术后。症见胃痛，纳差，面色苍白，形瘦神萎，时见黑便，舌苔花剥，脉细弦。

【加减】若胃火盛，用黄芩10 g、栀子10 g、竹茹10 g等降火止呕；嗳气甚者，可

加沉香5 g和胃降逆；气虚加黄芪20 g、党参15 g；热盛阴伤较甚者，可加石斛10 g、生地黄15 g养阴清热生津；呕吐泛酸者，加山茱萸10 g苦辛通降；夜寐差者加合欢皮10 g、首乌藤15 g解郁安神；呕吐痰涎，加莱菔子10 g、生姜汁10 g等降逆止呕。

【方解】本方所治之证因气阴匮乏，脉络瘀滞所致。气阴亏虚，脾失健运，水谷不化，气血生化乏源，形体失养，故见纳差、面色苍白、形瘦神萎；脉络受阻，不通则痛，故见胃脘部疼痛；气阴亏虚，虚热内扰，加之络脉瘀阻，导致血溢脉外，故见时有黑便；舌苔花剥，脉细弦为气阴亏虚之征。治以益阴和胃，清热消积。本方中北沙参、石斛益气养阴生津，孩儿参健脾和胃，为君；炒山药、旋覆花、枸橘叶养胃阴降逆止呕，为臣；佐以川楝子、广郁金、炙延胡索行气疏肝和胃，白英、龙葵、蛇果草清热解毒，生牡蛎化痰散结，香谷芽健脾消食，首乌藤养心安神。诸药配合，共达益阴和胃，清热消积之功。

【注意事项】在辨证施治的基础上，可加用具有抗肿瘤作用的中草药以加强祛邪效果。

【现代研究】现代药理研究：方中北沙参具有强心、镇咳祛痰、增强免疫等功效。川石斛可以抗肿瘤、降血糖、调节免疫。人参具有提高免疫、延长寿命的作用。炒山药具有调节肠管运动、增强免疫功能、降血糖及抗氧化等作用。旋覆花能镇咳祛痰、抗炎等。川楝子具有镇痛、抗炎、驱虫、抑制呼吸中枢等功效。广郁金能降血脂、镇痛、保护肝细胞、抗炎等。炙延胡索可以镇静、镇痛、催眠、增加冠状动脉血流量、提高耐缺氧能力、降血压、抗心律失常、抗溃疡等。白英具有消炎、消肿、抗肿瘤等功效。龙葵有抗肿瘤作用。首乌藤有降血压、助眠、止咳等功效。生牡蛎具有抗溃疡、护肝、增强免疫等功效。香谷芽有促消化作用。

【用方经验】张老在治疗该类型胃癌时认为，胃癌姑息术后，癌体内存，隐害未除，此时气阴亏虚，瘀热蕴结，正虚邪盛，攻补两难。三棱、莪术之攻克，水蛭、虻虫之破逐，弱质岂受攻伐；黄芪、党参之温补，枸

杞子、熟地黄之滋养，纳呆亦应审慎，进退维坚，用药棘手。从健脾和胃，清热散结着手，用药轻灵，清、补、消、化并进，随证加减，缓图功效，这样才可以使患者带瘤存活较长时间。

## 张锡君经验方

【组成】太子参30 g，大枣15 g，核桃枝30 g，甘草6 g，薏苡仁30 g，白花蛇舌草30 g，半枝莲30 g，石见穿30 g，土茯苓30 g，炒谷芽10 g，炒麦芽10 g，煅瓦楞18 g，海螵蛸18 g。

【功效】扶正培本，行气化瘀，活血消癥，软坚散结。

【主治】胃癌之气血亏虚，脏腑功能失调，气滞血瘀，痰湿凝结证。症见上腹部有包块，质硬压痛，精神萎靡，四肢倦怠，形体消瘦，胸脘部及腹部常胀痛较甚，时有刺痛。自觉有恶臭液体上冲于喉，其势难忍。纳食呆滞，食后痛甚，大便色黑，量少，舌质紫暗，舌下静脉曲张，舌苔白腻带黄，脉弦细。

【加减】包块较硬者可加黄药子（先煎）9 g、海藻10 g、龙葵20 g、三棱10 g、莪术9 g等。

【方解】方中太子参、大枣益气养血，固本培元；薏苡仁、甘草健脾和中，调和诸药；白花蛇舌草、半枝莲、石见穿、核桃枝、土茯苓清热解毒，散结消肿；煅瓦楞、海螵蛸化痰软坚，散结消肿；炒谷芽、炒麦芽健脾助运化。共奏扶正培本，行气化瘀，活血消癥，软坚散结之功。

【注意事项】胃癌热毒炽盛者不宜此方。

【现代研究】太子参具有提高免疫、延长寿命的作用。甘草有抗炎、抗过敏、抗心律失常、抗病原微生物、抗氧化、抗肿瘤和抗衰老等功效。薏苡仁能解热、镇静、镇痛。白花蛇舌草具有抗菌、抗炎、保肝利胆等作用。半枝莲能抗肿瘤、抗病毒、促进细胞免疫功能。石见穿能消炎、镇痛。麦芽具有助消化、降血糖、抗真菌等作用。瓦楞子能护肝、降血糖。

【用方经验】1. 张氏将胃癌分为初、中、晚二期。因初期仅见肝胃或肝脾不和之证，易为人所忽视；中期继见血瘀痰凝之证，因临床症状突出，常常掩盖真实病情，而使诊断不明；直至晚期，气血大亏，脾胃虚衰，癥瘕积聚，才使诊断明确，而患者遂来求医。治疗上，张氏主张攻补兼施，以补为主。辅助治疗：常在乌梢蛇、三七粉、麝香、沉香、九香虫、土鳖虫、僵蚕、血见愁中选用2～4味共研细末，内服或调醋外敷，有较强的祛瘀止痛之力；还可用六神丸、癌痛宁、夏枯草膏等丸片剂，或人参注射液、龙葵等针剂。饮食方面，除常吃银耳汤、海带汤等帮助治疗外，一定要注意饮食物要营养丰富，易于消化，并要避免食用生冷辛辣之物。

## 郁仁存经验方一

【组成】旋覆花（包)10 g，赭石15 g，郁金10 g，枳壳10 g，半夏10 g，杭芍15 g，甘草6 g，厚朴花10 g，白屈菜10 g，玫瑰花10 g，焦麦芽10 g，焦山楂10 g，焦神曲10 g。

【功效】疏肝和胃，降逆止痛。

【主治】胃癌之肝胃不和，胃气上逆证。症见胃脘胀满，时时作痛，串及两胁，口苦心烦，嗳气频作，饮食少进或呕吐反胃，舌苔薄黄或薄白，脉弦细。

【加减】呕吐加生姜10 g、竹茹10 g、丁香3 g、威灵仙9 g、佩兰10 g等；口干加石斛10 g、麦冬10 g、天花粉15 g、沙参15 g、知母10 g等；胃疼加延胡索10 g、香附10 g、降香6 g、娑罗子9 g、五灵脂10 g、乌头6 g、菝葜20 g、徐长卿10 g等；便干加火麻仁15 g、郁李仁10 g、大黄10 g、芒硝10 g、瓜蒌15 g、虎杖10 g、羊蹄根15 g等；便溏加儿茶3 g、老鹳草10 g、石榴皮10 g、苍术9 g、白术10 g、炒扁豆10 g、山药15 g、婴粟壳6 g等；呕血、便血加仙鹤草12 g、血余炭9 g、棕榈炭10 g、柿叶9 g、白及10 g、或云南白药0.15 g等；腹胀加莱菔子10 g、焦槟榔9 g、砂仁6 g、沉香面5 g、木香6 g、大腹皮10 g等。放化疗配合以健脾和胃、滋补肝肾为主，如生黄芪 20 g、太子参 15 g、白术 10 g、云苓 15 g、鸡血藤 15 g、黄精 10 g、沙参 15 g、女贞子 10 g、枸杞子 10 g、菟丝子 10 g 等。放疗时配以北沙参 15 g、麦冬 10 g、石斛 10 g、玉竹 10 g、鸡血藤 15 g、橘皮 9 g、竹茹 10 g、木瓜 9 g、女贞子 10 g、砂仁 6 g、鸡内金 10 g。

【方解】本方所治之证因肝胃不和，胃气上逆所致。肝郁失于疏泄条达，乘侮脾胃使脾胃功能失司，胃气上逆，从而出现胃脘胀满，时时作痛，串及两胁，口苦心烦，嗳气频作，饮食少进或呕吐反胃等症，舌苔薄黄或薄白，脉弦细亦为肝胃不和，胃气上逆之象。治以舒肝和胃，降逆止痛。方中郁金、玫瑰花、厚朴花疏肝理气；枳壳、旋覆花、赭石、半夏降逆止呕；杭芍、甘草柔肝和中；焦三仙健脾助消化；白屈菜止痛缓中。诸药合用，共奏舒肝和胃，降逆止痛之功。

【注意事项】六腑以降为顺，治疗应以降逆止呕为主，慎用滋腻之品。

【现代研究】方中旋覆花具有镇咳祛痰、抗炎等功效。赭石有降压、促进胃肠蠕动等作用。郁金能降血脂、镇痛、保护肝细胞、抗炎等。枳壳能促进胃肠推进功能、抗过敏、升压。半夏能镇咳祛痰、抗肿瘤、抗早孕及致畸且有一定的毒性。杭芍具有镇痛、解痉、抗炎、抗溃疡的作用。甘草有抗炎、抗过敏、抗心律失常、抗病原微生物、抗氧化、抗肿瘤和抗衰老等作用。厚朴花能抑菌、降压、调节肠管运动及预防胃溃疡。白屈菜有抗肿瘤、抗菌、镇咳祛痰等功效。玫瑰花有抗病毒、促进胆汁分泌、抗肿瘤等作用。焦麦芽具有助消化、降血糖、抗真菌等作用。焦山楂具有降血脂、降压、抗菌、改善胃肠功能、调节免疫等功效。焦神曲有消食导滞，和胃止呕，解胀治痢，增加食欲，促进代谢等作用。

【用方经验】郁老认为癌症的病因病机离不开"内虚"，治疗本病需注意病瘀证相结合、扶正与抗癌解毒相结合、局部治疗与整体治疗相结合。本方即提醒了病与证的结合。

## 郁仁存经验方二

【组成】人参 10 g，白术 10 g，云苓 10 g，半夏 10 g，良姜 6 g，荜茇 10 g，娑罗子 10 g，陈皮 10 g，甘草 6 g，生黄芪 30 g，紫豆蔻 6 g。

【功效】温中散寒，健脾和胃。

【主治】胃癌之脾胃虚寒，中焦不运证。症见胃脘胀隐痛，喜按就温，时呕清水，面色㿠白无华，肢凉神疲，或便溏浮肿，舌质胖淡，齿痕，苔白滑润，脉沉缓或沉细濡。

【加减】自汗及虚汗多者加浮小麦 20 g、五味子 6 g、防风 10 g；阴虚者加沙参 15 g、麦冬 10 g、生地黄 15 g；腹胀加莱菔子 10 g、大腹皮 10 g；便干加火麻仁 15 g。

【方解】本方所治之证因脾胃虚寒，中焦不运所致。脾胃虚弱，纳食不多，运化迟缓，故痛亦不甚，得暖得按则寒气消散，故痛亦减，脾主四肢，阳虚则四肢不温，神疲乏力，脾阳不振，故舌淡胖，脉细濡。治以温中散寒，健脾和胃。方以人参等六君子汤为基本方，健脾和胃；良姜、荜拨温中散寒；生黄芪益气健脾，娑罗子、紫豆蔻行气止痛。诸药合用，共奏温中散寒，健脾和胃之功。

【注意事项】六腑以降为顺，治疗应以降逆止呕为主，慎用滋腻之品。

【现代研究】方中人参具有抗疲劳、提高免疫力、降血糖、抗炎、抗肿瘤等作用。白术能保肝、利胆、利尿、降血糖、抗血凝、抗菌、抗肿瘤。云苓具有增强免疫、抑瘤、抗炎、利尿等功效。半夏能镇咳祛痰、抗肿瘤、抗早孕及致畸且有一定的毒性。良姜具有镇痛抗炎、止泻、抗血栓形成、抗菌等作用。荜茇有抗菌作用。陈皮具有扩张血管、抗炎、抗溃疡等作用。甘草有抗炎、抗过敏、抗心律失常、抗病原微生物、抗氧化、抗肿瘤和抗衰老等作用。生黄芪能增强免疫、抗疲劳、保肝、降压、抗溃疡、抗肿瘤、抗骨质疏松等。紫豆蔻有抑菌、平喘、促进胃液分泌等作用。

【用方经验】郁老在治疗胃癌中发现，对于脾胃虚寒、中焦不运的患者多属术后或者综合治疗后，因此郁教授认为，手术后（根治手术或姑息性手术）一个月内调理脾胃，健脾理气；术后化疗或放疗时用中药配合以减毒增效；放疗、化疗结束后，长期用扶正祛邪方药防止复发和转移。对于手术后调理脾胃，可采用益气通腑方：生黄芪30 g、党参15 g、陈皮10 g、枳壳10 g、半夏10 g、厚朴10 g、石斛15 g、砂仁6 g、鸡内金10 g、生三仙各10 g、甘草4 g。临床上可辨证加以选用，同时配合使用该经验方，常可取得较好效果。

---

## 郁仁存经验方三

【组成】生蒲黄10 g，五灵脂10 g，蛇蜕10 g，血余炭30 g，仙鹤草30 g，蜂房12 g，延胡索10 g，陈棕炭20 g，肥玉竹15 g，白屈菜20 g，藕节20 g，白英30 g，龙葵20 g。

【功效】解毒祛瘀，清热养阴。

【主治】胃癌之瘀毒内阻，血瘀胃热证。症见胃脘刺痛，灼热灼痛，食后痛剧，口干思饮，脘胀拒按，心下痞块，或有呕血便血，肌肤枯燥甲错，舌质紫暗或见瘀点，脉沉弦、细涩或弦数。

【加减】呕吐加半夏9 g、生姜10 g、竹茹10 g、旋覆花9 g、赭石20 g、丁香3 g、威灵仙9 g、佩兰10 g等；口干加石斛10 g、麦冬10 g、天花粉15 g、沙参15 g、知母10 g等；胃疼加香附10 g、降香10 g、娑罗子9 g、乌头6 g、菝葜20 g、徐长卿10 g等；便干加火麻仁15 g、郁李仁10 g、大黄10 g、芒硝10 g、瓜蒌15 g、虎杖10 g、羊蹄根15 g等；便溏加儿茶3 g、老鹳草10 g、石榴皮10 g、苍术9 g、白术10 g、炒扁豆10 g、山药15 g、罂粟壳6 g等；呕血、便血甚加仙鹤草12 g、柿叶9 g、白及10 g，或云南白药0.5 g等；腹胀加枳壳9 g、厚朴10 g、莱菔子10 g、焦槟榔9 g、砂仁6 g、沉香面5 g、木香6 g、大腹皮等。放化疗配合，以健脾和胃、滋补肝肾为主，如生黄芪20 g、太子参15 g、白术10 g、云苓15 g、焦三仙各15 g、鸡血藤15 g、黄精10 g、半夏9 g、沙参15 g、女贞子10 g、枸杞子10 g、菟丝子10 g等。放疗

时配以北沙参10 g、麦冬10 g、石斛10 g、玉竹10 g、鸡血藤15 g、橘皮9 g、竹茹10 g、木瓜9 g、女贞子10 g、砂仁6 g、鸡内金10 g、甘草9 g。

【方解】本方所治之证因瘀毒内阻，血瘀胃热所致。瘀毒内阻，阻滞气机，郁而成块，故见心下痞块，日久伤络，吐血便血，血瘀有形，故痛有定处而拒按；瘀毒化热，耗伤胃阴，故口干思饮，舌质紫暗或见瘀点，脉沉弦、细涩或弦数亦为瘀毒内阻，血瘀胃热之象。治以解毒祛瘀，清热养阴。方中蛇蜕、露蜂房解毒祛瘀；生蒲黄、五灵脂、延胡索、白屈菜活血化瘀止痛；血余炭、陈棕炭、仙鹤草止血生新；玉竹、藕节养益胃阴。诸药合用，共奏解毒祛瘀，清热养阴之功。

【注意事项】本方重在除旧生新，气阴亏虚者慎用。

【现代研究】方中生蒲黄能增加冠脉血流量、降血脂、止血、兴奋子宫、调节免疫力、抑菌等。五灵脂有降低心肌耗氧量、抗凝、缓解平滑肌痉挛、抗结核作用。蛇蜕有抗炎症、抑制白血球游走、抑制足跖浮肿、抑制血管通透性亢进、抑制红血球热溶血等作用。血余炭具有止血、抗菌的作用。仙鹤草能止血、抗炎、抗肿瘤。蜂房有促进血液凝固、抗炎作用。延胡索具有镇静、镇痛、催眠、增加冠状动脉血流量、提高耐缺氧能力、降血压、抗心律失常、抗溃疡等作用。陈棕炭有止血作用。肥玉竹有提高免疫力、降血糖、降血脂、缓解动脉粥样斑块形成、扩张外周血管和冠状动脉、强心、抗氧化、抗衰老等作用。白屈菜有抗肿瘤、抗菌、镇咳祛痰等功效。藕节有止血作用。白英具有消炎、消肿、抗肿瘤等功效。龙葵有抗肿瘤作用。

【用方经验】古籍中很少有关于胃癌的直接记载，但有很多相关症状的描述，属于中医学胃痛、噎膈、反酸等范畴，其发病因素系饮食失节、忧思过度、脾胃损伤、气结痰凝等所致。胃癌如早发现，早期诊断，早期治疗，还是可以取得相当满意的效果。郁教授认为胃癌晚期，多伤及气血，因此治疗上采取黄芪、人参、当归、熟地黄等补气养血，健脾补肾，常可达到改善症状，提高患

肿瘤科国医圣手时方

者生活质量的目的。郁老治疗胃癌常用药物有半枝莲、白花蛇舌草、山豆根、重楼、白英、龙葵、蛇莓、香茶菜、冬凌草、肿节风、藤梨根、野葡萄根、水杨梅根、土茯苓、菝葜、土鳖虫、蛇毒、蜂房、蜗牛、大蒜、生半夏、生南星、乌头等，可供临床参考使用。

## 郁仁存经验方四

【组成】黄芪30 g、党参15 g、白术10 g、茯苓10 g、当归10 g、熟地黄15 g、杭芍15 g、黄精15 g、阿胶（烊化）10 g、陈皮10 g、淫羊藿10 g、麦芽10 g、谷芽10 g、人参（另煎）10 g、紫河车（冲）3 g、甘草6 g。

【功效】补气养血，健脾补肾。

【主治】胃癌之气血双亏，脾肾不足证。症见晚期胃癌，高度贫血，面苍无华，面目虚肿，畏寒身冷，全身乏力，心悸气短，头晕目眩，虚烦不寐，自汗盗汗，纳少乏味，形体羸瘦，上腹包块明显，舌质淡胖，白苔，脉虚细无力或虚大。

【加减】呕吐加半夏9 g、生姜10 g、竹茹10 g、旋覆花9 g、赭石20 g、丁香3 g、威灵仙9 g、佩兰10 g等；口干加石斛10 g、麦冬10 g、天花粉15 g、沙参15 g、知母10 g等；胃疼加香附10 g、降香10 g、娑罗子9 g、乌头6 g、菝葜20 g、徐长卿10 g等；便干加火麻仁15 g、郁李仁10 g、大黄10 g、芒硝10 g、瓜蒌15 g、虎杖10 g、羊蹄根15 g等；便溏加儿茶3 g、老鹳草10 g、石榴皮10 g、苍术9 g、白术10 g、炒扁豆10 g、山药15 g、罂粟壳6 g等；呕血、便血甚加仙鹤草12 g、柿叶9 g、白及10 g、或云南白药0.5 g等；腹胀加枳壳9 g、厚朴10 g、莱菔子10 g、焦槟榔9 g、砂仁6 g、沉香面5 g、木香6 g、大腹皮等。放化疗配合，以健脾和胃、滋补肝肾为主，如生黄芪20 g、太子参15 g、白术10 g、云苓15 g、焦三仙各15 g、鸡血藤15 g、黄精10 g、半夏9 g、沙参15 g、女贞子10 g、枸杞子10 g、菟丝子10 g等。放疗时配以北沙参10 g、麦冬10 g、石斛10 g、玉竹10 g、鸡血藤15 g、橘皮9 g、竹茹10 g、木瓜9 g、女贞子10 g、砂仁6 g、鸡内金

10 g、甘草9 g。

【方解】本方所治之证因气血双亏，脾肾不足所致。久病耗血伤气，后天化源不充，气血化生无源，故气血双亏，形体失养，故见面苍无华，全身乏力，心悸气短，头晕目眩，纳少乏味，形体羸瘦；久之脾肾阳气亦虚，故见面目虚肿，畏寒身冷，虚烦不寐。舌质淡胖，白苔，脉虚细无力或虚大亦为气血双亏，脾肾不足之象。治以补气养血，健脾补肾。方中黄芪、人参、党参、白术、茯苓、黄精、甘草健脾益气；当归、熟地黄、杭芍、阿胶滋阴补血；紫河车大补元气，补肾填精；陈皮、麦芽、谷芽理气和胃；淫羊藿补肾温阳。诸药合用，共奏补气养血，健脾补肾之功。

【注意事项】本方重在滋补，瘀毒内结型慎用。

【现代研究】方中黄芪有增强免疫、抗疲劳、保肝、降压、抗溃疡、抗肿瘤、抗骨质疏松等作用。党参能调节胃肠运动、抗溃疡、增强免疫功能，稳定机体内环境。白术能保肝、利胆、利尿、降血糖、抗血凝、抗菌、抗肿瘤。茯苓具有增强免疫、抑瘤、抗炎、利尿等功效。当归有双向调节子宫平滑肌、抗心律失常、降血脂、抗动脉粥样硬化、抑制血小板聚集、刺激造血、抗炎、抗菌等作用。熟地黄能促进骨髓造血、抗血栓形成、调节免疫、降压、抗氧化等。杭芍具有镇痛、解痉、抗炎、抗溃疡的作用。黄精能抗氧化、降血脂、调节免疫。阿胶具有抗贫血、抑瘤、提高免疫力、抗休克、抗疲劳、保健等作用。陈皮具有扩张血管、抗炎、抗溃疡等作用。淫羊藿能降压、降血脂、抗疲劳、抗肿瘤。麦芽具有助消化、降血糖、抗真菌等作用。谷芽有水解淀粉促进消化的作用。人参具有抗疲劳、提高免疫力、降血糖、抗炎、抗肿瘤等作用。紫河车能增强机体抵抗力、抗感染、促进血凝，还有激素样作用。甘草有抗炎、抗过敏、抗心律失常、抗病原微生物、抗氧化、抗肿瘤和抗衰老等作用。

【用方经验】郁老在治疗癌症方面有独到的研究，提出了肿瘤治疗的平衡学说，他认为中医药治疗调整了肿瘤带来的失调和产生

的证候，能建立起邪正之间的新的平衡，使患者带瘤生存而且抑制了肿瘤的发展和转移的扩展，保证了生存期的生活质量良好，达到延年益寿目的，临床应用时可以将"治癌六法"（扶正培本、活血化瘀、清热解毒、软坚散结、化湿去浊、以毒攻毒）单独或联合使用。

## 凌昌全经验方一

【组成】生地黄15 g，生栀子9 g，牡丹皮15 g，赤芍15 g，桃仁15 g，红花9 g，佩兰15 g，干蟾9 g，连翘12 g，太子参30 g，薏苡仁30 g，木瓜10 g，鳖甲（先煎）12 g，当归9 g，预知子9 g，延胡索9 g，猫人参30 g，石见穿30 g，鸡内金12 g，焦山楂12 g，焦神曲12 g，焦麦芽12 g。

【功效】清热化瘀，抗癌杀毒。

【主治】瘀热互结，癌毒复燃型胃癌。症见面色萎黄，口中秽浊之气较重，胃脘疼痛不适，纳差，身倦乏力，夜寐尚可，二便不调，舌质黯，苔腻微黄，脉弦。

【加减】出现失眠时，可以考虑给予合欢皮10 g、首乌藤15 g解郁安神帮助改善睡眠之品；胃脘灼热疼痛明显，嘈杂泛酸者，加黄连6 g、山茱萸10 g苦辛通降；若出血兼见舌质光红，口咽干燥，脉细数者，加沙参15 g、麦冬10 g滋阴养血；兼火热内郁，加黄连6 g、黄芩10 g清泄郁热。

【方解】本方所治之证因瘀热互结，癌毒复燃所致。患者口中秽浊之气较重，胃脘疼痛不适，均"癌毒"内结表现，瘀毒内结，阻滞经脉，不通则痛，故出现胃脘疼痛；病久体虚，脾胃虚弱，形体失养，故见纳差、身倦乏力；舌质暗，苔腻微黄，脉弦均为瘀热互结之征。治以清热化瘀，抗癌杀毒。方以生地黄为君，佐以生栀子，具有清热凉血、养阴生津之功效；鳖甲滋阴力强，同时有软坚散结之功效，此处使用可佐助君药之力。方中用猫人参、石见穿、莪术、干蟾抗癌解毒，共为臣药，其中石见穿味苦辛，性平，其苦能泻热以解毒，辛能散结以破瘀，为活血化瘀，散结止痛之良品；猫人参味苦、涩，

性凉，有清热解毒消肿之功效，此处二者配对合用，加强清热解毒功效。干蟾、莪术均有破血、解毒、定痛之功，两者联合使用，效率倍增；给予当归以补血养血、通络止痛，为针对患者癌毒侵犯，阻滞经络，气血不畅，瘀血内生的病机而设；牡丹皮、赤芍、桃仁、红花等均为活血化瘀之品，考虑肿瘤往往病程久远，久病入络，瘀阻络脉，故四药同用，化瘀之力大增。方中太子参补气生血以行血，辅助正气；考虑患者中气不足，气血衰弱，不耐重剂攻伐，方中加以延胡索、预知子理气，以防变为食滞、痞满、便秘之局部实积之证；给予薏苡仁、佩兰，健脾、运中、渗湿，以防脾胃失健，不能运化水谷津液，痰湿内生。

【注意事项】寒性体质者慎用，根据患者体质，酌情增减抗肿瘤药物剂量。

【现代研究】方中生地黄有清热、通便、止痛、止血等作用。生栀子能利胆、促进胰腺分泌、镇静、抗病原微生物、降血压、止血等。牡丹皮具有保护心肌、解热、抗炎、抑菌、调节免疫、调脂等作用。赤芍有增加冠状动脉血流量、抗血栓、镇静、抗炎止痛、抗惊厥的功效。桃仁有镇痛、抗炎、抗菌、抗过敏作用。红花能改善心肌缺血、抗心律失常、降血压、镇痛、镇静、抗惊厥。佩兰能抑菌、抑制流感病毒，也有一定毒性。干蟾有抗肿瘤作用。连翘有抗病原微生物、抗炎、解热、强心、保肝等功效。太子参具有提高免疫、延长寿命的作用。薏苡仁具有解热、镇静、镇痛等作用。木瓜能护肝、抗菌、缓解痉挛疼痛。鳖甲有抗肝纤维化、增强免疫、抗癌、抗疲劳的功效。当归有双向调节子宫平滑肌、抗心律失常、降血脂、抗动脉粥样硬化、抑制血小板聚集、刺激造血、抗炎、抗菌等作用。预知子具有抗肿瘤、抗菌的作用。延胡索具有镇静、镇痛、催眠、增加冠状动脉血流量、提高耐缺氧能力、降血压、抗心律失常、抗溃疡等作用。猫人参有抑菌、抗肿瘤等作用。石见穿能消炎、镇痛。鸡内金能促进胃酸分泌、增进胃和小肠蠕动及抗肿瘤。焦麦芽具有助消化、降血糖、抗真菌等作用。焦山楂具有降血脂、降压、抗

菌、改善胃肠功能、调节免疫等功效。焦神曲有极好的止呕，解胀治痢、增加食欲、促进代谢等作用。

【用方经验】凌教授根据"癌毒为恶性肿瘤之本"，认为胃癌的治疗应当注重抗癌杀毒：当患者正气尚强时，以消除或控制癌毒为基本治法，最大限度地消灭癌毒；待癌毒祛除或大衰，辨证论治，扶正抗癌，以祛除余毒；迨至胃癌晚期，癌毒盛无制，则宜调理脏腑，对症治疗，缓致命之毒。凌教授根据胃属六腑，六腑以"通"为用的中医生理学特点，治疗上以抗癌杀毒、化痰为主导思想，注重辨病与辨证相结合，同时又时时顾护胃气，讲究药物配伍。而胃癌在临床上往往寒热虚实，错综复杂，凌教授根据"有胃气则生，无胃气则死"的中医理论，在抗癌杀毒、化痰为大法的基础上，佐以通降和胃、攻补兼施之法治疗胃癌，往往取得意想不到的效果。

## 凌昌全经验方二

【组成】生黄芪30 g，太子参30 g，麦冬15 g，北沙参30 g，当归10 g，煨陈皮12 g，石见穿30 g，猫人参30 g，生薏苡仁30 g，山药9 g，鸡内金12 g，焦山楂12 g，焦神曲12 g，焦麦芽12 g。

【功效】益气养阴，抗癌杀毒。

【主治】气阴两虚型胃癌。症见胃脘灼热，口干，大便溏烂，每天数次，双手皮肤偏燥。舌红、苔薄白，六脉细弱无力。

【加减】热盛阴伤者，可加天花粉15 g、白芍10 g、知母10 g、生石膏30 g、竹茹10 g养阴清热；胃脘灼热疼痛明显，嘈杂泛酸者，加黄连6 g、吴茱萸3 g苦辛降。

【方解】本方所治之证因气阴两虚，津液亏耗所致。久病津液耗损，胃失所养可见胃脘灼热，噪杂；阴虚津液不足，故见口干；阴液虚衰，皮肤失濡养，故见皮肤偏燥；气阴亏虚，脾失健运，故见大便溏烂；舌红、苔薄白，六脉细弱无力均为气阴两虚之征。治以益气养阴，抗癌杀毒。方以生黄芪、太子参为君，佐以麦冬、北沙参，具有益气养

阴生津之功效；当归、山药、煨陈皮、生薏苡仁补血养阴，健脾渗湿之功效，此处使用可佐助君药之力。方中用猫人参、石见穿抗癌解毒，共为臣药，其中石见穿味苦辛，性平，其苦能泻热以解毒，辛能散结以破瘀，为活血化瘀，散结止痛之良品；猫人参味苦，涩，性凉，有清热解毒；消肿之功效，此处二者配对合用，加强清热解毒功效。给予当归以补血养血、通络止痛，为针对患者癌毒侵犯，阻滞经络，气血不畅，瘀血内生的病机而设；方中太子参补气生血以行血，辅助正气，考虑患者中气不足，气血衰弱，不耐重剂攻伐；给予薏苡仁、陈皮、山药，健脾、运中、渗湿，以防脾胃失健，不能运化水谷津液，痰湿内生。

【注意事项】老年患者均须重视培补脾肾，酌情增减抗肿瘤药物剂量。

【现代研究】方中生黄芪有增强免疫、抗疲劳、保肝、降压、抗溃疡、抗肿瘤、抗骨质疏松等作用。太子参具有提高免疫、延长寿命的作用。麦冬能升白细胞、提高免疫功能、增加冠状动脉流量。北沙参具有强心、镇咳祛痰、增强免疫等功效。当归有双向调节子宫平滑肌、抗心律失常、降血脂、抗动脉粥样硬化、抑制血小板聚集、刺激造血、抗炎、抗菌等作用。煨陈皮具有扩张血管、抗炎、抗溃疡等作用。猫人参有抑菌、抗肿瘤等作用。石见穿能消炎、镇痛。薏苡仁具有解热、镇静、镇痛等作用。山药具有调节肠管运动、增强免疫功能、降血糖及抗氧化等作用。鸡内金能促进胃酸分泌、增进胃和小肠蠕动及抗癌。焦麦芽具有助消化、降血糖、抗真菌等作用。焦山楂具有降血脂、降压、抗菌、改善胃肠功能、调节免疫等功效。焦神曲有极好的消食导滞，和胃止呕，解胀治痢，增加食欲，促进代谢等作用。

【用方经验】凌教授认为由于机体脏腑平衡失调所产生的"癌毒"，是胃癌发生的根本原因，加上忧思过度，情志不遂，或饮食不节，或接触致癌毒物，损伤脾胃，运化失司，痰湿内生；或劳倦内伤，或久病正虚，气虚不能推动血液运行，气机阻滞、血行失畅，而致瘀血内结，脾胃损伤，诱发体内"癌毒"

发展为胃癌。在药物调理同时，凌教授强调调理患者情志，重视胃癌手术和多次放化疗后患者常常存在沉重的心理负担，处方用药同时积极帮助患者解除顾虑，嘱咐其保持心情舒畅，会更有利于病情的好转，达到事半功倍的效果。

## 参赭桃红汤（贾堃经验方）

【组成】人参 10 g，赭石 20 g，娑罗子 15 g，陈皮 10 g，当归 15 g，厚朴 10 g，白术 12 g，红花 10 g，桃仁 10 g，生黄芪 30 g，生甘草 6 g。

【功效】开胃健脾，行气消胀，活血化瘀，理气镇冲。

【主治】胃癌脾虚气滞血瘀证。症见胃部胀满，恶心泛酸，或有呕吐，无节律性疼痛，进行性加重，或进食后加重。

【加减】若胸胁胀满，心烦口苦，胃内嘈杂，此属毒气上逆，肝胃不调，加郁金 10 g、半夏 9 g、枳壳 9 g；若胃脘嘈杂，胃内灼热，心下痞硬，刺痛或压痛，此属瘀毒凝滞，胃热阴伤，加玉竹 10 g、阿胶 10 g、猪苓 10 g。

【方解】本方以白术、厚朴、陈皮、生甘草健脾渗湿，行气消胀；生黄芪、人参补气扶正；当归、桃仁、红花活血化瘀，软坚止痛；赭石、娑罗子理气镇冲。诸药配合，有开胃健脾、行气消胀、活血化瘀、消炎止痛、理气镇冲、软坚攻积、扶正祛邪之功效。

【注意事项】胃癌气阴亏虚者不宜此方。

【现代研究】人参具有抗疲劳、提高免疫力、降血糖、抗炎、抗肿瘤等作用。陈皮可扩张血管、抗炎、抗溃疡等。厚朴能抑菌、降压、调节肠管运动及预防胃溃疡。当归具有增加冠状动脉流量、降血脂、抗血栓、调节免疫、抗炎、平喘的功效。白术能保肝、利胆、利尿、降血糖、抗血凝、抗菌、抗肿瘤。红花可以改善心肌缺血、抗心律失常、降血压、镇痛、镇静、抗惊厥。桃仁能镇痛、抗炎、抗菌、抗过敏作用。黄芪有增强免疫、抗疲劳、保肝、降压、抗溃疡、抗肿瘤、抗骨质疏松等作用。甘草有抗炎、抗过敏、抗心律失常、抗病原微生物、抗氧化、抗肿瘤和抗衰老等作用。

【用方经验】1. 贾老认为在临床治疗中，不但要着重消癌祛邪，更应注重扶助正气，增强抗病能力，治疗上如果只重抗癌消瘤，以毒攻毒，直攻直消，可致元气亏损，患体难以支持，贾老临床中常用黄芪、人参、骨碎补、补骨脂、薏苡仁、白术、鸡蛋黄、料姜石、制马钱子、蜂房、枳壳、火硝、郁金等，通过培元固本、软坚消瘤，以防止癌瘤的进一步恶化。

2. 贾老在治疗中特别注重健脾，无论使用放疗、化疗、中草药或者通过手术治疗癌瘤，常可损伤脾胃，患者出现食少纳呆、心呕吐、腹胀腹泻等症，应予健脾和胃之剂。药用苍术、厚朴、薏苡仁、猪苓、藿香、佩兰叶、枳壳等，以扶助后天之本，改善营养状况，增强抗病能力。

## 徐景藩经验方

【组成】枳壳 10 g，当归 10 g，紫苏梗 10 g，鸡内金 10 g，绿梅花 10 g，太子参 10 g，佛手 10 g，石见穿 15 g，白芍 15 g，茯苓 15 g，蛇舌草 15 g，海金砂 15 g，甘草 3 g，锻瓦楞子 30 g，白蒺藜 12 g。

【功效】理气行瘀和中。

【主治】胃气不和，血瘀内停型胃癌。症见胃脘痞胀，偶有疼痛，嗳气泛酸，时有头昏，大便数日一行，舌中间有紫斑，苔薄腻、黄白相兼，右关脉弦、左关脉细。

【加减】情志不畅，可加木香 6 g、陈皮 10 g 等理气疏肝之品；腑实便结加大黄 10 g、槟榔 10 g 行气通腑；脾虚中寒明显而见痛甚呕吐，肢冷者，加人参 9 g、干姜 10 g、花椒 5 g 目温中散寒止痛；出现失眠时，可以考虑给予合欢皮 10 g，首乌藤 15 g 解郁安神帮助改善睡眠之品；胃脘灼热疼痛明显，嘈杂泛酸者，加黄连 6 g、山茱萸 10 g 苦辛通降；痛甚者，加五灵脂 10 g、高良姜 10 g、三棱 10 g 行气活血止痛。

【方解】本方所治之证因胃气不和，血瘀内停所致。胃脘痞胀为癌毒内结表现，瘀毒内结，阻滞经脉，不通则痛，故出现胃脘疼

肿瘤科国医圣手时方

痛；病久体虚，脾胃虚弱，气血生化乏源，清窍失养，故见头晕；舌中间有紫斑，苔薄腻、黄白相兼，右关脉弦、左关脉细均为胃气不和，血瘀内停之征。治以理气行瘀和中。方以枳壳、当归为君，既可理气又可补血。太子参益气养阴，绿梅花疏肝和胃、化痰；佛手疏肝理气，和胃止痛；紫苏梗行气止痛，此处使用可助君药之力，合为臣药。鸡内金、石见穿、白芍、茯苓健脾消食祛湿；蛇舌草解毒抗癌，海金砂利尿通淋，使湿从小便而出，锻瓦楞子消痰化瘀，软坚散结，制酸止痛；白蒺藜平肝解郁，同为佐药。甘草味甘性平，调和诸药，为使药，诸药并用，共奏理气行瘀和中之功。

【注意事项】治疗过程中应时时顾护胃气。

【现代研究】方中枳壳能促进胃肠推进功能、抗过敏、升压。当归有双向调节子宫平滑肌、抗心律失常、降血脂、抗动脉粥样硬化、抑制血小板聚集、刺激造血、抗炎、抗菌等作用。紫苏梗有促进消化液分泌，增进胃肠蠕动的作用，能减少支气管分泌，缓解支气管痉挛以及抗菌作用。鸡内金促进胃酸分泌，增进胃和小肠蠕动及抗癌。绿梅花有退热、降压、抗血小板聚集等作用。太子参具有提高免疫、延长寿命的作用。佛手对肠道平滑肌有明显的抑制作用，对乙酰胆碱引起的十二指肠痉挛有明显的解痉作用，可扩张冠状动脉血管，增加冠状动脉的血流量，减缓心率和降低血压。石见穿能消炎、镇痛。白芍具有镇痛、解痉、抗炎、抗溃疡的作用。茯苓具有增强免疫、抑瘤、抗炎、利尿等功效。白花蛇舌草有抗肿瘤、抗菌消炎、保肝利胆等作用。海金砂能利尿排石、利胆、抗菌。甘草有抗炎、抗过敏、抗心律失常、抗病原微生物、抗氧化、抗肿瘤和抗衰老等作用。锻瓦楞子有制酸止痛的作用。白蒺藜具有补益、增长力量等作用。

【用方经验】徐老在消化道肿瘤的各阶段处处体现以胃气为本，脾胃为后天之本，气血生化之源的思想。临床消化道肿瘤重病之人，胃尚能纳，犹有生机。若谢谷不纳，胃气败绝，则预后严重。胃气可作为判断疾病

预后的主要指征之一。虚者宜益气，气旺则血生，津液自生；实者益行气，气行而血行，补气与行气相合。在临证时根据"天人相应""因时、因地、因人而宜"的理论，处方用药时随着季节的变换，用药相应加以调整。如夏季加用清暑泄热之品。秋季常配用麦冬、石斛养阴润燥之药。老年人年事已高，气阴不足，祛邪不宜过度。腹内结块，属中医学癥积范畴。在用药方面根据咸能软坚散结，徐老常选用皂角刺、薏苡仁、三棱、莪术、夏枯草、浙贝母、鹅管石等品以散结行瘀。

## 健脾扶正汤（黄智芬经验方）

【组成】黄芪30 g，党参15 g，白术12 g，茯苓12 g，陈皮6 g，半夏12 g，竹茹9 g，薏苡仁30 g，枳壳12 g，女贞子18 g，石斛12 g，甘草6 g。

【功效】益气健脾，理气和胃。

【主治】脾气亏虚，瘀毒内结型胃癌。症见胃脘隐痛，神疲乏力，口干，大便溏烂。舌红、苔薄白，脉细弱无力。

【加减】腹痛加木香（后下）9 g，延胡索12 g；纳差加麦芽15 g，炒山楂12 g。

【方解】本方所治之证因脾气亏虚，瘀毒内结所致。久病津液耗损，胃失所养可见胃脘隐痛；阴虚津液不足，故见口干；脾气亏虚，脾失健运，形体失养，故见大便溏烂、神疲乏力；舌红、苔薄白，脉细弱无力均为脾气亏虚，瘀毒内结之征。治以益气健脾、理气和胃。方中黄芪、党参、白术、茯苓益气健脾、燥湿和中，为君药；陈皮、半夏、枳壳、竹茹健脾理气、和胃止呕，为臣药；薏苡仁健脾益胃、利湿消肿，女贞子、石斛补肾益胃、养阴生津为佐药；甘草调和诸药，为使药。诸药合用具有益气健脾、理气和胃的功效。

【注意事项】热盛体质慎用；瘀毒较甚者，可酌情增加抗肿瘤药物以化瘀解毒。

【现代研究】方中黄芪有增强免疫、抗疲劳、保肝、降压、抗溃疡、抗肿瘤、抗骨质疏松等作用。党参能调节胃肠运动、抗溃疡、增强免疫功能，稳定机体内环境。白术能保

肝、利胆、利尿、降血糖、抗血凝、抗菌、抗肿瘤；茯苓具有增强免疫、抑瘤、抗炎、利尿等功效。陈皮具有扩张血管、抗炎、抗溃疡等作用。半夏有镇咳祛痰、抗肿瘤等作用。竹茹有抗菌、增加尿中氯化物量、增高血糖的作用。薏苡仁具有解热、镇静、镇痛等作用。枳壳能促进胃肠推进功能、抗过敏、升压。女贞子的作用包括抗骨髓抑制、升白细胞、降血脂、护肝、抗炎。石斛可以抗肿瘤、降血糖、调节免疫。甘草有抗炎、抗过敏、抗心律失常、抗病原微生物、抗氧化、抗肿瘤和抗衰老等作用。

【用方经验】黄教授认为健脾扶正汤能提高机体免疫功能，稳定瘤体，改善临床症状，达到"带瘤生存"的目的。能改善临床症状、减轻毒副反应，提高机体免疫功能，提高生活质量，延长生存期。该方体现了中医治疗肿瘤的特点在于对机体的多层次、多环节、多靶点和整体调节。黄教授善用时辰化疗与中药择时用药，时辰化疗即是通过对正常组织、药物作用靶组织以及药物代谢动力学三者之间的昼夜变化规律及相互作用的研究，制定以生物节律为依据的优化时间调节给药方案，以提高药效、降低毒性、改善患者的生活质量（如化疗第一天即开始服用中药等）。这将为肿瘤中西医结合治疗提供一条切实可行的新途径。

## 健脾消癌饮（蒋益兰经验方）

【组成】党参15 g，茯苓15 g，白术12 g，黄芪20 g，莪术10 g，丹参30 g，香附12 g，法夏10 g，半枝莲30 g，白花蛇舌草30 g，重楼30 g，石见穿50 g，甘草6 g。

【功效】健脾益气，化瘀散结，解毒抗癌。

【主治】脾胃虚弱，邪毒瘀结型胃癌。症见脘腹疼痛，固定不移，面色萎黄，神倦纳差，体重减轻，或扪及肿块，舌胖大有齿痕，唇舌青紫或舌质红绛，苔厚腻。

【加减】口干咽燥者选加麦冬10 g、石斛10 g、花粉10 g、天冬12 g等；血虚者选加当归10 g、白芍10 g、枸杞子10 g；恶心、呕吐者选加竹茹10 g、赭石20 g；纳呆者选加鸡内金10 g、焦三仙各15 g等；呕血、便血者选加大黄粉10 g、地榆炭10 g、生蒲黄10 g等；疼痛者选加延胡索10 g、川楝子10 g、白芍10 g等。

【方解】本方所治之证因脾胃虚弱，邪毒瘀结所致。邪毒瘀结，络脉受阻，不通则痛，故见脘腹疼痛，固定不移；脾胃虚弱，气血不足养神故面色萎黄，神倦纳差，体重减轻。治以健脾益气，化瘀解毒。方中四君子汤健脾益气，黄芪益气固本，为方中君药；莪术、丹参活血化瘀，半枝莲、白花蛇舌草、重楼、石见穿清热解毒，香附疏肝理气，为方中臣药；甘草味甘、性微温，有调和诸药之功，故为佐使药。

【注意事项】据患者体质，酌情增减抗肿瘤药物剂量。

【现代研究】1. 党参、黄芪、白术具有促进机体代谢，增强机体免疫功能；茯苓中茯苓多糖，具抗肿瘤活性，羧甲基茯苓糖具免疫促进及抗肿瘤作用；莪术破血逐瘀，行气止痛，能直接杀癌瘤，能增强瘤细胞的免疫原性，从而诱发或促进机体对肿瘤的免疫排斥反应，具有抗肿瘤作用。丹参活血化瘀，降低血液黏度，防止癌细胞着床转移，并改善微循环，有利于药物、免疫淋巴细胞到达肿瘤部位而发挥抗肿瘤作用；白花蛇舌草、重楼、半枝莲、石见穿清热解毒，具有直接抑制癌细胞的作用。

2. 临床研究：探讨健脾消癌饮配合化疗拮抗大肠癌术后复发转移的疗效。治疗组采用健脾消癌饮配合化疗治疗，对照组单纯采用化疗治疗。结果：治疗组复发转移率为25.8%，而对照组为48.3%（$P<0.05$）；治疗后治疗组5生存率为63.4%，而对照组为35.5%（$P<0.05$）。治疗后1、2、3、4、5年生存率，治疗组分别为92.2%、86.4%、81.5%、70.5%、63.4%，而对照组则分别为82.5%、71.3%、61.8%、50.8%、35.5%。结论：健脾消癌饮配合化疗能降低大肠癌术后的复发转移，延长生存期。

3. 实验研究：研究健脾消癌方防止裸鼠大肠癌术后肝转移及其作用机制。建立裸鼠

肿瘤科国医圣手时方

大肠癌细胞肝转移模型，将裸鼠随机分为模型组、西药组、中药组和假手术组，观察各组裸鼠的肝转移发生情况，测定裸鼠血清VEGF的表达。结果：中药组裸鼠肝转移癌结节低于模型对照组，血清VEFG的表达明显低于模型组，其差异均有统计学意义。结论：健脾消癌方能抵制大肠癌术后模型裸鼠的肝转移，其作用可能与降低血清VEFG的表达有关。

【用方经验】蒋教授认为，胃癌的主要病机为脾胃虚弱，邪毒瘀结，本虚标实。故治当健脾益气，化瘀散结，解毒抗癌。晚期癌症患者的治疗，扶正固本，顾护胃气至关重要，所谓"有胃气则生，无胃气则死"，依据以上认识自拟健脾消癌饮，方中以四君子汤健脾益气。全方扶正祛邪，标本同治，经用于临床观察，疗效肯定，近期有效率和远期生存率均较高。

## 理胃化结汤（潘明继经验方）

【组成】党参15 g，白术12 g，茯苓12 g，甘草3 g，黄芪15 g，熟地黄15 g，黄精12 g，白毛藤30 g，白花蛇舌草30 g，芡实15 g，三七15 g，大枣6枚，沙参10 g，羊肚枣10 g，枸杞子9 g。

【功效】健脾益胃，化瘀散结。

【主治】中晚期胃癌。

【加减】脾胃虚寒者选加砂仁6 g、豆蔻6 g、淡附子9 g，重用三七9 g，酌减白毛藤10 g、沙参15 g、白花蛇舌草25 g；气血两虚，白细胞降低者选加鸡血藤15 g、女贞子10 g、当归10 g，重用生黄芪20 g；呕血及便血者先用紫珠草10 g、仙鹤草12 g、金银花10 g、血余炭9 g、阿胶10 g、白及10 g；便秘者选加瓜蒌15 g、火麻仁10 g、大黄10 g、肉苁蓉10 g、番泻叶6 g，酌减大枣、三七、熟地黄；腹泻者选加秦皮10 g、厚朴10 g、黄连6 g、白屈菜6 g，酌加白花蛇舌草25 g、白毛藤10 g；食欲不振者选加谷芽、麦芽15 g、山楂15 g、鸡内金10 g、建曲10 g，酌减熟地黄、大枣；疼痛者选加延胡索10 g、乌药10 g；水肿，选加车前子10 g、茯苓皮15 g、

猪苓10 g、泽泻10 g；幽门梗阻，吐出酸味食物选加旋覆花9 g、赭石20 g、生半夏9 g、山茱萸10 g，酌减熟地黄、枸杞子、大枣、黄精。

【方解】方中用四君子汤扶正培本，调理脾胃；黄芪、熟地黄、黄精、枸杞子补气益血，填精补肾；芡实、莲子、大枣和中健胃，保护胃黏膜，增强消化功能；毛藤、白花蛇舌草清热解毒，抗癌抑癌；三七活血化瘀，消癥化结，有直接抑癌作用；羊枣肚含多种消化酶，能醒脾健胃，增强消化吸收。诸药平常，配伍微妙，既可扶正，又能祛邪，是治疗胃癌安全有效的方剂。

【注意事项】酌情增加抗肿瘤药物。

【现代研究】1. 黄芪有增强免疫、抗疲劳、保肝、降压、抗溃疡、抗肿瘤、抗骨质疏松等作用。党参能调节胃肠运动、抗溃疡、增强免疫功能，稳定机体内环境。白术能保肝、利胆、利尿、降血糖、抗血凝、抗菌、抗肿瘤。黄精能抗氧化、降血脂、调节免疫。白花蛇舌草有抗菌、抗炎作用。枸杞子对免疫有促进作用，能抗肿瘤、降血脂、保肝、降血糖、降血压。茯苓具有增强免疫、抑瘤、抗炎、利尿等功效。三七能够缩短出血和凝血时间，具有抗血小板聚集及溶栓作用。

2. 临床实验研究：运用理胃化结汤治疗320例中晚期胃癌（术后结合化疗），观察结果：根治术76例的3、5、10年生存率分别为60.52%、47.35%及18.42%，姑息切除177例的3、5、10年生存率分别为44.06%、23.16%及5%；改道手术3、5年生存率分别为15%及2.5%。比国内同期单纯西医治疗为优。说明理胃化结汤具有扶正抑瘤功能，与手术、化疗结合能起到减毒增效的作用。

## 加味旋覆代赭汤方
## （潘澄濂经验方）

【组成】旋覆花9 g，姜半夏9 g，太子参30 g，炒薏苡仁30 g，焦白术12 g，赭石12 g，地榆炭12 g，夏枯草15 g，虎杖根15 g，紫苏叶6 g，香附6 g，炙甘草4.5 g，大枣6枚。

【功效】益气调中，降气镇逆。

【主治】胃癌术后阴络受伤，中气虚馁，降和失司证。症见肤色苍白，体态略瘦，短气，乏力，夜寐不酣，食后脘腹胀满不舒，且欲嗳气，呕吐苦水，吐后稍舒，舌质淡红，苔薄腻，中有剥痕，脉象细弱。

【加减】胃气不虚，去太子参、大枣，加重赭石20 g用量，增重镇降逆之力；痰多，加茯苓15 g，陈皮10 g助化痰和胃。

【方解】胃虚当补、痰浊当化、气逆当降，所以拟化痰降逆，益气补虚之法。君药旋覆花性温而能下气消痰，降逆止嗳。臣药赭石、半夏质重而沉降，善镇冲逆，但味苦气寒，故用量稍小；半夏辛温，祛痰散结，降逆和胃。佐使药太子参、炙甘草、大枣益脾胃，补气虚，扶助己伤之中气。炒薏苡仁、焦白术益气健脾；地榆炭、夏枯草、虎杖根清热解毒，凉血止血；紫苏叶、香附理气和胃止痛。诸药配合，共成降逆化痰，益气和胃之剂，使痰涎得消，逆气得平，中虚得复，则心下之痞硬除而嗳气、呕呃可止。

【注意事项】胃癌热毒炽盛者不宜此方。

【现代研究】旋覆花具有镇咳祛痰、抗炎等功效。半夏有镇咳祛痰、抗肿瘤、抗早孕及致畸且有一定的毒性。白术能保肝、利胆、利尿、降血糖、抗血凝、抗菌、抗肿瘤。太子参具有提高免疫、延长寿命的作用。地榆的作用包括止血、抗菌、镇吐等。薏苡仁具有解热、镇静、镇痛等作用。夏枯草能抗炎、免疫抑制、降血糖，有一定的毒性。虎杖根有祛痰止咳、降压、止血、镇痛作用。紫苏叶能抗肿瘤、镇静、解热、止咳平喘祛痰、止血。香附有护肝、强心、减慢心率、降血压、抑制真菌的功效。

【用方经验】潘老认为肿瘤患者消化功能是否良好，与预后有密切关系。对扶正法的应用，特别是那些滋阴或补血的药物，虽有补益作用，但药性黏滞，长期服用，腻膈碍胃，而胃气受损的患者，往往有"虚不受补"的缺陷，故更需要保护胃气。因此，在应用时应注意"养阴不碍胃"，"补气不塞中"。否则就会影响继续服药，不利于全程的治疗。

## 潘澄濂经验方

【组成】太子参30 g（或改用朝鲜参3 g），女贞子30 g，生薏苡仁30 g，生鳖甲18 g，川石斛12 g，山药12 g，生白芍12 g，酸枣仁12 g，生地黄15 g，天冬15 g，石见穿15 g，夏枯草15 g，当归9 g，枳壳9 g，郁金9 g，䗪血丹（分吞）4.5 g。

【功效】养阴益气，调脾和肝。

【主治】胃癌脾阴受伤，肝失濡养。症见头晕，咽干，食后脘腹略有胀满，舌质光红，脉象弦数。

【加减】血虚不足可选用熟地黄20 g、何首乌15 g、鸡血藤15 g、黄精10 g；滋阴药物可选用鳖甲15 g、龟甲15 g、石斛10 g。

【方解】太子参甘润，微苦而性平，偏微寒，既能益气，又可养阴生津，且药力平和，为一味清补之品；生薏苡仁、当归、生白芍、酸枣仁健脾养血；女贞子、生鳖甲、生地黄、天冬、石斛、山药滋阴益胃；石见穿、夏枯草清热解毒，散结消肿；枳壳、郁金、䗪血丹活血疏肝，理气止痛。全方合用，共成养阴益气，调脾和肝之剂。

【注意事项】对于肝阴受损，肝失濡养者，应尽量避免使用大剂量有毒的抗癌中药，以免影响扶正药物作用。

【现代研究】太子参具有提高免疫、延长寿命的作用。女贞子的作用包括抗骨髓抑制、升白细胞、降血脂、护肝、抗炎。薏苡仁具有解热、镇静、镇痛等作用。鳖甲有抗肝纤维化、增强免疫、抗癌、抗疲劳的功效。石斛可以抗肿瘤、降血糖、调节免疫。山药的作用包括助消化、提高免疫、降血糖、抗氧化等。白芍具有镇痛、解痉、抗炎、抗溃疡的作用。地黄可以抗衰老、免疫调节。抗肿瘤、降血糖。天冬具有抗衰老、抗肿瘤、调节免疫的功效。石见穿能消炎、镇痛。夏枯草能抗炎、免疫抑制、降血糖，有一定的毒性。当归具有增加冠状动脉流量、降血脂抗血栓、调节免疫、抗炎、平喘的功效。枳壳能促进胃肠推进功能、抗过敏、升压。郁金可以降血脂、镇痛、保护肝细胞、抗炎等。

酸枣仁具有镇静催眠、降压、抗肿瘤、调节免疫的作用。

【用方经验】1. 潘老认为：扶正法主要是用药物（也有用针灸或其他外治法）来补充机体的气、血、津液、精等的不足，调整或改善某些脏器和组织的生理功能，并提高机体的抗病力，以达其祛病邪的作用。恶性肿瘤虽是一种实证，但就患病机体来说，由于病变的发展，必然会耗动气血，以致正气虚衰。特别是采用化疗过程中，由于药物毒性的影响，更易促使患者陷于虚弱，不能继续接受化疗。因此，对于补充气血，调整和改善脏器和组织生理功能、提高抗病力的扶正法，就有其应用的必要，而且这也是走中西医结合道路、取长补短的正确方法。

2. 肿瘤患者常见气血两虚，就是从中医补益的方剂来看，虽有四君子汤、保元汤之主以益气，四物汤之专以补血，然在这些方剂基础上所组合和化裁出来的方剂，如归脾汤、八珍汤、十全大补汤、人参养荣汤、右归饮、河车大造丸等，一般都具有气血并治、阴阳兼顾的作用，这亦体现了"气血同源，阴阳互根"的意义。至于临床上究竟以益气为主，补血为辅；或以补血为主，益气为辅，从多从少，要灵活掌握，根据具体病情而决定。值得提出的，就是在应用扶正法的同时，除加用一些抗肿瘤药外，要结合病变部位、组织类型的不同肿瘤所引起的相应局部症状，加入对症的药物，如肺癌加用宣肺祛痰药，胃癌加用理气畅中药，肝癌加用疏肝利胆药，肠癌加用导滞宽中药之类，对改善症状，减少痛苦，可能起到一些较好的辅助作用。特别是不适应于抗癌化学药物治疗的病例，更需要以此种联合的复方来治疗。

## 魏品康经验方一

【组成】党参30 g，黄芪30 g，茯苓10 g，炒白术9 g，仙茅12 g，淫羊藿12 g，天龙15 g，制南星15 g，法半夏15 g，黄药子10 g，木馒头30 g。

【功效】健脾益肾，消痰散结。

【主治】脾肾两亏型胃癌。症见头晕乏力，形体消瘦，痰浊上涌，吐之方能饮食，舌淡苔薄，脉细。

【加减】热盛阴伤者，可加天花粉15 g、白芍10 g、知母10 g、生石膏30 g、竹茹10 g养阴清热；嘈杂泛酸者，加山茱萸10 g苦辛通降；失眠者，加合欢皮10 g、首乌藤15 g解郁安神帮助改善睡眠之品；兼火热内郁，加黄连6 g、栀子10 g、黄芩10 g清泄郁热。

【方解】本方所治之证因脾肾两亏所致。若肾阳不足，脾失健运，导致气血生化乏源，气血亏虚，则头晕乏力，形体消瘦；脾气亏虚，脾阳衰弱，痰浊内生，故见痰浊上涌，吐之方能饮食；舌淡苔薄，脉细亦为脾肾两亏之征。治以健脾益肾，消痰散结。方用党参、黄芪、茯苓、白术以健脾祛痰，为君药；仙茅、淫羊藿以补肾，为臣药；天龙、制南星、法半夏、黄药子、木馒头消痰散结，佐助君药祛痰散结，为佐药。诸药并用，共奏健脾益肾，消痰散结之功。

【注意事项】久病患者需重视培补脾肾，慎用攻伐之品。

【现代研究】方中党参能调节胃肠运动、抗溃疡、增强免疫功能，稳定机体内环境。黄芪有增强免疫、抗疲劳、保肝、降压、抗溃疡、抗肿瘤、抗骨质疏松等作用。茯苓具有增强免疫、抑瘤、抗炎、利尿等功效。炒白术能保肝、利胆、利尿、降血糖、抗血凝、抗菌、抗肿瘤。仙茅能调节免疫、抗氧化、保肝、抗高血糖、补肾壮阳和抗骨质疏松等。淫羊藿能降压、降血脂、抗疲劳、抗肿瘤。天龙能降低血黏度、镇痛、抗炎。制南星具有祛痰及抗惊厥、镇静、镇痛作用。法半夏有镇咳祛痰、抗肿瘤作用。黄药子能改善甲状腺功能、抑制心脏、兴奋子宫、抗病原微生物。木馒头有止痛、利尿、消炎等作用。

【用方经验】对于脾肾两虚型胃癌，魏教授认为肾为先天之本，脾为后天之本，脾主运化水湿，若肾阳不足，脾失温煦，致脾阳虚衰，水湿积聚而为痰，痰浊结而为块，形成肿瘤。痰为阴邪，耗损阳气，损伤脾胃，从而出现脾肾两虚症状，以健脾益肾，消痰散结为治。既扶助正气，又祛痰辟邪，双管齐下，得效非浅。魏老喜用党参、黄芪、茯苓、白术以健脾，仙茅、淫羊藿以补肾，用之临床，每每取得良好疗效。

## 魏品康经验方二

【组成】凌霄花10 g，赤芍10 g，当归10 g，丹参30 g，全蝎6 g，蜈蚣3条，天龙10 g，地龙15 g，制南星10 g，法半夏10 g，木馒头20 g，炒麦芽15 g，炒谷芽15 g，炙甘草6 g，大枣5枚。

【功效】活血化瘀，消痰散结。

【主治】痰瘀互结型胃癌。症见胃脘疼痛，痛有定处而拒按，或痛有针刺感，食后痛甚，或见吐血便血，舌质紫暗，脉涩。

【加减】吐血便血者加地榆炭10 g、藕节炭20 g、槐花10 g；热盛阴伤较甚者可加天花粉15 g、白芍10 g、知母10 g、生石膏30 g、竹茹10 g养阴清热；嘈杂泛酸者加吴茱萸3 g苦辛通降；失眠者加合欢皮10 g、首乌藤15 g解郁安神，帮助改善睡眠之品；兼火热内郁加黄连6 g、栀子10 g、黄芩10 g清泄郁热。

【方解】本方所治之证因痰瘀互结所致。胃癌患者，久病入络，波及血分，痰瘀互结，阻滞络脉，不通则痛，故见胃脘疼痛，痛有定处而拒按，或痛有针刺感，食后痛甚；瘀血阻滞，血液运行受阻，血溢脉外，故见吐血便血；舌质紫暗，脉涩均为痰瘀互结之征。治以活血化瘀，消痰散结。方用赤芍、当归、丹参以养血活血，为君药；天龙、法半夏、制南星、全蝎、蜈蚣消痰散结，为臣药；凌霄花以清热解毒，木馒头活血通络，麦芽、谷芽健脾消食，佐助君药，为佐药；甘草调和诸药，大枣健脾和中，为佐使药。诸药并用，共奏活血化瘀，消痰散结之功。

【注意事项】体质虚弱者慎用本方。

【现代研究】方中凌霄花有改善血液循环、舒张动脉、抑制血栓形成、抗氧化、抗炎等作用。赤芍具有增加冠状动脉血流量、抗血栓、镇静、抗炎止痛、抗惊厥的功效。当归有双向调节子宫平滑肌、抗心律失常、降血脂、抗动脉粥样硬化、抑制血小板聚集、刺激造血、抗炎、抗菌等作用。丹参有抗肿瘤、增强免疫力、抗病原微生物、清除自由

基等的作用。全蝎能抗惊厥、抗癫痫、抗肿瘤。蜈蚣能降低血黏度、镇痛、抗炎。地龙有溶栓和抗凝、抗心律失常、降压、抗惊厥、镇静、解热、抗肿瘤、平喘等作用。制南星具有祛痰及抗惊厥、镇静、镇痛作用。法半夏有镇咳祛痰、抗肿瘤作用。木馒头有止痛、利尿、消炎等作用。炒麦芽具有助消化、降血糖、抗真菌等作用。炒谷芽有促消化作用。炙甘草有抗炎、抗过敏、抗心律失常、抗病原微生物、抗氧化、抗肿瘤和抗衰老等作用。大枣具有抗变态反应、保肝、增加肌力、镇静、催眠和降压的作用。

【用方经验】魏教授认为晚期胃癌患者，久病入络，波及血分，导致痰瘀互结，治疗颇为棘手，应治瘀不忘化痰，治痰不忘化瘀。临床可根据痰瘀轻重，从容调degree用药，可谓匠心独运，圆机活法，临床每每获效。对于不同的患者，同一患者在不同的发展阶段，其证情千差万别，不可忽视辨证论治，用药如用兵，病变药也变，方可奏效，但万变不离其宗，紧紧抓住消瘀散结这个中心环节，就能固守阵地，以不变应万变。因此魏老在消痰散结药方面多选用制半夏、制南星、全蝎、蜈蚣、僵蚕、天龙、地龙等，每获良效。

## 加味沙参麦冬汤方
### （魏品康经验方）

【组成】北沙参10 g，大麦冬10 g，鲜石斛10 g，玉竹10 g，蒲公英30 g，凌霄花10 g，蛇莓30 g，夏枯草30 g，制大黄15 g，法半夏10 g，陈胆星10 g，天龙10 g，全蝎3 g，炒麦芽15 g，炒谷芽15 g。

【功效】养阴解毒，消痰散结。

【主治】热毒伤阴，痰浊内聚型胃癌。症见胃脘疼痛，食欲减退，口干唇燥，大便干燥，形体消瘦，手足心热，舌质红绛，苔少，脉细数。

【加减】热盛阴伤较甚者，可加天花粉15 g、白芍10 g、知母10 g、生石膏30 g、竹茹10 g养阴清热；嘈杂泛酸者，加山茱萸苦辛通降；失眠者加合欢皮10 g、首乌藤15 g解郁安神帮助改善睡眠之品；兼火热内郁，

第三章 腹腔肿瘤

肿瘤科国医圣手时方

151

加黄连6 g、栀子10 g、黄芩10 g清泄郁热。

【方解】本方所治之证因热毒伤阴，痰浊内聚所致。痰毒郁结，日久化火，或热邪化火伤气，煎灼胃阴，炼液为痰，表现为胃脘疼痛，食欲减退，口干唇燥，大便干燥，形体消瘦，手足心热等症；舌质红绛，苔少，脉细数亦为热毒伤阴，痰浊内聚之征。治以养阴解毒，消痰散结。方用北沙参、大麦冬、鲜石斛、玉竹以清养肺胃，生津润燥，取沙参麦冬汤养阴生津之意；蒲公英、凌霄花、蛇莓、夏枯草、制大黄以清热解毒；天龙、法半夏、陈胆星、全蝎消痰散结；麦芽、谷芽健脾消食。诸药并用，共奏养阴解毒，消痰散结之功。

【注意事项】脾胃虚寒者慎用本方。

【现代研究】方中北沙参具有强心、镇咳祛痰、增强免疫等功效。大麦冬能升白细胞、提高免疫功能、增加冠状动脉流量。鲜石斛可以抗肿瘤、降血糖、调节免疫。玉竹有提高免疫力、降血糖、降血脂、缓解动脉粥样斑块形成、扩张外周血管和冠状动脉、强心、抗氧化、抗衰老等作用。蒲公英能抗病原微生物、保肝、利胆、抗胃溃疡、提高免疫力等。凌霄花有改善血液循环、舒张动脉、抑制血栓形成、抗氧化、抗炎等作用。蛇莓有抗肿瘤、增强免疫功能、抗菌、降压等作用。夏枯草能抗炎、免疫抑制、降血糖，有一定的毒性。制大黄有抗感染、止血、保肝、降压、降胆固醇等功效。法半夏有镇咳祛痰、抗肿瘤、抗早孕及致畸且有一定的毒性。陈胆星有祛痰及抗惊厥、镇静、镇痛作用。天龙能降低血粘度、镇痛、抗炎。全蝎抗惊厥、抗癫痫、抗肿瘤。炒麦芽具有助消化、降血糖、抗真菌等作用。炒谷芽有促消化作用。

【用方经验】魏教授认为对于热毒津伤患者，多由于痰毒郁结，日久化火，或放化疗后，热邪化火伤气，煎灼胃阴，炼液为痰，表现为热毒伤阴，痰浊内聚的证候，以养阴解毒，消痰散结法治疗。养阴解毒仅治病之标，本为痰浊内阻，痰浊为阴邪，易阻碍气机，又可郁而化热，故治疗首先要考虑消痰散结。痰湿去，则热无所依，随湿而去，消痰散结之剂，多辛香走窜，易化热伤津，故

用养阴解毒，既可生津培本，又可解除消痰散结偏温之弊。魏老喜用沙参麦冬汤加半夏、陈南星、天龙、全蝎等消痰散结药物。

## 加味柴胡疏肝散方
## （魏品康经验方）

【组成】柴胡10 g，炒枳壳12 g，炒枳实12 g，厚朴12 g，预知子30 g，砂仁（后下）6 g，炒白芍15 g，法半夏10 g，制南星10 g，紫金牛30 g，黄药子6 g，炙甘草6 g，大枣5枚。

【功效】疏肝和胃，消痰散结。

【主治】肝气郁结，痰浊中阻型胃癌。症见胃脘胀闷，攻撑作痛，脘痛连胁，嗳气频繁，大便不畅，每因情志因素而痛作，苔薄白，脉沉弦。

【加减】热盛阴伤者，可加天花粉15 g、知母10 g、生石膏30 g、竹茹10 g养阴清热；嘈杂泛酸者，加山茱萸10 g苦辛通降；失眠者加合欢皮10 g、首乌藤15 g解郁安神帮助改善睡眠之品；兼火热内郁，加黄连6 g、栀子10 g、黄芩10 g清泄郁热。

【方解】本方所治之证因肝气郁结，痰浊中阻所致。肝气郁结，不得疏泄，气郁导致血滞，故见胃脘胀闷，攻撑作痛，脘痛连胁，嗳气频繁；苔薄白，脉沉弦亦为肝气郁结，痰浊中阻之征。治以舒肝和胃，消痰散结。方用柴胡为君药，疏肝行气止痛；白芍酸敛，化湿和中，为臣药；陈皮、枳壳、川芎、香附，增强疏肝行气，活血止痛之效，为佐药；甘草调和诸药，为使药。诸药合用，共达舒肝和胃，消痰散结之功效。

【注意事项】老年患者须重视培补脾肾，酌情增加抗肿瘤药物。

【现代研究】方中柴胡能抗炎、解热、抗惊厥、镇静、镇咳、镇痛，护肝。炒枳壳能促进胃肠推进功能、抗过敏、升压。炒枳实具有缓解肠痉挛、促进胆汁排泄、抗溃疡等作用。厚朴能抑菌、降压、调节肠管运动及预防胃溃疡。预知子具有抗肿瘤、抗菌的作用。砂仁有抑制血小板聚集、抗溃疡等作用。炒白芍具有镇痛、解痉、抗炎、抗溃疡的作

用。法半夏能镇咳祛痰、抗肿瘤、抗早孕及致畸且有一定的毒性。制南星具有祛痰及抗惊厥、镇静、镇痛作用。紫金牛有止咳平喘、抗炎抑菌、抗病毒、抗肿瘤、抗生育、驱虫等功效。黄药子能改善甲状腺功能、抑制心脏、兴奋子宫、抗病原微生物。炙甘草有抗炎、抗过敏、抗心律失常、抗病原微生物、抗氧化、抗肿瘤和抗衰老等作用。大枣具有抗变态反应、保肝、增加肌力、镇静、催眠

和降压的作用。

【用方经验】魏教授认为肝主疏泄，脾主运化，若肝之疏泄失常，即木郁土壅，脾土气滞，聚而为痰。治以舒肝和胃，消痰散结，治疗中，魏老不仅抓住肝气郁结这一"证"，而且抓住"痰浊"这一病理环节，既辨证论治，又辩病论治，若仅疏肝理气则难以化其痰，而消痰散结有涤痰除浊、推陈出新之妙，结合疏肝理气，可谓相得益彰。

# 第二节　大肠癌

疾病概述：大肠癌是指结肠癌与直肠癌的总称，为消化道常见的恶性肿瘤。该病以排便习惯改变以及腹部肿块、腹胀、腹痛、脓血便为特征。本病的发病年龄以 40～60 岁居多。男性较女性多，男女之间比为 2∶1。好发部位为直肠，其次为乙状结肠，向上则逐段减少，至盲肠又逐渐增多。基本病理形态可分为肿块型，溃疡型与浸润型。对大肠癌的治疗仍然是尽可能手术切除，如病变限于黏膜下层，根治术后 5 年生存率可达 90%，反之如有淋巴结转移，则在 30% 以下。中医学认为本病属于"癥瘕""积聚""脏毒""肠覃""锁肛痔"等范畴。其发病多因饮食不节，忧思抑郁，久泻久痢，劳倦体虚，感受外邪，湿毒蕴结等因素引起。脾胃受损，水谷精微不能运化输布，以致湿浊内生。加之五脏虚衰，正气不足，易受外邪，邪毒滞肠道，日久积聚成块，肿块阻塞肠道。久泻久痢，肾阳不足，不能温运脾阳，从致脾肾阳虚。久病累及肝肾，精血亏虚，出现肝肾阴虚，终至神离气脱，阴阳离决。

## 加味洋参生脉饮方（王国三经验方）

【组成】西洋参粉 6 g，鸡内金 10 g，焦神曲 27 g，焦山楂 27 g，焦麦芽 27 g，竹茹 10 g，芦根 24 g，麦冬 10 g，五味子 6 g，阿胶 10 g，茯苓 10 g。

【功效】益气养阴，佐以养血和胃。

【主治】结肠癌术后放疗后之气阴两虚证。症见周身乏力，纳差，口干，恶心，呕吐，夜眠梦多，二便尚可，舌质淡红，苔薄白，脉沉细。

【加减】若痛引两胁，加柴胡 10 g、郁金 10 g 疏肝理气；热结便秘者，加大黄 10 g 导腑泻热；便血多者，加地榆炭 10 g、炒荆芥 10 g、三七 9 g 凉血止血；腹硬满痛者，加枳实 10 g、槟榔 6 g 行气导滞止痛；排便困难者，加大黄 10 g、桃仁 15 g 通腑泻下；发热甚者，加牡丹皮 10 g、生地黄 15 g 凉血清热；里急后重者，加广木香 6 g、白芍 10 g 行气缓急止痛；大便夹血，心悸失眠者，加酸枣仁 15 g 宁心安神；短气汗多者，加重麦冬 10 g、五味子 6 g 剂量以益气养阴。

【方解】本方所治之证因气阴两虚所致。术后损伤气血，致脾气亏虚，胃失和降，故见恶心，呕吐，周身乏力，纳差；放疗后耗损气阴，导致气阴两虚，津液不能上呈于口，故见口干；气血亏虚，不荣清窍，心神失养，故见夜眠梦多；舌质淡红，苔薄白，脉沉细亦为气阴两虚之征。治以益气养阴，佐以养血和胃。方中西洋参大补气阴，为方中君药；芦根、麦冬、五味子养阴生津，为臣药；鸡内金、焦神曲、焦山楂、焦麦芽健脾消食，阿胶、茯苓健脾养血，竹茹和胃降逆，同为佐药。综观该方可达益气养阴，养血和胃作用。

【注意事项】若患者体质恢复尚可，可适

当增加抗肿瘤药物。

【现代研究】方中西洋参粉有益胃、调节中枢神经功能、保护心血管系统、提高免疫力抗肿瘤、降低血液凝固性等作用。鸡内金能促进胃酸分泌、增进胃和小肠蠕动及抗肿瘤。焦神曲有增加食欲、促进代谢等作用。焦山楂具有降血脂、降压、抗菌、改善胃肠功能、调节免疫等功效。焦麦芽具有助消化、降血糖、抗真菌等作用。竹茹有抗菌、增加尿中氯化物量、增高血糖的作用。芦根有镇静、解热、抗肿瘤作用。麦冬能升白细胞、提高免疫功能、增加冠状动脉流量。五味子有抑制中枢、强心、兴奋呼吸、保肝等功效。阿胶具有抗贫血、抑瘤、提高免疫力、抗休克、抗疲劳、保健等作用。茯苓具有增强免疫、抑瘤、抗炎、利尿等功效。

【用方经验】结肠癌属中医学"肠癌""便血""腹痛"等范畴，中医学认为肠癌的发生多由正气亏虚，瘀毒内结所致，其病机仍不离虚、毒、瘀。王教授对于这种劳欲久病，加之手术损伤，日久而成气阴两虚之虚劳，方选洋参生脉饮加味，益气养阴，佐以养血和胃，健脾开胃，从后天调理，守方常服，故取得良好疗效，值得推广应用。

## 滋补汤（方和谦经验方）

【组成】党参9g，茯苓9g，白术9g，炙甘草6g，当归9g，熟地黄9g，白芍9g，官桂39，陈皮9g，木香3g，大枣4枚，生黄芪15g，枸杞子10g，麦冬10g，焦曲6g。

【功效】益气养血，健脾和胃。

【主治】直肠癌术后气血亏虚，脾胃失健。症见恶心，纳差不欲食，乏力气短，泄泻，口干，舌红，苔薄白，脉细缓。

【加减】夜寐不佳加酸枣仁15g、柏子仁10g、首乌藤15g、百合12g；纳差不欲食加山楂10g、谷芽15g、麦芽15g、神曲15g。

【方解】滋补汤为八珍汤加减而来。方用党参、白术、茯苓、甘草补脾益气；当归、白芍、熟地黄滋养心肝。全剂配合，共收气血双补之功。方中四君子汤合生黄芪健脾益气；四物汤合枸杞子、大枣补血；以陈皮、

木香、焦曲行气消食和胃。柯琴称：古人治气虚以四君，治血虚以四物，气血俱虚者以八珍，更加黄芪、肉桂、名十全大补，宜乎万举万当也。而用之有不获效者，盖补气而不用行气之品，则气虚之甚者，几无气以运动；补血而仍用行血之物，则血虚之甚者，更无血以流行。故陈皮以行气，而补气者悉得其效用；去川芎行血之味，而补血者因以奏其功。此善治者，只一加一减，便能旋转造化之机也。然气可召而至，血易亏而难成，苟不有以求远志之苦，先入心以安神定志，使温之品，始得化而为血，以奉生身；又心苦缓，必得五味子之酸，以收敛神明（心气），使营行脉中而流于四藏。官桂、生黄芪补气温阳；麦冬、枸杞子益气滋阴；陈皮、木香健脾理气；大枣、焦曲助运化。全方合用，共奏益气养血，健脾和胃之功。

【注意事项】方老在临证中非常重视保胃气，提出"大病必顾护脾胃"。故诊治用方过程中忌伐脾伤胃之品。

【现代研究】党参能调节胃肠运动、抗溃疡、增强免疫功能、稳定机体内环境。茯苓具有增强免疫、抑瘤、抗炎、利尿等功效。白术能保肝、利胆、利尿、降血糖、抗血凝、抗菌、抗肿瘤。当归具有增加冠脉流量、降血脂抗血栓、调节免疫、抗炎、平喘的功效。白芍具有镇痛、解痉、抗炎、抗溃疡的作用。陈皮可以扩张血管、抗炎、抗溃疡等。木香能促进消化、抗菌、升压。黄芪有增强免疫、抗疲劳、保肝、降压、抗溃疡、抗肿瘤、抗骨质疏松等作用。枸杞子对免疫有促进作用，能抗肿瘤、降血脂、保肝、降血糖、降压。麦冬可以抗心律失常、止咳平喘、抗过敏、抗菌、调节免疫。

【用方经验】1. 方老认为大肠癌术后，最容易发生气血亏虚，大肠癌放疗为热邪损伤，耗气伤阴，脾气虚则脾失健运，水谷混杂而下，以致发生泄泻。"脾胃为后天之本"，泄泻造成水谷精微不能吸收，而致后天失养，故可见乏力气短；脾主运化、胃主受纳，脾胃受损，津液化生不足，不能上承故口干；胃气上逆则恶心；气血亏虚，故可见白细胞减少。病位在中焦，病性属气血亏虚之虚证。

2. 西医在大肠癌术后，常采用辅助放疗、化疗，防止病灶复发转移，提高生存期。但放、化疗过程中，对机体正常组织带来不可避免地损坏。放疗、化疗后，机体出现的症状，多属于"热毒伤阴"所致，因此治疗上多以清热解毒，益气养阴为主。脾胃为后天之本，气血生化之源，大病术后气血受损，继而放化疗，更伤津耗气，损伤脾胃。方老用滋补汤，寓在气血双补，脾胃同调。

## 加味芍药汤合归芪汤方
### （叶桔泉经验方）

【组成】全当归5g，赤芍5g，黄芪5g，炒大黄5g，炒黄芩5g，黄连5g，肉桂1g，炒槟榔5g，木香5g，甘草3g。

【功效】清热利湿，益气和血。

【主治】结肠癌湿热蕴结，气血两虚证。症见面色少华，体弱少言，食欲不振，口苦且腻，腹部隐隐作痛，每天大便5～6次，不成形，有时大便带血或黏液，大便时有里急后重感。舌红苔黄，脉滑数。

【加减】本方所用山豆根系豆科广豆根，因其味苦，需研细后装胶囊口服。

【方解】芍药汤合归芪汤以益气和血为主，方中当归、赤芍和血，黄芪补气为君药，大黄、黄芩、黄连清热利湿为臣药，肉桂、槟榔、木香理气消导为佐药，山豆根解毒抗癌，甘草缓中为使药。全方合用，共奏清热利湿，益气和血之功。

【注意事项】人参少量使用可以增强癌症患者的免疫能力，有助抗癌，但如果大量使用的话，势必适得其反，反而促进癌细胞的生长，所以癌症患者使用人参应特别慎重。

【现代研究】现代药理研究：当归具有增加冠脉流量、降血脂抗血栓、调节免疫、抗炎、平喘的功效。赤芍具有增加冠状动脉血流量、抗血栓、镇静、抗炎止痛、抗惊厥的功效。黄芪有增强免疫、抗疲劳、保肝、降压、抗溃疡、抗肿瘤、抗骨质疏松等作用。大黄有抗感染、止血、保肝、降压、降胆固醇等功效。黄芩能抑菌、抗炎、降压、护肝、防辐射。黄连可以抗病原微生物、抗炎、抗

心律失常、降压。肉桂具有抗溃疡、促进肠蠕动、镇痛解热、抗菌、升白细胞等作用。槟榔的作用包括驱虫、抗菌、抗病毒。木香可以保护胃黏膜、抗菌、抑制呼吸。甘草有抗炎、抗过敏、抗心律失常、抗病原微生物、抗氧化、抗肿瘤和抗衰老等作用。

【用方经验】1. 叶先生诊治癌症经验告诉我们，治癌必须从三方面入手：①本着患者在不同时期出现的各种不同的症状，针对性采用准确的辨证论治原则进行投药，以改善症状，提高生活质量。②本着癌症患者病程长、体质弱、正气虚的特性，针对性采用适当的扶正固本措施，以提高免疫能力及生理机能，以抵抗癌细胞的毒害及耐受放化疗的副作用，安全度过放化疗期。③本着直接或间接杀死肿瘤细胞，达到彻底治疗患者的目的，针对性选择比较有特异性的抗肿瘤中草药，以提高临床疗效。只有三管齐下，才能取胜有望，本方即体现了以上三原则。

2. 叶先生认为广豆根所含的有效成分之一苦参碱对于消化道癌症有效，但是临床治疗中应用这种山豆根经常有中毒病例的报告，主要症状有：恶心呕吐，头晕，头痛，大量出汗，行走不稳等。叶先生认为凡是服广豆根中毒，都可能是超量所致，每次量应小于9g才是属于安全量。

## 清肠消肿汤 （刘嘉湘方）

【组成】预知子15g，红藤15g，苦参15g，紫丹参15g，凤尾草15g，广木香9g，土鳖虫9g，乌梅9g，白花蛇舌草30g，菝葜30g，野葡萄藤30g，生薏苡仁30g，瓜蒌子30g，白毛藤30g，贯众草30g，半枝莲30g，壁虎4.5g。

【功效】理气化瘀，消肿解毒。

【主治】结、直肠癌。

【加减】气虚加黄芪20g、党参15g、白术10g、扁豆10g；伴脾肾阳虚者，加补骨脂10g、菟丝子10g、薜荔果10g、益智9g、熟附子9g；血虚加当归10g、白芍10g、阿胶10g；阴虚加北沙参15g、麦冬10g、川石斛10g、生地黄15g、鳖甲15g；便脓血加生

地榆15 g、槐花炭10 g、血余炭9 g、乌蔹莓20 g、黄柏10 g；便次多加诃子10 g、升麻9 g、补骨脂10 g、扁豆10 g、赤石脂10 g、禹余粮10 g、罂粟壳10 g；大便秘结体实者加生大黄10 g、枳实10 g、玄明粉9 g；体虚便秘加柏子仁10 g、郁李仁10 g、火麻仁15 g；腹部肿块者加夏枯草10 g、海藻10 g、昆布10 g、生牡蛎15 g、木鳖子1 g。

【方解】方中白花蛇舌草、菝葜清热解毒，消肿散结；苦参、凤尾草清热燥湿，解毒抗癌；野葡萄藤、白毛藤活血通络止痛；半枝莲清热解毒，散结消肿；预知子、广木香、生薏苡仁、瓜蒌子健脾理气，化湿导滞；紫丹参、土鳖虫、壁虎活血祛瘀散结；乌梅、贯众敛肠解毒止血。全方合用，共成理气化瘀，消肿解毒之剂。

【注意事项】虚寒性出血忌用，并酌情增减剂量。

【现代研究】预知子具有抗肿瘤、抗菌的作用。苦参具有抗病原体、免疫抑制、抗心律失常、解热等作用。丹参有抗肿瘤、增强免疫力、抗病原微生物、清除自由基等的作用。木香能促进消化、抗菌、升压。土鳖虫有降脂、抗血凝、溶栓、镇痛的功效。乌梅可以驱蛔、抗微生物、抗肿瘤、抗过敏。白花蛇舌草能抗肿瘤、抗菌消炎。菝葜具有抗炎、镇痛、抗肿瘤等功效。薏苡仁具有解热、镇静、镇痛等作用。瓜蒌子的作用包括抗肿瘤、抗菌、祛痰、抗血小板凝集、抗氧化。贯众草能抗病毒、抗疟驱虫、抗菌、抗肿瘤。壁虎具有抗肿瘤、抗血栓、镇静催眠的作用。半枝莲能抗肿瘤、抗病毒、促进细胞免疫功能。

【用方经验】对于大肠癌中便秘与泄泻两个常见症状，刘教授经常分别采用"下""举""敛"的方法进行治疗，收到一定效果。下法就是选用清热泻下，攻积导滞的生大黄、玄明粉、枳实、瓜蒌子等药物，以期荡涤湿热毒邪，清除宿滞瘀血，减轻局部炎症水肿的功效。举法就是选用益气升阳，温肾固脱的药物，如黄芪、党参、白术、桔梗、升麻、补骨脂、益智、菟丝子等。敛法就是选用具有收涩敛肠功效的药物，如乌梅、诃子、赤石脂、禹余粮等，以期达到涩肠敛泻的目的。

# 芪精败酱汤（孙桂芝经验方）

【组成】黄芪30 g，黄精15 g，枸杞子15 g，鸡血藤15 g，槐花15 g，败酱草15 g，马齿苋15 g，仙鹤草15 g，白英15 g。

【功效】益气活血，补肾解毒。

【主治】大肠癌术后。

【加减】脾肾两虚者，加党参15 g、白术10 g、菟丝子10 g、女贞子10 g；脾胃不和者，加党参15 g、白术10 g、陈皮10 g、茯苓15 g、法半夏9 g；心脾两虚者，加党参15 g、白术10 g、炒酸枣仁15 g、当归10 g；大便秘结者，加火麻仁15 g、冬瓜子10 g、番泻叶6 g；大便溏薄者，加焦薏苡仁20 g、儿茶3 g；大便黏液或便血者，加地榆10 g、石榴皮10 g；腹痛腹胀者，加延胡索10 g、香附10 g、乌药10 g、川楝子10 g；解毒加白花蛇舌草25 g、半枝莲25 g、藤梨根30 g。

【注意事项】虚寒性出血忌用。

【现代研究】1. 枸杞子具有增强免疫、抗肿瘤、抗氧化、降血糖作用。鸡血藤能抗炎、调节免疫、降胆固醇。败酱草有护肝、抗肿瘤的作用。马齿苋具有抗菌。抗肿瘤、调节免疫、降血脂的功效。黄精能抗氧化、降血脂、调节免疫。鸡血藤具有扩张血管、抗病毒等作用。仙鹤草能止血、抗炎、抗肿瘤。槐花具有止血、抗菌、护心的作用。

2. 实验研究：芪精败酱汤联合化疗治疗Ⅲ期大肠癌疗效观察。结果生存率分析显示，治疗1年生存90例，生存率97.83%；治疗3年总例数76例，生存70例，生存率92.11%；治疗5年总例数例51例，生存36例，生存率70.59%。治疗前后免疫功能变化对比，巨噬细胞吞噬功能检测共49例，治疗前吞噬率为$41.46 \pm 9.89$（M±SD），治疗后为$45.30 \pm 10.28$ 吞噬指数治前为$0.54 \pm 0.16$，治后为$0.61 \pm 0.16$，两者治疗前后对比$P_{均} < 0.05$。免疫球蛋白治疗前后对比无明显变化，$P_{均} > 0.05$。

【用方经验】孙桂芝指出大肠癌的治疗总体应以健脾益肾，扶正固本来推动大肠传导司职；局部予以解毒化湿，散结祛瘀，消积导滞以利大肠功能恢复。在病机主方基础上随证加减：①解毒抗癌。酌选蜂房、藤梨根、红藤、败酱草、草河车、白花蛇舌草、白英等；热毒炽盛者，加土茯苓、地榆、槐花等。②泻痢不止。加炒乌梅、石榴皮、诃子肉、炒薏苡仁等；湿重时加利湿止泻药，如猪苓、泽泻、车前草等。③出血多者。加血余炭、侧柏炭、藕节炭、地榆炭、三七粉等。④肿瘤压迫，翻花。加山慈菇、黄药子、夏枯草、生牡蛎、龟甲、鳖甲、穿山甲等。⑤疼痛。加郁金、延胡索、乌药、香附、荜茇、桃仁、水红花子、凌霄花等。

## 扶正祛邪方（何任经验方）

【组成】党参20 g，黄芪30 g，女贞子15 g，猪苓30 g，茯苓30 g，枸杞子20 g，猫人参40 g，白花蛇舌草30 g，半枝莲15 g，生大黄6 g，薏苡仁60 g，焦酸枣仁15 g，首乌藤30 g，平地木15 g。

【功效】扶正健脾，祛邪抗癌。

【主治】大肠癌术后化疗后正气虚衰，余毒未尽。症见腹痛，腹泻，浑身乏力，面色苍白，头晕神怠，毛发稀少枯黄，苔白薄腻，脉濡。

【加减】下肢痿软加川续断9 g，牛膝9 g。

【方解】本方治疗正气虚衰，余毒未尽。故以扶正为主，佐以解毒抗癌之中药。方中党参、黄芪补中益气，健脾益肺。党参黄芪常相配伍，黄芪补气、既能升补脾气，又能益肺固表。党参补气，只能健脾补气，无固表之力，但党参还能益气生津，黄芪则无生津之效；黄芪兼能利水，党参无利水作用。猪苓、茯苓、薏苡仁健脾益气，清热利水；枸杞子、女贞子滋阴补肾；猫人参、白花蛇舌草、半枝莲、平地木、生大黄清热解毒，散结抗癌，焦酸枣仁、首乌藤宁心安神。全方合用，共奏扶正健脾，祛邪抗癌之功。

【注意事项】应用时应坚持"不断扶正，适时攻邪，随症治之"的原则。

【现代研究】现代药理研究：党参能调节胃肠运动、抗溃疡、增强免疫功能，稳定机体内环境。黄芪有增强免疫、抗疲劳、保肝、降压、抗溃疡、抗肿瘤、抗骨质疏松等作用。女贞子的作用包括抗骨髓抑制、升白细胞、降血脂、护肝、抗炎。茯苓具有增强免疫、抑瘤、抗炎、利尿等功效。猪苓有促进免疫、提高抗肿瘤活性的作用。枸杞子对免疫有促进作用，能抗肿瘤、降血脂、保肝、降血糖、降血压。人参具有抗疲劳、提高免疫力、降血糖、抗炎、抗肿瘤等作用。白花蛇舌草具有抗菌、抗炎、保肝利胆等作用。半枝莲能抗肿瘤、抗病毒、促进细胞免疫功能。大黄有抗感染、止血、保肝、降压、降胆固醇等功效。薏苡仁具有解热、镇静、镇痛等作用。

【用方经验】何老认为大肠癌的发病主要与肠胃失和，湿浊内生，郁而化热；或饮食不节，损伤肠胃，酿成湿热，侵淫肠道，肠道气血运行不畅，日久蕴结化为热毒，致使正气内耗，邪毒内盛而发病成癌。中医治疗本病主要运用扶正祛邪与辨证施治相结合的原则。手术或化疗耗伤正气，故治疗先以扶正固本为主，辅以祛邪抗瘤治之。待正气渐复，病情较稳定，则可继续以扶正祛邪并重，随证加减而治，方能控制病情。

## 复方三根汤（吴良村方）

【组成】藤梨根30～60 g，虎杖根30～60 g，野葡萄根30～60 g，党参15 g，白术15 g，猪苓15 g，茯苓15 g，牛薏苡仁30 g，生山楂12 g，预知子15 g，鸡金10 g，甘草6 g。

【功效】健脾化湿解毒。

【主治】大肠癌。

【加减】大便秘结加生大黄（后入）6 g、望江南30 g、瓜蒌30 g；腹胀加广木香12 g、大腹皮15 g；疼痛加延胡索24 g、花椒9 g、全蝎5 g；恶心呕吐加姜半夏12 g、姜竹茹12 g；大便带血加仙鹤草30 g、地榆炭15 g；远处有淋巴结转移加山豆根5 g、蜈蚣3条；化疗后白细胞偏低者加仙茅15 g、淫羊藿15 g、羊蹄根30 g；有脓肿形成加金银花30 g、败酱草30 g。

【方解】方中党参益气健脾，兼能补血而

为君药。白术温中健脾，化湿利水；猪苓、茯苓健脾利水，清心安神；生薏苡仁、鸡内金健脾和胃，扶助运化，共成臣药。藤梨根、虎杖根、野葡萄根清热解毒，活血通络；预知子、生山楂清热解毒，散结消肿，共成佐药。甘草调和诸药，补益中州，是为使药。诸药合用，共成健脾化湿解毒之剂。

【注意事项】酌情增减药物剂量。

【现代研究】1. 虎杖根有祛痰止咳、降压、止血、镇痛作用。党参能调节胃肠运动、抗溃疡、增强免疫功能，稳定机体内环境。白术能保肝、利胆、利尿、降血糖、抗血凝、抗菌、抗肿瘤。茯苓具有利尿、镇静、抗肿瘤、降血糖等作用。猪苓有促进免疫，提高抗肿瘤活性的功效。薏苡仁具有解热、镇静、镇痛等作用。藤梨根能抗肿瘤。鸡内金的作用包括促进胃酸分泌、增进胃和小肠蠕动及抗癌。预知子具有抗肿瘤、抗菌的作用。

2. 实验研究：复方三根汤组与化疗组（FOM 方案）对比，治疗组 1 年生存率为 98.3%，5 年生存率 19.3%，10 年生存率 5.5%；对照组 1 年生存率 87.7%，5 年生存率 6.8%，10 年生存率 1.1%；对 CEA 的影响，治疗组下降值 11.95±9.94，对照组下降 5.32±4.15，$P < 0.01$，对补体 C3 的影响，治疗组 34.75±18.99，对照组 9.17±5.41，$P < 0.01$，治疗后两组 ANAE 值，治疗组 12.47±8.69，对照组 4.6±3.99，$P < 0.01$。因此复方三根汤有减轻患者症状，改善生存质量，提高远期生存率及机体的免疫功能，降低 CEA 水平，对预防肿瘤的复发及转移有积极意义。

【用方经验】吴老认为肠癌由多种病理因素所致，是邪实与正虚夹杂的复杂疾病，尤具邪深毒盛，正虚体弱之特征。针对其特殊而复杂的发病规律，吴良村将其归纳为气滞，血瘀，痰凝，火盛相互交结，正气受损，气阴两伤。且因邪毒乘虚而入，必然进一步阻滞气血津液流通，耗伤正气，致气愈滞，血愈瘀，痰愈凝，火愈盛，因果相连，变证丛生。而其病理关键在于邪深毒盛，正气不足，二者既是内在原因，也是其必然结果。吴老在遣方用药上一直重视脾胃，认为健脾和胃

药几乎对所有肿瘤都是必须的，故常用白术、茯苓、鸡内金、山楂、谷芽、麦芽等。对于大便溏薄，次数增多者，则多用炒制之品，慎用生地等寒凉之物。此外活血化瘀类中药不但能减少补益药的凝滞之弊，而且能配合放化疗起增效的作用，如三棱、莪术、丹参、延胡索等均能入肝肾，活血止痛，并能增加肿瘤细胞对化疗药物的敏感性。

# 邱佳信经验方

【组成】太子参 12 g，炒白术 9 g，茯苓 30 g，姜半夏 9 g，青皮 5 g，陈皮 5 g，红藤 30 g，菝葜 30 g，野葡萄藤 30 g，藤梨根 30 g，生牡蛎 30 g，夏枯草 15 g，柴胡 9 g，郁金 9 g，佛手 9 g，绿萼梅 9 g，焦山楂 9 g，神曲 9 g，鸡内金 12 g，天龙 3 条，垂盆草 30 g，珠儿参 9 g，岩柏 12 g，马兰根 30 g。

【功效】健脾益气，清热解毒，软坚散结。

【主治】直肠癌术后之脾气亏虚，瘀毒内结证。症见上腹隐隐作胀，易疲倦，纳呆，大便溏，日行数次，舌质淡胖，舌苔白，脉弦细或涩。

【加减】热结便秘者，加大黄 10 g、芒硝 10 g 导腑泻热；便血者，加地榆炭 10 g、炒荆芥 10 g、三七 9 g 凉血止血；腹硬满痛者，加枳实 10 g、槟榔 9 g 行气导滞止痛；排便困难者，加大黄 10 g、桃仁 6 g 通腑泻下；发热者，加牡丹皮 10 g、生地黄 15 g 凉血清热；里急后重者，加广木香 6 g、白芍 10 g 行气缓急止痛；心悸失眠者，加酸枣仁 15 g 宁心安神；短气汗多者，加麦冬 10 g、五味子 6 g 益气养阴。

【方解】本方所治之证因脾气亏虚，瘀毒内结所致。术后损伤气血，久则伤及脾胃，脾失健运，故见纳呆，大便溏，日行数次；气血亏虚，不荣头面，形体失养，故见易疲倦；肠癌术后，瘀毒未尽，郁结腹部，故见上腹隐隐作胀；舌质淡胖，舌苔白，脉弦细或涩均为脾气亏虚，瘀毒内结之征。治以健脾益气、清热解毒、软坚散结。方以太子参、茯苓补中益气，健脾益肺，生牡蛎、夏枯草

软坚散结，为君；红藤、菝葜、野葡萄藤、藤梨根活血通络，配合白术健脾益气，燥湿利水，为臣；天龙、活血通络，垂盆草清热解毒，姜半夏、青皮、陈皮、柴胡、郁金、佛手，为佐药；山楂、神曲、鸡内金等可健脾消食，绿萼梅疏肝、和胃、化痰，为使药。诸药相配，共达健脾益气、清热解毒、软坚散结之效。

【注意事项】本方重在疏肝健脾，活血通络，若体质尚可，可适当增加抗肿瘤之品。

【现代研究】方中太子参具有提高免疫、延长寿命的作用。炒白术能保肝、利胆、利尿、降血糖、抗血凝、抗菌、抗肿瘤。茯苓具有增强免疫、抑瘤、抗炎、利尿等功效。姜半夏有镇咳祛痰、抗肿瘤、抗早孕。青皮有祛痰、平喘、抑制平滑肌痉挛、升压、抗休克等作用。陈皮具有扩张血管、抗炎、抗溃疡等作用。红藤有降压、改善心肌代谢、抑制血小板聚集、抑菌等作用。菝葜具有抗炎、镇痛、抗肿瘤等功效。野葡萄藤有止血作用。藤梨根利尿、止血、抗菌、抗病毒、抗肿瘤。生牡蛎具有抗溃疡、护肝、增强免疫等功效。夏枯草能抗炎、免疫抑制、降血糖。柴胡能抗炎、解热、抗惊厥、镇静、镇咳、镇痛、护肝。郁金能降血脂、镇痛、保护肝细胞、抗炎等。佛手对肠道平滑肌有明显的抑制作用，对乙酰胆碱引起的十二指肠痉挛有明显的解痉作用，可扩张冠状动脉血管，增加冠状动脉的血流量，减缓心率和降低血压。绿萼梅有退热、降压、抗血小板聚集等作用。焦山楂具有降血脂、降压、抗菌、改善胃肠功能、调节免疫等功效。神曲有极好的消食导滞，和胃止呕，解胀治痢，增加食欲，促进代谢等作用。鸡内金促进胃酸分泌、增进胃和小肠蠕动及抗癌。天龙能降低血粘度、镇痛、抗炎。垂盆草有保肝降酶、抑菌、抑制细胞免疫反应等功效。珠儿参有抗炎、止血等作用。岩柏有抗炎、抗乙肝病毒、抗肿瘤等作用。马兰根有止血、利尿等作用。

【用方经验】直肠癌属于中医学便血、腹痛、积聚等病证范畴。邱教授认为：从中医辨证角度来看，消化道恶性肿瘤，邪实是其

客观存在，而脾虚则贯穿疾病的始终，脾胃为后天之本，脾胃功能失调，正气生成不足，机体抗邪能力下降，造成疾病的发生；再则脾失健运，津液不能输布，痰浊凝聚，形成邪毒，在疾病发展过程中，两者又互为因果，造成疾病的恶化。从临床表现来看，消化道恶性肿瘤常有共同症状，按中医辨证则应辨为脾虚而瘀毒内结，因此邱老临床上健脾益气始终贯穿整个治疗过程，配合"实则泻之""留则攻之""结者散之""坚者消之"，多可使病情得到控制、好转。

---

## 李济仁经验方一

【组成】水杨梅根30 g，藤梨根30 g，菝葜30 g，半枝莲30 g，白花蛇舌草30 g，白英30 g，党参15 g，白术15 g，茯苓15 g，当归15 g，虎杖20 g，生薏苡仁20 g，红藤20 g，大枣20 g。

【功效】解毒抗癌，健脾养血。

【主治】癌毒瘀阻，气血两虚型结肠癌。症见形体消瘦，面色萎黄，神情倦怠，不欲饮食，腹部疼痛，大便干秘。舌质淡红，苔少，脉细微弦。

【加减】便秘加大黄10 g；便血加地榆炭10 g、炒荆芥10 g、三七9 g。

【方解】本方所治之证因癌毒瘀阻，气血两虚所致。瘀毒内结，脾气受阻，久则脾气亏虚，脾失健运，气血生化乏源，致气血亏虚，形体失养，故见形体消瘦，面色萎黄，神情倦怠，不欲饮食；瘀毒内结，络脉受阻，阻滞气机运行，不通则痛，故见腹部疼痛，大便干秘；舌质淡红，苔少，脉细微弦亦为癌毒瘀阻，气血两虚之征。故治以解毒抗癌、健脾养血。方用水杨梅根、藤梨根、菝葜、半枝莲、白花蛇舌草、白英、红藤、虎杖以清热解毒，抗癌而祛邪；四君加薏仁、大枣、当归以健脾养血而扶正。诸药合用，共奏解毒抗癌、健脾养血之功。

【注意事项】视体质情况酌情加减抗肿瘤药物剂量。

【现代研究】方中水杨梅根能抑制癌细胞生长。藤梨根能利尿、止血、抗菌、抗病毒、

抗肿瘤。菝葜具有抗炎、镇痛、抗肿瘤等功效。半枝莲能抗肿瘤、抗病毒、促进细胞免疫功能。白花蛇舌草有抗肿瘤、抗菌消炎、保肝利胆等作用。白英具有消炎、消肿、抗肿瘤等功效。党参能调节胃肠运动、抗溃疡、增强免疫功能，稳定机体内环境。白术能保肝、利胆、利尿、降血糖、抗血凝、抗菌、抗肿瘤。茯苓具有增强免疫、抑瘤、抗炎、利尿等功效。当归有双向调节子宫平滑肌、抗心律失常、降血脂、抗动脉粥样硬化、抑制血小板聚集、刺激造血、抗炎、抗菌等作用。虎杖具有降压、保肝、抗菌抗病毒、镇咳平喘、抗肿瘤、降血糖、降血脂、止血等作用。生薏苡仁具有解热、镇静、镇痛等作用。红藤有降压、改善心肌代谢、抑制血小板聚集、抑菌等作用。大枣具有抗变态反应、保肝、增加肌力、镇静、催眠和降压的作用。

【用方经验】李老治疗本病时多用蟾蜍酒合口服汤剂以清热解毒，抗肿瘤而祛邪，配合四君子汤等健脾养血扶正，合而用之则可以邪去正安效果。

## 李济仁经验方二

【组成】水杨梅根30 g，藤梨根30 g，半枝莲30 g，白花蛇舌草30 g，龙葵30 g，广木香12 g，炒白术12 g，茯神12 g，郁金12 g，刺猬皮12 g，槐花15 g，地榆15 g，夏枯草15 g，昆布15 g，海藻15 g，甘草9 g。

【功效】除湿解毒，软坚散结。

【主治】癌毒内蕴，湿热互结型直肠癌。症见面部无光泽，消瘦，大便三五日一行，脓血便，量少，纳可，厌油，夜寐欠香，舌质淡红，苔薄黄微腻，脉弦细。

【加减】蟾蜍酒内服以解毒抗癌，大便次数减少，病情转轻，可去炒白术，加生黄芪30 g、鸡血藤20 g。

【方解】本方所治之证因癌毒内蕴，湿热互结所致。患者湿热下注，瘀结肠道，熏灼络脉，则便下脓血；气血瘀阻，传导失司，脾气不通，则便次增多，不通则痛；苔黄腻，脉弦数均为湿热之征。治以除湿解毒，软坚散结。方用水杨梅根、半枝莲、白花蛇舌草、

龙葵清利湿热；广木香、炒白术、茯神健脾和胃；木香、郁金、刺猬皮行滞止痛；槐花、地榆凉血止血；夏枯草、昆布、海藻祛瘀散结；佐黄芪、鸡血藤益气养血。全方合用共奏除湿解毒，软坚散结之功。

【注意事项】视体质情况酌情加减抗肿瘤药物剂量。

【现代研究】水杨梅根能抑制癌细胞生长。藤梨根利尿、止血、抗菌、抗病毒、抗肿瘤。半枝莲能抗肿瘤、抗病毒、促进细胞免疫功能。白花蛇舌草有抗肿瘤、抗菌消炎、保肝利胆等作用。龙葵有抗肿瘤作用。广木香能促进消化、抗菌、升压。炒白术能保肝、利胆、利尿、降血糖、抗血凝、抗菌、抗肿瘤。茯神有镇静、利尿等功效。郁金能降血脂、镇痛、保护肝细胞、抗炎。刺猬皮有止血和促进胃肠蠕动作用。槐花能止血、抗菌、护心。地榆有止血、抗菌、镇吐等作用。夏枯草能抗炎、免疫抑制、降血糖，有一定的毒性。昆布有调节甲状腺功能、降血压、降血糖、降血脂和抗凝、抗放射等作用。海藻可以抗肿瘤、抗凝血、增强免疫力等。甘草有抗炎、抗过敏、抗心律失常、抗病原微生物、抗氧化、抗肿瘤和抗衰老等作用。

【用方经验】李老常用治肠癌药为菝葜、猕猴桃根、龙葵、蟾皮、喜树、八角莲、野百合、水杨梅根、凤尾草、白花蛇舌草、半枝莲、黄药子、核桃枝、猪殃殃、白英、红藤、皂角刺、重楼、白蔹等，可在临床加减运用。

## 余桂清经验方一

【组成】党参30 g，白术10 g，茯苓10 g，生薏苡仁（包煎）30 g，肉蔻10 g，补骨脂10 g，山茱萸6 g。

【功效】温补脾肾。

【主治】肠癌之脾肾阳虚型。症见肢冷便溏，少气乏力，腹痛，五更泻，舌苔薄白，脉象沉细而弱。

【加减】若里急后重者，加广木香6 g、白芍10 g行气缓急止痛；便血暗红量多者，加炒艾叶9 g、地榆炭10 g止血；大便泻下无

度者，加诃子 6 g、罂粟壳 6 g 止泻。

【方解】本方所治之证因脾肾阳虚所致。脾胃为水谷之海，虚则气血生化之源不足，气血亏虚，故见面色苍白，倦怠乏力，少气懒言；肾阳亏损，火不生土，关门不固，则为五更泄泻；阳虚不能温煦而生外寒，故见形寒肢冷；寒凝气滞，故见腹痛喜温喜按；舌淡胖，苔薄白，脉淡细乏力皆为脾肾阳虚之征。治以温补脾肾。方中以党参、白术、茯苓、生薏苡仁健脾益气，补后天而益先天；以肉蔻、补骨脂、山茱萸温补脾肾之阳。全方以参苓白术散和四神丸为基础方加减组方，合用起到温补脾肾的作用。

【注意事项】用药时忌食用难消化食物。

【现代研究】方中党参能调节胃肠运动、抗溃疡、增强免疫功能，稳定机体内环境。白术对肠管活动有双向调节作用，还能保肝、利胆、利尿、降血糖、抗血凝、抗菌、抗肿瘤。茯苓具有增强免疫、抑瘤、抗炎、利尿等功效。生薏苡仁具有解热、镇静、镇痛等作用。肉蔻有镇静催眠、抗菌、麻醉、抗肿瘤等作用。补骨脂能增加心肌供血量、舒张支气管、抑菌、增强免疫力、抗肿瘤、抗衰老、升高白细胞等作用。山茱萸有驱蛔、抗菌、兴奋中枢等作用。

【用方经验】1. 余教授治疗肠癌，主要抓住纳化、升降、燥湿这个纲，结合寒热虚实，准确辨证。当出现以少气懒言、四肢困倦为主证时，主用益气法，主方用四君子汤；气虚而气滞，则益气散滞，也可用六君子汤或参苓白术散；气虚而有阴虚，则益气养阴，补血，用四君子汤合生脉散或归芍六君子汤或八珍汤。温中法主要用于脾阳不足证，治以理中汤为主。养阴法用于脾胃阴虚证。脾阴虚者重用山药，胃阴虚者重用百合、沙参。清热法用于脾胃实热证，方如白虎汤、大黄黄连泻心汤。升举法用于气虚下陷证，主方用补中益气汤。祛湿法适用于脾胃湿困证，胃苓汤加减。寒湿者亦可选实脾饮，湿重热轻者可用茵陈五苓散，湿轻热重者可用茵陈蒿汤。理气法适用于脾胃气滞证，以柴胡疏肝散为主。夹寒者可用良附丸，夹热者可用金铃子散，气逆不降者可用旋覆代赭汤。攻下法热实者用三承气汤，寒实者用温脾汤，需凉润者用麻仁丸，需温润者用济川煎，需平润者用五仁丸，攻补兼施者用增液承气汤或黄龙汤。消导法适用于食滞证，轻者用保和丸、重者用六磨饮。固涩法适用于滑脱不禁证，选真人养脏汤、桃花汤、诃子散等。

2. 余教授认为，无论大肠癌的病理机制如何发生变化，其根本的一点不离脾胃虚弱，在其治疗过程中也只有通过健脾益气之大法辅以相关辨证治则，才能达到事半功倍的最佳疗效。因此余桂清教授在其临床治疗过程中突出四君子汤、六君子汤的应用，以少而精的药味，达四两拨千斤之效。

## 余桂清经验方二

【组成】当归 15 g，白芍 15 g，熟地黄 15 g，太子参 30 g，白术 10 g，茯苓 10 g，黄芪 30 g，丹参 30 g。

【功效】补气养血。

【主治】肠癌之气血双亏型。症见气短乏力，时有便溏，面色苍白，脱肛下坠，舌质淡。

【加减】若里急后重者，加广木香 6 g 行气缓急止痛；大便泻下无度者，加诃子 15 g、罂粟壳 6 g 止泻；若腹硬满痛甚者，加枳实 10 g、槟榔 9 g 行气导滞止痛；排便困难者，加大黄 10 g、桃仁 6 g 通腑泻下；发热偏盛者，加牡丹皮 10 g 凉血清热；大便夹血，心悸失眠者，加酸枣仁 15 g 宁心安神，艾叶 9 g、侧柏叶 10 g 温中止血；短气汗多者，加红参 9 g、麦冬 10 g、五味子 6 g 益气养阴。

【方解】本方所治之证因气血双亏所致。气血双亏，血虚不能上荣于面，故见而色苍白或萎黄，唇甲无华亦为血虚之故；生化乏源，气血运行不足，故见神疲懒言和少气乏力，脱肛及下坠皆为气虚下陷之故；舌淡苔薄白，脉沉细无力为气血两虚之象。治宜补气养血。本方为八珍汤合当归补血汤为基础方组成，方取四物汤之意，以熟地黄、当归、白芍补益气血，取四君子汤之意，以太子参、白木、茯苓健脾益气，更加黄芪大补气阴，丹参活血祛瘀止痛，凉血养血安神，诸药合

肿瘤科国医圣手时方

肿瘤科国医圣手时方

用起到补气养血的作用。

【注意事项】本方大补气血，邪实亢盛者慎用，以免闭门留寇。

【现代研究】方中当归有双向调节子宫平滑肌、抗心律失常、降血脂、抗动脉粥样硬化、抑制血小板聚集、刺激造血、抗炎、抗菌等作用。白芍具有镇痛、解痉、抗炎、抗溃疡的作用。熟地黄能促进骨髓造血、抗血栓形成、调节免疫、降压、抗氧化等。太子参具有提高免疫、延长寿命的作用。白术对肠管活动有双向调节作用，还能保肝、利胆、利尿、降血糖、抗血凝、抗菌、抗肿瘤。茯苓具有增强免疫、抑瘤、抗炎、利尿等功效。黄芪有增强免疫、抗疲劳、保肝、降压、抗溃疡、抗肿瘤、抗骨质疏松等作用。丹参有抗肿瘤、增强免疫力、抗病原微生物、清除自由基等的作用。

【用方经验】余桂清教授在其长期的临床活动中深究脾胃，对脾胃学说的研究，从生理、病理、病证、治法、方剂、药物诸方面入手，进行类比，形成以调理脾胃作为指导思想的学术主张。在长期的医疗实践中获得良好效果。余桂清教授认为：脾胃以平为贵，治以调理为宜；脾主升，胃主降；脾主化，胃主纳；脾主湿，胃主燥；脏腑阴阳，以平衡为贵，宜健宜通，和畅为本，调理治之，不宜过用药补，纯虚亦慎用参茸之剂。在本方中，四君子汤的人参被太子参所代替，此意取其微温不燥而又达健脾益气之功。余老亦提出脾阴是脾脏生化的营养物质，如营血、津液、脂膏等，具有灌溉脏腑、营养肌肉、磨谷消食、濡润孔窍的作用。补脾阴的常用方药有太子参、白术、茯苓、甘草、山药、莲子、白芍、五味子、麦冬、黄芪、扁豆及参苓白术散。他还特别推崇"山药是补脾良药，其性质平和，不似黄芪之温，白术之燥"。余桂清教授通过从源到流对脾胃理论进行类比，并在实践中总结和着重阐发"纳化、升降、燥湿"的机制，并以之为辨证之纲，发展"脾胃说"并独创方药，使脾胃学说在临床应用更广泛，促进了脾胃学说的发展。

# 芪藤汤（贾堃经验方）

【组成】黄芪60 g，党参30 g，瓦楞子30 g，马齿苋30 g，薏苡仁30 g，蜂房10 g，全蝎10 g，紫阳茶10 g，红藤30 g，料姜石60 g。

【功效】补气养血

【主治】大肠癌气虚血亏证。症见周身无力，面目浮肿，色黄不华，头晕目眩，嗜睡气短，肠鸣腹泻，有时便秘，大便变细，小便清长，舌淡，苔白，脉细无力。

【加减】若腹部肿块，腹胀腹痛，痛有定处，矢气后胀减，大便脓血、黏液，里急后重，属湿热瘀毒，可加川楝子10 g、白头翁20 g、苦参10 g、石榴皮10 g等；腹胀，腹痛拒按，大便稀溏，或大便脓血，秽臭异常，有黏液，里急后重，舌苔黄腻，脉细数，或细滑，或细濡，此属脾虚湿热，可加苍术9 g、猪苓10 g、石榴皮10 g、山楂10 g、肉豆蔻6 g等。

【方解】本方用黄芪、党参、薏苡仁补气健脾；紫阳茶强心、利水、消肿；瓦楞子、料姜石软坚散结；马齿苋、红藤、蜂房、全蝎养血活血，解毒消肿。10 种药综合配伍，有补气养血、软坚散结、健脾止泻、强心醒脑之功效。

【注意事项】大肠癌热毒壅盛者不宜此方。

【现代研究】黄芪有增强免疫、抗疲劳、保肝、降压、抗溃疡、抗肿瘤、抗骨质疏松等作用。党参能调节胃肠运动、抗溃疡、增强免疫功能，稳定机体内环境。瓦楞子能护肝、降糖。马齿苋具有抗菌。抗肿瘤、调节免疫、降血脂的作用。薏苡仁具有解热、镇静、镇痛等功效。蜂房能促进血液凝固以及抗炎。全蝎的作用包括抗惊厥、抗癫痫、抗肿瘤。

【用方经验】贾老在大肠癌的治疗中特别注重健脾，无论使用放疗、化疗、中草药或者通过手术治疗癌瘤，常可损伤脾胃，患者出现食少纳呆、心呕吐、腹胀腹泻等症，应予健脾和胃之剂。药用苍术、厚朴、薏苡仁、猪苓、藿香、佩兰叶、枳壳等，以扶助后天之本，改善营养状况，增强抗病能力。

## 张梦侬经验方

【组成】金银花30 g，白茅根30 g，紫花地丁30 g，蒲公英30 g，天花粉30 g，生地榆30 g，紫菀60 g，白花蛇舌草60 g，野菊花10 g，桃仁泥10 g，炒枳壳10 g，海藻15 g，昆布15 g，紫背天葵子15 g。

【功效】润燥通肠，败毒消肿，散坚破结。

【主治】直肠癌湿热之邪与燥气邪毒相搏，郁遏于下焦证。症见形体瘦削，重病面容，大便胀坠而难通，每逢大便，痛苦异常。精神饮食尚可。舌质红苔白厚，脉沉弦而缓，至数如常。

【加减】胀坠明显，乃由于气滞所致，可加小蒟白10 g、桔梗10 g、枳壳9 g、乌药10 g、青皮10 g等以开郁散结，行气导滞；便结液干，无水不能行舟，可加天花粉15 g、玄参15 g、麦冬10 g、杏仁10 g、桃仁6 g、火麻仁15 g、柏子仁10 g、郁李仁10 g、松子仁15 g，并重用紫菀以增液润燥，滑肠通便；气血两虚，输送无力，可加黄芪20 g、当归10 g、玉竹10 g、沙参15 g、甘草10 g、何首乌15 g、蜂蜜20 g、五加皮9 g等以滋补气血、益阴和阳；便中带血，可加生地15 g、白芍10 g、地榆10 g、槐角10 g等以止血敛阴。

【方解】方中金银花、白茅根、蒲公英、野菊花清热解毒，败毒消肿；紫花地丁、天花粉、白花蛇舌草清热解毒，散结消肿；生地榆、紫菀滋阴润燥，止血敛阴；桃仁泥、炒枳壳活血行气；海藻、昆布、紫背天葵子软坚散结消肿。全方合用，共奏润燥通肠、败毒消肿、散坚破结之功。

【注意事项】直肠癌肝肾亏虚、气阴亏虚者不宜此方。

【现代研究】金银花能抗病毒、解热、利胆、止血、降脂。紫花地丁具有抗菌、抗病毒、舒张血管的作用。白茅根能止血、抗炎、镇痛、利尿、抗菌。蒲公英的作用有抗肿瘤、抗菌、抗病毒。天花粉能抗肿瘤、抗艾滋、抗菌、降血糖。地榆的作用包括止血、抗菌、镇吐等。紫菀具有镇咳祛痰、解痉、抗炎、抗肿瘤的功效。白花蛇舌草可以抗肿瘤、抗菌消炎。菊花的作用包括抗疲劳、降血脂、解热、抗炎等。桃仁有镇痛、抗炎、抗菌、抗过敏作用。枳壳能促进胃肠推进功能、抗过敏、升压海藻可以抗肿瘤、抗凝血、增强免疫力等。昆布含碘丰富且能抗肿瘤、抗辐射、降血压。

【用方经验】1. 张老对肿块梗塞直肠，治疗上常以白花蛇舌草、白茅根、夏枯草、仙鹤草为治癌主药。因肿瘤阻塞肠道，张老常加三棱、枳实、旋覆花、玄明粉、荔枝核、海藻、昆布等以化痰涤饮，软坚破结，散瘀消肿。患者若有时因便通能食，不守禁忌，则舌苔黄腻油厚，口味作甜，或口干口苦，故加用省头草、神曲、山楂、炒谷芽、炒麦芽、莱菔子等煎水代茶，以清湿热、化浊秽而消宿食积滞。由于病久汤方配购煎熬麻烦，故常用民间治肿瘤土方野葡萄根煎水代茶。此药山地较多，其根入药，张子和谓："外用治一切肿毒。"李时珍谓："主治下焦热痛、淋浊，消肿毒。"

2. 患者为了解除大便坠胀痛苦，常服人参丸，可使坠胀减轻，大便比较通利，此方治大便阻滞，效果尚佳。人参丸组成为：糖人参、羌活、川芎、槟榔、黄芩、贝母、桔梗、青皮、枳实各15 g，当归18 g，牵牛子、白芍、大黄、木香各30 g，蒲公英、金银花各60 g，共炒研细，炼蜜为丸，梧桐子大，每次服6 g，空腹开水送下。每日2次。如服后症状减轻，可停药观察。如又复发，再服此方。若患者能坚持服药，无论汤方、丸方、单方、土方、验方，或用鹅、鸭热血灌肠方法，坚持连续使用，可获得痊愈。

## 郁仁存经验方一

【组成】苍术10 g，白术10 g，生薏苡仁30 g，云苓10 g，厚朴10 g，黄柏10 g，白英30 g，龙葵20 g，藤梨根30 g，败酱草30 g，白头翁20 g，延胡索10 g，川楝子10 g，川连

肿瘤科国医圣手时方

粉（冲）3 g。

【功效】健脾理气，清热利湿。

【主治】肠癌之脾虚气亏，湿热滞肠证。症见食欲不振，腹胀面黄，气短乏力，腹痛拒按，便稀或溏，或里急后重，便下脓血，苔黄腻，脉滑数或沉细滑。

【加减】清热燥湿用黄芩10 g、黄柏10 g、黄连6 g、苦参10 g；清热利湿用猪苓10 g、竹叶10 g、瞿麦10 g、木通6 g、泽泻10 g、车前草20 g；化食导滞用山楂10 g、焦三仙各15 g、鸡内金10 g、焦槟榔9 g、莱菔子10 g、砂仁6 g；固涩止泻用石榴皮10 g、椿皮9 g、肉豆蔻6 g、诃子肉6 g、婴粟壳6 g、儿茶3 g、老鹳草10 g、赤石脂10 g、禹余粮10 g；止血消肿用地榆10 g、槐花10 g、仙鹤草12 g、大蓟10 g、小蓟10 g、三七9 g、血余炭9 g、蜂房10 g；止痛消胀用延胡索10 g、白屈菜6 g、生蒲黄10 g、五灵脂10 g、没药10 g、乳香5 g、赤芍10 g、莪术9 g、腹皮10 g、厚朴10 g、乌药10 g、川楝子10 g；里急后重用木香6 g、槟榔9 g、酒大黄10 g、秦皮10 g、葛根10 g、延胡索10 g。

【方解】本方所治之证因脾虚气亏，湿热滞肠所致。大肠癌久病导致脾虚，脾气亏虚则运化失调，水液聚集体内，蕴而化热，而致湿热蕴毒滞于大肠，正虚邪实，故见食欲不振，腹胀面黄，气短乏力，腹痛拒按，便稀或溏，或里急后重，便下脓血等脾虚湿热症状。苔黄腻，脉滑数或沉细滑亦为脾虚气亏，湿热滞肠之象。治以健脾理气，清热利湿。方用苍白术、生薏苡仁、云苓健脾利湿；厚朴、延胡索、川楝子理气化滞；黄柏、川连清热燥湿；白英、龙葵、藤梨根、败酱草、白头翁清热解毒。合而用之，能健脾清热利湿，解毒抗癌。

【注意事项】本方以清湿热为主，虚寒体质者慎用。

【现代研究】方中苍术具有抗溃疡、抗炎、抗心律失常等作用。白术对肠管活动有双向调节作用，还能保肝、利胆、利尿、降血糖、抗血凝、抗菌、抗肿瘤。生薏苡仁具有解热、镇静、镇痛等作用。云苓具有增强免疫、抑瘤、抗炎、利尿等功效。厚朴能抑菌、降压、调节肠管运动及预防胃溃疡。黄柏有抗菌、抗真菌、镇咳、降压、增强免疫功能、抗溃疡等功效。白英具有消炎、消肿、抗肿瘤等功效。龙葵有抗肿瘤作用。藤梨根有利尿、止血、抗菌、抗病毒、抗肿瘤作用。败酱草能镇静镇痛、抗菌、抗肿瘤、止血。白头翁能抗阿米巴原虫、抗阴道毛滴虫、抗菌、抗病毒，还能镇静、镇痛及抗痉挛。延胡索具有镇静、镇痛、催眠、增加冠脉血流量、提高耐缺氧能力、降血压、抗心律失常、抗溃疡等作用。川楝子具有镇痛、抗炎、驱虫、抑制呼吸中枢等功效。川连粉具有抗病原微生物、抗心律失常、降压、正性肌力作用、抗炎、解热、抑制血小板聚集等作用。

【用方经验】在加减用药中，儿茶、老鹳草为郁教授的经验用药，对腹泻便溏有效。肠癌又有结肠癌和直肠癌之分，大肠癌中结肠癌的症状不多，至晚期才出现便频、腹痛、包块及肠梗阻证候，且具湿热脾虚证者多，而直肠癌则常见出血、赤白下痢、肛门痛等下焦蓄毒之证，而大肠癌真正到局部晚期未治者少，大多为手术后患者，其证型因手术及放化疗而发生变化，故仍以辨证为主，结合辨病治疗。大肠癌术后中药调理方：生黄芪30 g，党参15 g，枳壳10 g，厚朴10 g，女贞子15 g，沙参20 g，麦冬15 g，五味子10 g，枸杞子10 g，山楂10 g，延胡索15 g，白花蛇舌草30 g，藤梨根30 g，砂仁10 g。此方对术后恢复，早日排气，恢复胃肠功能有效，可配合使用。

## 郁仁存经验方二

【组成】三棱10 g，莪术10 g，川楝子10 g，木香10 g，厚朴10 g，黄连10 g，红藤20 g，白英30 g，半枝莲30 g，土茯苓30 g，藤梨根30 g，马齿苋30 g。

【功效】清热解毒，理气化滞，祛瘀攻积。

【主治】肠癌之湿热留滞，瘀毒结积证。症见腹痛腹胀，痛定拒按，腹有包块，矢气胀减，便下脓血黏液，或里急后重，或便溏便细，舌暗红，有瘀斑，苔薄黄，脉弦数。

【加减】清热燥湿用黄芩10 g、黄柏10 g、黄连6 g、苦参10 g；清热利湿用猪苓10 g、竹叶10 g、瞿麦10 g、木通6 g、泽泻10 g、车前草20 g；化食导滞用山楂10 g、焦三仙各15 g、鸡内金10 g、焦槟榔9 g、莱菔子10 g、砂仁6 g；固涩止泻用石榴皮10 g、椿根皮9 g、肉豆蔻6 g、诃子肉6 g、婴粟壳6 g、儿茶3 g、老鹳草10 g、赤石脂10 g、禹余粮10 g；止血消肿用地榆10 g、槐花10 g、仙鹤草12 g、大蓟10 g、小蓟10 g、三七9 g、血余炭9 g、蜂房10 g；止痛消胀用延胡索10 g、白屈菜6 g、生蒲黄10 g、五灵脂10 g、没药10 g、乳香5 g、赤芍10 g、莪术9 g、腹皮10 g、乌药10 g；里急后重用木香6 g、槟榔9 g、酒大黄10 g、秦皮10 g、葛根10 g、延胡索10 g。

【方解】本方所治之证因湿热留滞，瘀毒结积所致。湿热留滞，瘀毒内结，腑气不通，气滞血瘀，证见腹胀腹痛，痛有定处，矢气后胀减，里急后重，便下脓血。舌暗红，有瘀斑，苔薄黄，脉弦数亦为湿热留滞，瘀毒结积之象。治以清热解毒，理气化滞，祛瘀攻积。方以川楝子、木香、厚朴理气化滞；三棱、莪术活血攻积；黄连、红藤、半枝莲、土茯苓、藤梨根、马齿苋、白英等清热解毒抗癌。合而用之，能达清热解毒，理气化滞，祛瘀攻积之功。

【注意事项】本方主要针对湿热留滞，瘀毒结积证者，虚寒体质者慎用。

【现代研究】方中三棱有促进肠管蠕动、抑制血小板聚集作用。莪术具有抗肿瘤、抗炎、抗菌、抗血小板聚集等作用。川楝子具有镇痛、抗炎、驱虫、抑制呼吸中枢等功效。木香可以保护胃黏膜、抗菌、抑制呼吸。厚朴能抑菌、降压、调整肠管运动及预防胃溃疡。黄连具有抗病原微生物、抗心律失常、降压、正性肌力作用、抗炎、解热、抑制血小板聚集等作用。红藤有降压、改善心肌代谢、抑制血小板聚集、抑菌等作用。白英具有消炎、消肿、抗肿瘤等功效。半枝莲能抗肿瘤、抗病毒、促进细胞免疫功能。土茯苓有抗肿瘤、解毒作用。藤梨根有利尿、止血、抗菌、抗病毒、抗肿瘤作用。马齿苋具有抗

菌、抗肿瘤、调节免疫、降血脂的作用。

【用方经验】晚期肛门部癌症往往有菜花样肿物或溃烂，除内服汤剂中药外，可以下方煎水坐浴浸洗，以消肿解毒、抑癌散结。药物为：苦参30 g、五倍子30 g、龙葵30 g、马齿苋40 g、败酱草30 g、黄柏10 g、土茯苓30 g、山豆根20 g、黄药子30 g、白英30 g、白花蛇舌草30 g、枯矾（溶化）8 g、冰片（后下）少许，漏芦30 g。上方草药布包，用半盆水煎煮，加入枯矾、冰片少许，放坐浴盆中，温液坐浴，每次10～15分钟，每日2～3次，对缓解症状往往可取得较好效果。

## 郁仁存经验方三

【组成】党参20 g，苍术10 g，白术10 g，云苓10 g，补骨脂10 g，山茱萸10 g，肉蔻10 g，五味子10 g，干姜6 g，黄芪20 g，老鹳草10 g，石榴皮10 g，炮附片5 g，儿茶10 g。

【功效】温肾健脾，祛寒胜湿。

【主治】肠癌之脾肾阳虚，寒湿结毒证。症见患者久泻久痢，形体消瘦，面色苍白，喜睡懒动，肠鸣而泻，泻后稍安，腹痛喜热，甚则肢凉怕冷，苔白，脉沉细，尺弱。

【加减】清热燥湿用黄芩、黄柏、黄连、苦参；清热利湿用猪苓、竹叶、瞿麦、木通、泽泻、车前草；化食导滞用山楂、焦三仙、鸡内金、焦槟榔、莱菔子、砂仁；固涩止泻用石榴皮、椿皮、肉豆蔻、诃子肉、婴粟壳、儿茶、老鹳草、赤石脂、禹余粮；止血消肿用地榆、槐花、仙鹤草、大蓟、小蓟、三七、血余炭、蜂房；止痛消胀用延胡索、白屈菜、生蒲黄、五灵脂、没药、乳香、赤芍、莪术、腹皮、厚朴、乌药、川楝子；里急后重用木香、槟榔、酒大黄、秦皮、葛根、延胡索。

【方解】本方所治之证因脾肾阳虚，寒湿结毒所致。久病久泻，脾虚命门火衰，运化失调，导致水液聚集体内，从而寒湿内蕴，而有久泻久痢，形体消瘦，面色苍白，喜睡懒动，肠鸣而泻，泻后稍安，腹痛喜热，甚则肢凉怕冷等脾阳虚衰，寒湿内积之症。苔白，脉沉细，尺弱亦为脾肾阳虚，寒湿结毒

肿瘤科国医圣手时方

之象。治以温肾健脾，祛寒胜湿。方用党参、白术、云苓、补骨脂、山茱萸、肉蔻、黄芪温补脾肾，补先后天之本，五味子、儿茶、石榴皮敛肠止泻，干姜、炮附片温中阳，温逐寒湿，苍术、老鹳草燥湿胜湿。合而用之，能达温肾健脾，祛寒胜湿之功。

【注意事项】邪实甚者酌情增加抗肿瘤药物。

【现代研究】方中党参能调节胃肠运动、抗溃疡、增强免疫功能，稳定机体内环境。苍术具有抗溃疡、抗炎、抗心律失常等作用。白术对肠管活动有双向调节作用，还能保肝、利胆、利尿、降血糖、抗血凝、抗菌、抗肿瘤。云苓具有增强免疫、抑瘤、抗炎、利尿等功效。山茱萸有驱蛔、抗菌、兴奋中枢等作用。肉蔻有镇静催眠、抗菌、麻醉、抗肿瘤等作用。五味子有抑制中枢、强心、兴奋呼吸、保肝等功效。干姜有镇静、镇痛、抗炎、抗缺氧等作用。黄芪有增强免疫、抗疲劳、保肝、降压、抗溃疡、抗肿瘤、抗骨质疏松等作用。老鹳草老鹳草能抗菌、抗病毒、止泻、凝血、祛痰、驱虫、利尿。石榴皮有收敛、抗菌、抗病毒、驱虫、止泻等功效。炮附片有强心、扩张血管、增加血流、改善血液循环作用，还有抗休克、抗心律失常、保护心肌、抗寒冷、提高耐缺氧能力、抗炎、镇痛等作用。儿茶有保肝、利胆、调节免疫功能、抗病原微生物、抑制肠道运动及抗腹泻、降血糖、抗血小板聚集、抗血栓形成等作用。

【用方经验】郁教授在治疗肠癌方面积累了丰富经验，其针对大肠癌常用的抗癌中草药有苦参、败酱草、白花蛇舌草、土茯苓、菝葜、瓜蒌、山慈菇、马尾连、白头翁、山豆根、夏枯草、藤梨根、凤尾草、羊蹄根、重楼、肿节风、木鳖子、土贝母、生薏苡仁、红藤、石榴皮、乌蔹莓、半枝莲、白英、龙葵、蛇莓、马齿苋、儿茶、椿皮、鸦胆子、大黄、大蒜、地榆、黄柏、黄芩、蟾蜍、土鳖虫、守宫等，临床选用往往可取得理想效果。

## 加味健脾消癌饮（蒋益兰经验方）

【组成】党参 15 g，白术 15 g，茯苓 15 g，黄芪 20 g，灵芝 15 g，薏苡仁 30 g，淫羊藿 15 g，丹参 15 g，白花蛇舌草 30 g，重楼 30 g，半枝莲 30 g，石见穿 30 g，莪术 10 g，法半夏 10 g，广木香 6 g，炒枳壳 6 g，甘草 6 g。

【功效】健脾理气，解毒化结。

【主治】脾胃亏虚，气血不足，瘀毒未尽（内结）型肠癌。症见神疲乏力，头晕，纳呆，面色萎黄，体重减轻，腹痛腹泻，舌质淡紫，舌体胖大，边见齿痕等。

【加减】口干咽燥者加麦冬 10 g、天花粉 15 g；恶心呕吐者加砂仁 8 g、竹茹 10 g；大便溏稀者加炒吴茱萸 5 g；腹痛者加白芍 15 g、延胡索 12 g；血虚者加当归 10 g、鸡血藤 15 g。

【方解】本方以六君子汤为母方，益气生血，健脾和胃；黄芪、灵芝、薏苡仁、淫羊藿助六君子健脾益气；白花蛇舌草、重楼、石见穿清热解毒，广木香、枳壳调和脾胃；莪术、丹参行气活血。

【注意事项】据患者体质，酌情增减抗肿瘤药物剂量。

【现代研究】1. 党参能调节胃肠运动、抗溃疡、增强免疫功能，稳定机体内环境。白术对肠管活动有双向调节作用，还能保肝、利胆、利尿、降血糖、抗血凝、抗菌、抗肿瘤。茯苓具有增强免疫、抑瘤、抗炎、利尿等功效。黄芪有增强免疫、抗疲劳、保肝、降压、抗溃疡、抗肿瘤、抗骨质疏松等作用。灵芝具有抗肿瘤、抗放射、调节免疫、等功效。薏苡仁可以解热、镇静、镇痛。淫羊藿能降压、降血脂、抗疲劳、抗肿瘤。丹参有抗肿瘤、增强免疫力、抗病原微生物、清除自由基等的作用。白花蛇舌草可以抗肿瘤、抗菌消炎。重楼具有抗肿瘤、抗菌、溶血的作用。半枝莲能抗肿瘤、抗病毒、促进细胞免疫功能。石见穿能消炎、镇痛。莪术具有抗肿瘤、抗炎、抗菌、抗血小板聚集等作用。法夏能镇咳祛痰、抗肿瘤、抗早孕及致畸且有一定的毒性。木香能促进消化、抗菌、升压。枳壳能促进胃肠推进功能、抗过敏、升压。甘草的作用包括抗炎、抗过敏、抗心律失常、抗病原微生物、抗氧化、抗肿瘤和抗衰老等。

2. 临床研究：探讨健脾消癌饮配合化疗拮抗大肠癌术后复发转移的疗效。治疗组采用健脾消癌饮配合化疗治疗，对照组单纯采用化疗治疗。结果：治疗组复发转移率为25.8%，而对照组为48.3%（$P<0.05$）；治疗后治疗组5生存率为63.4%，而对照组为35.5%（$P<0.05$）。治疗后1、2、3、4、5年生存率，治疗组分别为92.2%、86.4%、81、5%、70.5%、63.4%，而对照组则分别为82.5%、71、3%、61、8%、50.8%、35.5%。结论：健脾消癌饮配合化疗能降低大肠癌术后的复发转移，延长生存期。

3. 实验研究：研究健脾消癌方防止裸鼠大肠癌术后肝转移及其作用机制。建立裸鼠人大肠癌细胞肝转移模型，将裸鼠随机分为模型组，西药组，中药组和假手术组，观察各组裸鼠的肝转移发生情况，测定裸鼠血清VEGF的表达。结果：中药组裸鼠肝转移癌结低于模型对照组，血清VEFG的表达明显低于模型组，其差异均有统计学意义。结论：健脾消癌方能抵制大肠癌术后模型裸鼠的肝转移，其作用可能与降低血清VEFG的表达有关。

【用方经验】蒋教授认为对肠癌术后患者的治疗，扶正固本、顾护胃气至关重要，所谓"有胃气则生，无胃气则死"。考虑到余毒未净等情况，自拟健脾消癌饮，以此方主治肠癌术后或化疗后患者，经用于临床初步观察，疗效肯定，在大肠癌术后巩固治疗中有较好的临床应用价值。

## 海蛇软坚汤（雷永仲经验方）

【组成】夏枯草12 g，海藻12 g，海带12 g，牡蛎30 g，玄参12 g，天花粉12 g，蜂房15 g，丹参15 g，浙贝母9 g，川楝子12 g，贯众炭30 g，白花蛇舌草30 g，蜀羊泉15 g。

【功效】理气活血，清热解毒，软坚消瘤。

【主治】直肠癌。

【加减】大便带黏液，加白芍9 g、马齿苋12 g、一见喜15 g、白头翁15 g；便中带血，加金银花炭15 g、蒲黄炭12 g；大便困难者，加生枳实15 g、火麻仁30 g；腹泻，加诃子12 g、补骨脂15 g、白术12 g、罂粟壳6 g。

【方解】方中夏枯草、海藻、海带、牡蛎、玄参等化瘀软坚，以消癥积，同时辅以丹参活血化瘀，蜂房解毒止痛，白花蛇舌草清热解毒，天花粉滋阴生津，浙贝母止咳化痰，川楝子行气止痛，配合贯众炭、蜀羊泉，使全方成为软坚解毒散瘀之剂。

【注意事项】虚寒性出血忌用。

【现代研究】夏枯草能抗炎、免疫抑制、降血糖，有一定的毒性。海藻可以抗肿瘤、抗凝血、增强免疫力等。海带的功效包括抗肿瘤、抗消化性溃疡、抗放射、止血。牡蛎具有抗溃疡、护肝、增强免疫等功效。玄参可以抗肿瘤、抗菌、降压。天花粉能抗肿瘤、抗艾滋、抗菌、降血糖。蜂房有促进血液凝固、抗炎作用。丹参有抗肿瘤、增强免疫力、抗病原微生物、清除自由基等的作用。浙贝母镇咳祛痰、抑菌。川楝子具有镇痛、抗炎、驱虫、抑制呼吸中枢等功效。白花蛇舌草可以抗肿瘤、抗菌消炎。

【用方经验】雷教授认为直肠癌在应用自拟经验方时，还需注意：①重在健脾。时时顾及患者的胃气，重用健脾益气，和胃消食的药物，往往能增进食欲，改善症状，控制症状，从而得到早日康复的效果。即使正气不虚，但若一味攻逐，重用软坚散结之品，则常伤胃气而难以坚持长期服药，所以必须加入健脾和胃，宽中理气之品，方使药物得以受纳，药效得以发挥。②重在滋阴。大肠癌患者手术、放疗后常致阴虚津亏，阴虚者又多伴气虚，表现为气阴两虚。因此在治疗上滋阴和健脾的方法常配合应用；大肠癌患者放射治疗后，津液亏耗之象最突出，部分患者舌质可见红绛少津，此时仍宜滋阴生津为主，如改用温燥化湿或淡渗利湿之品，则腻苔不但不化，且更有伤阴之虞，对于放疗后患者出现腻苔者，仍以滋阴为主，是为重

肿瘤科国医圣手时方

要。③除邪务尽。大肠癌手术，放化疗后的中医药治疗以连续 5 年以上为妥，不宜间断。以后则根据具体情况可逐渐减药维持；治疗 10 年以上者，可考虑停药观察。

## 益气调腑汤（潘敏求经验方）

【组成】白参 10 g，黄芪 20 g，白术 10 g，茯苓 15 g，枳壳 10 g，香附 10 g，广木香 10 g，砂仁 6 g，炒山楂 10 g，大黄 5 g，石见穿 30 g，败酱草 20 g，甘草 5 g

【功效】补脾益肠，调腑祛瘀，解毒抗癌。

【主治】大肠癌。

【加减】大便带黏胨者，加苦参 10 g，白头翁 20 g；大便带血者，加地榆炭 10 g，蒲黄炭 10 g；气虚乏力者，加党参 15 g，黄芪 20 g。

【方解】本方中白参、黄芪、白术、茯苓补脾益气；枳壳、广木香宽肠理气；砂仁、山楂醒脾开胃；大黄、香附祛瘀攻积；石见穿、败酱草清热解毒。诸药合用，共达补脾益气，调腑祛瘀，解毒抗癌之功。

【注意事项】阴虚者慎用。

【现代研究】1. 石见穿能消炎、镇痛。大黄有抗感染、止血、保肝、降压、降胆固醇等功效。牡蛎可以镇痛、镇静、抗凝血。黄芪有增强免疫、抗疲劳、保肝、降压、抗溃疡、抗肿瘤、抗骨质疏松等作用。人参具有抗疲劳、提高免疫力、降血糖、抗炎、抗肿瘤等作用。白术对肠管活动有双向调节作用，还能保肝、利胆、利尿、降血糖、抗血凝、

抗菌、抗肿瘤。砂仁能抗血小板聚集。败酱草的作用包括镇静镇痛、抗菌、抗肿瘤、止血。甘草有抗炎、抗过敏、抗心律失常、抗病原微生物、抗氧化、抗肿瘤和抗衰老等作用。大黄有抗感染、止血、保肝、降压、降胆固醇等功效。木香能促进消化、抗菌、升压。山楂具有降血脂、降压、抗菌、改善胃肠功能、调节免疫等功效。枳壳能促进胃肠推进功能、抗过敏、升压。茯苓具有增强免疫、抑瘤、抗炎、利尿等功效。

2. 临床研究：为探讨益气调腑汤配合化疗治疗大肠癌的临床疗效，将 83 例大肠癌患者随机分为治疗组和对照组，治疗组 43 例采用中药益气调腑汤加化疗，对照组 40 例单纯采用化疗。结果表明：治疗组显效 20 例，有效 14 例，总有效率为 79.1%；对照组显效 8 例，有效 11 例，总有效率为 47.5%。两组疗效比较，治疗组优于对照组（$P < 0.05$）。试验组对 NK 细胞和 T 细胞亚群（CD4/CD8 比值）的提高率治疗后明显高于治疗前，差异有显著性意义（$P < 0.01$）；对神疲乏力，腹胀纳差，脘腹疼痛，汗出气短，大便不调等大肠癌术后的常见症状有明显的改善作用，其治疗后生存质量明显高于对照组（$P < 0.01$）。证实益气调腑汤配合化疗治疗大肠癌可明显提高患者生存质量和生存率。

【用方经验】大肠癌复发转移的病机是正虚、气滞、血瘀、毒聚几方面，要预防或推迟其复发转移均应从这几个方面着手。大肠癌术后患者大多有肠胃虚弱、气机不畅的临床表现，故术后益气通腑、解毒祛瘀甚为重要。

# 第三节　原发性肝癌

疾病概述：肝癌是对原发性肝癌的简称，指发生于肝细胞和胆管细胞的恶性肿瘤。本病早期临床症状不典型，或仅表现为一般的消化道症状如上腹部不适，腹胀，纳呆，乏力，时有腹痛，胁痛等，但如伴有进行性肝肿大，应警惕有肝癌的进展；晚期则以持续

性肝区疼痛，腹胀，腹泻，纳差恶心，黄疸，消瘦乏力，发热，衄血等为主要表现；如患者出现肿瘤破裂出血，消化道出血，肝性脑病等并发症，多危及生命。本病恶性程度高，进展快，自然生存期短，一般为 2～6 个月。中医学认为本病属于"癥瘕""积聚""臌胀"

"黄疸""胁痛""胆胀""痞满"等范畴。其基本病因病机为脏腑气血虚亏，加之七情内伤，情志抑郁；脾虚湿聚，痰湿凝结；六淫邪毒入侵，邪凝毒结等使气、血、湿、热、瘀、毒互结而成肝癌。日久则由肝病及脾、肾，肝不藏血，脾不统血而合并血证；邪毒炽盛，蒙蔽心包而合并昏迷；肝、脾、肾三脏受病而转为臌胀。

## 益气健脾剂（于尔辛经验方）

【组成】太子参30 g，炙黄芪30 g，虎杖30 g，猪苓15 g，苍术10 g，白术10 g，香附10 g，薏苡仁20 g，陈皮6 g，柴胡6 g。

【功效】益气健脾，调胃宽中。

【主治】肝癌。

【加减】肝癌有发热伴大汗者可用白虎汤加减；便闭腹胀者可用承气汤加减；肝区疼痛可用川楝子10 g、延胡索10 g或者白芍10 g、甘草10 g；胃纳差，恶心，可加神曲15 g、麦芽15 g、法半夏9 g、陈皮10 g、竹茹10 g。

【方解】方中太子参、黄芪白术健脾益气，虎杖利湿退黄，猪苓、苍术、薏苡仁淡渗利湿，香附、陈皮、柴胡行气疏肝，诸药并用，共奏益气健脾，调胃宽中之功。

【注意事项】酌情增加抗肿瘤药物。

【现代研究】1. 黄芪有增强免疫、抗疲劳、保肝、降压、抗溃疡、抗肿瘤、抗骨质疏松等作用。虎杖能泻下、祛痰止咳、降压、止血、镇痛。猪苓有促进免疫，提高抗肿瘤活性的功效。白术对肠管活动有双向调节作用，还能保肝、利胆、利尿、降血糖、抗血凝、抗菌、抗肿瘤。苍术具有抗溃疡、抗炎、抗心律失常等作用。薏苡仁具有解热、镇静、镇痛等作用。陈皮具有扩张血管、抗炎、抗溃疡等功效。柴胡的作用包括抗炎、解热、抗惊厥、镇静、镇咳、镇痛、护肝。

2. 实验研究：该方具有一定的"保肝"功能。大鼠CCL急性中毒时，会有ALT，AFP的上升。喂服该方，可使ALT，AFP上升幅度明显降低，并较快恢复正常，对P450有一定调节作用。该方剂有一定的免疫调节

作用，能使荷瘤鼠的T细胞，NK细胞恢复至正常水平，并可在减少IL-2的用量情况下，增强LAK细胞活性。在用二乙基亚硝胺等的诱癌过程中，该方剂有一定的阻断作用，并对N-ras的表达有影响，对雌激素的促肝肿瘤作用，能予以调节。

【用药经验】余老认为：肝癌患病在肝，但从辨证看，肝癌患者的证候均属脾胃病，古代学者亦有以腹部肿块、上腹痛、内热以及腹水、黄疸等辨为脾胃病变一并论治而获良效的病案。对于肝癌的治疗，采用益气健脾，调胃宽中的治法，以其经验方益气健脾剂加减治疗，临床证实确有良效。

## 关幼波经验方

【组成】生黄芪50 g，当归10 g，白术10 g，茵陈30 g，杏仁10 g，橘红10 g，茯苓30 g，赤芍15 g，白芍15 g，泽兰20 g，香附10 g，藕节10 g，车前子15 g，木瓜10 g，厚朴15 g，生姜3 g，大腹皮10 g，丹参15 g。

【功效】补气养血扶正。

【主治】肝癌气虚血瘀证。症见面色淡白而晦暗，身倦乏力，少气懒言，肝区疼痛如刺，痛处不移，舌淡紫或有紫斑，脉沉涩。

【加减】纳差不欲食加山楂10 g、谷芽5 g、麦芽15 g、神曲15 g；夜寐欠安加酸枣仁15 g、柏子仁10 g、首乌藤15 g、百合12 g。

【方解】本方证病机为气虚血瘀，治宜补气养血扶正，以当归补血汤为基础方化裁组方主治。本方君药重用生黄芪，补气扶正以帅血行，更能走皮肤之湿而消肿，可重用30～150 g，无任何副作用。二芍味酸入肝，凉血活血，为缓急止痛养肝之要药；丹参功同四物，能养能行。泽兰善通肝脾之血脉，活血不伤正，养血不滋腻，药力在中焦，横向运行，与桃仁、红花不同；香附、藕节为血中气药，气血兼行，藕节还兼有开胃之长；白术、茯苓健脾运湿。以杏仁、橘红、木瓜、厚朴、腹皮、茵陈、车前子为佐。杏仁、橘红辛开苦降，醒脾开胃，通利三焦，化痰和中；木瓜味酸，调胃不上脾，舒肝不

伤气，柔肝止痛，为调和肝胃之要药；厚朴、腹皮行气利水而消胀；茵陈、车前子清热祛湿，利水消肿而不伤阴。佐生姜辛温醒脾，为方中之使药。此方药性力求平和，无峻猛之品，立意于"疏其血气，令其条达，而致和平"。方中包括了补气养血扶正、行气活血、健脾利湿、清热化痰、利水消肿等诸法。

【注意事项】肝癌湿热内盛者不宜此方。

【现代研究】黄芪有增强免疫、抗疲劳、保肝、降压、抗溃疡、抗肿瘤、抗骨质疏松等作用。当归具有增加冠状动脉流量、降血脂抗血栓、调节免疫、抗炎、平喘的功效。白术对肠管活动有双向调节作用，还能保肝、利胆、利尿、降血糖、抗血凝、抗菌、抗肿瘤。茵陈能利胆、护肝、镇痛、抗炎、解热。茯苓具有增强免疫、抑瘤、抗炎、利尿等功效。赤芍具有抗血栓、镇静、抗炎、抗肿瘤、护肝等作用。藕节能止血、清热、缩短凝血时间。白芍具有镇痛、解痉、抗炎、抗溃疡的作用。木瓜可以抗菌、抗肿瘤、护肝。香附有护肝、强心、减慢心率、降血压、抑制真菌的功效。厚朴能抑菌、降压、调节肠管运动及预防胃溃疡。车前子具有利尿、抗衰老、缓泻、降眼压的功效。牡丹皮能抗炎、镇静、镇痛、抗肿瘤、护肝、降血糖生姜具有解热、镇痛、抗炎、镇静、抗溃疡、护肝利胆抗血小板等功效。泽兰能抗血凝、抗肝硬化、镇痛、镇静。大腹皮对免疫功能有影响，能抗凝、增强纤维蛋白溶解。杏仁具有抗炎、镇痛、抗肿瘤、降血脂、降血糖的功效。

【用方经验】1. 关老提出治疗肝癌强调以扶正为主，祛邪为辅，而不宜予以破血消癥之品以及苦寒伤胃之剂。认为全程要注意调理脾胃，此乃"有胃气有生也"。肝癌多以正气虚（包括肝、脾、肾、气血、津液）为矛盾的主要方面，开始是由于湿热之邪缠绵羁留损伤正气，造成"因病而虚"，逐步形成脏腑气血功能失调和机体防御能力减弱，以致正不抗邪，招致湿热内侵，造成"因虚而病"。调理肝脾肾，中州要当先。关老对肝癌辨证施治，基本上是以脏腑、气血论治为原

则，且以扶正治其本，祛除余邪治其标。治疗中注意调理中州，稍佐祛邪，使之湿热余邪无处藏身，更无由以生。若湿从寒化，以致脾肾阳虚，中气不运，当以健脾助阳，温化寒湿，仍以调理中州为要。

2. 关老认为，肝癌有痰血瘀阻、腹水等邪实的一面，又有肝脾肾虚损、气血大亏的一面。虚中夹实，实中夹虚，虚实夹杂。其正虚为本，邪实为标。因此，在治疗上以扶正为本，逐水为标，以扶正为常法，逐水为权变。水的代谢，因"其源在脾"，故要在中焦上下功夫。气为血帅，气旺血生，气帅血行，恶血久蓄，正气大伤，血失其帅。故应补气扶正，健脾化痰，以平和之品行血利水，再加以软坚柔肝之品，以求全面之效。见水不治水，见血不治血，气旺中州运，无形胜有形，健运脾胃，以无形之气而胜有形之水、血。

## 加味西黄丸（孙桂芝经验方）

【组成】麝香 3 g，牛黄 3 g，乳香 30 g，没药 30 g，熊胆 3 g，三七粉 30 g，人参 30 g。以黄米饭为丸。

【功效】行气豁痰，化瘀散结。

【主治】肝癌。

【方解】方中之牛黄清心、退热、化痰、通窍、散肿结为主药。辅以麝香芳香辛窜之性，通经络，散结滞，辟恶毒，除秽泄为辅药。主辅配合，相得益彰，牛黄制麝香辛窜助火之弊，麝香增牛黄化痰散结肿之功。佐以三七、乳香、没药活血祛瘀，消肿定痛；人参益气扶正，辅料黄米饭为丸，既可调胃和中，又免诸药攻邪太过而伤脾胃。全方配合，行气豁痰，化瘀散结。

【注意事项】该药苦寒辛香走窜性较强，故虚寒体质、孕妇忌服。

【现代研究】1. 现代药理研究：麝香具有抗炎、镇痛。强心、抗压、抗早孕等作用。牛黄有镇静、抗惊厥、解热、抗炎、止血、降血脂等作用。乳香有镇痛、消炎、升高白细胞、促进伤口愈合的功效。没药能降脂、抗菌、促进肠蠕动。熊胆能抑菌、抗炎、抗

过敏、镇咳、祛痰、平喘、降血压。人参具有抗疲劳、提高免疫力、降血糖、抗炎、抗肿瘤等作用。三七能够缩短出血和凝血时间，具有抗血小板聚集及溶栓作用。

2. 临床研究：熊鹰等报道西黄丸含药血清早期可阻滞人肝癌细胞系（Bel-7402）细胞进人 GZ/M 期，而后期主要阻滞细胞于 G0/G1 期，从而抑制了癌细胞的增殖并导致其发生凋亡。李莉芳等报道西黄丸含药血清作用于 Bel-7402 细胞后，能显著抑制细胞生长，杀伤率最高可达 75%；可使 Bel-7402 细胞的癌基因 Bel-2，c-myc 蛋白表达降低，抑癌基因 p53 蛋白表达增强。金沈锐等研究表明犀黄丸浸出液对 MDA-MB-231，SMMC7721，T24，HL-60，A549 肿瘤细胞的增殖均有明显的抑制作用，且随浓度的增加，抑制率上升，呈剂量依赖关系，抑瘤作用的 ICS 以 MDA-MB-231，SMMC721 为敏感。

【用药经验】孙氏在肝癌等肿瘤诊治中强调扶正培本、中西医结合等原则，临证善用引经药和药对。如本方即以黄米饭为丸以调中和胃。

## 黄芪牡蛎汤 （刘嘉湘经验方）

【组成】黄芪15 g，党参15 g，白术9 g，茯苓12 g，柴胡9 g，穿山甲9 g，桃仁9 g，丹参9 g，苏木 9 g，重楼30 g，牡蛎30 g，鼠妇12 g。

【功效】益气活血，软坚散结。

【主治】原发性肝癌。

【加减】气滞血瘀型，加莪术12 g，三七9 g，香附9 g；肝郁脾虚型，加郁金12 g，山药30 g，陈皮9 g，麦芽15 g；肝胆湿热型，加茵陈蒿30 g，败酱草30 g，蒲公英30 g，黄芩12 g，木通9 g；阴虚内热型，加牡丹皮10 g，地骨皮15 g，麦冬12 g，鳖甲12 g。

【方解】方中黄芪补气生血；党参、白术、茯苓健脾益气；柴胡疏肝行气；穿山甲、桃仁、丹参活血化瘀；紫苏木、重楼、牡蛎、鼠妇活血通络、软坚散结。诸药并用，共奏益气活血，软坚散结之功。

【注意事项】虚寒性出血忌用。

【现代研究】现代药理研究：黄芪有增强免疫、抗疲劳、保肝、降压、抗溃疡、抗肿瘤、抗骨质疏松等作用。党参能调节胃肠运动、抗溃疡、增强免疫功能，稳定机体内环境。白术对肠管活动有双向调节作用，还能保肝、利胆、利尿、降血糖、抗血凝、抗菌、抗肿瘤。重楼除有抗肿瘤作用外，还有明显的镇咳、平喘作用。莪术具有抗肿瘤、抗炎、抗菌、抗血小板聚集等作用。紫苏木能促进微循环。牡蛎具有抗溃疡、护肝、增强免疫等功效。桃仁能镇痛、抗炎、抗菌、抗过敏作用。丹参有抗肿瘤、增强免疫力、抗病原微生物、清除自由基等的作用。茯苓具有增强免疫、抑瘤、抗炎、利尿等功效。牡蛎可以镇痛、镇静、抗凝血。穿山甲具有降低血液黏度、抗炎、抗缺氧等作用。柴胡的作用包括抗炎、解热、抗惊厥、镇静、镇咳、镇痛、护肝。

【用方经验】刘嘉湘认为，肝癌发生的实质在于肝之阴阳失去平衡，或肝气郁滞，化火伤阴，或气滞血瘀，瘀毒蕴结，或气郁湿阻，湿毒内蕴，著而不去，日久导致肝癌的形成。因此，肝癌的基本病理特点在于肝之体用失调，以及瘀，湿，邪毒的蕴结。辨治肝癌时，既强调补肝体之不足，又注意泻肝用之有余。在此基础上，再结合转移部位、患者体质、临床症状以辨证分型而加减治疗，例如肝区胀痛，胸闷腹胀加香附、枳壳；肝区痛甚加制大黄、三棱、莪术、川楝子、延胡索；泛恶或呕吐加陈皮、半夏、竹茹；纳呆加焦六曲、谷芽、麦芽、鸡内金；胁下有积块加夏枯草、漏芦、白花蛇舌草、生牡蛎；下肢浮肿加牛膝、苍术、黄柏、泽泻；大便溏薄加扁豆、山药、补骨脂；大便干结加生大黄、枳实；小便短赤加大蓟、小蓟、车前草；黄疸属阳黄者加茵陈、车前草、垂盆草、田基黄；阴黄者加熟附片、黄芪；湿重者加茯苓、猪苓、泽泻、车前子。

## 刘碧清经验方

【组成】黄芪30 g，党参20 g，炒白术15 g，鸡血藤20 g，柴胡12 g，陈皮15 g，砂仁 10 g，藿梗 10 g，云苓 15 g，鸡内金 20 g，焦建曲 20 g，薏苡仁 20 g，茵陈 20 g，虎杖 15 g，香附 15 g，当归 10 g。

【功效】健脾化湿，补益气血，兼以活血。

【主治】脾虚湿困，气血不足型肝癌。症见面色淡黄，颜面浮肿，纳差乏力，神疲，便溏，右胁疼痛，口苦。舌淡质嫩、边有齿痕、苔薄白腻，脉缓。

【加减】食欲好转，饮食增加，精神渐起，大便渐成形，可去当归，加白扁豆 20 g、桔梗 10 g；若正气回复，可适当祛邪，寓攻于补，加莪术 12 g、半枝莲 20 g、白花蛇舌草 15 g、土茯苓 20 g。

【方解】本方所治之证因脾虚湿困，气血不足所致。脾气亏虚，运化失调，水湿内停，泛于颜面，故见面色淡黄、颜面浮肿；脾阳受阻，水谷难化，形体失养，故见纳差乏力、神疲、便溏；肝居胁下，经气阻滞则右胁疼痛；水湿内停，郁而化热，故见口苦；舌淡质嫩、边有齿痕、苔薄白腻，脉缓亦为脾虚湿困，气血不足之征。治以健脾化湿，补益气血，兼以活血。方中黄芪、党参健脾益气，为方中君药；炒白术、薏苡仁、云苓健脾化湿，为臣药；柴胡、陈皮、砂仁、藿梗、香附疏肝理气，鸡内金、焦建曲健脾消食，茵陈、虎杖清热利湿，鸡血藤、当归活血养血，为佐、使。诸药相合，共奏健脾化湿，补益气血，兼以活血之功。

【注意事项】据患者正气情况调整祛邪之品。

【现代研究】方中黄芪有增强免疫、抗疲劳、保肝、降压、抗溃疡、抗肿瘤、抗骨质疏松等作用。党参能调节胃肠运动、抗溃疡、增强免疫功能，稳定机体内环境。炒白术能保肝、利胆、利尿、降血糖、抗血凝、抗菌、抗肿瘤。鸡血藤具有扩张血管、抗病毒等作用。柴胡能抗炎、解热、抗惊厥、镇静、镇咳、镇痛，护肝。陈皮具有扩张血管、抗炎、抗溃疡等作用。砂仁有抑制血小板聚集、抗溃疡等作用。藿梗能抗真菌、镇痛、镇吐、解痉。云苓具有增强免疫、抑瘤、抗炎、利尿等功效。鸡内金有促进胃酸分泌、增进胃

和小肠蠕动及抗癌等功效。焦建曲有和胃止呕，解胀治痢，增加食欲等作用。薏苡仁具有解热、镇静、镇痛等作用。茵陈有利胆、保肝、解热、降血脂、扩张冠状动脉及促纤溶、降血压、抗菌、消炎、增强免疫等作用。虎杖具有降压、保肝、抗菌抗病毒、镇咳平喘、抗肿瘤、降血糖、降血脂、止血等作用。香附有护肝、强心、减慢心率、降血压、抑制真菌的功效。当归有双向调节子宫平滑肌、抗心律失常、降血脂、抗动脉粥样硬化、抑制血小板聚集、刺激造血、抗炎、抗菌等作用。

【用方经验】刘老在肝癌治疗中重视脾胃，资化源，益气养血。刘老认为，肝癌病位虽在肝，然究其源头多与脾胃有关，肝为刚脏，体阴而用阳，以血为体，以气为用，若气血失调，生化乏源，必致肝失所用而成积证。脾主运化，胃纳水谷，游溢精气，共为后天之本，坐镇中州。若脾失健运，生化无权，水谷精微不得运化，而致水饮内生。脾胃为后天之本，水谷失充，脾胃虚弱则荣卫乏源，正气亏虚，虚邪贼风乘虚而入，湿热疫毒之侵临床并不少见。临床常见脾胃亏虚之证，可用砂仁、焦三仙、云苓、白术、紫苏梗、鸡内金、山药之品，以芳香醒脾，助运化，资后天气血，使正气鼓动，御邪外出。刘老亦重视疏肝胆，调气血，利脉道，认为肝为将军之官，喜疏泄而恶抑郁，郁则气滞、气逆，则脉道不利，血运失畅而有瘀血生，逆则血运妄行，溢出脉外而有出血之候。肝胆互为表里，胆为中清之府，内贮胆汁。若肝气失疏，胆汁排泄失常，溢于脉外，泛于肌肤，为黄疸。而水谷之疏布有赖气机之条达，肝胆失于疏泄则精微不布或可生痰成湿聚于肝则为肝积。在临床治疗上刘老认为肝胆疏泄失常，气机不利，重在"调"字，而不可用峻猛破气之剂。其多用柴胡、枳壳、香附、广木香等，使气机舒畅而又不至生发太过，而不用三棱、青皮、枳实等峻品。也常配合使用活血之品，如延胡索、郁金、川芎、赤芍等。

## 张代钊经验方一

【组成】桃仁9g，红花9g，川芎6g，生地黄15g，莪术9g，山慈菇9g，预知子12g，郁金9g，枳壳9g，延胡索9g，土贝母15g，杭白芍15g，大黄3g，全蝎3g，白屈菜15g，鳖甲15g，龟甲15g，半枝莲30g。

【功效】活血化瘀，行气散结。

【主治】肝癌之气滞血瘀型。症见胁痛如刺，痛引腰背，固定不移，入夜更剧，胁下痞块巨大，推之不移，胸闷腹胀，纳呆食少，嗳气或呃逆，便干尿少，舌质紫或暗红，有瘀点瘀斑，苔薄白或黄，脉沉细或涩。

【加减】恶心呕吐者加清半夏9g，竹茹15g，旋覆花（包）9g，赭石20g，丁香9g，柿蒂9g，生姜9g等；低热者加地骨皮12g，银柴胡9g，青蒿15g，牡丹皮9g，鳖甲15g，知母12g，生地黄15g，黄连3g等；高热者加生石膏20g，寒水石20g，滑石12g，羚羊角粉（冲服）3g，人工牛黄3g，或加清开灵、牛黄清热散、紫雪散、绿雪、醒脑静等。

【方解】本方证病机为气滞血瘀，治宜活血化瘀，行气散结，以桃红四物汤为基础方加减组方主治。方中以强劲的破血之品桃仁、红花为主，力主活血化瘀；以甘凉之生地黄滋补肝肾、补血养阴，芍药养血和营，以增补血之力；川芎、郁金、枳壳、延胡索活血行气，祛瘀止痛；土贝母、山慈菇、预知子、半枝莲、白屈菜清热解毒，散结消肿；大黄、莪术、全蝎破血痛经，逐瘀消癥；鳖甲、龟甲滋阴补肾，软坚散结。桃红四物汤使瘀血祛、新血生、气机畅，化瘀生新是该方的显著特点。

【注意事项】肝癌气血亏虚者不宜此方。

【现代研究】桃仁能镇痛、抗炎、抗菌、抗过敏作用。红花可以改善心肌缺血、抗心律失常、降血压、镇痛、镇静、抗惊厥。莪术具有抗肿瘤、抗炎、抗菌、抗血小板聚集等作用。生地黄可以抗衰老、免疫调节。抗肿瘤、降血糖。山慈菇具有抗肿瘤、升白细胞、抗炎、止痛等功效。预知子具有抗肿瘤、抗菌的作用。郁金能降血脂、镇痛、保护肝细胞、抗炎等。白芍具有镇痛、解痉、抗炎、抗溃疡的作用。枳壳能促进胃肠推进功能、抗过敏、升压。大黄有抗感染、止血、保肝、降压、降胆固醇等功效。全蝎可以抗惊厥、抗癫痫、抗肿瘤。白屈菜有抗肿瘤、抗菌、镇咳祛痰等功效。半枝莲能抗肿瘤、抗病毒、促进细胞免疫功能。鳖甲有抗肝纤维化、增强免疫、抗肿瘤、抗疲劳的功效。龟甲可以抗骨质疏松、提高免疫功能、抗肿瘤。延胡索具有镇静、镇痛、催眠、增加冠状动脉血流量、提高耐缺氧能力、降血压、抗心律失常、抗溃疡等作用。

【用方经验】①张老认为：肝癌的病因病机主要为外受寒气、湿邪、湿热及邪毒等侵袭人体，加之饮食不洁失节，脾胃损伤，情志抑郁不舒，肝气郁结，气滞血瘀，久而结成癥积痞块；脾阳为湿所困，湿郁化热，蒸郁而生黄疸。古人云："积之始生，得寒乃生，厥乃成积也。""温气不行，凝血蕴裹而不散，津液涩渗，著而不去而积皆成矣。"所以肝癌的病机可概括为：脏腑气虚血亏，脾虚湿困，气滞血瘀，又邪毒入侵，邪凝毒结，日久成积。②张老治疗气滞血瘀型肝癌，采用活血化瘀，行气散结为法，以桃红四物汤去瘀生新，调畅气机，故为所用。

## 张代钊经验方二

【组成】茵陈30g，龙胆9g，黄柏9g，炒栀子9g，大黄6g，蒲公英20g，龙葵30g，泽泻15g，猪苓15g，薏苡仁30g，丹参20g，水红花子30g，大腹皮15g，郁金9g，厚朴9g，鸡内金12g，焦神曲15g，焦山楂15g，焦麦芽15g。

【功效】清热利湿，解毒散结。

【主治】肝癌之湿热瘀毒型。症见上腹肿块，脘腹胀满，腹大如鼓，目肤黄染，肌肤晦暗，心烦口苦，恶心食少，便结溺黄，发热汗出，舌红或绛，少津，苔黄厚腻，脉滑数或弦滑数。

【加减】腹水明显者加车前子15g，车前

肿瘤科国医圣手时方

草15 g，猪苓30 g，茯苓15 g，龙葵20 g，泽泻15 g，赤小豆15 g，商陆12 g，二丑6 g，牛膝9 g，半边莲20 g，木通3 g，水红花子20 g等；黄疸严重者加金钱草30 g，炒栀子9 g，赤小豆15 g，滑石15 g，姜黄9 g，大黄6 g等；便溏者加炒扁豆20 g，山药20 g，薏苡仁30 g，肉豆蔻12 g，赤石脂15 g，白术9 g，茯苓15 g，党参15 g，苍术9 g，炮姜9 g，用于脾虚气弱者；木香6 g，黄连6 g，秦皮9 g，白头翁，黄柏9 g用于湿热下注者。

【方解】本方证病机为湿热瘀毒，治宜清热利湿，解毒散结，以茵陈蒿汤合四苓汤为基础化裁组方主治。本方以茵陈为主药，清湿热，利肝胆；栀子清泄三焦湿热；大黄荡涤肠胃瘀热；龙胆、黄柏清热利湿为辅；蒲公英、龙葵清热解毒，散结消肿；泽泻、猪苓、薏苡仁健脾利水，清热消肿；丹参、水红花子、大腹皮、郁金、厚朴活血行气，理气止痛；鸡内金、焦神曲、焦山楂、焦麦芽健脾胃，助运化。本方多为味苦性寒、清热利湿之药，使湿热瘀毒从二便排泄，故为治疗肝胆湿热的常用方剂。

【注意事项】肝癌脾胃阴虚者不宜此方。

【现代研究】茵陈能利胆、护肝、镇痛、抗炎、解热。黄柏能抗溃疡、抗心律失常、降压。大黄有抗感染、止血、保肝、降压、降胆固醇等功效。蒲公英的作用有抗肿瘤、抗菌、抗病毒。泽泻具有利尿、降血脂、抗过敏、抗炎的功效。丹参能抗炎、镇静、镇痛、抗肿瘤、护肝、降血糖。猪苓有促进免疫，提高抗肿瘤活性的功效。厚朴能抑菌、降压、调节肠管运动及预防胃溃疡。薏苡仁具有解热、镇静、镇痛等作用。郁金能降血脂、镇痛、保护肝细胞、抗炎等。鸡内金的作用包括促进胃酸分泌、增进胃和小肠蠕动及抗癌。神曲能促进人体对食物的吸收。山楂具有降血脂、降压、抗菌、改善胃肠功能、调节免疫等功效。金荞麦能抗菌、抗炎、解热、祛痰镇咳、抗肿瘤。龙胆具有抗炎、调节免疫功能、利胆、护肝的功效。栀子能护肝利胆、抗病原体、降温、镇痛。大腹皮对免疫功能有影响，能抗凝、增强纤维蛋白溶解。

【用方经验】①张老认为西医治疗肝癌，常用手术治疗，手术前1周可用中药扶正调理及清肠和胃，药用黄芪、党参、当归、生熟地、大黄、黄柏、焦二仙、鸡内金、黄连、陈皮、白术、郁金、薏苡仁等。术后早期予调胃承气汤合生脉饮加减，药用沙参、当归、生地黄、麦冬、五味子、白术、茯苓、薏苡仁、鸡内金、龙胆、炒麦芽、大黄、枳壳、佛手、仙鹤草、白及、三七粉等；有发热者，予青蒿鳖甲汤合膈下逐瘀汤加减；一般恢复期予小柴胡汤、逍遥散、六味地黄汤加减，待患者基本复原后，应加消积软、解毒清热之味，以扶正祛邪，攻补兼施，常加：预知子、鳖甲、蒲公英、败酱草等。治疗中始终不可忘记健脾和胃，疏肝滋肾。②张老治疗湿热瘀毒型肝癌，常采用茵陈蒿汤合四苓散加减以通泄瘀热，清利湿热，使邪去有路，则黄疸自除。

## 张代钊经验方三

【组成】醋柴胡9 g，当归9 g，黄芩9 g，白术9 g，茯苓9 g，杭白芍15 g，炒陈皮9 g，枳壳9 g，郁金9 g，夏枯草15 g，薏苡仁30 g，预知子15 g，鸡内金12 g，焦山楂12 g，焦神曲12 g，焦麦芽12 g。

【功效】疏肝理气，健脾和胃。

【主治】肝癌肝郁脾虚型。症见两胁胀满，胁下痞块时时坠痛，胸闷不舒，生气后加重，口苦，腹胀，食欲不振，或恶心嗳气，性情急躁，时有便溏，舌淡红，苔薄黄或薄白，脉弦数。

【加减】肝区疼痛者加延胡索12 g、川楝子12 g、郁金12 g、徐长卿30 g、丹参30 g、白屈菜30 g、杭白芍30 g、乳香9 g、土鳖虫9 g；腹胀轻者加陈皮9 g、木香9 g、茯苓15 g、紫苏梗9 g、佛手9 g；腹胀重者加厚朴9 g、枳实9 g、莱菔子15 g、大腹皮12 g、焦槟榔12 g、青皮9 g；恶心呕吐者加清半夏9 g、竹茹15 g、旋覆花（包）9 g、赭石20 g、丁香9 g、柿蒂9 g、生姜9 g。

【方解】本方证病机为肝郁脾虚，治宜疏肝理气，健脾和胃，以柴胡疏肝散为基础组方主治。方中柴胡疏肝解郁，白芍养肝敛阴，和胃止痛，与柴胡相伍一散一收，助柴胡疏肝，相反相成共为主药；配枳壳泻脾气之壅滞，调中焦之运动，与柴胡同用一升一降，加强疏肝理气之功，以达郁邪；白芍、甘草配伍缓急止痛，疏理肝气以和脾胃；陈皮理气和胃止痛，且有助于消除上腹痛不适等症；当归补血调中；黄芩、郁金清中上焦郁热除烦；白术、茯苓、薏苡仁健脾益气，燥湿利水；夏枯草、预知子清热解毒，散结消肿；鸡内金、焦山楂、焦神曲、焦麦芽健脾胃，助运化。诸药合用辛以散结，苦以降通，气滞郁结方可解除。

【注意事项】肝癌气阴亏虚证者不宜此方。

【现代研究】柴胡的作用包括抗炎、解热、抗惊厥、镇静、镇咳、镇痛、护肝。当归具有增加冠脉流量、降血脂抗血栓、调节免疫、抗炎、平喘的功效。黄芩能抑菌、抗炎、降压、护肝、防辐射。白术对肠管活动有双向调节作用，还能保肝、利胆、利尿、降血糖、抗血凝、抗菌、抗肿瘤。白芍具有镇痛、解痉、抗炎、抗溃疡的作用。陈皮能扩张血管、抗炎、抗溃疡等。枳壳能促进胃肠推进功能、抗过敏、升压。郁金能降血脂、镇痛、保护肝细胞、抗炎等。夏枯草能抗炎、免疫抑制、降血糖，有一定的毒性。薏苡仁具有解热、镇静、镇痛等作用。预知子能抗肿瘤、抗菌。鸡内金的作用包括促进胃酸分泌、增进胃和小肠蠕动及抗肿瘤。山楂具有降血脂、降压、抗菌、改善胃肠功能、调节免疫等功效。神曲能促进人体对食物的吸收。麦芽具有助消化、降血糖、抗真菌等作用。

【用方经验】①张老认为：肝癌属中医学"肝积""肝著""臌胀""癥积""肝壅""癖黄""黄疸"等范畴。《难经》："肝之积，名曰肥气，在胁下如覆杯，有头足，久不愈，令人四肢不收，发黄疸，饮食不为。"《诸病源候论》："诊得肝积，脉弦而细，两胁下痛，邪走心下，足胫寒，胁下痛引小腹……身无膏泽，喜转筋，爪甲枯黑。"《癖黄候》："病水饮停滞积聚成癖，因热气相搏，则郁蒸不散，故胁下满痛，而身发黄，名为癖黄。"

《太平惠民和剂局方》："心腹积聚，口久癥癖，块大如杯碗，黄疸，宿食，朝起呕变。支满上气，时时腹胀，心下坚硬……"②对于肝郁脾虚型肝癌，张老认为治疗上应以疏肝理气，健脾和胃为法。选取疏肝理气之代表方剂柴胡疏肝散加减治疗。

## 张代钊经验方四

【组成】冬虫夏草（另煎）2 g，生地黄20 g，山茱萸20 g，赤芍15 g，白芍15 g，女贞子15 g，枸杞子15 g，墨旱莲30 g，仙鹤草30 g，三七粉（分冲）3 g，何首乌20 g，龟甲15 g，鳖甲15 g，牡丹皮12 g，麦冬12 g，五味子9 g，茯苓15 g，知母15 g，泽泻9 g，白花蛇舌草30 g，龙葵20 g，预知子15 g，焦神曲15 g，焦山楂15 g，焦麦芽15 g。

【功效】滋补肝肾，养血柔肝，利水解毒。

【主治】肝癌放疗后证属肝肾阴虚型。症见胸胁隐痛，绵绵不休，肝大胀满，腹胀如鼓，恶心口苦，纳少消瘦，面色萎黄，口渴思饮，低热或五心烦热，自汗盗汗，肌肤干燥，头晕心烦或皮下出血点，鼻衄齿龈出血，便干尿少，或有呕血、黑便、腰膝酸软，舌红或暗红，干燥少津，苔少或光剥有裂纹，或薄白，脉沉细而数。

【加减】脾虚气弱，大便溏者加炒扁豆20 g、山药20 g、薏苡仁30 g、肉豆蔻12 g、赤石脂15 g、白术9 g、茯苓15 g、党参15 g、苍术9 g、炮姜9 g；湿热下注者加木香6 g、黄连6 g、秦皮9 g、白头翁、黄柏9 g；大便干结者加牛大黄6 g、枳壳9 g、厚朴9 g、芒硝6 g、玄明粉（冲服）6 g、火麻仁30 g、郁李仁20 g、莱菔子15 g、番泻叶（泡水服）6 g、生山楂20 g；吐血、便血者加仙鹤草30 g、白茅根30 g、生地炭15 g、三七粉（分冲）6 g、大蓟15 g、小蓟15 g、白及9 g、地榆9 g、墨旱莲30 g、槐花12 g。

【方解】本方证病机为肝肾阴虚，治宜滋补肝肾，养血柔肝，利水解毒。方以滋水清肝饮合麦味地黄丸化裁组方而成，两方皆为六味地黄丸加减而来，方中生地黄、山茱萸、白芍、麦冬、五味子、茯苓健脾益肾，滋阴补血；牡丹皮、知母、泽泻、赤芍活血化瘀，清热泻火，使诸药补而不滞；墨旱莲、女贞子、枸杞子、冬虫夏草补益肺肾，阴阳双补；仙鹤草、三七粉活血化瘀；何首乌、龟甲、鳖甲滋阴补肾，软坚散结；白花蛇舌草、龙葵、预知子清热解毒，散结消肿；焦神曲、焦山楂、焦麦芽健脾胃，助运化。全方合用，共奏滋补肝肾，养血柔肝，利水解毒之功。

【注意事项】肝癌湿热蕴毒者不宜此方。

【现代研究】冬虫夏草具有调节免疫、抗肿瘤、抗衰老、镇静催眠的功效。生地黄可以抗衰老、免疫调节、抗肿瘤、降血糖。山茱萸能调节免疫、降血糖、抗休克、杀菌、护肝。赤芍具有抗血栓、镇静、抗炎、抗肿瘤、护肝等作用。女贞子能抗骨髓抑制、升白细胞、降血脂、护肝、抗炎。白芍具有镇痛、解痉、抗炎、抗溃疡。枸杞子对免疫有促进作用，能抗肿瘤、降血脂、保肝、降血糖、降血压。仙鹤草能止血、抗炎、抗肿瘤。三七能够缩短出血和凝血时间，具有抗血小板聚集及溶栓作用。龟甲具有抗骨质疏松、提高免疫功能、抗肿瘤等功效。牡丹皮能抗炎、镇静、镇痛、抗肿瘤、护肝、降血糖。鳖甲有抗肝纤维化、增强免疫、抗肿瘤、抗疲劳的功效。麦冬可以抗心律失常、止咳平喘、抗过敏、抗菌、调节免疫。五味子能抗衰老、镇咳、镇静、抗溃疡、抗应激、防龋。泽泻具有利尿、降血脂、抗过敏、抗炎的功效。知母能抗菌、解热、降血糖、抗癫痫、抗血小板聚集。白花蛇舌草可以抗肿瘤、抗菌消炎。预知子具有抗肿瘤、抗菌的作用。神曲能促进人体对食物的吸收。山楂具有降血脂、降压、抗菌、改善胃肠功能、调节免疫等功效。麦芽具有助消化、降血糖、抗真菌等作用。墨旱莲能抗炎、提高免疫力、护肝、止血、升白细胞。

【用方经验】①张老认为放疗对原发性肝癌有缩小癌块、缓解症状、延长生命的作用。放疗适用于全身情况尚佳，肝功能正常，肿块较局限又不能切除者，如有黄疸、腹水、肝硬化或有远处转移者则不宜放疗。放疗期间结合中药治疗以健脾理气为主，并养阴生

津、滋补肝肾，常用药物：沙参、麦冬、玄参、天花粉、白术、茯苓、广木香、薏苡仁、焦二仙、炒枳壳、竹茹、旋覆花、黄连、金银花、蒲公英、女贞子、墨旱莲、枸杞子、五味子、败酱草等。张老认为，放疗期间并用活血化瘀药如三棱、莪术、桃仁、红花等攻癌者，生存期反缩短，故放疗期间中医药不宜活血化瘀、软坚散结太猛。②肝癌放疗后常见肝肾阴虚型。因此治疗上张老常应以滋水清肝饮合麦味地黄丸加减以滋补肝肾，养血柔肝，利水解毒。正如清吴仪洛《成方切用》所言：六味地黄丸"加当归、芍药、柴胡、枣仁、山栀，名滋水清肝饮"，并赞"鼓峰造滋水清肝饮，取地黄丸之探原而不隔于中，取生黄汤之降火而不犯于下，真从来所未及也"。

## 疏肝化瘀汤（李玉奇经验方）

【组成】天花粉15 g，柴胡20 g，瓜蒌壳50 g，王不留行20 g，常山10 g，土茯苓25 g，当归40 g，鳖甲40 g，牡蛎40 g，大腹皮20 g，红小豆（煮汁去豆用其水煎药）50 g，漏芦15 g，甘草20 g，沉香15 g。

【功效】疏肝活血，解毒利湿。

【主治】肝癌之肝郁气滞血瘀证。症见略显消瘦，面垢无华，食少纳呆，肝区扪及肿块，腹水明显，下肢浮肿，低热，舌体胖，舌质灰淡少神无根，脉来弦实有力。

【加减】纳差不欲食加山楂10 g、谷芽15 g、麦芽15 g、神曲15 g；夜寐不安加酸枣仁15 g、柏子仁10 g、首乌藤15 g、百合12 g。

【方解】方中柴胡疏肝解郁；天花粉、瓜蒌壳清热化痰；大腹皮、王不留行、沉香活血行气；常山、土茯苓、漏芦、红小豆清热解毒，散结消肿；当归、鳖甲、牡蛎滋阴补肾，软坚散结；甘草调和诸药，补益中州。诸药合用，共成疏肝活血，解毒利湿之剂。

【注意事项】肝癌气阴亏虚者不宜此方。

【现代研究】天花粉能抗肿瘤、抗艾滋、抗菌、降血糖。柴胡可以抗炎、解热、抗惊厥、镇静、镇咳、镇痛、护肝。瓜蒌壳具有

抗肿瘤、抗菌、祛痰、抗血小板凝集，抗氧化等功效。王不留行可以抗早孕、降压。常山具有抗疟、解热的作用。茯苓具有增强免疫、抑瘤、抗炎、利尿等功效。当归能增加冠状动脉流量、降血脂抗血栓、调节免疫、抗炎、平喘。鳖甲有抗肝纤维化、增强免疫、抗肿瘤、抗疲劳的功效。牡蛎可以镇痛、镇静、抗凝血。大腹皮对免疫功能有影响，能抗凝、增强纤维蛋白溶解。赤小豆能抑菌。沉香能抗衰老、镇静镇痛、抗炎、利尿。

【用方经验】李老认为：气滞血瘀，情志不畅，肝气郁结，或感受外邪，气滞不畅，"气为血帅"，"气行则血行"，气滞日久，必致血瘀，渐结肿块，这便是肝癌形成病因之一。中医药对肝癌的医治，疗效确切，运用方便已成为医治肝癌的有用办法之一。中医药医治可应用于肝癌的各个时期，在肝癌医治的整个进程中发扬着明显的作用。肝癌中医药医治对准肝癌的病因，从根本上杀灭癌细胞，不仅可独自运用，还可与其他医治办法合作运用，减轻患者的伤痛和副作用。肝癌中医中药医治，选用辨证医治，在医治肝癌上以人为本，改善患者生活质量和延长生存期。由于肝癌中医中药医治统筹了全体与局部的调和一致，因而肝癌中医中药医治和西医各种医治的办法二者协同合作，汲取现代科学的医学理论中的精华，丰厚和完善传统的中医理论，选用现代医学各种进步诊治办法，丰厚和完善辨证论治系统，一般可以获得更好的医治作用。

## 加味茵陈术附汤方（李寿山经验方）

【组成】炮附子 20 g，苍术 15 g，白术 15 g，泽兰叶 30 g，茵陈蒿 30 g，茯苓 20 g，金钱草 30 g。

【功效】温化寒湿，化瘀除黄。

【主治】肝癌之阴黄寒湿夹瘀证。症见发黄半年不退，背寒怕冷，苔白滑腻，舌下络脉淡紫，脉沉而缓。

【加减】纳差不欲食加山楂 15 g、谷芽 15 g、麦芽 15 g、神曲 15 g；夜寐不安加酸枣仁 15 g、柏子仁 10 g、首乌藤 15 g、百合 12 g。

【方解】方中炮附子辛、甘，大热、有毒，归心、肾、脾经，有温化寒湿、温经通络之功；苍术、白术燥湿健脾，张元素称："附子以白术为佐，乃除寒湿之圣药，湿药少加之引经。益火之原，以消阴翳，则便溺有节，乌、附是也。"茯苓健脾利水；泽兰叶、茵陈蒿、金钱草活血化瘀，清热利湿。全方合用，共奏温化寒湿，化瘀除黄之功。

【注意事项】肝癌湿热瘀毒入于血分所致阳黄者不宜此方。

【现代研究】附子具有强心、扩血管、抗炎、增强免疫等作用。白术能保肝、利胆、利尿、降血糖、抗血凝、抗菌、抗肿瘤。苍术具有抗溃疡、抗炎、抗心律失常等作用。茵陈能利胆、护肝、镇痛、抗炎、解热。茯苓具有增强免疫、抑瘤、抗炎、利尿等功效。金钱草可以排石、抗炎和免疫抑制。泽兰能抗血凝、抗肝硬化、镇痛、镇静。

【用方经验】李老认为：发黄证应首辨证之阴阳，邪之寒热。辨证要点在了解病程长短、色之明暗，苔之厚薄、燥润，脉之太过不及。然阴黄证亦由因湿热而病者，须查其真伪，关键了解病之久暂，苔之燥与润，不难辨别。发黄半年多，久病多虚多瘀，多夹瘀湿为患，查舌、脉，证属阳虚寒湿夹瘀之证。据此，遵仲师治阴黄"于寒湿中求之"的法则，拟茵陈术附汤加泽兰叶、茯苓、金钱草，温化寒湿，祛瘀退黄，药证相符，故收到满意效果。

## 白术马兰汤（邱佳信经验方）

【组成】白术 12 g，太子参 12 g，珠儿参 12 g，茯苓 30 g，牡丹皮 12 g，金银花 30 g，岩柏 30 g，马兰根 30 g，夏枯草 12 g，炙穿山甲 12 g，炙鳖甲 12 g，玫瑰花 9 g，绿萼梅 9 g，天龙 12 g，地龙 12 g，牡蛎 30 g，预知子 12 g，生南星（先煎）15 g。

【功效】健脾理气，清热解毒，软坚散结。

【主治】肝癌。

【方解】方中白术、太子参、珠儿参、茯

苓益气健脾，补后天之本；牡丹皮、金银花、岩柏、马兰根、玫瑰花、绿萼梅、夏枯草清热解毒；炙穿山甲、炙鳖甲、天龙、地龙、牡蛎均为血肉有情之品，通络软坚散结；生南星祛痰散结。诸药并用，共奏健脾理气，清热解毒，软坚散结之功。

【注意事项】脾胃虚弱者酌情加减剂量。

【现代研究】1. 白术对肠管活动有双向调节作用，还能保肝、利胆、利尿、降血糖、抗血凝、抗菌、抗肿瘤。茯苓具有利尿、镇静、抗肿瘤、降血糖的作用。太子参具有提高免疫、延长寿命的作用。牡丹皮可以镇静、降温、解热、镇痛、解痉。地龙还具有增强免疫、抗肿瘤、抗菌、利尿的功效。牡蛎可以镇痛、镇静、抗凝血。金银花抗病毒、解热、利胆、止血、降脂。白花蛇舌草可以抗肿瘤、抗菌消炎。生南星具有祛痰及抗惊厥、镇静、镇痛作用。夏枯草能抗炎、免疫抑制、降血糖，有一定的毒性。鳖甲有抗肝纤维化、增强免疫、抗肿瘤、抗疲劳的功效。地龙能降低血黏度、镇痛、抗炎。预知子具有抗肿瘤、抗菌的作用。

2. 实验研究：①组成本方的部分中药白术、牡蛎、穿山甲、生南星、绿萼梅可能具有反突变作用，而白术、茯苓则具有反启动作用，本方这些中药的反突变，反启动作用初步提示了本方在发挥防治恶性肿瘤方面尚具有较大的潜力。②健脾理气，清热解毒，软坚化痰中药组成的方剂治疗晚期肝癌的1年生存率达 32.5%，为了探讨中药作用的机制，本实验采用二乙基亚硝胺致大鼠肝癌作用模型，观察在致癌过程中大鼠肝的形态以及分裂，分化的变化。结果显示中药不但能对二乙基亚硝胺诱发肝癌发生影响，而且其作用较维生素 A、维生素 E、维生素 C 组成的西药组强。在病理检查中，西药组大鼠第 2 次取材的肝脆标本中 42% 见到癌巢，而中药组则无一例发现。

【用方经验】邱老使用该方治疗原发性肝癌，采用白术、太子参等补益后天脾土，使脾健而能耐受攻邪，加用牡丹皮、金银花等清热解毒，配伍炙穿山甲、天龙、地龙等血肉有情之品软坚散结，从而达到健脾理气，清热解毒，软坚散结的目的。

## 李济仁经验方

【组成】茵陈30 g，白花蛇舌草30 g，半枝莲30 g，半边莲30 g，醋鳖甲（先煎）30 g，茯苓25 g，丹参25 g，白术15 g，北条参15 g，昆布15 g，海藻15 g，当归12 g，白芍12 g，泽泻12 g，活蝼蛄12 g，枳实12 g，土鳖虫9 g，三棱9 g，莪术9 g，鸡内金9 g。

【功效】行气消瘀，软坚散结，健脾利水，解毒抗癌。

【主治】气滞血瘀，脾虚水泛型肝癌。症见面色灰暗，形体消瘦，肌肤枯槁，中脘癥块隆起，大如覆盘，坚硬不移，按之痛剧，腹大如鼓，身目皆黄，纳少，小便短黄，尿量少，大便时结时溏，舌苔白厚，质暗，脉涩滞。

【加减】待脘腹癥块明显缩小，凹凸不平征象难以扪及，食欲增，纳食增加，腹水消退，加黄芪30 g、绞股蓝20 g以扶正祛邪。

【方解】本方所治之证因气滞血瘀、脾虚水泛所致。腹部癥块巨大，坚硬不移，缘于气机不畅，血瘀积聚中焦，瘀毒内陷肝脏脉道，故患者早有瘀积存在。而瘀积之凝成，更使脾胃健运失职，土不制水，水饮停聚，形成水臌。瘀毒内攻，水热逼蒸，因而出现黄疸。治以行气消瘀、软坚散结、健脾利水、解毒抗癌。方中白花蛇舌草、半枝莲、半边莲清热解毒抗癌，茯苓、白术健脾祛湿，为方中君药；昆布、海藻软坚散结，茵陈清热祛湿退黄，当归、白芍健脾养血，为臣药；醋鳖甲滋肾潜阳，软坚散结，北条参、枳实、鸡内金配合既可益气健脾，又可消食化积，土鳖虫、丹参、三棱、莪术活血祛瘀通络，活蝼蛄、泽泻祛湿利水，同为佐药。诸药合用，共奏行气消瘀、软坚散结、健脾利水、解毒抗癌之功。

【注意事项】瘀毒较甚时结合患者体质，适当增加解毒祛瘀药物剂量。

【现代研究】方中茵陈有利胆、保肝、解热、降血脂、扩张冠状动脉及促纤溶、降血压、抗菌、消炎、增强免疫等作用。白花蛇舌草有抗肿瘤、抗菌消炎、保肝利胆等作用。半枝莲能抗肿瘤、抗病毒、促进细胞免疫功能。半边莲有清热、消肿、抗肿瘤等作用。醋鳖甲有抗肝纤维化、增强免疫、抗肿瘤、抗疲劳的功效。茯苓具有增强免疫、抑瘤、抗炎、利尿等功效。丹参有抗肿瘤、增强免疫力、抗病原微生物、清除自由基等的作用。白术对肠管活动有双向调节作用，还能保肝、利胆、利尿、降血糖、抗血凝、抗菌、抗肿瘤。北条参具有抗疲劳、提高免疫力、降血糖、抗炎、抗肿瘤等作用。昆布有调节甲状腺功能、降血压、降血糖、降血脂和抗凝、抗放射等作用。海藻可以抗肿瘤、抗凝血、增强免疫力等。当归有双向调节子宫平滑肌、抗心律失常、降血脂、抗动脉粥样硬化、抑制血小板聚集、刺激造血、抗炎、抗菌等作用。白芍具有镇痛、解痉、抗炎、抗溃疡的作用。泽泻有降血脂、降压、利尿等作用。枳实具有缓解肠痉挛、促进胆汁排泄、抗溃疡等作用。土鳖虫有降脂、抗血凝、溶栓、镇痛的功效。三棱有促进肠管蠕动、抑制血小板聚集作用。莪术具有抗肿瘤、抗炎、抗菌、抗血小板聚集等作用。鸡内金可以促进胃酸分泌、增进胃和小肠蠕动及抗癌。

【用方经验】李老对于气滞血瘀、脾虚水泛型肝癌，常用佛手、郁金、柴胡、香附等疏肝理气；气滞则血瘀，在应用本经验方的同时，可用丹参、赤芍、三七、仙鹤草之属活之祛之；如见腹水，可用茵陈蒿汤加茯苓、商陆、车前子、泽泻等清利湿热；待湿热瘀滞得解，再用"八珍""人参养荣"之剂以扶正善后，则腹水肿块消失而愈。脾气亏虚可用党参、山药、厚朴、半夏、焦三仙以健脾化湿和胃；若兼见腹水肢肿，乃脾虚不健、水湿内停所致，可用参苓白术散，茯苓易猪苓，加黄芪以健脾温肾消水，加葶苈子、桑白皮以宣利肺气，增行水之功。肝癌一般都存在瘀毒凝结，因此治宜行滞化瘀、解毒消癥，药用枳实、大黄、牛膝、桃仁、红花、水蛭、雷丸行气导滞、破血逐瘀；当归、白芍养血柔肝；用斑蝥烧鸡蛋，合蟾蜍内外并用，以解毒抗癌，鸡蛋以顾护胃气；并用逍遥散以及六味地黄汤交替服用，以疏肝益肾、

滋水涵木，防止毒火复燃；再辅以人参、胎盘等益气扶正，多方施治，总以扶正、祛邪为主。

## 余桂清经验方一

【组成】柴胡12 g，郁金15 g，炒白术15 g，生薏苡仁15 g，生黄芪30 g，炒莱菔子15 g，茯苓15 g，旋覆花12 g，延胡索15 g，当归12 g，预知子15 g，木香9 g，厚朴9 g，砂仁6 g，焦麦芽30 g，焦神曲30 g，焦谷芽30 g，白英15 g，土茯苓15 g。

【功效】疏肝和胃，降逆止呕。

【主治】肝癌之肝胃不和型。症见性情急躁，两胁胀满，胸闷不舒，食欲不振，恶心嗳气，舌质红，苔黄或苔白，脉弦细。

【加减】黄疸加茵陈15 g，佩兰15 g，黄连12 g；腹胀加厚朴12 g，木香12 g，焦三仙30 g；疼痛加徐长卿15 g，延胡索15 g，乌药12 g；腹水加鼠妇9 g，猪苓15 g，茯苓15 g；发热加银柴胡12 g，夏枯草15 g，牡丹皮12 g。

【方解】本方所治之证因肝胃不和所致。患者病后肝气郁结，肝居胁下而见性情急躁，两胁胀满，胸闷不舒；肝气郁结横逆犯胃，脾胃失调，胃气上逆，故见食欲不振，恶心嗳气；舌质红，苔黄或苔白，脉弦细亦为肝胃不和之征。治以疏肝和胃、降逆止呕。方中柴胡、郁金、延胡索疏肝行气止痛，炒白术、生薏苡仁、生黄芪、茯苓健脾益气，当归养血活血，预知子疏肝理气，活血止痛，炒莱菔子、旋覆花、木香、厚朴、砂仁顺气降逆止呕消食，焦麦芽、焦神曲、焦谷芽健脾消食，白英、土茯苓化瘀解毒，诸药合用，可收疏肝和胃、降逆止呕之功。

【注意事项】阴虚阳亢者慎用，若患者体质许可，可在辨证用药基础上增加抗肿瘤药物剂量。

【现代研究】方中柴胡能抗炎、解热、抗惊厥、镇静、镇咳、镇痛、护肝。郁金能降血脂、镇痛、保护肝细胞、抗炎等。炒白术可以保肝、利胆、利尿、降血糖、抗血凝、抗菌、抗肿瘤。生薏苡仁具有解热、镇静、

肿瘤科国医圣手时方

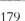

镇痛等作用。生黄芪有增强免疫、抗疲劳、保肝、降压、抗溃疡、抗肿瘤、抗骨质疏松等作用。炒莱菔子能促进胃肠运动、抗病原微生物、降压。茯苓具有增强免疫、抑瘤、抗炎、利尿等功效。旋覆花具有镇咳祛痰、抗炎等功效。延胡索具有镇静、镇痛、催眠、增加冠状动脉血流量、提高耐缺氧能力、降血压、抗心律失常、抗溃疡等作用。当归有双向调节子宫平滑肌、抗心律失常、降血脂、抗动脉粥样硬化、抑制血小板聚集、刺激造血、抗炎、抗菌等作用。预知子具有抗肿瘤、抗菌的作用。木香可以保护胃黏膜、抗菌、抑制呼吸。厚朴能抑菌、降压、调节肠管运动及预防胃溃疡。砂仁有抑制血小板聚集、抗溃疡等作用。焦麦芽具有助消化、降血糖、抗真菌等作用。焦神曲有极好的消食导滞、和胃止呕、解胀治痢、增加食欲、促进代谢等作用。焦谷芽有促消化作用。白英具有消炎、消肿、抗肿瘤等功效。土茯苓有抗肿瘤、解毒作用。

【用方经验】余老认为肝癌的病因病机主要是情志抑郁、脏腑失调、气血虚弱、内热寒盛、饮食不消、脾虚湿困、湿郁化热熏蒸而成黄疸，气滞血瘀久之而成肝积。患病之初多表现为肝气郁结，肝胃不和之象，因此余老常在疏肝理气的基础上佐以抗肿瘤药物，临床常用的抗肿瘤中草药有白英、白花蛇舌草、土茯苓、预知子、凌霄花、半枝莲、夏枯草、重楼、白屈菜、蛇莓、绿萼梅、蒲公英、石见穿、郁金、柴胡、三棱、莪术、半边莲、水红花子、肿节风、藤梨根、金荞麦、守宫、鳖甲、炮穿山甲、白花蛇、地龙、土鳖虫、九香虫、白僵蚕等，临床上辨证使用，效果理想。

### 余桂清经验方二

【组成】杏仁9g，豆蔻12g，生薏苡仁15g，藿香15g，佩兰15g，清半夏10g，陈皮12g，厚朴12g，滑石（包煎）15g，生甘草6g，通草12g，黄连12g，白术15g，火麻仁12g，茯苓15g，炒莱菔子15g，白英15g，白花蛇舌草15g，茵陈15g。

【功效】清热利湿，健脾和胃。

【主治】肝癌之湿热结毒型。症见目肤黄染，午后低热，口苦口干，不思饮食，嗳气恶心，脘腹胀满，便干尿赤，舌质红，苔黄厚腻，脉细滑或细数。

【加减】腹胀加木香12g，焦三仙30g；疼痛加徐长卿15g，延胡索15g，乌药12g；腹水加鼠妇9g，猪苓15g；发热加银柴胡12g，夏枯草15g，牡丹皮12g。

【方解】本方所治之证因湿热结毒所致。患者久病脾胃虚弱，脾失健运，不能运化水液，郁而化热，致湿热内蕴，加之余毒内结，而见目肤黄染、午后低热、口苦口干、便干尿赤；脾胃虚弱，运化失调，胃气上逆而见不思饮食、嗳气恶心、脘腹胀满；舌质红，苔黄厚腻，脉细滑或细数亦为湿热结毒之征。治以清热利湿，健脾和胃。本方由三仁汤和藿香正气丸加减而成，方中杏仁苦辛，宣利上焦肺气，气化则湿化，豆蔻芳香化湿，行气，调中，生薏苡仁甘淡，渗利下焦湿热，健脾，三仁合用，能宣上、畅中、渗下而具清利湿热，宣畅三焦气机之功，为方中君药；半夏、厚朴辛开苦降，化湿行气，散满消痞，藿香、佩兰、陈皮行气化湿，为臣药；黄连清胃热，白术、茯苓健脾祛湿，火麻仁通便，炒莱菔子消食除胀，白英、白花蛇舌草解毒抗癌，茵陈清热利湿退黄，滑石、通草甘寒淡渗，利湿清热，佐助君药之力，同为佐药；生甘草调和诸药，为使药。诸药合用，可收清热利湿，健脾和胃之功。

【注意事项】杏仁用量不宜过大，常用量为15g以下，过量后易出现呼吸困难甚至窒息、死亡。

【现代研究】方中杏仁能镇咳、平喘、抗炎、镇痛、抗肿瘤、降血糖、降血脂。豆蔻有抑菌、平喘、促进胃液分泌等作用。生薏苡仁具有解热、镇静、镇痛等作用。藿香能抗真菌、镇痛、镇吐、解痉。佩兰能抑菌、抑制流感病毒，也有一定毒性。清半夏可以镇咳祛痰、抗肿瘤、抗早孕。陈皮具有扩张血管、抗炎、抗溃疡等作用。厚朴能抑菌、降压、调节肠管运动及预防胃溃疡。滑石能保护皮肤黏膜、抗菌。生甘草有抗炎、抗过敏、抗心律失常、抗病原微生物、抗氧化、抗肿瘤和抗衰老等作用。通草有利尿作用。黄连具有抗病原微生物、抗心律失常、降压、正性肌力作用、抗炎、解热、抑制血小板聚集等作用。白术能保肝、利胆、利尿、降血糖、抗血凝、抗菌、抗肿瘤。火麻仁能刺激肠黏膜促进肠蠕动、降压、降脂等。茯苓具有增强免疫、抑瘤、抗炎、利尿等功效。炒莱菔子能调节胃肠运动、抗病原微生物、降压。白英具有消炎、消肿、抗肿瘤等功效。白花蛇舌草有抗肿瘤、抗菌消炎、保肝利胆等作用。茵陈有利胆、保肝、解热、降血脂、扩张冠状动脉及促纤溶、降血压、抗菌、消炎、增强免疫等作用。

【用方经验】余教授在肝癌辨证分型中，十分重视湿热结毒型。他强调指出，在中晚期肝癌患者中，湿热结毒型占30％～40％，此型患者切忌用大温大补之品。虽然其病因大多为肝木克脾土，久之脾胃虚弱，脾失健运，水湿内停，蕴久化热，但此时的主症为湿热困脾，因而治疗时一定要首先重用芳香化浊、清热利湿之品，适当辅以健脾药物如炒白术、生薏苡仁等。待湿去热除后再重用健脾药物。如先过多投入补气健脾药物，则因湿热困脾，虚不受补。同时补益之品过多有留邪之嫌，往往引起愈补湿热愈重的病状。

## 余桂清经验方三

【组成】生黄芪15 g，炒白术15 g，枸杞子15 g，女贞子15 g，炒杜仲12 g，山茱萸20 g，山药15 g，牡丹皮10 g，茯苓15 g，泽泻15 g，白芍15 g，绿萼梅15 g，白英15 g，藤梨根15 g，延胡索15 g，密蒙花15 g。

【功效】益气养阴，补肾柔肝。

【主治】肝癌之肝肾阴虚型。症见形体消瘦，胸胁隐痛，烦热口干，低热盗汗，腰膝酸软，便干尿少，舌质红少苔，脉细数或沉细。

【加减】黄疸加茵陈15 g、佩兰15 g、黄连12 g；腹胀加厚朴12 g、木香12 g、焦三仙30 g；疼痛加徐长卿15 g、延胡索15 g、乌药12 g；腹水加鼠妇9 g、猪苓15 g、茯苓15 g；

发热加银柴胡12 g、夏枯草15 g、牡丹皮12 g。

【方解】本方所治之证因肝肾阴虚所致。患者久病终致肝肾两虚，阴虚则内热，故见烦热口干、低热盗汗、便干尿少；腰为肾之府，肾虚则腰膝酸软；肝居胁下，肝病则胸胁隐痛；若兼脾虚，脾失健运，气血生化乏源，形体失养则形体消瘦；舌质红少苔、脉细数或沉细亦为肝肾阴虚之征。治以益气养阴，补肾柔肝。本方由六味地黄丸、健脾益肾冲剂加减而成，方中黄芪大补元气，枸杞子、女贞子、炒杜仲滋补肝肾，辅以山药补脾固精，山茱萸养肝涩精，又用泽泻清泻肾火，并防补药过于滋腻；茯苓淡渗脾湿，以助山药之健运，牡丹皮清泄肝火，并制山茱萸之温，炒白术健脾，白芍、延胡索敛阴柔肝、行气止痛，绿萼梅疏肝和胃，白英、藤梨根解毒抗癌，密蒙花清热养肝，诸药合用，补中有泻，寓泻于补，相辅相成，补大于泻，共凑滋补肝肾之效。

【注意事项】阳虚体质者慎用。

【现代研究】1. 方中生黄芪有增强免疫、抗疲劳、保肝、降压、抗溃疡、抗肿瘤、抗骨质疏松等作用。炒白术对肠管活动有双向调节作用，还能保肝、利胆、利尿、降血糖、抗血凝、抗菌、抗肿瘤。枸杞子对免疫有促进作用，能抗肿瘤、降血脂、保肝、降血糖、降血压。女贞子有抗骨髓抑制、升白细胞、降血脂、护肝、抗炎等功效。炒杜仲对免疫系统、内分泌系统、中枢神经系统、循环系统和泌尿系统都有不同程度的调节作用，能降压、抗肿瘤。山茱萸能降血糖、抗菌、抗休克、抑制血小板聚集、抗肿瘤。山药具有调节肠管运动、增强免疫功能、降血糖及抗氧化等作用。牡丹皮具有保护心肌、解热、抗炎、抑菌、调节免疫、调脂等作用。茯苓具有增强免疫、抑瘤、抗炎、利尿等功效。泽泻有降血脂、降压、利尿等作用。白芍具有镇痛、解痉、抗炎、抗溃疡的作用。绿萼梅有退热、降压、抗血小板聚集等作用。白英具有消炎、消肿、抗肿瘤等功效。藤梨根有利尿、止血、抗菌、抗病毒、抗肿瘤作用。延胡索具有镇静、镇痛、催眠、增加冠状动

肿瘤科国医圣手时方

脉血流量、提高耐缺氧能力、降血压、抗心律失常、抗溃疡等作用。密蒙花能解痉、促进胆汁分泌作用。

2. 实验研究：本方由六味地黄丸、健脾益肾冲剂加减而成，实验表明六味地黄丸对实验性肝癌的自杀基因治疗具有增效作用，其机制可能与六味地黄丸抑制了自杀基因治疗过程中肿瘤细胞的加速增殖有关，也与协同促进自杀基因治疗诱导的肿瘤细胞调亡有关。

【用方经验】肝肾阴虚型肝癌一般见于肝癌晚期，余桂清教授亦常应用其经验方健脾益肾冲剂，又名脾肾方（党参、白术、女贞子、枸杞子、菟丝子、补骨脂）联合滋补肝肾的六味地黄丸加减治疗，也取得了很好的效果。

## 余桂清经验方四

【组成】生芪15 g，桃仁12 g，牡丹皮12 g，赤芍12 g，预知子15 g，凌霄花15 g，郁金15 g，延胡索15 g，白僵蚕12 g，炒蜂房6 g，猫爪草15 g，三七粉（冲）3 g，炒莱菔子15 g，绿萼梅15 g，土茯苓15 g，白花蛇舌草15 g。

【功效】活血化瘀，行气止痛。

【主治】肝癌之气滞血瘀型。症见胸胁胀满，刺痛难忍，胁下痞块，推之不移，纳呆少食，嗳气呃逆，便干尿少，舌质青紫或暗红夹瘀斑，脉弦滑或弦细。

【加减】黄疸加茵陈15 g、佩兰15 g、黄连12 g；腹胀加厚朴12 g、木香12 g、焦三仙30 g；疼痛加徐长卿15 g、乌药12 g；腹水加鼠妇9 g、猪苓15 g、茯苓15 g；发热加银柴胡12 g、夏枯草15 g。

【方解】本方所治之证因气滞血瘀所致。久病体虚，气血运行不利，加之瘀毒停留体内，导致气滞血瘀，聚而形成胁下痞块，推之不移；瘀血停留，络脉受阻，不通则痛，故见胸胁胀满，刺痛难忍；久病及脾，脾失健运，故见纳呆少食，嗳气呃逆；舌质青紫或暗红夹瘀斑，脉弦滑或弦细亦为气滞血瘀型之征。治以活血化瘀，行气止痛。本方以

膈下逐瘀汤为基础化裁组方而成，方中生芪补气活血，桃仁、牡丹皮、赤芍、凌霄花活血祛瘀，可使瘀血祛而不伤阴血；预知子舒肝理气，活血止痛，郁金、延胡索疏肝行气止痛，白僵蚕、炒蜂房、猫爪草解毒化痰散结抗癌，三七粉散瘀定痛，炒莱菔子消食除胀，绿萼梅疏肝和胃，土茯苓、白花蛇舌草解毒抗癌。诸药并用，共奏活血化瘀，行气止痛之功。

【注意事项】病轻者少服，病重者多服，病去药止。

【现代研究】1. 现代药理研究：方中生芪有增强免疫、抗疲劳、保肝、降压、抗溃疡、抗肿瘤、抗骨质疏松等作用。桃仁有镇痛、抗炎、抗菌、抗过敏作用。牡丹皮具有保护心肌、解热、抗炎、抑菌、调节免疫、调脂等作用。赤芍具有增加冠状动脉血流量、抗血栓、镇静、抗炎止痛、抗惊厥的功效。预知子具有抗肿瘤、抗菌的作用。凌霄花有改善血液循环、舒张动脉、抑制血栓形成、抗氧化、抗炎等作用。郁金能降血脂、镇痛、保护肝细胞、抗炎等。延胡索具有镇静、镇痛、催眠、增加冠状动脉血流量、提高耐缺氧能力、降血压、抗心律失常、抗溃疡等作用。白僵蚕有抗惊厥、催眠等作用。炒蜂房有促进血液凝固、抗炎作用。猫爪草能抗结核分枝杆菌及其他细菌、抗肿瘤、体外抗白血病细胞、抗急性炎症。三七粉能够缩短出血和凝血时间，具有抗血小板聚集及溶栓作用。炒莱菔子能调节胃肠运动、抗病原微生物、降压。绿萼梅有退热、降压、抗血小板聚集等作用。土茯苓有抗肿瘤、解毒作用。白花蛇舌草有抗肿瘤、抗菌消炎、保肝利胆等作用。

2. 实验研究：研究表明膈下逐瘀汤组作用 Bel-402 细胞 3 小时 PTEN 蛋白达到最高水平；与正常对照组、顺铂组、联合治疗组相比，服下逐瘀汤组药物作用肝癌 Bel-7402 细胞 3 小时后 PTEN 蛋白的表达均有明显差异，而联合治疗组治疗作用较服下逐瘀汤组更为明显。与正常对照组相比，肝癌模型组、顺铂治疗组、服下逐瘀汤组和联合治疗组 PTEN 蛋白表达均增高，顺铂治疗组较服下

逐瘀汤组有明显增高 PTEN 蛋白表达的作用，联合治疗组作用最显著。表明 PTEN 蛋白水平的增高可能是服下逐瘀汤抗肝癌的主要作用机制之一，服下逐瘀汤与抗肿瘤药顺铂有协同作用。

【用方经验】余桂清教授特别强调脾肾功能失调引起诸病学说。他指出，肝为将军之官，属木，喜柔而恶刚，喜疏泄而恶抑郁，只有气血充足，气机条达，三焦顺畅，肝的功能才能正常，反之就会出现肝脏疏泄失常，气滞血瘀，久之则成肝积，肥气，也就容易发展成肝癌。因而在治疗肝癌疾病时，常用健脾益肾，辅以解毒化瘀之中药。他强调调理脾肾，达人体阴阳平衡，百病乃治。这就是他首倡的并被中医肿瘤界广泛采用的扶正祛邪之大法。在处方用药中，他十分强调辨证论治的重要性。本方以气血亏虚为本，以气滞血瘀为标，全方以逐瘀活血和行气药物居多，使气帅血行，更好发挥其活血逐瘀，破癥消结之力。

## 疏肝利胆汤（李培生经验方）

【组成】柴胡 10 g，黄芩 10 g，金钱草 18 g，海金沙 15 g，川郁金 10 g，炒川楝子 10 g，白芍 15 g，炒枳实 10 g，赤苓 15 g，鸡内金 12 g，车前子 10 g，茵陈 30 g。

【功效】疏肝利胆，清热利湿。

【主治】肝癌晚期肝胆湿热蕴结之证。症见胁肋胀痛，脘腹胀满，发热口苦，渴欲饮水，或饮而不多，纳呆厌油，恶心欲呕，身目俱黄，或无黄疸，小便黄赤，身困乏力，大便黏腻臭秽不爽，或大便干结，舌红苔黄腻，脉弦滑数。

【加减】若肝气郁滞，脘腹胀满者，加炒枳壳 9 g、厚朴 10 g、大腹皮 10 g 以疏肝行气；气滞血瘀，胁肋刺痛者，加延胡索 10 g、桃仁 6 g、玫瑰花 6 g 以行气活血；食少纳差，恶心欲呕，脾胃失和者，加竹茹 10 g、炒神曲 15 g、炒山楂 10 g、炒麦芽 15 g、炒山桔以和胃降逆止呕；湿热内蕴，小便短赤，有灼热感者，加木通 6 g、滑石 15 g、龙胆 6 g 以泄热利尿通淋；湿热积滞，腑气不通，大便

秘结者，加重大黄用量，另加芒硝适量冲服，以通下积滞。

【方解】柴胡、黄芩疏肝解郁，清利湿热，《本经疏证》云："柴胡能开气分之结，不能泄气分之热，芍药能开血分之结，不能清迫血之热，黄连能治湿生之热，不能治热主之湿。譬之解斗，但去其斗者，未平其致斗之怒，斗终未已也。故黄芩协柴胡，能清气分之热，协芍药，能泄迫血之热，协黄连，能解热生之湿也。"金钱草、海金沙、车前子、茵陈利湿退黄，川郁金、炒川楝子、炒枳实行气疏肝，散结消肿；白芍、赤苓补血活血；鸡内金健脾胃，助运化。

【注意事项】肝癌气血亏虚者不宜此方。

【现代研究】柴胡可以抗炎、解热、抗惊厥、镇静、镇咳、镇痛、护肝。黄芩能抑菌、抗炎、降压、护肝、防辐射。金钱草可以排石、抗炎和免疫抑制。白芍具有镇痛、解痉、抗炎、抗溃疡的作用。郁金能降血脂、镇痛、保护肝细胞、抗炎等。枳实具有缓解肠痉挛、促进胆汁排泄、抗溃疡等作用。鸡内金的作用包括促进胃酸分泌、增进胃和小肠蠕动及抗肿瘤。茯苓具有增强免疫、抑瘤、抗炎、利尿等功效。茵陈能利胆、护肝、镇痛、抗炎、解热。车前子具有利尿、抗衰老、缓泻、降眼压的功效。

【用方经验】李氏认为，肝胆湿热为肝癌中常见的证候，治疗本证关键解决黄疸。据李氏经验，茵陈与大黄协同使用退黄之效较为理想，茵陈、板蓝根、虎杖、连翘、龙胆、糯稻根、白薇等清热解毒药有肯定疗效。但凡湿热蕴结者，用清热解毒药较好，体虚而湿热不甚者，以用五味子相宜。另湿热蕴结，往往伴有热毒积滞阻结肠道，而使腑气不通，极易导致伤阴动血，内陷心包等证，故临证之时，应尽快清理肠道，酌用通里攻下之法，重用大黄或承气汤之类，使毒邪从大便排出，冀以阻止疾病的演变。

## 邵梦扬经验方

【组成】柴胡 20 g，当归 12 g，杭芍 15 g，白术 10 g，茯苓 15 g，郁金 10 g，香附 12 g，

肿瘤科国医圣手时方

预知子30 g，炒延胡索15 g，炮穿山甲10 g，菝葜30 g，三白草30 g，猫爪草30 g，青皮10 g，焦山楂10 g，焦神曲10 g，焦麦芽10 g，甘草6 g。

【功效】疏肝理气，健脾和中。

【主治】肝癌之肝气郁结证。症见右胁胀痛，胸闷不舒，生气后加重，烦躁失眠，纳差，厌油腻，舌苔薄白，脉弦。

【加减】低热不退者加青蒿10 g，银柴胡10 g；黄疸加金钱草30 g，虎杖10 g，茵陈10 g；痛甚加乳香5 g，没药10 g；腹水者加猪苓10 g，泽泻10 g；高热，大汗，口渴，脉洪大者加石膏30 g，知母10 g以清热生津；腹泻便溏加苍术9 g，炒扁豆10 g等。

【方解】方中柴胡、郁金、香附、青皮疏肝理气，解郁止痛；当归、杭芍、枸杞子柔肝养血；预知子理气活血；白术、茯苓、甘草健脾和中；焦三仙健脾和胃、消积化食以顾护后天之本。方中重用柴胡、预知子、菝葜、猫爪草、虎杖、三白草、土茯苓意在强化疏肝理气，活血消积。诸药合用，共奏疏肝理气，健脾和中之功。

【注意事项】肝癌气血两虚者不宜此方。

【现代研究】柴胡的作用包括抗炎、解热、抗惊厥、镇静、镇咳、镇痛、护肝。当归具有增加冠状动脉流量、降血脂抗血栓、调节免疫、抗炎、平喘的功效。杭芍具有镇痛、解痉、抗炎、抗溃疡的作用。白术能保肝、利胆、利尿、降血糖、抗血凝、抗菌、抗肿瘤。茯苓具有增强免疫、抑瘤、抗炎、利尿等功效。郁金能降血脂、镇痛、保护肝细胞、抗炎等。香附可以抗炎、降压、强心、抑菌、活血化瘀、消积化滞。预知子具有抗肿瘤、抗菌的作用。甘草有抗炎、抗过敏、抗心律失常、抗病原微生物、抗氧化、抗肿瘤和抗衰老等作用。延胡索具有镇静、镇痛、催眠、增加冠状动脉血流量、提高耐缺氧能力、降血压、抗心律失常、抗溃疡等作用炮穿山甲具有降低血液黏度、抗炎、抗缺氧等作用。菝葜具有抗炎、镇痛、抗肿瘤等功效。青皮具有镇痛、祛痰平喘、升压、抗休克的功效。麦芽具有助消化、降血糖、抗真菌等作用。山楂具有降血脂、降压、抗菌、改善

胃肠功能、调节免疫等功效。神曲能促进人体对食物的吸收。

【用方经验】邵老认为，该病一旦确诊，就应该根据辨证结果，坚守基本方，证型不变，基本方不变。同时结合现代药理学研究成果，选用能激活人体免疫系统及抑制癌细胞的药物，一般情况下以柴胡疏肝散合香砂六君子为基本方，在此基础上加用清热解毒、软坚散结之白花蛇舌草、半枝莲、半边莲、炮穿山甲、制鳖甲、莪术，为防苦寒伤胃多加入炮姜以制附子反佐。早期以攻为主，中期攻补兼施，晚期以补为主兼以攻。

## 张梦侬经验方

【组成】海藻15 g，败酱草15 g，旋覆花（布包）15 g，昆布15 g，制鳖甲15 g，紫花地丁30 g，蒲公英30 g，绵茵陈30 g，煨三棱10 g，煨莪术10 g，炒槐角10 g，赤芍10 g，白花蛇舌草120 g，夏枯草120 g，蜂蜜60 g。

【功效】开郁行气，活血消瘀，软坚散结。

【主治】气滞血瘀，邪气盛，正气不虚之肝癌。症见结块疼痛，目黄尿赤，舌质紫暗，脉弦长有力。

【加减】若患者能耐受此方，可加用紫背天葵子15 g解毒抗癌。

【方解】本方重用软坚消瘀之品，海藻、昆布、鳖甲性寒味咸，消痰软坚，通过消除痰浊而软化坚块，适用于多种肿瘤，鳖甲更有有滋阴之功力；赤芍、三棱、莪术破血破气，气血得通，则肿块自消；紫花地丁、蒲公英、茵陈、白花蛇舌草、夏枯草清热解毒抗癌，此处为邪重正气不虚之人而设，取轻药重投之意，夏枯草兼有养肝血之功力；蜂蜜调和诸药，补益中州。合方观之，有开郁行气，活血消瘀，软坚散结之功，佐以抗癌之中草药，轻药重投。

【注意事项】①煎煮方法：以水8磅，熬至2磅，滤去渣，后加蜜熬和，分2日6次服。②此方不适合年老体弱、正虚邪盛患者。

【现代研究】海藻可以抗肿瘤、抗凝血、增强免疫力，动物实验证实，海藻多糖可显

著降低白血病 $L_{615}$ 小鼠全血及肝脾脂质过氧化物的含量，增加过氧化酶、超氧化物歧化酶的活性。败酱草能镇静镇痛、抗菌、抗肿瘤、止血。旋覆花具有镇咳祛痰、抗炎等功效。昆布含碘丰富且能抗肿瘤、抗辐射、降血压。鳖甲有抗肝纤维化、增强免疫、抗肿瘤、抗疲劳的功效。紫花地丁具有抗菌、抗病毒、舒张血管的作用。蒲公英的作用包括抗肿瘤、抗菌、抗病毒。茵陈能利胆、护肝、镇痛、抗炎、解热。三棱具有促进肠管收缩、抗血栓、升白细胞、镇痛、抗肿瘤等功效。莪术具有抗肿瘤、抗炎、抗菌、抗血小板聚集等作用。槐花能止血、抗菌、护心。赤芍具有增加冠状动脉血流量、抗血栓、镇静、抗炎止痛、抗惊厥的功效。白花蛇舌草可以抗肿瘤、抗菌消炎。夏枯草能抗炎、免疫抑制、降血糖，有一定的毒性。蜂蜜能抗菌、抗肿瘤、降血脂。

【用方经验】张老认为肝脏结块疼痛，目黄尿赤，舌质紫暗，属于气滞血瘀，邪气盛，正气不虚之肝癌，故重用软坚消瘀之品，或谓此方仅鳖甲有滋阴，蜂蜜有补中，夏枯草有养肝血之作用，余皆清热败毒、散结软坚之品，尤以赤芍、三棱、莪术破血破气，宁不畏其损正？可否加入补养之品，攻补并行。张老认为，前人虽有养正疾自除之法，但只能用于年老体弱、正虚邪弱之慢性久病；攻补并行之法，只宜用于正虚邪盛之人。对于青壮年，病虽重而体不虚，故用此祛邪以安正之方。

## 郁仁存经验方一

【组成】柴胡10 g，当归12 g，杭芍15 g，白术10 g，云苓10 g，郁金10 g，香附10 g，预知子 30 g，甘草 4 g，沙苑子 15 g，青皮10 g。

【功效】疏肝理气。

【主治】肝癌之肝气滞证。症见两胁痛，右胁胀痛、坠疼，胸闷不舒，生气后加重，饮食减少，舌苔薄白，脉弦。

【加减】低热加青蒿 10 g、地骨皮 10 g、白薇15 g、银柴胡10 g、乌蔹莓20 g、牡丹皮10 g、生地黄15 g、鳖甲15 g等；高热加寒水石10 g、生石膏30 g、滑石15 g，或加水牛角30 g、羚羊角粉0.3 g，或加清开灵、牛黄清热散等；黄疸加茵陈10 g、姜黄10 g、虎杖10 g、金钱草30 g、龙胆6 g等；出血加白茅根30 g、侧柏炭10 g、仙鹤草12 g、血见愁6 g、蜂房10 g、生地黄15 g、牡丹皮10 g、水牛角30 g、三七面（冲）9 g、云南白药（冲）0.5 g等；疼痛加降香6 g、延胡索10 g、白屈菜6 g、云南白药0.5 g、没药10 g、乳香5 g、川楝子10 g、紫苏木9 g、徐长卿10 g、两面针10 g等；腹胀加木香6 g、厚朴10 g、青陈皮10 g、大腹皮10 g、莱菔子10 g、焦槟榔9 g、枳实10 g等；腹水加泽泻10 g、泽漆9 g、猪苓10 g、云苓15 g、车前子10 g、商陆9 g、半边莲15 g、玉米须20 g、二丑10 g等；恶心呕吐加半夏9 g、竹茹10 g、伏龙肝20 g、旋覆花9 g、赭石20 g、玉枢丹6 g等；肢凉怕冷加附子9 g、肉桂5 g；腹泻便溏加炮姜6 g、苍术9 g、炒扁豆10 g等。

【方解】本方所治之证因肝郁气滞所致。肝主疏泄条达，肝气不疏，阻于胁络，故见胁肋胀痛，疏泄失常，气机不畅而胸闷不舒；肝郁乘脾，脾运失司故纳少；气滞则血瘀，故可见胁部肿块。舌苔薄白，脉弦亦为肝郁气滞之象。治以疏肝理气。方以柴胡、郁金、香附、青皮疏肝理气，解郁止痛；当归、杭芍、沙苑子柔肝养血；预知子理气活血；白术、云苓、甘草健脾和中。合而用之，能达疏肝理气之功。

【注意事项】本方以疏肝健脾为主，若患者体质尚可，可适当增加抗肿瘤药物。

【现代研究】方中柴胡能抗炎、解热、抗惊厥、镇静、镇咳、镇痛，护肝。当归有双向调节子宫平滑肌、抗心律失常、降血脂、抗动脉粥样硬化、抑制血小板聚集、刺激造血、抗炎、抗菌等作用。杭芍具有镇痛、解痉、抗炎、抗溃疡的作用。白术对肠管活动有双向调节作用，还能保肝、利胆、利尿、降血糖、抗血凝、抗菌、抗肿瘤。云苓具有增强免疫、抑瘤、抗炎、利尿等功效。郁金能降血脂、镇痛、保护肝细胞、抗炎等。香附可以护肝、强心、减慢心率、降血压、抑

肿瘤科国医圣手时方

制真菌的功效。预知子具有抗肿瘤、抗菌的作用。甘草有抗炎、抗过敏、抗心律失常、抗病原微生物、抗氧化、抗肿瘤和抗衰老等作用。沙苑子能抗炎、抑制癌细胞生长、降脂、降压、抑制血小板聚集、保肝、提高免疫力、镇痛、抗疲劳等作用。青皮有祛痰、平喘、抑制平滑肌痉挛、升压、抗休克等作用。

【用方经验】在中医学文献中，类似肝癌症状、体征（如胁下肝区疼、痞块、发黄疸、出血等）的记载不少，分别属于"脾积""瘤积""黄疸"等范畴。其发病病机是内有脏腑气虚血亏，脾虚湿困，气滞血瘀，外有六淫邪毒入侵，虚邪中人，邪凝毒结，日久成积所致。郁氏认为肝癌的治疗首先要明确治疗目的，再根据患者的具体情况制定一个切合实际的治疗计划。主要目标是根治本病，延长生存期，减轻痛苦。"早期""综合""积极"治疗是肝癌的3个重要原则。郁教授在治疗肝癌方面有其独到的特色：①中医治疗以辨证论治为特色，其疾病发展过程中所出现的中医证候是不尽相同的，纵观其证候表现的发展过程，不难看出，患者所表现的证具有由实证逐渐向虚证方向发展的特点，郁教授治疗肝癌之所以取得较为满意的疗效，是与正确的辨证、合理的用药密切相关的。②正确处理标本缓急，肿瘤患者，尤其是术后患者，往往都存在虚实夹杂的现象。比如对于初诊时既有脾气虚之证候，又有肝胆湿热之象，但细分析其症状，当以肝胆湿热之实证为主，脾虚为辅，故用药也以清利肝胆湿热为主，健脾为辅。当湿热已去，肝郁得舒，而患者表现出肝阴亏之象时，及时以经方六味地黄汤加减用药，力图恢复患者体内的肾阴阳平衡，进一步巩固了疗效。其用药之法正是体现了中医"急则治其标，缓则治其本"的治疗原则。③长期用药原则：肿瘤患者，其体内正常的内环境往往受到一定程度的破坏，长期用药的目的是为了帮助患者建立一个新的内环境，即重新达到"阴平阳秘"的状态，根据辨证论治的原则，合理运用补益的药物，往往对延长患者生存期、提高生存质量起到了积极作用，患者病变后期

长期应用滋补肝肾及抗癌解毒的中药体现了中医药治疗癌症的独特之处。④宏观辨证与微观辨证相结合：肝癌治疗过程中，不仅注意其症状的变化，证候的转化，还注意其B超所见、肝功能、甲胎蛋白（AFP）等微观指标的改变，从而对疗效的评定更加客观，更具说服力，使中医药治疗疾病的目标提高到一个新的层次。

## 郁仁存经验方二

【组成】降香10 g，延胡索10 g，三棱10 g，莪术10 g，预知子20 g，赤芍10 g，白芍10 g，郁金10 g，炮穿山甲15 g，土鳖虫10 g，生牡蛎30 g，白屈菜15 g，当归10 g。

【功效】行气活血，化瘀消积。

【主治】肝癌之气滞血瘀，恶血内结证。症见胁痛如刺，痛引腰背，痛处不移，入夜更剧，胁下痞块巨大，舌质紫暗，有瘀点、瘀斑，脉沉细或涩。

【加减】低热加青蒿10 g、地骨皮10 g、白薇15 g、银柴胡10 g、乌蔹莓20 g、牡丹皮10 g、生地黄15 g、鳖甲15 g等；高热加寒水石10 g、生石膏30 g、滑石15 g，或加水牛角30 g、羚羊角粉0.3 g，或加清开灵、牛黄清热散等；黄疸加茵陈10 g、姜黄10 g、虎杖10 g、金钱草30 g、龙胆6 g等；出血加白茅根30 g、侧柏炭10 g、仙鹤草12 g、血见愁6 g、蜂房10 g、生地黄15 g、牡丹皮10 g、水牛角30 g、三七9 g面（冲）、云南白药（冲）0.5 g等；疼痛加降香6 g、延胡索10 g、白屈菜6 g、云南白药0.5 g、没药10 g、乳香5 g、川楝子10 g、紫苏木9 g、徐长卿10 g、两面针10 g等；腹胀加木香6 g、厚朴10 g、青陈皮10 g、大腹皮10 g、莱菔子10 g、焦槟榔9 g、枳实10 g等；腹水加泽泻10 g、泽漆9 g、猪苓10 g、云苓15 g、车前子10 g、商陆9 g、半边莲15 g、玉米须20 g、二丑10 g等；恶心呕吐加半夏9 g、竹茹10 g、伏龙肝20 g、旋覆花9 g、赭石20 g、玉枢丹6 g等；肢凉怕冷加附子9 g、肉桂5 g；腹泻便溏加炮姜6 g、苍术9 g、炒扁豆10 g等。

【方解】本方所治之证因气滞血瘀，恶血

内结所致。气郁日久，必生瘀血，阻于肝络，不通则痛，故肿块日大，胁痛如刺，痛处不移；肝血为阴，夜为阴时，故瘀血入夜则痛剧。舌质紫暗，有瘀点、瘀斑，脉沉细或涩亦为气滞血瘀，恶血内结之象。治以行气活血，化瘀消积。方中三棱、莪术、赤芍、土鳖虫活血攻瘀；降香、延胡索、郁金、预知子、白屈菜理血行气止痛；当归、白芍养血柔肝；炮穿山甲、生牡蛎养阴软坚消积。诸药合而用之，能达行气活血，化瘀消积之功。

【注意事项】本方以活血化瘀攻积为主，体质虚弱者酌情减量。

【现代研究】方中降香有抑制血小板聚集、降压、镇静抗惊、镇痛等作用。延胡索具有镇静、镇痛、催眠、增加冠状动脉血流量、提高耐缺氧能力、降血压、抗心律失常、抗溃疡等作用。三棱能促进肠管蠕动、抑制血小板聚集。莪术具有抗肿瘤、抗炎、抗菌、抗血小板聚集等作用。预知子可以抗肿瘤、抗菌。赤芍具有增加冠状动脉血流量、抗血栓、镇静、抗炎止痛、抗惊厥的功效。白芍具有镇痛、解痉、抗炎、抗溃疡的作用。郁金能降血脂、镇痛、保护肝细胞、抗炎等。炮穿山甲具有降低血液黏度、抗炎、抗缺氧等作用。土鳖虫有降脂、抗血凝、溶栓、镇痛的功效。生牡蛎具有抗溃疡、护肝、增强免疫等功效。白屈菜有抗肿瘤、抗菌、镇咳祛痰等功效。当归有双向调节子宫平滑肌、抗心律失常、降血脂、抗动脉粥样硬化、抑制血小板聚集、刺激造血、抗炎、抗菌等作用。

【用方经验】对于气滞血瘀型肝癌，郁老常用活血化瘀药：三棱、莪术、水红花子、石见穿、平地木、丹参、赤芍、水蛭、凌霄花等和理气止痛药：预知子、青皮、橘叶、降香、郁金、香附、玫瑰花等，临床上辨证加减使用，常可取得一定效果。

## 郁仁存经验方三

【组成】小叶金钱草30 g，虎杖30 g，姜黄15 g，栀子10 g，牡丹皮15 g，茵陈20 g，蒲公英30 g，白英30 g，龙葵20 g，蛇莓30 g，半枝莲30 g，厚朴10 g，腹皮10 g，羊蹄根20 g，莱菔子15 g。

【功效】清热利胆，泻火解毒。

【主治】肝癌之肝胆湿热，瘀毒内结证。症见病势加剧，发热出汗，心烦易怒，口干口苦，身黄目黄，胁肋刺痛，腹胀腹满，恶心纳少，便干尿赤，舌质红绛而暗，舌苔黄腻，脉弦滑或滑数。

【加减】低热加青蒿10 g、地骨皮10 g、白薇15 g、银柴胡10 g、乌蔹莓20 g、牡丹皮10 g、生地黄15 g、鳖甲15 g等；高热加寒水石10 g、生石膏30 g、滑石15 g，或加水牛角30 g、羚羊角粉0.3 g，或加清开灵、牛黄清热散等；黄疸加茵陈10 g、姜黄10 g、虎杖10 g、金钱草30 g、龙胆6 g等；出血加白茅根30 g、侧柏炭10 g、仙鹤草12 g、血见愁6 g、蜂房10 g、生地黄15 g、牡丹皮10 g、水牛角30 g、三七面（冲）9 g、云南白药（冲）0.5 g等；疼痛加降香6 g、延胡索10 g、白屈菜6 g、云南白药0.5 g、没药10 g、乳香5 g、川楝子10 g、紫苏木9 g、徐长卿10 g、两面针10 g等；腹胀加木香6 g、厚朴10 g、青陈皮10 g、大腹皮10 g、莱菔子10 g、焦槟榔9 g、枳实10 g等；腹水加泽泻10 g、泽漆9 g、猪苓10 g、云苓15 g、车前子10 g、商陆9 g、半边莲15 g、玉米须20 g、二丑10 g等；恶心呕吐加半夏9 g、竹茹10 g、伏龙肝20 g、旋覆花9 g、赭石20 g、玉枢丹6 g等；肢凉怕冷加附子9 g、肉桂5 g；腹泻便溏加炮姜6 g、苍术9 g、炒扁豆10 g等。

【方解】本方所治之证因肝胆湿热，瘀毒内结所致。肝郁气滞日久，气有余便是火，故气郁日久化热化火，火热蕴于肝胆，致烦躁易怒，口干口苦；湿热阻于胆道而身目发黄。舌质红绛而暗，舌苔黄腻，脉弦滑或滑数均为瘀毒火热之证。治以清热利胆，泻火解毒。方中金钱草、茵陈清利湿热退黄；姜黄疏肝利胆而行血；虎杖、栀子、牡丹皮、蒲公英、白英、龙葵、蛇莓、羊蹄根凉血解毒，清热泻火；厚朴、大腹皮、莱菔子行气导滞而消胀。合而用之，能达清热利胆，泻火解毒之功。

【注意事项】本方以清热利湿退黄为主，

肿瘤科国医圣手时方

虚寒体质者慎用。

【现代研究】方中小叶金钱草可以排石、抗炎和免疫抑制。虎杖具有降压、保肝、抗菌抗病毒、镇咳平喘、抗肿瘤、降血糖、降血脂、止血等作用。姜黄有降血脂、抗肿瘤、抗炎、抗病原微生物、抑制血小板聚集、利胆、抗氧化等作用。栀子有利胆、促进胰腺分泌、镇静、抗病原微生物、降血压、止血等作用。牡丹皮具有保护心肌、解热、抗炎、抑菌、调节免疫、调脂等作用。茵陈有利胆、保肝、解热、降血脂、扩张冠状动脉及促纤溶、降血压、抗菌、消炎、增强免疫等作用。蒲公英能抗病原微生物、保肝、利胆、抗胃溃疡、提高免疫力等。白英有消炎、消肿、抗肿瘤等功效。龙葵有抗肿瘤作用。蛇莓有抗肿瘤、增强免疫功能、抗菌、降压等作用。半枝莲能抗肿瘤、抗病毒、促进细胞免疫功能。厚朴能抑菌、降压、调节肠管运动及预防胃溃疡。羊蹄根有抗肿瘤、止咳、祛痰、降血压、抑菌等作用。莱菔子能调节胃肠运动、抗病原微生物、降压。

【用方经验】郁老治疗肝癌还特别强调以下3点：①辨证论治。以中医学的理论为基础，分析患者在疾病某一阶段所体现中医的"证"，在精确辨明证型的基础上选方用药，是取得较好疗效的关键。②整体观念。癌症患者的症状表现多呈虚实夹杂，既存在机体阴阳失调，气血亏虚，又有局部肿块、腹水、疼痛等实证。治疗上，必须精确地辨明肿瘤与机体状况之间的辨证关系，先解决矛盾的主要方面。先重用补益药物，待正气充足，使机体能够耐受一定量的"祛邪"药物，又能在一定程度上起到抑制肿瘤发展的作用，有利机体功能的进一步恢复。③丰富的临床经验。癌症的中医治疗，除了必备的理论知识以外，还需丰富的临床经验，从辨证立法处方的过程中需要运用多年来积累的临床经验，在疾病第一阶段的中医治疗过程中，虽然症状较多，但在众多的现象中，抓住了"虚"的本质，以扶正为主兼以祛邪。在患者体质好转时，及时地运用了抗癌药物，体现了"祛邪正自复"的治疗原则。精确辨证，及时抓住疾病转归的关键，合理遣方用药，

这些都是值得深入研究的。

---

## 郁仁存经验方四

【组成】生地黄20 g，白芍15 g，当归10 g，女贞子15 g，墨旱莲30 g，生龟甲20 g，生鳖甲20 g，牡丹皮15 g，嫩青蒿10 g，山茱萸15 g，生山药10 g，沙参30 g，生黄芪20 g，云苓皮30 g，半边莲30 g。

【功效】养血柔肝，养阴益气，出血者凉血止血。

【主治】肝癌之肝血亏耗，阴虚内热证。症见胁肋隐痛，绵绵不休，纳少消瘦，低热盗汗，五心烦热，头晕目眩，黄疸尿赤，或腹胀如鼓，青筋暴露，呕血，便血，皮下出血，舌红少苔，脉虚细而数。

【加减】低热加青蒿10 g、地骨皮10 g、白薇15 g、银柴胡10 g、乌蔹莓20 g、牡丹皮10 g、生地黄15 g、鳖甲15 g等；高热加寒水石10 g、生石膏30 g、滑石15 g，或加水牛角30 g、羚羊角粉0.3 g，或加清开灵、牛黄清热散等；黄疸加茵陈10 g、姜黄10 g、虎杖10 g、金钱草30 g、龙胆6 g等；出血加白茅根30 g、侧柏炭10 g、仙鹤草12 g、血见愁6 g、蜂房10 g、生地黄15 g、牡丹皮10 g、水牛角30 g、三七面（冲）9 g、云南白药（冲）0.5 g等；疼痛加降香6 g、延胡索10 g、白屈菜6 g、云南白药0.5 g、没药10 g、乳香5 g、川楝子10 g、紫苏木9 g、徐长卿10 g、两面针10 g等；腹胀加木香6 g、厚朴10 g、青陈皮10 g、大腹皮10 g、莱菔子10 g、焦槟榔9 g、枳实10 g等；腹水加泽泻10 g、泽漆9 g、猪苓10 g、云苓15 g、车前子10 g、商陆9 g、半边莲15 g、玉米须20 g、二丑10 g等；恶心呕吐加半夏9 g、竹茹10 g、伏龙肝20 g、旋覆花9 g、赭石20 g、玉枢丹6 g等；肢凉怕冷加附子9 g、肉桂5 g；腹泻便溏加炮姜6 g、苍术9 g、炒扁豆10 g等。

【方解】本方所治之证因肝血亏耗，阴虚内热所致。毒热之邪属阳，阻于肝胆易耗伤肝阴，日久肝血亏耗，气阴两虚，故胁肋隐痛，阴虚内热，兼以邪毒蕴内，故见烦热、低热、黄疸及出血诸症；肝气横逆，则脾虚

不运，水湿不化，水液内停致腹胀如鼓、肢肿。治以养阴柔肝，益气养血。方中生地黄、女贞子、墨旱莲、生龟甲、生鳖甲、山茱萸滋阴清热；白芍、当归养血柔肝；牡丹皮、嫩青蒿清虚热；生黄芪、云苓皮、生山药健脾益气；沙参益气养阴；半边莲清热利湿。合而用之，能达养阴柔肝，益气养血之功。

【注意事项】本方以养阴柔肝清热为主，待患者体质改善后酌情增加抗肿瘤药物。

【现代研究】方中生地黄有清热、通便、止痛、止血等作用。白芍可以镇痛、解痉、抗炎、抗溃疡。当归有双向调节子宫平滑肌、抗心律失常、降血脂、抗动脉粥样硬化、抑制血小板聚集、刺激造血、抗炎、抗菌等作用。女贞子有抗骨髓抑制、升白细胞、降血脂、护肝、抗炎等功效。墨旱莲能抑菌、保肝、免疫调节、抗诱变、止血。生龟甲有增强免疫、抗肿瘤等作用。生鳖甲有抗肝纤维化、增强免疫、抗肿瘤、抗疲劳的功效。牡丹皮具有保护心肌、解热、抗炎、抑菌、调节免疫、调脂等作用。嫩青蒿有抗疟、抗血吸虫、抗病原微生物、解热、镇痛、调节免疫等功效。山茱萸能降血糖、抗菌、抗休克、抑制血小板聚集、抗肿瘤。生山药具有调节肠管运动、增强免疫功能、降血糖及抗氧化等作用。沙参具有强心、镇咳祛痰、增强免疫等功效。生黄芪有增强免疫、抗疲劳、保肝、降压、抗溃疡、抗肿瘤、抗骨质疏松等作用。半边莲可清热、消肿、抗肿瘤。

【用方经验】如前所述，郁老治疗肝癌，常分为肝气郁结、气滞血瘀、湿热结毒和肝阴亏损型，本证为肝阴亏虚型，使用该经验方配合临床辨证加减用药，常可取得良好效果，值得我们临床参考。

---

## 壮肝逐瘀汤（林沛湘经验方）

【组成】灵芝30 g，黄精20 g，当归15 g，枸杞子15 g，党参20 g，黄芪20 g，巴戟天15 g，鳖甲30 g，穿山甲15 g，土鳖虫15 g，水蛭15 g，虻虫10 g，鸡内金15 g，三七5 g，绞股蓝20 g，香附10 g。

【功效】扶正壮肝，活血逐瘀。

【主治】肝硬化、肝癌及其合并腹水。症见胸胁疼痛、胀满，尿少，纳差，消瘦，目黄无华，面色晦暗，腹部膨隆，舌淡暗，苔少，脉细弦。

【加减】气阴两虚者，常加用参人参10 g、黄芪20 g、当归10 g、白芍10 g及黄精10 g、女贞10 g之类。清热解毒药物常加用用虎杖10 g、白花蛇舌草25 g、田基黄10 g、板蓝根10 g、绞股蓝10 g等。

【方解】壮肝逐瘀汤的组成有两个特点：一是补益药多。不但有当归、枸杞子、灵芝等养肝益血之品，而且有补中益气健脾的党参、黄芪、黄精等药，还有巴戟天以强肾气，这些药物连同清热解毒的绞股蓝共同之处，是均为强壮之物，对改善免疫机能，提高抗病能力，大有裨益，为壮肝扶正所必需。肝硬化之瘀血证候，日久重笃，已成癥瘕之势，且为腹水主要原因之一，非一般活血药物所能及。鳖甲、土鳖虫、水蛭、虻虫、穿山甲等活血逐瘀，破积消癥，软坚散结，对祛除肝脏的陈瘀旧血，通理血脉之涩滞比较适宜。加内金则能助前药消积之力。且水蛭还有利水之功，可谓一举多得。田七药力峻而性温和，活血而不耗血，止血而不涩血，是疗瘀的要药，对于肝硬化及肝癌既有血脉瘀塞，又见凝血障碍的病理变化来说，用之十分合适。伍香附行气，可消补益药壅滞之虞，助活血药逐瘀之力。壮肝逐瘀汤的运用，反映益肝扶正、活血逐瘀的治法，贯穿于肝硬化、肝癌及其合并腹水治疗的全过程。

【注意事项】壮肝逐瘀这一治法，在叙述时可以分别理解，但在临证时应结合运用，二者不能分割。从本病的生理病理特点分析，若分割运用，单纯进补则恐其滞邪，一味攻邪又惧其伐正。壮肝逐瘀虽不可分而运用，却可以视证候虚实的情况有所侧重，所以临床上应随虚实变化以治之。

【现代研究】1. 党参能调节胃肠运动、抗溃疡、增强免疫功能，稳定机体内环境。灵芝具有抗肿瘤、抗放射、调节免疫、等作用。黄精能抗氧化、降血脂、调节免疫。当归具有增加冠状动脉流量、降血脂抗血栓、调节免疫、抗炎、平喘的功效。枸杞子对免疫有

肿瘤科国医圣手时方

促进作用，能抗肿瘤、降血脂、保肝、降血糖、降血压。黄芪有增强免疫、抗疲劳、保肝、降压、抗溃疡、抗肿瘤、抗骨质疏松等作用。巴戟天能抗应激、调节免疫、抗炎。鳖甲有抗肝纤维化、增强免疫、抗肿瘤、抗疲劳的功效。穿山甲具有降低血液黏度、抗炎、抗缺氧等作用。鸡内金的作用包括促进胃酸分泌、增进胃和小肠蠕动及抗肿瘤。土鳖虫有降脂、抗血凝、溶栓、镇痛的功效。三七能够缩短出血和凝血时间，具有抗血小板聚集及溶栓作用。绞股蓝具有镇静、镇痛、降血脂、降血糖、抗缺氧的功效。香附能护肝、强心、减慢心率、降血压、抑制真菌。

2. 实验研究：黄芪多糖具有 IL-2 样作用，体外可减少促进脾细胞增殖的 IL-2 的用量，提高淋巴因子活化的杀伤细胞（K 细胞）的活性、黄芪煎剂和 APS 均可完全恢复大黄致虚小鼠脾细胞产生 IL-2 的能力；黄芪能明显促进细胞免疫，提高恶性肿瘤患者淋巴细胞引起的大鼠局部移植物抗宿主反应；虻虫在体外有较弱的抗凝血酶作用，体外和体内均有活化纤溶系统的作用。虻虫水提取物540 mg/（kg·d）和 270 mg/（kg·d）灌胃，连续 7 日，均能显著延长大鼠的出血时间，显著减少血浆纤维蛋白原含量；大剂量组对血小板最大聚集率也有明显抑制作用。华虻水浸液 560 mg（生药）/kg 或粗蛋白提取液 150 mg/kg 灌胃，每日 1 次，连续 7 日，能显著减少家兔血浆中纤维蛋白原含量，抑制血小板黏附性，降低全血黏度比和血浆黏度比，并能一定程度地降低血细胞比容。

【用方经验】①林老认为肝硬化及肝癌合并腹水是肝功能失代偿的病重表现。肝脾肾虚惫，瘀血痰湿毒邪割据，脉道阻滞不通，血与津液不得循常道而外溢，遂为水害。病邪割据于内，正气愈虚而邪气愈盛，久则聚积交结而成臌胀之候。根据林老的经验，正虚性质的变化，是证候的主导，其中以阴血不足及气阴两虚居多，见阳虚者则其病较重。因此除了扶正壮肝、活血逐瘀之法外，还须结合不同的正虚证候救治。②在治疗上，林老认为宜壮肝逐瘀为要。根据其病机特点，壮肝即是扶正，包括益肝、健脾、补肾，以

养肝之阴血为首，兼顾健脾益肾，通过扶助机体的正气，来达到壮肝的目的。逐瘀即是祛邪，包括活血祛痰、清热化湿解毒等，以逐瘀为主，兼顾化湿利水解毒。对气滞者并不多用理气之品。因其气滞是由肝体不足而致的肝用失职，只有养血益肝，才能使肝气舒畅。若妄用理气，恐辛苦温燥更耗阴血。故气滞的治疗，多慎用或少用苦燥行气药物，采用养阴柔肝以缓其急。

## 莲花清肝汤（周岱翰经验方）

【组成】半枝莲 30 g，重楼 30 g，白花蛇舌草 30 g，蜈蚣 3 条，干蟾皮 3 g，柴胡 12 g，白芍 18 g，延胡索 12 g，三七 5 g，人工牛黄（冲）1 g。

【功效】清热解毒，化瘀消癥。

【主治】肝癌。

【加减】疼痛者，加徐长卿 10 g、蒲黄10 g、五灵脂 10 g；大便干结者，加知母10 g、大黄 10 g。

【方解】柴胡、白芍疏肝解郁；延胡索、蜈蚣、三七行气活血止痛；半枝莲、白花蛇舌草、重楼清热解毒；干蟾皮抗肿瘤。

【注意事项】脾胃虚弱者慎用。

【现代研究】1. 重楼除有抗肿瘤作用外，还有明显的镇咳、平喘作用。白花蛇舌草有抗菌、抗炎作用。蜈蚣能降低血黏度、镇痛、抗炎。麦冬能升白细胞、提高免疫功能、增加冠状动脉流量。丹参能改善血液流变性，降低血液黏度，抑制血小板和凝血功能。茜根具有止血的作用。白薇有解热、抗炎、祛痰、抗肿瘤的功效。石斛可以抗肿瘤、降血糖、调节免疫。柴胡有抗炎、解热、抗惊厥、镇静、镇咳、镇痛、护肝作用。三七能够缩短出血和凝血时间，具有抗血小板聚集及溶栓作用。牛黄有镇静、抗惊厥、解热、抗炎、止血、降血脂等作用。

2. 临床研究：服用莲花清肝片，61 例肝癌中，中医辨证分型属肝热血瘀型 32 例，有效率 65.6%（22/32），肝盛脾虚型 22 例，有效率 68.2%（15/22），肝肾阴亏型 7 例，全部无效。

【用方经验】周岱翰认为原发性肝癌患者属早期者，治宜清肝解毒，祛瘀消瘤；中期虚象已露，治宜攻补兼施，或攻多补少；末者为晚期（指终末期肝癌），正气虚弱不支，肝肾阴津枯涸，此时宜育阴培本，寓攻于补。

## 赵绍琴经验方

【组成】旋覆花10 g，片姜黄6 g，蝉蜕6 g，僵蚕10 g，香附10 g，木香6 g，丹参10 g，焦麦芽 10 g，焦神曲 10 g，焦山楂10 g。

【功效】疏调气机，疏肝解郁。

【主治】肝癌肝热阴伤，气机阻滞，络脉失和证。症见自觉右胁下胀满不适，阵阵作痛，心烦急躁，夜寐梦多，口干咽燥，舌红瘦，苔白而干，右脉弦细滑，左脉弦细。

【加减】夜寐不安加酸枣仁15 g、柏子仁10 g、首乌藤15 g、百合12 g；大便干燥者加火麻仁15 g、瓜蒌子15 g、番泻叶15 g；大便溏者加山药15 g、肉豆蔻6 g、赤石脂10 g。

【方解】方中旋覆花降逆下气，利水消肿，《本草汇言》："旋覆花，消痰逐水，利气下行之药也。主心肺结气，胁下虚满，胸中结痰，痞坚噫气，或心脾伏饮，膀胱留饮，宿水等症。大抵此剂微咸以软坚散痞鞭。性利以下气行痰水，实消伐之药也。"片姜黄、丹参活血行气，通经止痛；蝉蜕、僵蚕祛风定惊，化痰散结；香附、木香调和脾胃，理气止痛；焦麦芽、焦神曲、焦山楂健脾胃，助运化。全方合用，共成疏调气机，疏肝解郁之剂。

【注意事项】肝癌肝肾阴虚者不宜此方。

【现代研究】旋覆花具有镇咳祛痰、抗炎等功效。僵蚕能催眠、抗惊厥、抗凝血、降血糖。香附有护肝、强心、减慢心率、降血压、抑制真菌的功效。木香能促进消化、抗菌、升压。丹参有抗肿瘤、增强免疫力、抗病原微生物、清除自由基等的作用。神曲能促进人体对食物的吸收。麦芽具有助消化、降血糖、抗真菌等作用。山楂具有降血脂、降压、抗菌、改善胃肠功能、调节免疫等功效。蝉蜕可以镇静、镇痛、解热、抗肿瘤。

【用方经验】赵老认为，肝癌以疏调气机，疏肝解郁为主。虽然许多患者因癌肿消耗、手术及术后脾胃运化失司日久而致气阴两伤，但其病机的主要矛盾仍然是肝经郁热。因很多患者得知自己患了癌症，术后复发转移，自以为无法可治，将不久于世，故而心情沉重，情绪低落，终日闷闷不乐。这是造成肝郁气机失调的主要因素之一。肝郁日久必然化热，故表现为肝郁热如心急烦躁、夜寐梦多。郁热在里必然伤阴，故又有口干、脉细、舌瘦等表现。比较起来，肝郁是主要的，第一位的。故治疗上常用疏调气机以解肝郁热，方用升降散为基础，蝉蜕、僵蚕秉清化之气而升阳上达；旋覆花、杏仁、枇杷叶宣肺下气而降浊；片姜黄疏利气血之瘀滞，丹参助其活血化瘀，木香助其调气；焦三仙消积滞而通三焦。并教患者素食以保运化，锻炼以运气血，忌食辛辣厚味则六腑清净，郁热不生。如此综合调理则肝经郁热得以解散，虽不治癌，而直拔致癌之本矣。

## 顾丕荣经验方

【组成】炒党参20 g，炒白术30 g，茯苓15 g，干姜6 g，炒白芍12 g，枸杞子12 g，乌药12 g，沉香5 g，牛膝12 g，车前子15 g，淡附片（先煎）6 g，肉桂（后下）3 g，当归15 g，地骷髅30 g。

【功效】益气健脾，滋补肝肾。

【主治】肝癌之肝脾肾亏虚型。症见面鳖神疲，形寒怯冷，腹胀便溏，腰酸溲少，舌质淡胖边有齿痕，苔滑白，脉沉迟无力。

【加减】行水选加商陆9 g、木通6 g、防己9 g、椒目5 g等，商陆与木通同用利水有殊功；逐水选加腹水草9 g、葶苈子10 g、黑白丑10 g、舟车丸6 g等，但不宜多用，虽能取快一时，终属愈出勉强，耗气夺液，易致反复；理气选加木香6 g、莪术9 g、乌药10 g、沉香5 g等，则水亦行；化瘀选加三棱10 g、土鳖虫10 g、马鞭草9 g、北刘寄奴9 g、泽兰10 g、五灵脂10 g等。

【方解】炒党参、炒白术、茯苓健脾益气；牛膝、淡附片、干姜、肉桂温阳壮肾，

191

炒白芍、当归、枸杞子滋阴补肝；乌药、沉香行气化浊；车前子利水通淋；《本草纲目》称地骷髅："利大小便，通石淋，治瘰疬，骨鲠。"纵观全方，刚柔互济，煦火以行气化，暖土以资脾，养肝之体，泄肝之邪，以补助通，其胀自消。

【注意事项】肝癌湿毒内蕴者不宜此方。

【现代研究】党参能调节胃肠运动、抗溃疡、增强免疫功能，稳定机体内环境。白术对肠管活动有双向调节作用，还能保肝、利胆、利尿、降血糖、抗血凝、抗菌、抗肿瘤。茯苓具有增强免疫、抑瘤、抗炎、利尿等功效。干姜具有抗溃疡、护肝利胆、抗血小板聚集、解热、止呕等作用。白芍能镇痛、解痉、抗炎、抗溃疡。枸杞子对免疫有促进作用，能抗肿瘤、降血脂、保肝、降血糖、降血压。乌药具有镇痛、抗炎、抗组胺的功效。沉香能抗衰老、镇静镇痛、抗炎、利尿。牛膝具有抗炎、镇痛、抗衰老抗肿瘤、降血脂等作用。车前子具有利尿、抗衰老、缓泻、降眼压的功效。附片能强心、扩血管、抗炎、增强免疫。肉桂具有抗溃疡、促进肠蠕动、镇痛解热、抗菌、升白细胞等作用。当归能增加冠状动脉流量、降血脂抗血栓、调节免疫、抗炎、平喘。

【用方经验】顾老认为：①肝病积年不已，传脾及肾，脾虚则土不制水，肾虚则关门不利，故面黧神疲，形寒怯冷，腹胀便溏，腰酸溲少，舌质淡胖边有齿痕，苔滑白，脉沉迟无力。由于脾阳不振，水湿逗留，肾阳不足，气不化水，肝血久虚，疏泄不及，治当三阴同治，刚柔互济，煦火以行气化，暖土以资脾，养肝之体，泄肝之邪，以补助通，其胀自消。②张石顽曰："人参与灵脂合用，最能浚血，为血臌之方也。"若加花蕊石、三七于化瘀药中，既能消瘀又能防止内脏出血，凡瘀凝成积者（脾大）用之更验；软坚选加鳖甲、牡蛎、海藻、石见穿等。肝癌腹水治佐化瘀，可改善肝脾质地和功能，且浚血更有利于水行，在培补三阴方中必用大剂参术，而白术更宜重用，参合化瘀行水，补中寓攻。

## 钱氏肝癌方（钱伯文经验方）

【组成】莪术12 g，白术12 g，苦参20 g，白花蛇舌草20 g。

【功效】理气逐瘀，清热解毒。

【主治】原发性肝癌。

【加减】脾虚湿阻型选加黄芪20 g、白扁豆10 g、薏苡仁20 g、山楂10 g等；气滞血瘀型加柴胡10 g、川芎10 g、当归10 g、生大黄10 g等；热毒内蕴型选加田基黄15 g、龙胆6 g、蒲公英20 g等；气阴两虚型选加熟地黄15 g、枸杞子10 g、麦冬10 g、北沙参15 g。胁痛者加郁金10 g、延胡索10 g、白芍10 g；恶心欲呕者加姜竹茹10 g、姜半夏9 g；腹水者去莪术，加大腹皮10 g、车前子10 g、煅牡蛎20 g；黄疸深重者加茵陈蒿10 g、栀子10 g、生大黄10 g。

【方解】莪术活血逐瘀，白术健脾益气，苦参、白花蛇舌草清热解毒除湿，四药合用有益气健脾，清热解毒化湿，理气逐瘀之功。

【注意事项】脾胃虚弱者慎用。

【现代研究】1. 莪术具有抗肿瘤、抗炎、抗菌、抗血小板聚集等作用。白术能促进细胞免疫功能，有一定提升白细胞作用，还能保肝、利胆、利尿、降血糖、抗血凝、抗菌、抗肿瘤。苦参有利尿、抗炎、抗过敏、镇静、平喘、祛痰、升高白细胞、抗肿瘤等作用。白花蛇舌草有抗菌、抗炎作用。

2. 实验研究：用钱伯文教授经验方加减治疗53例原发性肝癌，结果1年、3年、5年的生存率分别为73.58%、38.66%和22.57%，并可提高生存质量。临床及实验研究显示，钱氏肝癌方以益气健脾、清热化湿为主的组方原则有其科学依据，提示"脾虚肝郁"是肝癌的重要病机，该方对原发性肝癌术后延长生存期有重要意义。

【用方经验】原发性肝癌是全身疾病的局部表现，其发病原因和临床表现都比较复杂。钱老按中医学"积聚"之形成与体内的"正气不足""邪气留滞"的理论辨证治疗。药物是促进机体恢复正气，驱除病邪起着重要作用的有力武器。任何疾病的好转，主要依靠机体内部的正与邪的斗争。如正气胜，则疾病逐渐好转而向愈。反之，邪气胜则病情继续发展加重或恶化。钱老认为在辨证用药时须掌握扶正与祛邪的辨证关系，使疾病向全愈方面转化。即使是热毒壅盛，湿浊内聚而应用清热解毒利湿等法时，也不能忽视扶正。反之，如果气阴两虚而应用益气养阴药的同时，也不要忘记邪毒滞留而适当选用祛除病邪的药物，这样对改善症状和抑制癌瘤的发展可能比较有利。但必须掌握病情有所侧重，随症加减，辨证运用。张景岳曰："攻积之要，在知攻补之宜。"即指治疗"癥积"一类疾病，要辨别正邪虚实，决定攻补的轻重缓急，这是获得疗效的关键。药物在人体所起的作用，有它一定的适应范围。钱老认为在扶正与祛邪，辨证与辨病的基础上，进一步明确和了解一些主药的归经，在辨证用药过程中，根据脏腑经络的不同部位所发生的病变或所出现的症状，加入一些归肝经的引经药，更能发挥药效。

## 凌昌全经验方

【组成】生地黄30 g，赤芍20 g，牡丹皮15 g，茯苓皮15 g，泽泻12 g，石见穿30 g，猫人参30 g，生薏苡仁30 g，夏枯草10 g，干蟾皮15 g，山药12 g，鸡内金12 g，焦麦芽12 g，焦山楂12 g，焦神曲12 g。常法煎服。同时服用蜈蚣末（1条匙/次，约5 g）及保肝中成药益肝灵片。

【功效】化瘀除湿，杀毒抗癌。

【主治】血瘀湿滞型肝癌。症见时有右上腹部疼痛，或见脘腹胀满，纳眠尚可，二便调，舌边紫暗，苔白腻，脉弦滑。

【加减】脾胃尚强者，方中伍用鸡内金10 g、焦三仙各15 g等消食开胃药物；若癌毒或治疗因素已耗伤脾气，出现倦怠乏力、纳差、便溏等脾虚症状，则加入黄芪20 g、白术10 g、山药15 g、党参15 g等药味甘平之品以益气健脾；若脾胃久虚，酿生湿浊，患者出现恶食、腹胀、大便黏腻不爽等，宜选用芳香醒脾之砂仁6 g、木香6 g、陈皮10 g等，佐以山药15 g、白术10 g；对于兼有血虚

者，则用当归10 g、鸡血藤15 g养血活血；有顽痰死血者，则伍用鳖甲15 g、夏枯草10 g软坚散结；因气虚所致者，则配伍大剂生黄芪30 g以益气行血；有出血倾向者伍用赤芍10 g、牡丹皮10 g等凉血活血、化瘀止血的药物。

【方解】本方所治之证因血瘀湿滞所致。瘀血阻滞，络脉受阻，不通则痛，故见右上腹部疼痛；脾虚湿滞，故身体重浊，脘腹胀满。舌边紫暗，苔白腻，脉弦滑均为瘀血内停，湿滞于内之征。治以化瘀除湿，杀毒抗癌。方中使用健脾利湿的茯苓皮、泽泻、薏苡仁、山药为方中君药；配合清热，活血，解毒的干蟾皮、猫人参、生地黄、赤芍、牡丹皮共同抗击内炽之"癌毒"，为臣药；同时全程使用鸡内金、焦三仙呵护胃气，驱邪不忘扶正，最大限度地抑制癌毒生长，为方中佐药；配合"以毒攻毒"的中药蜈蚣末遏止癌毒，增强解毒功效，共奏化瘀除湿，杀毒抗癌之功。

【注意事项】虚寒体质者慎用。

【现代研究】方中生地黄有清热、通便、止痛、止血等作用。赤芍具有增加冠状动脉血流量、抗血栓、镇静、抗炎止痛、抗惊厥的功效。牡丹皮能保护心肌、解热、抗炎、抑菌、调节免疫、调脂。茯苓皮有消肿、利尿等作用。泽泻有降血脂、降压、利尿等作用。石见穿能消炎、镇痛。猫人参有抑菌、抗肿瘤等作用。生薏苡仁具有解热、镇静、镇痛等作用。夏枯草能抗炎、免疫抑制、降血糖，有一定的毒性。干蟾皮有抗肿瘤作用。山药具有调节血管运动、增强免疫功能、降血糖及抗氧化等作用。鸡内金能促进胃酸分泌、增进胃和小肠蠕动及抗肿瘤作用。焦麦芽具有助消化、降血糖、抗真菌等作用。焦山楂具有降血脂、降压、抗菌、改善胃肠功能、调节免疫等功效。焦神曲有止呕、增加食欲、促进代谢等作用。

【用方经验】凌老强调在恶性肿瘤的治疗过程中，应以"癌毒"为主要着眼点，肝癌虽然病本在肝，但最易损伤脾胃，肝病则木郁，木郁则横逆乘脾；癌毒消耗气血，伤及生化之源，久致脾胃虚弱，临床广泛使用的

肿瘤科国医圣手时方

肿瘤科国医圣手时方

手术、放疗、化疗、介入等治疗手段更是无一不重伤脾胃。故肝癌患者在疾病不同时期中均可出现不同程度的脾气虚弱证候，临床表现为倦怠乏力、食欲不振、食后腹胀、大便溏薄等。脾胃为后天之本，治肝求效，当先实脾，凌老临证尤重调治脾胃，认为脾气健运，则气血得以运行全身，正气充盛，方能奋起抗邪，因此全程使用顾护脾胃之品。基于长期的临床实践，凌老针对传统上"积之成者，正气不足，而后邪气踞之"的学术观点，认为正虚邪积只是肿瘤发生后的病理变化和病理属性，是肿瘤发生发展到一定阶段后消耗人体，损伤正气，并使机体内部继发产生痰饮、瘀血、水湿等病理代谢产物才出现的表现，而肿瘤发生发展的中心环节应该在于癌毒的产生及其恶性生长，根据癌毒的发生发展规律，凌老把动态抗癌的思想贯穿于肝癌治疗整个过程。

## 贾英杰经验方

【组成】陈皮（醋炒）6 g，柴胡6 g，川芎4.5 g，枳壳（麸炒）4.5 g，白芍4.5 g，炙甘草1.5 g，香附4.5 g，厚朴10 g、半夏9 g。

【功效】疏肝理气解郁。

【主治】肝癌之肝气郁结，瘀毒内结证。症见胁部胀痛或肿块，胸闷不舒，善太息，纳呆食少，时有腹泻，舌苔薄腻，脉弦。

【加减】若兼见黄疸者，常加青蒿10 g、金钱草30 g、苦参10 g、虎杖15 g等药物以利胆退黄。若兼见腹水者，加茯苓15 g、泽泻10 g、猪苓10 g、车前草20 g等药物以利水消肿。兼阴虚发热者用青蒿10 g、银柴胡10 g、地骨皮10 g、知母10 g等滋阴清热。若病者大便稀溏，次数增多，舌淡边有齿印，常用苍术9 g、白术10 g、补骨脂10 g、诃子炭9 g、五味子6 g等，并适当减少养阴药，收敛止泻疗效明显。若患者有呕血便血，则加用凉血止血药，如仙鹤草12 g、白及10 g、血余炭9 g等。对于肝区疼痛，则加用延胡索10 g、川楝子10 g、乌药10 g、香附10 g等以行气止痛。

【方解】本方证病机为肝气郁结，瘀毒内结，治宜疏肝理气解郁，以柴胡疏肝散为基础化裁组方主治。方中白芍养肝敛阴，和胃止痛，与柴胡相伍一散一收，助柴胡疏肝，相反相成共为主药；配枳壳泻脾气之壅滞，调中焦之运动与柴胡同用一升一降，加强疏肝理气之功，以达郁邪；白芍、炙甘草配伍缓急止痛，疏理肝气以和脾胃，且具有保护胃黏膜屏障和修复黏膜之作用；川芎行气开郁，活血止痛；厚朴、半夏以宽胸畅通宣泄郁气；香附、陈皮理气和胃止痛，且有助于消除上腹痛不适等症。诸药合用辛以散结，苦以降通，气滞郁结方可解除。

【注意事项】服药期间忌辛辣刺激食物。

【现代研究】白芍对中枢神经系统有抑制作用，有镇静作用，并对平滑肌有松弛作用。柴胡主含皂苷及挥发油，有镇静和镇痛作用，并有抗炎、利胆作用。陈皮主含挥发油有松弛平滑肌作用，有抗炎，抗溃疡作香附含挥发油和糖类，可提高小鼠的痛阈，有镇痛作用及健胃，驱除消化道积气的作用。枳壳含挥发油、黄酮苷等，有健胃作用。半夏有镇吐作用。

【用方经验】贾老认为肝癌中医病因病机相当复杂，而虚为本病的根本病机。肝癌的发生还与感受湿热邪毒、长期饮食不节、嗜酒过度以及七情内伤等引起机体阴阳失衡有关。感受邪毒、饮食损伤、脾气虚弱、肝气郁滞是肝癌的主要病因，而正气亏虚、脏腑失调则是发病的内在条件。贾教授认为，肝郁脾虚为肝癌的首要病机，肝为刚脏，主疏泄，喜条达、恶抑郁；肝藏血，体阴而用阳。肝郁则气滞、疏泄无权，肝郁亦能化火。脾胃为后天之本，水谷失充，脾胃虚弱则荣卫乏源，正气亏虚，虚邪贼风乘虚而入，湿热疫毒之侵临床并不少见，亦即"积之成者，正气亏虚而后邪气踞之"，"邪气盛者，精气衰也"。临床常见脾胃亏虚之证，如胃纳减退，神疲乏力，形体消瘦，腹胀便溏等。肝癌病变过程中每见肝火炽盛，肝血失养，导致伤元气，耗肝阴；当肝郁化火，肝盛犯脾则脾气更虚，内生湿热，瘀毒互结，临床多见腹部积块、黄疸、臌胀、疼痛等症；晚期肝阴枯竭，肝损及肾致肝肾阴虚，气虚不摄，血瘀窍闭，临床出现消化道出血、肝性脑病等。故肝癌病变在肝，病机与脾肾关系最为密切。

## 莪楞汤（贾堃经验方）

【组成】三棱15 g，莪术15 g，白芍30 g，蜂房10 g，全蝎10 g，郁金15 g，丹参30 g，土鳖虫12 g，当归15 g，牡蛎30 g，瓦楞子30 g，生甘草3 g，料姜石60 g，川楝子15 g。

【功效】消积化瘀，活血散结，理气止痛。

【主治】肝癌之瘀血内阻证。症见胁肋刺痛，痛有定处，疼痛剧烈，痛引腰背，舌质紫暗，有瘀斑、瘀块，少苔，脉沉细而涩。

【加减】若双目、皮肤发黄，大便干结，小便黄赤，此属肝胆湿热，瘀毒内结，加大黄10 g，茵陈10 g，金钱草30 g、半边莲15 g等。

【方解】本方用三棱、莪术、瓦楞子、郁金、丹参、土鳖虫活血化瘀，软坚破积；当归、白芍养血柔肝；全蝎、蜂房、牡蛎解毒散结，消积祛痰；川楝子理气止痛；生甘草、料姜石健胃和中，降逆镇冲。诸药合用，有消积祛瘀、养血柔肝、健脾和胃、解毒散结之功效。

【注意事项】肝癌肝肾亏虚者不宜此方。

【现代研究】三棱具有促进肠管收缩、抗血栓、升白细胞、镇痛、抗肿瘤等功效。莪术具有抗肿瘤、抗炎、抗菌、抗血小板聚集等作用。全蝎能抗惊厥、抗癫痫、抗肿瘤。郁金能降血脂、镇痛、保护肝细胞、抗炎。白芍具有镇痛、解痉、抗炎、抗溃疡的作用。牡蛎可以镇痛、镇静、抗凝血。蜂房有促进血液凝固、抗炎作用。土鳖虫有降脂、抗血凝、溶栓、镇痛的功效。瓦楞子能护肝、降血糖。丹参有抗肿瘤、增强免疫力、抗病原微生物、清除自由基等的作用。当归具有增加冠状动脉流量、降血脂、抗血栓、调节免疫、抗炎、平喘的功效。川楝子具有镇痛、抗炎、驱虫、抑制呼吸中枢等功效。

【用方经验】①贾老在临床治疗中，不但要着重消癌祛邪，更应注重扶助正气，增强抗病能力，治疗上如果只重抗癌消瘤，以毒攻毒，直攻直消，可致元气亏损，患体难以支持，贾老临床中常用黄芪、人参、骨碎补、补骨脂、薏苡仁、白术、鸡蛋黄、料姜石、制马钱子、蜂房、枳壳、火硝、郁金等，通过培元固本、软坚消瘤，以防止癌瘤的进一步恶化。②贾老在治疗中特别注重健脾，无论使用放疗、化疗、中草药或者通过手术治疗癌瘤，常可损伤脾胃，患者出现食少纳呆、恶心呕吐、腹胀腹泻等症，应予健脾和胃之剂。药用苍术、厚朴、薏苡仁、猪苓、藿香、佩兰叶、枳壳等，以扶助后天之本，改善营养状况，增强抗病能力。

## 凌耀星经验方

【组成】炒白术30 g，黄芪20 g，葶苈子20 g，赭石20 g，玄参15 g，猪苓15 g，茯苓15 g，泽泻15 g，枸杞子15 g，当归12 g，桃仁9 g，旋覆花9 g，姜半夏9 g，大枣10 g，生姜4 片。

【功效】健脾益气，柔肝养血，通调水道。

【主治】肝癌术后气血亏虚证。症见面色苍白，低热，气急不能平卧，泛吐泡沫状痰，头汗出，胃脘不舒，小便黄少，舌质偏红，边有齿印，苔薄白，脉弦细而数。

【加减】肝硬化结节明显可选用鳖甲15 g、黄药子9 g、赤芍10 g、生牡蛎15 g、石见穿15 g。

【方解】本方为葶苈大枣泻肺汤合参苓白术汤加减。方中葶苈子苦寒沉降，泻肺气而利水，祛痰定喘；大枣甘缓补中，补脾养心，缓和药性。二药合用，以大枣之甘缓，挽葶苈子性急泻肺下降之势，防其泻力太过，共奏泻痰行水，下气平喘之功。黄芪、白术、茯苓益气健脾渗湿；赭石、旋覆花、姜半夏降逆下气；猪苓、泽泻利水滋阴；枸杞子、当归、桃仁补血活血；综观全方，补中气，渗湿浊，行气滞，使脾气健运，湿邪得去，则诸症自除。

【注意事项】肝癌湿热内蕴者不宜此方。

【现代研究】白术能保肝、利胆、利尿、

肿瘤科国医圣手时方

降血糖、抗血凝、抗菌、抗肿瘤。黄芪有增强免疫、抗疲劳、保肝、降压、抗溃疡、抗肿瘤、抗骨质疏松等作用。葶苈子具有强心、调节血脂的功效。玄参可以抗肿瘤、抗菌、降压。猪苓有促进免疫，提高抗肿瘤活性的功效。茯苓具有增强免疫、抑瘤、抗炎、利尿等功效。泽泻具有利尿。降血脂、抗过敏、抗炎的功效。枸杞子对免疫有促进作用，能抗肿瘤、降血脂、保肝、降血糖、降血压。当归具有增加冠状动脉流量、降血脂、抗血栓、调节免疫、抗炎、平喘的功效。桃仁能镇痛、抗炎、抗菌、抗过敏作用。旋覆花具有镇咳祛痰、抗炎等功效。半夏有镇咳祛痰、抗肿瘤、抗早孕作用。生姜具有解热、镇痛、抗炎、镇静、抗溃疡、护肝、利胆、抗血小板等功效。

【用方经验】1. 凌老认为，肿瘤常为疑难杂症，顾名思义就是证候反映疑难，病机矛盾复杂，治疗比较棘手，其病理变化在同一个机体内常常呈现双向性，或湿热同在，或正虚邪实，或升降紊乱，或阴阳两损等。因此采用双向调节法治疗，如寒热并用，邪正兼顾，升降并行，阴阳互调，针对病理变化的双向性差异，结合相反性能的药物，进行矛盾对立面的综合调节，常收桴鼓之效。

2. 治疗上凌老常用：①活血化瘀与益气扶正同用。这是针对出现气虚血瘀而采用的虚实并调、攻补兼施的双向调治法。②养阴补血与温经破血同用。这是针对出现血虚瘀阻、阴损阳痹而采用补血活血、养阴温经的双向调治法。此法是润其源而通其流，濡其脉而煦其骨，使寒痹从温而通，瘀热得清而化。③健脾升清与和胃降浊同用。这是针对脾胃功能失常，升降之机紊乱，邪浊上犯，中气下陷，而采用升清泄浊、斡旋升降的双向调治法。凌老常用于治疗消化系统疾病，常能使脾胃升降回复常度，清浊之气上下有序。④清热解毒与温阳扶正同用。这是针对出现寒热错杂、邪盛正衰，而采用的温凉并进的双向调节法。用此法治疗符合上述辨证肝癌并腹水，常取得显著疗效。⑤滋添肾精与温补肾元同用。这是针对肾阳斫伤，阴精亦亏而采用水火互济、阴阳双调的双向调节法。

3. 综上所述，凌老治疗肿瘤的方法确乎深得经旨。总体上，凌老认为癌症患者整体多虚，局部肿块则为实。局部之实诚当泄之攻之，故可投以祛邪攻毒、破气散结、活血破瘀、化痰散结等药；同时还需注意整体上的调理，扶正尤其是培补中焦脾胃便成了癌症治疗过程中不可忽视的一环。

## 消癥舒肝汤（康良石经验方）

【组成】九节茶30 g，龙葵草30 g，半边莲30 g，白花蛇舌草30 g，半枝莲20 g，菝葜30 g，仙鹤草 30 g，薏苡仁 30 g，黄郁金10 g，莪术10 g，北柴胡10 g，牡丹皮10 g，佛手10 g，三七粉3 g。

【功效】化瘀解毒，调理肝脾。

【主治】肝癌之毒瘀肝脾证。症见身日瘦而腹日大，面色晦暗，舌质青紫或夹瘀斑，或舌下静脉充盈，肌肤甲错、爪甲不荣诸血瘀外候悉见，盘结难以推移；胁胀刺痛，沉困怠惰，纳谷欠香，脘腹胀满，嗳气吞酸，大便先干后溏或不爽。脉细弦。

【加减】纳差加山楂10 g、谷芽15 g、麦芽15 g、神曲15 g；夜寐差加酸枣仁15 g、柏子仁10 g、首乌藤15 g、百合12 g。

【方解】方中九节茶、黄郁金有活血散瘀，疏肝行气，清热解毒之功，配白花蛇舌草、半边莲、菝葜、半枝莲、龙葵草、牡丹皮、三七，更加增强活血化瘀、清热解毒的疗效起抗癌作用；伍仙鹤草、莪术、薏苡仁对于肝硬化癌变及腹水有较好疗效；合柴胡、佛手引诸药入肝，并能疏肝解郁、行气和胃，协助改善肝受毒瘀郁滞所发生的症状。

【注意事项】肝癌气阴亏虚者不宜此方。

【现代研究】半边莲具有利尿、呼吸兴奋、利胆等作用。白花蛇舌草可以抗肿瘤、抗菌消炎。半枝莲能抗肿瘤、抗病毒、促进细胞免疫功能。菝葜具有抗炎、镇痛、抗肿瘤等功效。仙鹤草能止血、抗炎、抗肿瘤。薏苡仁具有解热、镇静、镇痛等作用。郁金能降血脂、镇痛、保护肝细胞、抗炎等。莪术具有抗肿瘤、抗炎、抗菌、抗血小板聚集等作用。柴胡作用包括抗炎、解热、抗惊厥、镇静、镇咳、镇痛，护肝。牡丹皮能抗炎、镇静、镇痛、抗肿瘤、护肝、降血糖。佛手具有平喘祛痰、中枢抑制、抗肿瘤等作用。

【用方经验】康老认为原发性肝癌常是在原有的慢性肝炎或肝硬化的基础上，因肝脾瘀血阻滞，正气日虚，邪气重沓，由积转癥；或因肝肾热浊凝滞，营阴日败，邪气重沓，由积转癥；或因肝脾肾痰瘀凝滞，热毒搏结，元气、营阴日益衰败，邪气重沓，由积转癥。中医药治疗应该注意辨病与辨证相结合。辨病可以从整体上把握疾病的发展和变化趋势，明预后而知进退；辨证则是中医的精髓与根本，"有斯证用斯药"。所以在掌握原发性肝癌变化规律特点的基础上，审证求因、辨证论治是中医治疗原发性肝癌的要点与策略。康老认为瘀毒内生为原发性肝癌致病之关键因素，因此在肝癌发展的各个阶段，康老均注重祛瘀解毒法的应用，辨病使用近代研究对肝癌有抑制作用的清热解毒、活血祛瘀中药，如九节茶、黄郁金、龙葵、白花蛇舌草、半边莲、菝葜、仙鹤草、半枝莲、重楼等药物。

## 消瘤饮（常青经验方）

【组成】藤梨根 40 g，莪术 15 g，三七 15 g，预知子 15 g，守宫 2 条，制大黄 10 g，鸡内金 30 g，灵芝 30 g，黄芪 30 g，无花果 30 g，墓头回 30 g，平地木 10 g，龙葵 10 g，广金钱 10 g。

【功效】解毒化毒，养肝运脾，通腑利胆。

【主治】肝脾两虚，热毒蕴结型肝癌。症见面色黧红带黑，形瘦如柴，肝区胀痛，大便干结，小便短黄，肝掌明显，纳差乏力，呈恶液质改变，舌暗红而舌边紫斑累累，脉弦细而缓。

【加减】腹胀胁痛甚者加延胡索 10 g、川楝子 10 g、青木香 6 g 行气止痛；纳呆乏力甚者加党参 15 g、茯苓 15 g、麦芽 15 g；低热者加鳖甲 15 g、青蒿 10 g、银柴胡 10 g 等养阴清热；恶心呕吐甚者加法半夏 9 g、竹茹 10 g

降逆止呕；腹泻者加炮姜 6 g、苍术 9 g、炒扁豆 10 g 健脾祛湿止泻；身目发黄者加茵陈 10 g 清热利湿退黄。

【方解】本方所治之证因肝脾阴虚所致。肝脾阴虚，水湿不化，蕴而化热，湿热蕴结，故见小便短黄；脾气亏虚，脾失健运，形体失养，故见纳差，乏力，呈恶液质改变；热毒蕴结，阻滞经脉，不通则痛，故见肝区胀痛；热毒蕴结，耗损气血，故见大便干结，口苦；舌暗红而舌边紫斑累累，脉弦细而缓均为肝脾两虚，热毒蕴结之征。治以解毒化毒，养阴运脾，通腑利胆。方用墓头回软坚解毒，清热燥湿，止血消肿，藤梨根解毒散结，健脾和胃为方中君药；莪术活血祛瘀，软坚散结，有消瘤之功；守宫散结软坚，可以毒攻毒；预知子理气活血，消瘤散结；三七活血祛瘀，兼有扶正益气，提高机体免疫机能的作用；大黄清热通腑，活血化瘀，荡涤消化道积聚，达到六腑以通为用之目的，同为臣药；广金钱清热解毒；鸡内金健脾开胃助消化，使患者服药后不伤脾胃，灵芝、黄芪、无花果扶正健脾抗癌，平地木利湿活血，佐助君药益气养阴健脾。全方具解毒抗癌，软坚消结，扶正健脾之功。

【注意事项】因患者正气亏虚，需严格掌握抗肿瘤药物剂量。

【现代研究】方中藤梨根有利尿、止血、抗菌、抗病毒、抗肿瘤作用。莪术具有抗肿瘤、抗炎、抗菌、抗血小板聚集等作用。三七能够缩短出血和凝血时间，具有抗血小板聚集及溶栓作用。预知子具有抗肿瘤、抗菌的作用。守宫能抗肿瘤、抗血栓、镇静催眠。制大黄有抗感染、止血、保肝、降压、降胆固醇等功效。鸡内金有促进胃酸分泌、增进胃和小肠蠕动及抗肿瘤的作用。灵芝具有抗肿瘤、抗放射、调节免疫等作用。黄芪有增强免疫、抗疲劳、保肝、降压、抗溃疡、抗肿瘤、抗骨质疏松等作用。无花果能降血糖、抗衰老、抗肿瘤、抗衰老。墓头回有抗肿瘤、镇静等作用。平地木有镇咳、祛痰、平喘、抗菌与抗病毒等作用。龙葵有抗肿瘤作用。金钱草可以排石、抗炎和抑制免疫。

【用方经验】常教授认为由于大多数肝癌

患者发现时病情均已进入中、晚期，西医治疗效果差，病情很难控制，生存期很短，生存质量亦差。从中医观点看，本病多由气血偏虚，肝脾失调，腑气不畅，痰瘀热毒内聚日久所致，遂拟订了以抗癌消瘤扶正健脾为主的消瘤饮，临床使用对消化道恶性肿瘤可取得一定疗效。

## 加味健脾消积汤（黄智芬经验方）

【组成】太子参18 g，黄芪30 g，薏苡仁30 g，白术12 g，郁金12 g，枳壳12 g，茯苓15 g，麦芽15 g，陈皮9 g，莪术10 g，青皮10 g，白花蛇舌草20 g，甘草6 g。

【功效】健脾益气，行气消积。

【主治】肝郁脾虚，瘀毒内蕴型肝癌。症见胁下痞块，胁痛引背，身重纳呆，神疲乏力，大便溏薄或腹泻，舌边紫暗，苔白腻，脉弦滑。

【加减】右胁痛加延胡索12 g；口干加石斛15 g；黄疸加茵陈15 g，田基黄12 g；大便稀加苍术12 g；小便黄短加白茅根30 g；大便秘结加大黄6 g。

【方解】本方所治之证因肝郁脾虚，瘀毒内蕴所致。肝郁日久不解，气滞血瘀，络脉阻滞，而见胁下痞块；肝气郁滞，疏泄失职，可见胁痛，走窜引背；脾失健运，水湿痰浊内停，水湿困脾，可见身重纳呆，神疲乏力，大便溏薄或腹泻；舌边紫暗，苔白腻，脉弦滑均为肝郁脾虚、瘀毒内蕴之征。治以健脾益气、行气消积。脾消积汤方中太子参、白术、茯苓、黄芪健脾益气、燥湿和中，为君药；陈皮、青皮、枳壳、麦芽行气消积、和胃止痛为臣药；白花蛇舌草清热解毒、消肿散结，薏苡仁健脾益胃、利湿消肿，郁金、莪术活血化瘀、散结止痛，为佐药；甘草调和诸药，为使药。诸药合用，具有健脾益气、行气消积的功能。

【注意事项】体质尚可者加大抗肿瘤药物剂量。

【现代研究】1. 方中太子参能提高免疫、延长寿命。黄芪有增强免疫、抗疲劳、保肝、降压、抗溃疡、抗肿瘤、抗骨质疏松等作用。

薏苡仁具有解热、镇静、镇痛等作用。白术对肠管活动有双向调节作用，还能保肝、利胆、利尿、降血糖、抗血凝、抗菌、抗肿瘤。郁金能降血脂、镇痛、保护肝细胞、抗炎。枳壳能促进胃肠推进功能、抗过敏、升压。茯苓具有增强免疫、抑瘤、抗炎、利尿等功效。麦芽具有助消化、降血糖、抗真菌等作用。陈皮具有扩张血管、抗炎、抗溃疡等作用。莪术具有抗肿瘤、抗炎、抗菌、抗血小板聚集等作用。青皮有祛痰、平喘、抑制平滑肌痉挛、升压、抗休克等作用。白花蛇舌草可以抗肿瘤、抗菌消炎、保肝利胆等作用。甘草有抗炎、抗过敏、抗心律失常、抗病原微生物、抗氧化、抗肿瘤和抗衰老等作用。

2. 实验研究：健脾益气中药具有提高免疫功能，增强机体抗病能力的作用。黄芪是一种疗效肯定的扶正固本、增强免疫功能的药物，它对抗体形成细胞反应的双向调节可能是扶正固本的机制。它通过增强巨噬细胞吞噬作用，促进淋巴细胞的转化，诱导细胞产生干扰素，提高非特异性免疫功能，是一种无毒副反应的免疫促进剂。黄芪、白术、太子参、茯苓能提高机体免疫力，提高外周血中 CD3 及 CD4 细胞的水平，进而提高 NK 细胞活性及白细胞介素水平。白花蛇舌草对小鼠和人有免疫调节作用，通过刺激机体的免疫系统而抑制肿瘤的生长和其他疾病的发生。茯苓多糖激活局部补体，通过影响巨噬细胞、淋巴细胞或其他细胞及体液因子，从而协同杀伤肿瘤细胞；薏苡仁含多糖体和薏苡酯，有增强机体免疫功能、抑制癌症细胞的作用。薏苡仁提取物对肝癌细胞抑制率可达 30％以上。莪术挥发油中含有多种抗癌的有效成份，如榄香烯、莪术醇、莪术酮等，莪术油可通过影响 DNA 复制和蛋白质合成，并将细胞阻滞在 S 期，进而诱导肝癌细胞凋亡。

【用方经验】黄老治疗肝癌所用药物大体分为扶正、祛邪两类，目前常用的祛邪中药具有不同程度的抗肿瘤作用，扶正固本能防止癌的发生和发展，提高机体免疫功能，增强西医各种治疗方法的效果。本方既能扶正又可祛邪，邪气去则正气不伤，且无毒副作用。在治疗晚期原发性肝癌方面，本方具有攻邪不伤正之效，在整体治疗疾病方面，能改善临床症状，改善机体的全身状况，能缓解疼痛，提高患者体重及卡氏评分，从而提高患者生存质量，延长生存期。中药的作用往往是多靶点的、多层次的、复杂的，研究开发促进肿瘤免疫作用的中药，在肿瘤治疗领域有着广阔的前景，体现中医药在治疗晚期原发性肝癌有其独特优势。

## 益气化瘀解毒方（蒋益兰经验方）

【组成】黄芪30 g，人参10 g，白术15 g，女贞子20 g，预知子15 g，莪术15 g，丹参20 g，半枝莲30 g，白花蛇舌草30 g，蜈蚣3条，壁虎10 g。

【功效】益气健脾，补益肝肾，化瘀解毒。

【主治】肝癌之肝脾两虚，瘀毒内结证。症肝区疼痛，神疲，乏力，食欲不振，腹胀，恶心呕吐，腹泻，消瘦。

【加减】腹胀胁痛甚者加延胡索10 g、川楝子10 g、青木10 g行气止痛；纳呆乏力甚者加党参15 g、茯苓15 g、麦芽15 g；低热者加鳖甲15 g、青蒿10 g、银柴胡10 g等养阴清热；恶心呕吐甚者加法半夏9 g、竹茹10 g降逆止呕；腹泻较甚者加炮姜6 g、苍术9 g、炒扁豆10 g健脾祛湿止泻；身目发黄者加茵陈10 g、金钱草30 g清热利湿退黄；腹水甚者加泽泻10 g、猪苓10 g、车前子10 g等利水渗湿。

【方解】本方所治之证因肝脾两虚，瘀毒内结所致。肝郁日久不解，气滞血瘀，络脉阻滞，不通则痛，故见肝区疼痛；脾气亏虚，脾失健运，形体失养，故见神疲，乏力，食欲不振，腹胀，恶心呕吐，腹泻，消瘦。治以益气健脾、补益肝肾、化瘀解毒。方中黄芪、人参、白术、女贞子等益气健脾、补益肝肾，为方中君药；佐以预知子、莪术、丹参等行气化瘀散结；半枝莲、白花蛇舌草等清热解毒，蜈蚣、壁虎等以毒攻毒，同为臣药；全方药物配伍精要，补而不滞，清而不伐，攻补同用，标本兼治，全方共达益气健

脾、补益肝肾、化瘀解毒之功。

【注意事项】本方抗肿瘤药物剂量较大，体质虚弱患者需酌情减少用量。

【现代研究】方中黄芪有增强免疫、抗疲劳、保肝、降压、抗溃疡、抗肿瘤、抗骨质疏松等作用；人参具有抗疲劳、提高免疫力、降血糖、抗炎、抗肿瘤等作用；白术能保肝、利胆、利尿、降血糖、抗血凝、抗菌、抗肿瘤；女贞子的作用包括抗骨髓抑制、升白细胞、降血脂、护肝、抗炎；预知子具有抗肿瘤、抗菌的作用；莪术能抗肿瘤、抗炎、抗菌、抗血小板聚集；丹参有抗肿瘤、增强免疫力、抗病原微生物、清除自由基等作用；半枝莲能抗肿瘤、抗病毒、促进细胞免疫功能；白花蛇舌草有抗肿瘤、抗菌消炎、保肝利胆等作用；蜈蚣能降低血黏度、镇痛、抗炎；壁虎能抗肿瘤、抗血栓、镇静催眠。

【用方经验】本方药物配伍精要，补而不滞，清而不伐，攻补同用，标本兼治。临床研究证实，益气化瘀解毒加减联合其他治法发挥了协同抗肿瘤作用，改善患者的主要临床症状及生活质量，提高了机体免疫功能，并能在一定程度上抑制了肝肿瘤血管新生，有望发挥抗复发和转移作用，从而提高远期疗效。

## 肝复方（潘敏求经验方）

【组成】党参12 g，黄芪20 g，白术12 g，茯苓15 g，香附10 g，陈皮10 g，柴胡10 g，穿山甲10 g，桃仁10 g，丹参12 g，紫苏木12 g，生牡蛎（先煎）30 g，沉香末（冲服）3 g，全蝎3 g，鼠妇6 g，重楼30 g。

【功效】健脾理气，化瘀软坚，清热解毒。

【主治】肝癌。

【加减】气滞血瘀型加土鳖10 g、莪术9 g、三七9 g、香附10 g；肝郁脾虚型加郁金10 g、山药15 g、陈皮10 g、麦芽15 g；肝胆湿热型加茵陈10 g、蒲公英20 g、黄芩10 g、木通15 g；阴虚内热型加牡丹皮10 g、地骨皮10 g、麦冬10 g、鳖甲15 g。

【方解】党参、黄芪、白术、茯苓、香

附、陈皮、柴胡、沉香健脾理气；穿山甲、桃仁、丹参、紫苏木、生牡蛎、全蝎化瘀软坚；鼠妇、重楼清热解毒。

【注意事项】脾胃虚弱者酌情加减剂量。

【现代研究】1. 黄芪有增强免疫、抗疲劳、保肝、降压、抗溃疡、抗肿瘤、抗骨质疏松等作用。白术对肠管活动有双向调节作用，还能保肝、利胆、利尿、降血糖、抗血凝、抗菌、抗肿瘤。重楼可以抗肿瘤、镇咳、平喘。牡蛎具有抗溃疡、护肝、增强免疫等功效。丹参有抗肿瘤、增强免疫力、抗病原微生物、清除自由基等的作用。茯苓具有增强免疫、抑瘤、抗炎、利尿等功效。全蝎的作用包括抗惊厥、抗癫痫、抗肿瘤。桃仁能镇痛、抗炎、抗菌、抗过敏作用。

2. 临床研究：潘敏求以健脾理气、化瘀软坚、清热解毒法治疗本病60例，其中Ⅱ期49例，Ⅲ期11例；肝硬化型Ⅱ期16例，Ⅲ期3例；炎症型Ⅱ期1例，Ⅲ期3例。并与化疗、放疗治疗的52例（均为Ⅱ期单纯型）作对照组观察，结果治疗后1年生存率中药组为20%，放疗组（24例）为8.3%，化疗组（28例）无生存期1年者。显示该法延长中晚期肝癌患者生存期的作用明显优于放疗和化疗组。1987—1991年系统地观察治疗Ⅱ，Ⅲ期原发性肝癌164例，均为住院患者，结果同样表明能明显延长肝癌患者生存期，改善症状，提高生活质量，稳定瘤体，降低甲胎蛋白。治疗后1～5年生存率分别为29.3%、14.5%、8.2%、5.2%、4.3%；治疗后瘤体稳定率为78.7%，甲胎蛋白下降率为28.3%。另外将61例（Ⅱ期44例，Ⅲ期17例）肝癌患者随机分为3组，采用不同治疗法对照研究，即健脾理气，化瘀软坚，清热解毒法组（肝1号组）；健脾理气，清热解毒法组（肝2号组）；化瘀软坚，清热解毒组（肝3号组）。观察3种不同方法治后半年和1年生存率，结果肝1号，2号，3号组半年生存率分别为65.7%、26.0%、46.2%；1年生存率分别为32.8%、8.7%、15.4%。

【用方经验】潘老认为疾病的治疗大法应针对病的特殊本质变化，瘀、毒、虚是肝癌的基本病变，瘀毒互结，脾脏亏虚，邪实证

虚互为因果，恶性循环，贯穿着肝癌全病程，而且肝癌晚期常表现为肝肾阴虚。所以治疗上应注意扶正与祛邪相结合，采用健脾理气、化瘀软坚、清热解毒三法综合应用，以兼顾邪实（瘀毒）与正虚（脾虚）两方面。潘敏求临床上常选用太子参或党参、黄芪、白术、茯苓、薏苡仁、砂仁、法夏、陈皮、麦芽、柴胡、香附等药物健脾理气；选用当归、赤芍、丹参、生大黄、三七、郁金、炮穿山甲、炙鳖甲、生牡蛎、夏枯草等药物软坚散结；选用白花蛇舌草、半枝莲、瓜蒌、茵陈蒿、马鞭草、败酱草等药物清热解毒。

## 加减四君五皮饮（潘敏求经验方）

【组成】党参15 g，黄芪20 g，白术15 g，茯苓皮30 g，大腹皮15 g，陈皮10 g，生姜皮5 g，黄芪20 g，薏苡仁30 g，半枝莲30 g，丹参15 g，炙鳖甲（先煎）15 g，半边莲30 g，木香10 g，甘草5 g。

【功效】健脾益气，利湿消肿。

【主治】主治肝癌有腹水者，亦可用于乙型肝炎后肝硬化腹水。

【加减】恶心呕吐者加法夏9 g、竹茹10 g；腹泻较甚者加炮姜6 g、苍术9 g、炒扁豆10 g；身目发黄者加茵陈10 g、金钱草30 g；腹水较甚者加泽泻10 g、猪苓10 g、车前草20 g（布包）、牵牛子6 g。

【方解】党参、白术、薏苡仁、黄芪、木香、甘草健脾祛湿；茯苓皮、大腹皮、陈皮、生姜皮利水；炙鳖甲软坚散结；丹参活血化瘀利水；半枝莲、半边莲清热解毒利水。

【注意事项】临床应用中应注意勿渗利太过。

【现代研究】1. 黄芪有增强免疫、抗疲劳、保肝、降压、抗溃疡、抗肿瘤、抗骨质疏松等作用。党参能调节胃肠运动、抗溃疡、增强免疫功能，稳定机体内环境，改善血液循环。白术对肠管活动有双向调节作用，还能保肝、利胆、利尿、降血糖、抗血凝、抗菌、抗肿瘤。丹参有抗肿瘤、增强免疫力、抗病原微生物、清除自由基等的作用。茯苓具有增强免疫、抑瘤、抗炎、利尿等功效。

鳖甲有抗肝纤维化、增强免疫、抗肿瘤、抗疲劳的功效。木香可以保护胃黏膜、抗菌、抑制呼吸。薏苡仁具有解热、镇静、镇痛等作用。半枝莲能抗肿瘤、抗病毒、促进细胞免疫功能。

2. 临床研究：观察加味四君五皮饮对乙型肝炎后肝硬化腹水的临床疗效。将60例患者随机分为治疗组（30例）和对照组（30例），分别给予加味四君五皮饮配合西医常规治疗和单纯西医常规治疗，治疗3个月，观察两组治疗前后症状和体征，肝功能指标，肝纤维化血清学指标和B超结果的变化。结果：两组总疗效比较治疗组优于对照组（$P<0.05$）；两组腹水（≥3次）消退情况比较，治疗组优于对照组（$P<0.01$）；治疗后两组 ALT 均明显下降，但治疗组优于对照组（$P<0.01$）；治疗组对降低 TBIL、HA、LN、PⅢP、cⅣ，升高 ALB 的疗效显著，而对照组无明显改善（$P<0.01$）。结论：加味四君五皮饮配合西医常规治疗对治疗顽固性乙型肝炎后肝硬化腹水，改善肝功能和降低纤维化指标等方面均有着较好的疗效。

【用方经验】潘老认为，肝癌所致腹水一般归属于中医学"臌胀"范畴，其病机主要是肝、脾、肾三脏功能失调，气滞、瘀血、水饮互结于腹中。《金匮要略·脏象篇》："夫治未病者，见肝之病，知肝传脾，当先实脾。"加味四君五皮饮正取肝病从脾论治，土旺则可制水之意，并以四君子汤和五皮饮化裁而来，临床的确取得了良好的疗效，尤其在治疗顽固性腹水，改善肝功能和降低纤维化指标等方面均有着较好的效果。

## 加味逍遥散方（魏品康经验方）

【组成】柴胡9 g，郁金12 g，炒白术15 g，白芍15 g，茯苓30 g，当归15 g，制胆南星15 g，制半夏15 g，延胡索15 g，全蝎6 g，蜈蚣3条，土茯苓30 g，制大黄9 g，炙甘草6 g。

【功效】疏肝理气，消痰散结。

【主治】肝郁气滞，痰浊内蕴型肝癌。症见肝区胀痛，大便黏腻不爽，夜寐尚可，舌淡红，苔黄腻，脉弦滑。

【加减】腹胀胁痛甚者加川楝子10 g、青木10 g 行气止痛；纳呆乏力甚者加党参15 g、麦芽15 g；低热者加鳖甲15 g、青蒿10 g、银柴胡10 g 等养阴清热；腹泻者加炮姜6 g、苍术9 g、炒扁豆30 g 健脾祛湿止泻；身目发黄者加茵陈10 g、金钱草30 g 清热利湿退黄；腹水者加泽泻10 g、猪苓10 g、车前子10 g 等利水渗湿。

【方解】本方所治之证因肝郁气滞、痰浊内蕴所致。肝为藏血之脏，性喜条达而主疏泄，体阴用阳。若七情郁结，肝失条达，或阴血暗耗，或生化之源不足，肝体失养，皆可使肝气横逆，故见肝区胀痛。肝郁乘脾，导致脾虚，运化失调，水液淤积化热，成湿热蕴结证，故见大便黏腻不爽；舌淡红，苔黄腻，脉弦滑均为肝郁气滞、痰浊内蕴之征。治以疏肝理气、消痰散结。方中君药柴胡疏肝解郁，使肝气条达；当归苦温养血和血，白芍养血柔肝，共为臣药；木郁不达致脾虚不运，故以白术、甘草、茯苓健脾益气，土茯苓解毒除湿，大黄清泻湿热，既能实土以御木侮，又能使营血生化有源，郁金、延胡索亦可疏肝行气解郁，协助君药之力，胆南星、制半夏化痰散结，全蝎、蜈蚣活血通络，共为佐药。诸药合用，可收疏肝理气、消痰散结的效果。凡属肝郁气滞者，皆可化裁应用。

【注意事项】根据患者体质酌情增减抗肿瘤药物。

【现代研究】方中柴胡能抗炎、解热、抗惊厥、镇静、镇咳、镇痛，护肝。郁金能降血脂、镇痛、保护肝细胞、抗炎等。炒白术对肠管活动有双向调节作用，还能保肝、利胆、利尿、降血糖、抗血凝、抗菌、抗肿瘤。白芍具有镇痛、解痉、抗炎、抗溃疡的作用。茯苓具有增强免疫、抑瘤、抗炎、利尿等功效。当归有双向调节子宫平滑肌、抗心律失常、降血脂、抗动脉粥样硬化、抑制血小板聚集、刺激造血、抗炎、抗菌等作用。制胆南星具有祛痰及抗惊厥、镇静、镇痛作用。制半夏能镇咳祛痰、抗肿瘤、抗早孕。延胡索具有镇静、镇痛、催眠、增加冠状动脉血流量、提高耐缺氧能力、降血压、抗心律失常、抗溃疡等作用。全蝎能抗惊厥、抗癫痫、抗肿瘤。蜈蚣能降低血黏度、镇痛、抗炎。土茯苓有抗肿瘤、解毒作用。制大黄有抗感染、止血、保肝、降压、降胆固醇等功效。炙甘草有抗炎、抗过敏、抗心律失常、抗病原微生物、抗氧化、抗肿瘤和抗衰老等作用。

【用方经验】魏老根据多年临床经验，提出"肿瘤痰证理论"，认为肝癌的发生与肝郁脾虚、恶痰结聚存在密切关系，肝郁气滞，则气不布津，脾失健运，则水湿不化；津液不布，日久成痰，郁滞不通，停聚于肝，积久成恶痰，发为肝癌。魏老运用逍遥散疏肝健脾化痰；配伍制胆南星、制半夏以祛顽痰、恶痰；全蝎、蜈蚣以剔络搜痰、抗癌止痛；延胡索以理气止痛；土茯苓以清热解毒利湿；制大黄通腑泄浊，导邪外出，使毒有出路。针对本证用药精当，标本兼顾，运用中医药治疗恶性肿瘤能获得缓解症状、延长患者生命的良好效果。

# 第四节　胰腺癌

疾病概述：胰腺癌指发生于胰头、胰体及胰尾部等外分泌系统的恶性肿瘤，同时也包括壶腹部癌，在消化系统恶性肿瘤中较为常见。胰腺癌的发病，男性明显高于女性，男女之比约为 2 : 1，其发病与年龄增长有一定关系。胰腺癌的发病原因的首要危险因素为吸烟。吸烟者发生胰腺癌相对危险度是非吸烟者的 1.5 倍，而且随着吸烟数量增加而增加。其他高危险因素还有糖尿病、胆石病、饮酒（包括啤酒）以及慢性胰腺炎等。进食高脂肪、高蛋白饮食和精制的面粉食品，胃切除术后 20 年者，也是发生胰腺癌的危险因素。其早期临床表现往往不典型，对于胰腺癌来说，大多数患者最为常见的症状是上腹部胀痛不适，黄疸和腹痛，其次是消瘦、上腹饱胀、腰背疼痛、乏力等。手术是治疗胰腺癌的常用方法，对有胃肠道梗阻和胆道梗阻而无根治条件者，可作相应的胃空肠吻合术等；一般情况下，对于胰尾病变的患者，手术难以根治；放疗对胰腺癌有良好的抑制作用，对不能进行手术根治的老年患者、体弱患者，可延长其生存时间，一般适用于不能手术切除的进展性胰腺癌患者；在姑息疗法的基础上适当的化疗，可以遏制病情发展，延长生存时间。胰腺癌的预后极差，胰腺切除后的平均生存期是 17 个月。中医学认为本病属"腹痛""黄疸""癥瘕""积聚""伏梁"等范畴。病因与情志、饮食关系最为密切，病机主要表现为湿热、痰结、血瘀相互搏结，影响气机的畅达，而形成癌肿。在病位上与肝、胆、脾等脏腑的关系较为密切，有时也会因宿毒内热，血热妄行，形成心脾实热的病机。

## 清胰化积方（刘鲁明经验方）

【组成】白花蛇舌草 25 g、半枝莲 25 g、天南星 9 g、绞股蓝 20 g、豆蔻 6 g。

【功效】清热解毒，化湿散结。

【主治】湿热内蕴，瘀毒互结型胰腺癌。症见腹痛，黄疸，纳差，恶心呕吐，消瘦，小便短赤，大便不爽或秘结，腹水，舌红苔黄腻，脉濡数或沉数。

【加减】黄疸明显者加用茵陈 10 g、青蒿 10 g、栀子 10 g 以利湿退黄；腹痛者加用延胡索 10 g、川楝子 10 g、预知子 15 g、香附 6 g、木香 6 g 以理气止痛；痞块者加用干蟾皮 0.4 g、蜂房 10 g、山慈菇 9 g、贝母 9 g、天龙 5 g 之类以解毒散结；消化道出血者加用三七粉 3 g、茜草 9 g、蒲黄 10 g、白茅根 30 g 以凉血止血；便秘者加用虎杖 10 g、蒲公英 20 g、大黄 10 g 以泻火通便；腹泻患者可加防风 10 g、土茯苓 15 g 之类以胜湿止泻；厌食者加用山楂 10 g、六神曲 15 g、鸡内金 10 g、莱菔子 10 g 以健胃消食；腹水患者加用车前子 10 g、大腹皮 10 g、泽泻 10 g 等以利水消肿；

阴虚者配伍沙参15 g、石斛10 g、芦根30 g等以滋阴生津。

【方解】本方所治之症由湿热内蕴，痰毒互结所致。热毒与痰瘀相结，阻塞经脉，不通则痛，故见腹痛；气化不利，湿阻中焦，郁而化热，湿热交蒸，肝胆疏泄失职，胆液不寻常道，溢于肌肤，发为黄疸；脾胃为后天之本，气血生化之源，湿热之邪蕴结脾胃，脾虚失运，胃失和降，故而纳呆，恶心呕吐；气血生化乏源，肌肤失荣，故表现为消瘦；湿热壅结，气机受阻，津液不行，故小便短赤，大便不爽或秘结。治当清热解毒，化湿散结。方中天南星辛温，归肺、肝、脾经，功善化痰散积，解毒消肿，为君药；白花蛇舌草味微苦，甘，性寒，可清热解毒，利湿消肿；半枝莲辛平，亦可清热解毒，利湿消肿，与白花蛇舌草共为臣药，助君药解毒散结；绞股蓝味甘，苦，性寒，归脾、肺二经，能益气健脾，化痰止咳，清热解毒，为佐药，豆蔻辛温，可化湿和胃，行气宽中为使。诸药合用，发挥清热解毒，理气化湿散结之功效。

【注意事项】体虚不耐攻伐者慎用。

【现代研究】1. 白花蛇舌草具有抗菌、抗炎、保肝利胆等作用。绞股蓝具有镇静、镇痛、降血脂、降血糖、抗缺氧的功效。半枝莲能抗肿瘤、利尿、抗蛇毒、抑菌、止血、利胆。天南星可以抗肿瘤。豆蔻具有提高免疫力、抗肿瘤的作用。

2. 实验研究：清热解毒法诱导肿瘤细胞凋亡的研究提示该组方对S180癌细胞生长有直接抑制作用，并对肿瘤细胞周期有明显影响。将肿瘤细胞主要阻滞在S期及G1期，从而减少进入G2、M期的细胞数目，抑制有丝分裂增殖并导致其凋亡；清胰化积方联合健择对SW1990抑瘤及逆转MDR（肿瘤细胞多药耐药）作用观察表明，清胰化积方可以部分逆转肿瘤细胞对健择的MDR，由此来提高胰腺癌细胞内的健择浓度。将具有逆转MDR作用的清胰化积方与化疗药物健择联用，可发挥协同作用，增加化疗药物的作用效果，提高胰腺癌的抑瘤率。

【用方经验】刘鲁明教授认为，胰腺癌的病机乃气机不畅，脾虚湿困，郁久化热，湿热蕴结，日久成毒，湿、热、毒三者交阻，积而成癌。故治疗宜采用清热理气，化痰散结的法则。在临床应用中，以清胰消积方治疗中晚期胰腺癌，能延长患者的生存期，减轻症状，提高生活质量并稳定病灶。对体虚患者应注意益气健脾，顾护胃气，可酌加党参、黄芪、白术、神曲、山药之类。本方药物临床常用剂量为白花蛇舌草15～60 g，半枝莲25～50 g，天南星3～10 g，绞股蓝10～20 g，豆蔻3～6 g。

## 补气通络解毒方（邱幸凡经验方）

【组成】人参5 g，黄芪30 g，枳壳10 g，川芎15 g，地龙10 g，柴胡8 g，蜈蚣3 g，莪术15 g，龙葵15 g，炙甘草6 g。

【功效】补气通络，解毒消瘤。

【主治】胰腺癌之脏虚络痹毒结证。症见腹胀腹痛，食欲减退，消瘦，伴发黄疸，乏力，腹泻，舌质青紫，或有瘀斑，苔薄，脉细涩。

【加减】腹痛明显者，加川楝子10 g、三棱10 g；腹胀明显者加沉香5 g、大腹皮10 g；黄疸明显，疼痛牵引肩背，或恶寒发热者加茵陈10 g、金钱草30 g、郁金10 g；呕血、便血者加槐花10 g、地榆炭10 g、大黄10 g。

【方解】本方所治之证因脏气亏虚，络痹毒结所致。气滞血瘀，络脉受阻，不通则痛，故见腹部胀痛；久病体虚，气血不足养神故神疲乏力，少气懒言；脾虚则纳差，消瘦，腹泻；瘀毒痹阻，故舌质青紫，或有瘀斑。治以补气通络、解毒消瘤。方中人参味甘、微苦，微温，能大补元气，补脾益肺，为君药；黄芪味甘，性微温，能补气生阳、益卫固表，增强人参的补气功效，为臣药；柴胡、枳壳味辛、性温，有行气之功效，川芎、莪术味辛性温，有活血化瘀之功，故为佐药；地龙及蜈蚣辛温，能搜邪剔络，与柴胡、枳壳、川芎、莪术配伍能引药入气络及血络，从而达到宣通络脉的功效，故为使药；龙葵性寒，味苦，微甘，具有小毒，有清热解毒之功，亦为佐药，炙甘草味甘、性微温，有

肿瘤科国医圣手时方

调和诸药之功，故为佐使药。全方合用，共奏补气通络、解毒消瘤之功。

【注意事项】体虚不耐攻伐者，酌情减少抗肿瘤药物剂量。

【现代研究】1. 方中人参有抑制肿瘤生长、抑菌、滋补等作用。黄芪能增强心肌收缩力、改善循环、提高机体免疫力。枳壳有增加冠脉和肾血流量、利尿、促进胃肠蠕动等作用。川芎有镇静、护心、抗菌等作用。地龙可以抗凝、溶栓、抗心律失常、降压、预防缺血性脑卒中、抗肿瘤、平喘、促进胃肠蠕动。柴胡有解热、抗炎、促进免疫功能、抗肝损伤、抗辐射损伤等作用。蜈蚣具有抗癌、息风解痉、退炎治疮、消肿、止痛等作用。莪术能抗肿瘤、抗菌、升白细胞、保肝。

2. 实验研究：补气通络解毒方作用于胰腺癌模型小鼠，能有效抑制 Shh mRNA 基因的表达，从而起到阻断 Shh 信号通路的作用，这也可能是该方治疗胰腺癌的分子生物学机制之一。

【用方经验】胰腺癌是恶性程度极高的肿瘤之一，被称为癌症之"王中之王"，属于中医学古典医籍中的"伏梁""积聚""腹痛""黄疸"等范畴。邱老认为"癌毒"是恶性肿瘤的始动之因，正气虚弱则癌毒内侵，更耗正气；久病入络，最终导致"络痹毒结"。邱老根据"脏虚络痹毒结"的肿瘤发病机制，结合临床，自拟补气通络解毒方临证加减配合化疗，能明显改善临床症状，提高生活质量，具有良好的临床疗效。

## 邱佳信经验方

【组成】莪术 30 g，柴胡 15 g，郁金 9 g，黄精 12 g，桃仁 30 g，党参 12 g，茯苓 30 g，姜半夏 6 g，青皮 5 g，陈皮 5 g，红藤 30 g，菝葜 30 g，野葡萄藤 30 g，藤梨根 30 g，生牡蛎 30 g，夏枯草 15 g，栀子 9 g，田基黄 30 g，土茯苓 30 g，地龙 30 g，预知子 30 g，山楂 15 g，茵陈 30 g，佛手 9 g，厚朴 9 g，蜈蚣 6条，焦山楂 9 g，焦神曲 9 g。

【功效】健脾益气，清热解毒，软坚散结。

【主治】胰头癌术后脾虚毒聚瘀阻证。症见神疲，腹胀，纳呆，便溏，尿黄，肌肤黄染，舌质淡胖或有瘀斑，苔黄腻，脉细涩。

【加减】若痛引两胁，加大柴胡、郁金剂量各 25 g 以疏肝理气；腹硬满痛者，加枳实 10 g，槟榔 9 g 行气导滞止痛；排便困难者，加大黄 10 g，桃仁 6 g 通腑泻下；心悸失眠者，加酸枣仁宁心安神；短气汗多者，加麦冬 10 g、五味子 6 g 益气养阴。

【方解】本方所治之证因脾虚毒聚瘀阻所致。术后损伤气血，致脾气亏虚，运化失调，气血生化乏源，故见神疲、纳呆、便溏；瘀毒积聚腹部，故见腹胀；脾气亏虚，不能运化水液，聚而化热，导致湿热内蕴，故见尿黄、肌肤黄染；舌质淡胖或有瘀斑，苔黄腻，脉细涩为脾虚毒聚瘀阻之征。治以健脾益气、清热解毒、软坚散结。方中莪术辛、苦，温，能破血行气止痛，党参、茯苓能健脾益气，为方中君药；桃仁、菝葜、生牡蛎、夏枯草软坚散结，红藤、野葡萄藤、藤梨根、地龙、天龙活血通络，柴胡郁金、青皮、陈皮为臣药；配合黄精、田基黄、土茯苓、山楂等健脾养血消食之品，同为佐药。综观该方可共达益气养阴，养血和胃作用，可使气阴得补。

【注意事项】本方破血消积之品用量较大，不能耐受攻伐者慎用。

【现代研究】方中莪术具有抗肿瘤、抗炎、抗菌、抗血小板聚集等作用，柴胡能抗炎、解热、抗惊厥、镇静、镇咳、镇痛，护肝。郁金能降血脂、镇痛、保护肝细胞、抗炎。黄精能抗氧化、降血脂、调节免疫。桃仁有镇痛、抗炎、抗菌、抗过敏作用。党参能调节胃肠运动、抗溃疡、增强免疫功能、稳定机体内环境。茯苓具有增强免疫、抑瘤、抗炎、利尿等功效。姜半夏有镇咳祛痰、抗肿瘤、抗早孕及致畸且有一定的毒性。青皮有祛痰、平喘、抑制平滑肌痉挛、升压、抗休克等作用。陈皮具有扩张血管、抗炎、抗溃疡等作用。红藤有降压、改善心肌代谢、抑制血小板聚集、抑菌等作用。菝葜具有抗炎、镇痛、抗肿瘤等功效。野葡萄藤有止血作用。藤梨根可以利尿、止血、抗菌、抗病毒、抗肿瘤。生牡蛎可以镇痛、镇静、抗凝血。夏枯草能抗炎、免疫抑制、降血糖，有一定的毒性。栀子有利胆、促进胰腺分泌、镇静、抗病原微生物、降血压、止血等作用。田基黄有利尿、镇痛、降温、兴奋呼吸、降压、利胆、抗蛇毒、抑菌等作用。土茯苓有抗肿瘤、解毒作用。地龙有溶栓和抗凝、抗心律失常、降压、抗惊厥、镇静、解热、抗癌、平喘等作用。预知子具有抗肿瘤、抗菌的作用。山楂具有降血脂、降压、抗菌、改善胃肠功能、调节免疫等功效。茵陈有利胆、保肝、解热、降血脂、扩张冠状动脉及促纤溶、降血压、抗菌、消炎、增强免疫等作用。佛手对肠道平滑肌有明显的抑制作用，对乙酰胆碱引起的十二指肠痉挛有明显的解痉作用，可扩张冠状动脉血管，增加冠状动脉的血流量，减缓心率和降低血压。厚朴能抑菌、降压、调节肠管运动及预防胃溃疡。蜈蚣能降低血黏度、镇痛、抗炎。焦山楂具有降血脂、降压、抗菌、改善胃肠功能、调节免疫等功效。焦神曲能止呕、增加食欲、促进代谢。

【用方经验】胰头癌属中医学"积聚""腹痛"等范畴，中医学认为胰头癌的发生多由正气亏虚，瘀毒内结所致，其病机亦不离虚、毒、瘀。邱佳信教授针对胰头癌术后气血亏虚，瘀毒内聚之证采用破血行气化瘀之品，配合健脾养血益气之品，往往能取得良好疗效，值得推广应用。

## 余桂清经验方一

【组成】生地黄 30 g，沙参 15 g，当归 15 g，麦冬 15 g，枸杞子 15 g，菟丝子 15 g，山药 15 g，熟地黄 30 g，鸡血藤 15 g，续断 15 g，牛膝 15 g，玉竹 15 g，玄参 15 g，五味子 10 g，党参 30 g。

【功效】滋补肝肾，扶正培本。

【主治】胰腺癌之肝肾阴虚型。症见面色无华，形体消瘦，腰膝酸软，头晕眼花，腹部肿块坚硬，或青筋暴露，纳差欲呕，口渴欲饮，或下肢浮肿，舌淡干，苔黄，脉细无力。

【加减】午后潮热者加地骨皮 15 g，黄精 15 g，墨旱莲 15 g；下肢浮肿患者加桂枝 10 g，莪术 10 g，茯苓 30 g，猪苓 30 g；纳差者加麦芽 30 g，谷芽 30 g，鸡内金 10 g。

【方解】本方所治之证因肝肾阴虚所致。腰为肾之府，肝肾阴虚则见腰膝酸软；久病脾虚，脾失健运，气血生化乏源，形体失养，加之胃阴亏虚，胃气上逆，因而见面色无华，形体消瘦，头晕眼花，纳差欲呕；水液代谢失调，可见下肢浮肿；瘀毒内结形成积块，故见腹部肿块坚硬；舌淡干、苔黄，脉细无力亦为肝肾阴虚之征。治以滋补肝肾，扶正培本，方取一贯煎加味而成。方中重用生地黄为君，滋阴养血，补益肝肾；沙参、麦冬、当归、枸杞子为臣，益阴养血柔肝，配合君药以补肝体，育阴而涵阳；菟丝子、牛膝、续断、五味子滋补肝肾，党参、山药健脾益气，熟地黄补血滋阴，鸡血藤补血、活血、通络，玄参清热凉血，泻火解毒，滋阴，玉竹滋阴生津。诸药合用，使肝体得以濡养，肝气得以条畅，可收滋补肝肾，扶正培本之功。

【注意事项】本方大补肝肾之阴，虚寒体质者慎用。

【现代研究】方中生地黄有清热、通便、止痛、止血等作用。沙参具有强心、镇咳祛痰、增强免疫等功效。当归有双向调节子宫平滑肌、抗心律失常、降血脂、抗动脉粥样硬化、抑制血小板聚集、刺激造血、抗炎、抗菌等作用。麦冬能升白细胞、提高免疫功能、增加冠状动脉流量。枸杞子对免疫有促进作用，能抗肿瘤、降血脂、保肝、降血糖、降压。菟丝子有壮阳、强心、降压、促进黄体功能等作用。山药具有调节肠管运动、增强免疫功能、降血糖及抗氧化等作用。熟地黄能促进骨髓造血、抗血栓形成、调节免疫、降压、抗氧化等。鸡血藤具有扩张血管、抗病毒等作用。续断有抗维生素 E 缺乏、止血、镇痛等功效。牛膝能促进蛋白质合成、抗炎镇痛、促进胃肠蠕动。玉竹有提高免疫力、降血糖、降血脂、缓解动脉粥样斑块形成、扩张外周血管和冠状动脉、强心、抗氧化、抗衰老等作用。玄参可以抗肿瘤、抗菌、降压。五味子有抑制中枢、强心、兴奋呼吸、保肝等功效。党参能调节胃肠运动、抗溃疡、增强免疫功能，稳定机体内环境。

【用方经验】余桂清教授认为胰腺癌的中医治疗早期以攻邪为主，中晚期则在扶正基础上佐以攻邪抗癌，特别是扶正培本方法，其疗效及生存质量均有所提高。本方所治之证为胰腺癌后期，肝肾阴虚，因此主要以滋补肝肾为主，很少使用抗癌药物，达到扶正抗癌的目的，寓"正气存内，邪不可干"之意。

## 余桂清经验方二

【组成】太子参50 g，白术15 g，茯苓15 g，生黄芪30 g，当归12 g，熟地黄30 g，鸡血藤30 g，枸杞子20 g，菟丝子15 g，女贞子20 g，山药30 g，焦麦芽15 g，焦神曲15 g，焦谷芽15 g，延胡索10 g，夏枯草15 g，川芎15 g，阿胶（烊化）30 g。

【功效】益气补血，扶正培本。

【主治】胰腺癌之气血亏损型。症见全身消瘦，神疲乏力，倦卧懒动，心慌气短，头晕，动则汗出，腹部胀痛，面色㿠白或黧黑，肌肤甲错，食欲不振，或恶心欲吐，大便干，尿少黄，舌质淡，少苔，脉细无力。

【加减】气短乏力中气下陷者加升麻15 g，柴胡10 g；尿黄者加茵陈15 g；心烦闷者加郁金15 g，丹参15 g；夜寝不安者加酸枣仁15 g，延胡索15 g，首乌藤15 g。

【方解】本方所治之证因气血亏损所致。患者久病气血亏虚，脾失健运，气血生化乏源，加重气血亏虚，从而形体失养，可见全身消瘦，神疲乏力，倦卧懒动，心慌气短，头晕，动则汗出，腹部胀痛，面色㿠白或黧黑，食欲不振等气血亏虚症状；若兼胃气上逆，可见恶心欲吐；若脾虚水液输布失常，蕴结化热，则可见大便干，尿少黄；舌质淡，少苔，脉细无力亦为气血亏损之征。治以益气补血，扶正培本，方取八珍汤加味而成。方中太子参、白术、茯苓，取四君子汤之意健脾益气，熟地黄、当归、川芎取四物汤之意滋补阴血，配合生黄芪、阿胶大补气血，枸杞子、菟丝子、女贞子、山药健脾补肝益

肾，焦麦芽、焦神曲、焦谷芽健脾消食化积，延胡索行气止痛，鸡血藤、夏枯草化瘀解毒。诸药合用，可收益气补血，扶正培本之功。

【注意事项】本方药物多为大补气血之品，瘀毒较甚者慎用。

【现代研究】1. 方中太子参具有提高免疫、延长寿命的作用。白术对肠管活动有双向调节作用，还能保肝、利胆、利尿、降血糖、抗血凝、抗菌、抗肿瘤。茯苓具有增强免疫、抑瘤、抗炎、利尿等功效。生黄芪有增强免疫、抗疲劳、保肝、降压、抗溃疡、抗肿瘤、抗骨质疏松等作用。当归有双向调节子宫平滑肌、抗心律失常、降血脂、抗动脉粥样硬化、抑制血小板聚集、刺激造血、抗炎、抗菌等作用。熟地黄能促进骨髓造血、抗血栓形成、调节免疫、降压、抗氧化等。鸡血藤具有扩张血管、抗病毒等作用。枸杞子对免疫有促进作用，能抗肿瘤、降血脂、保肝、降血糖、降压。菟丝子具有解热、抗疟、催吐的作用。女贞子有抗骨髓抑制、升白细胞、降血脂、护肝、抗炎等功效。山药具有调节肠管运动、增强免疫功能、降血糖及抗氧化等作用。焦麦芽具有助消化、降血糖、抗真菌等作用。焦神曲能止呕、增加食欲、促进代谢等作用。焦谷芽有促消化作用。延胡索具有镇静、镇痛、催眠、增加冠脉血流量、提高耐缺氧能力、降血压、抗心律失常、抗溃疡等作用。夏枯草能抗炎、免疫抑制、降血糖，有一定的毒性。川芎能镇静、强心、镇痛、抗菌、抗放射。阿胶具有抗贫血、抑瘤、提高免疫力、抗休克、抗疲劳、保健等作用。

2. 实验研究：祝红焰等研究提示八珍汤通过保护免疫器官免受损伤，提高淋巴细胞功能及其细胞因子分泌功能，来增强机体的细胞免疫功能、体液免疫功能和非特异性免疫功能，并通过淋巴细胞、细胞分子对造血进行调控。王碧英等观察了八珍汤对正常小鼠脾淋巴细胞3 H-TdR 掺入，正常小鼠、正常和血虚大鼠脾淋巴细胞产生白细胞介素-2（IL-2）的影响。结果：八珍汤能显著促进ConA 刺激的小鼠脾淋巴细胞3 H-TdR 掺入，

显著促进正常小鼠、正常大鼠的脾淋巴细胞和混合脾淋巴细胞产生 IL-2，显著促进血虚大鼠脾淋巴细胞和混合脾淋巴细胞分泌IL-2。

【用方经验】胰腺癌属中医学"伏梁"范畴，余桂清教授认为胰腺癌病因多为情志失调，饮食不节等因素长期为患，以致肝郁脾虚，湿热蕴蒸，瘀毒内阻而成本病。晚期引起肾气亏损，气血阴液不足。病位多在肝、胆、脾、胃。早期以实邪为主，中晚期多以虚证多见。在治疗原则上主张扶正培本，佐以攻邪。尤其是健脾补肾的运用，强调补先天，调养后天的学术思想。并根据胰腺癌的发展，病变规律，总结出中医治疗方法，在辨证分治的基础上，灵活运用。本方适用于晚期胰腺癌出现的气血亏虚证，取四君、四物之意补气养血，常获良效。

## 余桂清经验方三

【组成】龙胆9 g，柴胡9 g，车前子12 g，金钱草12 g，茵陈30 g，虎杖12 g，泽泻12 g，半边莲30 g，龙葵15 g，蛇莓15 g，蜀羊泉15 g，神曲15 g。

【功效】清热利湿，解毒退黄。

【主治】胰腺癌之湿热蕴阻型。症见面目发黄，腹胀满疼痛，胸闷热，心烦，不思饮食，厌油腻，恶心欲呕，口苦咽干，消瘦乏力，大便秘结，尿黄，舌质红，苔黄腻，脉弦滑。

【加减】伴腹水者加大腹皮15 g，葶苈子12 g，大枣5枚，黄芪18 g；大便干结者加熟大黄15 g，枳实9 g；腹痛明显者加威灵仙12 g，延胡索12 g，木香10 g，厚朴10 g，预知子10 g；口苦患者加栀子15 g，半夏10 g，玉竹15 g。

【方解】本方所治之证因湿热蕴阻所致。患者久病脾虚，运化失调，致水液聚集，蕴而化热，形成湿热蕴阻，故见面目发黄，胸闷热，尿黄，口苦咽干；湿热阻滞，影响经气运行，故见腹胀满疼痛，心烦；脾气亏虚，食谷不化，胃气上逆，故见不思饮食，厌油腻，恶心欲呕，消瘦乏力；热结于内，津液亏少，大肠蠕动功能失调，故见大便秘结；

舌质红，苔黄腻，脉弦滑亦为湿热蕴阻之征。治以清热利湿，解毒退黄，以龙胆泻肝汤化裁组方主治。方中龙胆大苦大寒，上泻肝胆实火，下清下焦湿热，为本方泻火除湿两擅其功的君药。茵陈、虎杖、金钱草具有清热利湿退黄之功，在本方配伍龙胆草，为臣药。半边莲、泽泻、车前子清热利湿，使湿热从水道排除。肝主藏血，肝经有热，本易耗伤阴血，加用苦寒燥湿，再耗其阴，故用生地黄、当归滋阴养血，以使标本兼顾。方用柴胡苦寒泻火，同时是为引诸药入肝胆而设，龙葵、蛇莓、蜀羊泉清热解毒，神曲有健脾消食之效。综观全方，是泻中有补，利中有滋，以使火降热清，湿浊分清，循经所发诸证乃克相应而。诸药合用，可收清热利湿，解毒退黄的效果。

【注意事项】本方药物多为苦寒之性，内服每易有伤脾胃，故对脾胃虚寒和阴虚阳亢之证，或多服、久服皆非所宜。

【现代研究】1. 方中龙胆草能促进胃液和胃酸分泌、利胆和保肝、利尿、抗菌、镇痛、镇静。柴胡能抗炎、解热、抗惊厥、镇静、镇咳、镇痛、护肝。车前子具有利尿、抗衰老、缓泻、降眼压的功效。金钱草可以排石、抗炎和免疫抑制。茵陈有利胆、保肝、解热、降血脂、扩张冠状动脉及促纤溶、降血压、抗菌、消炎、增强免疫等作用。虎杖具有降压、保肝、抗菌抗病毒、镇咳平喘、抗肿瘤、降血糖、降血脂、止血等作用。泽泻能降血脂、降压、利尿。半边莲有清热、消肿、抗肿瘤等作用。龙葵可以抗肿瘤。蛇莓有抗肿瘤、增强免疫功能、抗菌、降压等作用。蜀羊泉有抗肿瘤、退黄等作用。神曲能止呕、增加食欲、促进代谢等作用。

2. 实验研究：方中含龙胆泻肝汤组分，实验表明，腹腔注射本药后[50 g/（kg·d），连续给药 6 日]，能显著增加小鼠胸腺重量，但对脾脏重量无明显影响。本药能使小鼠腹腔巨噬细胞吞噬功能显著加强，腹腔注射本药后［50 g/（kg·d）、连续给药5日］，巨噬细胞吞噬绵羊红细胞的吞噬率及吞噬指数显著性增高。

【用方经验】中医药对胰腺癌的治疗应用

越来越广泛，是肿瘤综合治疗中不可缺少的方法之一，是晚期胰腺癌的主要治疗方法。对于湿热蕴结型胰腺癌，余教授采用龙胆泻肝汤加减以清热利湿，使湿去无从化热，因而可取得一定疗效。

## 余桂清经验方四

【组成】沙参30 g，麦冬20 g，太子参30 g，玉竹15 g，石斛15 g，牡丹皮15 g，生地黄30 g，女贞子15 g，墨旱莲15 g，枸杞子15 g，菟丝子15 g，山药15 g，玄参15 g，五味子15 g，黄芪30 g。

【功效】滋阴清热，健脾益气。

【主治】胰腺癌之气阴两虚型。症见全身乏力，形体消瘦，长期低热不退，口干，腹胀如鼓，或恶心，进食后常呕吐，大便干，尿少，舌质红或绛，无苔，脉细弱。

【加减】腹胀患者加大腹皮10 g、木香10 g；恶心、呕吐者加旋覆花10 g、赭石10 g；大便秘结者加火麻仁15 g、熟大黄10 g；低热者加地骨皮10 g、青蒿10 g、白薇10 g、浮小麦30 g。

【方解】本方所治之证因气阴两虚所致。气阴亏虚，阴虚则内热，可见长期低热不退，口干，大便干，尿少；久病脾虚，脾失健运，食谷不化，气血生化乏源，形体失养，可见全身乏力，形体消瘦，腹胀如鼓；若兼胃气上逆可见恶心，进食后常呕吐；舌质红或绛，无苔，脉细弱亦为气阴两虚之征。治以滋阴清热，健脾益气，方取沙参麦冬汤加味而成。方中沙参、麦冬、太子参、玉竹、石斛、牡丹皮、生地黄清热养阴，益气生津，女贞子、墨旱莲、枸杞子、菟丝子滋补肝肾；山药补脾养胃，生津益肺；玄参清热凉血，泻火解毒滋阴；五味子敛肺，滋肾，生津；黄芪补气固表。诸药合用，可收滋阴清热，健脾益气之功。

【注意事项】本方药物多为大补气阴之品，湿热或瘀毒甚者慎用。

【现代研究】方中沙参具有强心、镇咳祛痰、增强免疫等功效。麦冬能升白细胞、提高免疫功能、增加冠状动脉流量。太子参具有提高免疫、延长寿命的作用。玉竹有提高免疫力、降血糖、降血脂、缓解动脉粥样斑块形成、扩张外周血管和冠状动脉、强心、抗氧化、抗衰老等作用。石斛可以抗肿瘤、降血糖、调节免疫。牡丹皮具有保护心肌、解热、抗炎、抑菌、调节免疫、调脂等作用。生地黄有清热、通便、止痛、止血等作用。女贞子有抗骨髓抑制、升白细胞、降血脂、护肝、抗炎等功效。墨旱莲有抑菌、保肝、免疫调节、抗诱变、止血等作用。枸杞子对免疫有促进作用，能抗肿瘤、降血脂、保肝、降血糖、降压。菟丝子具有解热、抗疟、催吐的作用。山药具有调节肠管运动、增强免疫功能、降血糖及抗氧化等作用。玄参可以抗肿瘤、抗菌、降压。五味子有抑制中枢、强心、兴奋呼吸、保肝等功效。黄芪有增强免疫、抗疲劳、保肝、降压、抗溃疡、抗肿瘤、抗骨质疏松等作用。

【用方经验】针对胰腺癌气阴两虚，本方在健脾益气的同时，予以滋补肝肾之品，寓补后天资先天，补先天壮后天之意。

## 余桂清经验方五

【组成】柴胡9 g，当归12 g，茯苓12 g，白术12 g，枳壳12 g，香附12 g，生黄芪18 g，莪术9 g，姜半夏9 g，陈皮12 g，郁金12 g，延胡索10 g，太子参20 g。

【功效】舒肝健脾，软坚散结。

【主治】胰腺癌之肝郁脾虚型。症见上腹隐痛，或胁肋痛，可为持续性或间歇性钝痛或胀痛，或上腹闷胀不适，倦怠乏力，纳呆食少，时有恶心。有时上腹部触及肿块。舌质淡红，苔薄白，脉弦细。

【加减】乏力重者加党参30 g、山药15 g；有午后低热者加牡丹皮12 g、青蒿10 g；疼痛重者加乌药9 g、厚朴10 g；食欲不振者加焦三仙30 g、鸡内金9 g。

【方解】本方所治之证因肝郁脾虚所致。患者久病，情志失调，致肝郁脾虚，肝居胁下，肝气郁结，气血运行不畅，不通则痛，可见上腹隐痛，或胁肋痛，可为持续性或间歇性钝痛或胀痛，或上腹闷胀不适；脾气亏虚，脾失健运，形体失养，可见倦怠乏力，纳呆食少，时有恶心；瘀毒内结可形成肿块，故见上腹部触及肿块；舌质淡红，苔薄白，脉弦细亦为肝郁脾虚之征。治以疏肝健脾，软坚散结，以逍遥散加味而成。方中君药柴胡疏肝解郁，使肝气条达；当归甘苦温养血和血，生黄芪、太子参益气生津，共为臣药；木郁不达致脾虚不运，故以白术、茯苓健脾益气，既能实土以御木侮，又能使营血生化有源；香附、枳壳、郁金、延胡索疏散郁遏之气，透达肝经郁热；姜半夏、陈皮温胃和中，莪术化瘀解毒，共为佐药。诸药合用，可收肝脾并治，气血兼顾的效果。凡属肝郁血虚，脾胃不和者，皆可化裁应用。

【注意事项】阴虚阳亢者慎用。

【现代研究】1. 方中柴胡能抗炎、解热、抗惊厥、镇静、镇咳、镇痛、护肝。当归有双向调节子宫平滑肌、抗心律失常、降血脂、抗动脉粥样硬化、抑制血小板聚集、刺激造血、抗炎、抗菌等作用。茯苓具有增强免疫、抑瘤、抗炎、利尿等功效。白术对肠管活动有双向调节作用，还能保肝、利胆、利尿、降血糖、抗血凝、抗菌、抗肿瘤。枳壳能促进胃肠推进功能、抗过敏、升压。香附有护肝、强心、减慢心率、降血压、抑制真菌的功效。生黄芪有增强免疫、抗疲劳、保肝、降压、抗溃疡、抗肿瘤、抗骨质疏松等作用。莪术具有抗肿瘤、抗炎、抗菌、抗血小板聚集等作用。姜半夏能镇咳祛痰、抗肿瘤、抗早孕。陈皮具有扩张血管、抗炎、抗溃疡等作用。郁金能降血脂、镇痛、保护肝细胞、抗炎等。延胡索具有镇静、镇痛、催眠、增加冠状动脉血流量、提高耐缺氧能力、降血压、抗心律失常、抗溃疡等作用。太子参具有提高免疫、延长寿命的作用。

2. 实验研究：逍遥散中白术降低癌细胞的增殖率，减低瘤组织的侵袭性，提高机体抗肿瘤反应能力及对抗瘤细胞的细胞毒性作用。当归多糖与某些化疗药联合应用，在疗效上显现协同作用，并能减轻化疗药物的副作用，有重要的抗肿瘤活性。茯苓多糖激活局部补体使肿瘤邻近区域被激活的补体通过影响巨噬细胞、淋巴细胞或其他细胞及体液

因子，从而协同杀伤肿瘤细胞，为一种可增强人体免疫功能的多糖体质。柴胡多糖能提高小鼠体液和细胞免疫功能，并使免疫抑制状态有一定程度的恢复，有帮助肿瘤患者恢复食欲的功效。

【用方经验】对于肝郁脾虚型胰腺癌，余教授常用逍遥散加减治疗，一方面以柴胡、香附、郁金等疏肝理气，使肝气疏泄有常而不致乘脾；另一方面考虑"见肝之病，知肝传脾，当先实脾"，而以白术、太子参等补益脾土，常可取得一定效果。在临床上，余教授亦用逍遥散治疗肝郁脾虚型食管癌和胃癌等消化道肿瘤。

## 余桂清经验方六

【组成】桃仁12 g，红花9 g，川芎12 g，生地黄30 g，赤芍15 g，白芍15 g，牛膝12 g，夏枯草15 g，枳实9 g，茵陈30 g，炙穿山甲9 g，白花蛇舌草30 g，半枝莲15 g，太子参30 g，枸杞子20 g，女贞子15 g，生黄芪30 g，山药20 g。

【功效】活血化瘀，扶正抗癌。

【主治】胰腺癌之瘀毒内结型。症见上腹部剧痛，常呈现束腰带样疼痛，串及胁肋腰背部，拒按，腹部包块坚硬，按之不动，身目俱黄，全身乏力，消瘦明显，低热，小便黄，舌质红有瘀点，或青紫，苔薄白或黄，脉弦细。

【加减】疼痛患者加木香10 g、预知子10 g、凌霄花10 g；低热不退者加地骨皮10 g、白薇10 g、浮小麦30 g、玉竹15 g；黄疸患者加虎杖15 g、栀子15 g；便秘者加熟大黄10 g、玄参15 g。

【方解】本方所治之证因瘀毒内结所致。瘀毒内结，形成肿块，故可见腹部包块坚硬，按之不动；瘀毒阻滞经气运行，不通则痛，故见上腹部剧痛，常呈现束腰带样疼痛，串及胁肋腰背部，拒按；病久脾虚，运化失调，形体失养，加之水液瘀积，蕴而化热，故见身目俱黄，全身乏力，消瘦明显，低热，小便黄；舌质红有瘀点，或青紫，苔薄白或黄，脉弦细亦为瘀毒内结之征。治以活血化瘀，

扶正抗癌，以膈下逐瘀汤加减而成。方中白芍、川芎、赤芍养血活血，生地黄、太子参、生黄芪益气生津，与逐瘀药同用，可使瘀血祛而不伤阴血；茵陈清热利湿退黄；桃仁、红花、灵脂破血逐瘀，炙穿山甲活血散结，以消积块；配夏枯草、半枝莲、白花蛇舌草解毒抗癌；尤其川芎不仅养血活血，更能行血中之气，增强逐瘀之力；牛膝引血下行；枸杞子、女贞子、山药补益脾肾；枳实行气消食止痛。全方以逐瘀活血和行气药物居多，使气帅血行，更好发挥其活血逐瘀，破症消结之力。诸药合用，可收活血化瘀，扶正抗癌之功。

【注意事项】本方药物多为行气活血之品，对脾胃虚寒和阴虚阳亢之证，不可多服。

【现代研究】方中桃仁有镇痛、抗炎、抗菌、抗过敏作用。红花可以改善心肌缺血、抗心律失常、降血压、镇痛、镇静、抗惊厥。川芎能镇静、强心、镇痛、抗菌、抗放射。生地黄有清热、通便、止痛、止血等作用。赤芍具有增加冠状动脉血流量、抗血栓、镇静、抗炎止痛、抗惊厥的功效。白芍具有镇痛、解痉、抗炎、抗溃疡的作用。牛膝能促进蛋白质合成、抗炎镇痛、促进胃肠蠕动。夏枯草能抗炎、免疫抑制、降血糖，有一定的毒性。枳实具有缓解肠痉挛、促进胆汁排泄、抗溃疡等作用。茵陈有利胆、保肝、解热、降血脂、扩张冠状动脉及促纤溶、降血压、抗菌、消炎、增强免疫等作用。炙穿山甲有降低血液黏度、抗炎、抗缺氧等作用。白花蛇舌草有抗肿瘤、抗菌消炎、保肝利胆等作用。半枝莲能抗肿瘤、抗病毒、促进细胞免疫功能。太子参具有提高免疫、延长寿命的作用。枸杞子对免疫有促进作用，能抗肿瘤、降血脂、保肝、降血糖、降血压。女贞子有抗骨髓抑制、升白细胞、降血脂、护肝、抗炎等功效。生黄芪有增强免疫、抗疲劳、保肝、降压、抗溃疡、抗肿瘤、抗骨质疏松等作用。山药能助消化、提高免疫、降糖、抗氧化。

【用方经验】中医药对晚期胰腺癌的治疗近年来有较大发展，尤其是扶正培本原则的建立，更加体现中医药对肿瘤的治疗具有可靠疗效。近年来抗肿瘤中药的不断研制及应用如中药榄香烯注射液、华蟾素等，均取得一定疗效，有止痛，抑制肿瘤生长的作用。扶正培本中药在晚期胰腺癌中应用能明显改善生存质量，延长生存期，减轻痛苦，与放疗或化疗合用可起到减毒、增效的作用。余教授应用膈下逐瘀汤亦是在补气、养血、滋阴的前提下使用行气活血、化瘀抗癌之品，达到扶正抗癌的目的，可供临床借鉴。

## 周维顺经验方

【组成】丹参15～30 g，赤芍15 g，红花10 g，延胡索10 g，香附15 g，炮穿山甲10 g，贝母30 g，金刚刺30 g，预知子30 g，藤梨根30 g，肿节风15 g。

【功效】活血化瘀，理气止痛，软坚散结。

【主治】气滞血瘀型胰腺癌。症见恶心呕吐，呃逆，胸腹胀痛，疼痛不移，腹中痞块，形体消瘦，面色不华，月经量少或经闭，舌质青紫或瘀斑，脉弦或涩。

【加减】黄疸明显者可加虎杖10 g、茵陈蒿10 g、垂盆草20 g等以利湿退黄；发热者可加青黛6 g、野菊花10 g、蒲公英20 g、重楼10 g等以清热解毒；大便秘结者可加决明子10 g、火麻仁15 g、大黄10 g等以润肠通便；厌食者加山楂10 g、六神曲15 g、鸡内金10 g、莱菔子10 g以健胃消食；贫血者可加当归10 g、熟地黄20 g、白芍10 g等以滋阴养血；腹水者加薏苡仁20 g、桑白皮10 g、冬瓜皮30 g、大腹皮10 g等以利水消肿。

【方解】本方所治为胰腺癌中属气滞血瘀证型者。气滞则肝气不舒，肝病及脾，脾胃气滞，运化失司，升降失常，胃气上逆而见恶心呕吐，呃逆；肺胃之气失于宣降则致胸腹胀痛；气为血之帅，气滞则血停，血瘀腹中日久而成痞块；淤血阻滞，不通则痛，且痛如针刺，固定不移；脾胃气滞，运化失司，气血生化不足，而见形体消瘦，面色不华；血瘀不行，经血无以下行，而致月经量少或经闭；血行不畅，脉络淤阻，则见舌质青紫或瘀斑，脉弦或涩之象。治当活血化瘀，理气止痛。方中丹参功善活血祛瘀，性微寒而缓，能祛瘀生新而不伤正，因其性寒，又能凉血活血，对血热瘀滞之证尤为相宜，为君药；赤芍苦寒入肝经血分，善清泻肝火，泄血分郁热而奏凉血止血，散瘀止痛之功；红花辛散温通，为活血祛瘀之要药；延胡索辛散温通，为活血行气之良药，前人谓其能"行血中之气滞，气中血滞，故能专治一身上下诸痛"，为常用的止痛药；香附辛平，主入肝经气分，芳香辛行，为疏肝解郁，行气止痛之要药，亦能入脾经，有宽中，消食下气之功效，与赤芍、红花、延胡索同为臣药，行气，活血相配合，共对气滞血瘀之证；浙贝母苦寒，归心、肺二经，可清热解毒，化痰散结消痈；金刚刺味苦，辛，性平，归心、肝经，可活血，解毒，抗癌；预知子苦寒，归肝、脾经，可舒肝理气，活血止痛，亦可抗癌瘤；藤梨根味酸，涩，性凉，可清热解毒，利尿止血，抗癌瘤；肿节风性微温，味苦，辛，长于活血散结，与浙贝母、金刚刺、预知子、藤梨根同为佐药，以助君臣解毒散结；炮穿山甲味咸，性微寒，善于走窜，性专行散，内达脏腑，外通经络，既能活血祛瘀，又能消癥通经，为使药。诸药合用，共奏活血化瘀，理气止痛，软坚散结之功。

【注意事项】有出血倾向者慎用本方。

【现代研究】1. 丹参有抗肿瘤、增强免疫力、抗病原微生物、清除自由基等的作用。赤芍具有增加冠状动脉血流量、抗血栓、镇静、抗炎止痛、抗惊厥的功效。红花可以改善心肌缺血、抗心律失常、降血压、镇痛、镇静、抗惊厥。延胡索具有镇静、镇痛、催眠、降血压、抗心律失常、抗溃疡等作用。香附有护肝、强心、减慢心率、降血压、抑制真菌的功效。炮穿山甲的作用有降低血液黏度、抗炎、抗心肌缺氧、升高白细胞。浙贝母具有扩张支气管平滑肌、镇咳、镇静、镇痛等作用。金刚刺能有抗炎、抑制癌细胞、抗惊厥。预知子具有镇痛、利尿、抗氧化等作用。藤梨根可以利尿、止血、抗菌、抗病毒、抗肿瘤。肿节风具有抑菌、调节免疫力、镇静、镇痛、降低体温、抑制癌细胞等作用。

【用方经验】周老指出，胰腺癌进展过程中，尤其是中晚期，病机错综复杂，症状变化多端。治疗需注意辨别诸邪之轻重，以决定用药之主次轻重。攻邪时注意养护胃气，可加炒谷芽、炒麦芽、炙鸡内金等健脾开胃之品。晚期患者往往正虚多于邪实，此时需补虚扶助正气为首要，祛邪次之。此外，放疗、化疗后的胰腺癌的中医治疗原则是：放疗后治以清热解毒，生津润燥，清补气血，健脾和胃，滋补肝肾；化疗后治以温补气血，健脾和胃，滋补肝肾。如出现发热则可酌加清热解毒之剂。

## 调脾抑胰方（赵景芳经验方）

【组成】潞党参10 g、炒白术10 g、茯苓12 g、茯神12 g、姜半夏12 g、陈皮6 g、猪苓30 g、紫苏梗10 g、枳实20 g、薏苡仁20 g、山药15 g、炒谷芽20 g、炒麦芽20 g、瓜蒌10 g、徐长卿30 g、预知子30 g。

【功效】健脾化湿，调中和降，理气消积。

【主治】脾虚湿浊内生，水气互结型胰腺癌。症见腹痛，黄疸，食少便溏，少气懒言，神疲乏力，肢体浮肿或痞积有块，面色萎黄，舌体淡胖，舌苔白滑或白腻，脉濡缓或沉细。

【加减】腹痛剧烈者加醋柴胡10 g、佛手片10 g、延胡索10 g、郁金10 g、白芍10 g、炙甘草10 g以疏肝解郁，行气止痛；伴黄疸，肿块压迫胆总管严重者加山慈菇9 g、虎杖10 g、青黛6 g、野菊花10 g、茵陈10 g以清热解毒，利湿退黄；大便秘结者加重瓜蒌用量15 g，另加决明子10 g、生大黄10 g以润肠通便；伴腹水者加冬瓜皮30 g、车前子10 g、商陆9 g、甘遂0.5 g以利水消肿。

【方解】本方所治之证为脾气亏虚，湿浊内生所致。水气互结而成癥积，阻滞胆道，胆汁外溢而成黄疸；脾胃为后天之本，气血生化之源，脾胃气虚，纳运乏力，湿浊内生，则食少便溏；脾为肺之母，脾气一虚，肺气先绝，故见少气懒言；脾主肌肉，脾气亏虚，四肢肌肉无所禀受，故四肢乏力；脾虚失运，水湿内停而见肢体浮肿，水气互结，聚于体内可致痞块；气血生化不足，不能上荣于面而见面色萎黄。治宜健脾化湿，调中和降，理气消积。方中潞党参性平，味甘微酸，归脾经，补中益气，健脾益肺，为补气健脾之要药，通过健脾运化水湿，故对脾虚湿盛之证有"治本"之效，为君药。炒白术味苦、甘，性温，归脾、胃经，补气健脾，燥湿利水，而治脾虚引起的乏力，胸腹胀满，恶心，纳差；猪苓甘淡平，归肾经、膀胱经，可利水渗湿；茯苓甘淡平，归脾、肺经，通过调理肺脾两脏，渗湿利水，健脾和胃，而治胸腹胀满，纳差，并能与猪苓相互配合而奏利水消肿之效，同时亦归心经，可宁心安神；茯神之宁心安神之力甚强，可治疗疼痛引起的烦躁，失眠；半夏辛温，燥湿化痰，降逆止呕，消痞散结，可治呕吐反胃，胸脘痞闷，与茯苓配合治痰湿入络之胰腺癌引起的肩酸背痛，而姜半夏降逆止呕之功效较生半夏更佳；陈皮辛苦温，归脾、肺两经，可理气，调中，燥湿，化痰，缓解胸腹胀满，纳差，呕吐哕逆之症；白术、茯苓、猪苓、半夏、陈皮通过健脾，燥湿，渗湿利水，化痰与党参相配合，助其健脾运化之功，为臣药。紫苏梗辛温，归肺、脾经，理气宽中，止痛，可缓解胸膈痞闷，胃脘疼痛，嗳气呕吐之症；枳实苦辛寒，归脾、胃、肝、心经，能破气消积，化痰除痞，与茯苓、陈皮等配合可除积滞内停，痞满胀痛；谷芽、麦芽甘、平，归脾、胃经，能消食化积，健脾开胃，治胀满泄泻，脾虚纳差；瓜蒌苦，寒，归肺、胃经，理气除胀，与陈皮、半夏等同治胸腹胀满；山药味甘性平，归肺、脾、肾经，可补脾，养肺，治食少浮肿等症，与党参配合，先后天兼顾，与茯苓、猪苓等配合亦可强脾肾利水之功；薏苡仁，归脾、胃、肺经，能渗湿利尿而消水肿，对久湿化热而有湿热之势者尤佳；徐长卿辛温，归肝、胃经，止痛而解除胁下腹痛，亦可除胃痛胀满；预知子疏肝理气，活血止痛，而治肝郁腹痛，胃热食积，腰痛，胁痛；此九味药同为佐药，与君臣相互配合，共奏健脾化湿，调中和降，理气消积之功。

【注意事项】津液不足者慎用本方，虚寒精滑者忌用。

【现代研究】1. 党参具有调节胃肠运动、抗溃疡、增强免疫功能等作用。炒白术有调节肠管活动、防治胃溃疡、提升白细胞、抗血凝、抗肿瘤、保肝、利胆等功效。茯苓可以镇静、利尿、抗肿瘤、降血糖。半夏具有止呕、止咳、防治胃溃疡等作用。陈皮能扩张血管、抗炎、抗溃疡。猪苓具有利尿、抗菌、抗肿瘤、增强免疫力等作用。紫苏梗可以解热发汗，促进胃肠动力，祛痰。枳实具有缓解肠痉挛、促进胆汁排泄、抗溃疡等作用。薏苡仁具有解热、镇静、镇痛、降血钙、降血糖、抑制癌细胞等作用。山药能降血糖、抗氧化、助消化、增强免疫力、调节肠管运动。炒麦芽具有助消化、降血糖、抗真菌、抑制泌乳素分泌等功效。瓜蒌具有祛痰、抑菌、降血脂、扩张冠状动脉等作用。徐长卿可以镇静、镇痛、抑菌、抗炎、降血脂。预知子具有镇痛、利尿、抗氧化等作用。

2. 实验研究：观察中药调脾抑胰方对比化疗治疗胰腺癌的临床疗效。方法：中药组：口服中药调脾抑胰方，每日1剂，28日为1个周期。化疗组：予GP方案化疗，28日为1周期。治疗2个周期后评价疗效，观察临床主要症状、瘤体、生存质量、体重、CA-199、整体疗效等指标。结果：改善临床主要症状：中药组优于化疗组（总有效率分别为88.33%、70.00%）；控制瘤体：中药组与化疗组差异无显著性（总有效率分别为78.33%、71.67%）；提高生存质量：中药组优于化疗组（总有效率分别为88.33%、51.67%）；增加体重：中药组优于化疗组（总有效率分别为85.00%、70.00%）；降低CA-199：中药组与化疗组差异无显著性（总有效率分别为75.00%、78.33%）；整体疗效：中药组优于化疗组（总收益率分别为71.67%、53.33%）。结论：中药调脾抑胰方治疗胰腺癌患者，可以改善临床主要症状，提高生存质量，具有较好的整体疗效。

【用方经验】赵景芳教授认为胰腺癌发生发展与后天失养，饮食失调，七情郁结诱发的基因突变，机体免疫功能失调密切相关。患癌之后气虚而郁，胆汁排泄受阻，以致出现阴阳气血逆乱，但中焦脾胃功能失调是其关键。脾虚则木郁，土虚则生湿，气滞血瘀与湿邪相结而成癥积，阻滞胆道，胆汁外溢而成黄疸。日久则耗气伤正，更伤脾胃。只有在调理后天脾胃的基础上参以理气、化湿、消积之法更合病机。黄疸明显者加用青黛、山慈菇、野菊花、茵陈、虎杖等解毒化积，利湿退黄，积去正安则黄必自退。

## 柴姜汤（贾堃经验方）

【组成】柴胡12 g，白术20 g，茯苓15 g，郁金15 g，白芍20 g，蜂房10 g，全蝎10 g，瓦楞子30 g，山豆根10 g，娑罗子15 g，生甘草3 g，料姜石60 g。

【功效】疏肝理气，和胃降逆，软坚散结。

【主治】胰腺癌初起肝郁脾虚，瘀痰结聚证。症见情神疲倦，食纳呆滞，有时恶心，呕逆。舌红或绛紫，有瘀斑，舌苔白或厚腻，脉弦缓。

【加减】两胁不舒，少腹结滞，加川楝子15 g；头晕、耳鸣、目涩，加牡蛎30 g，石决明30 g，菊花30 g；纳差脘痞，身困倦怠，大便稀溏，加薏苡仁30 g；出虚汗，肌肉酸困，加麻黄根15 g。

【方解】本方用柴胡、娑罗子疏肝利胆，理气止痛，《纲目拾遗》称娑罗子："葛祖遗方，治心胃寒痛，虫痛。宽中下气，治胃脘肝膈膨胀，疳积疟痢，吐血劳伤，平胃通络。"料姜石、瓦楞子、白术、生甘草降逆镇冲，和胃止呕，软坚散结；茯苓、郁金、白芍利水消胀，解郁利胆；蜂房、山豆根、全蝎清热解毒。诸药综合配伍，有疏肝利胆、理气止痛、降逆镇冲、健脾和胃、清热解毒、软坚散结、活血化瘀之功效。

【注意事项】胰腺癌肝肾亏虚、气血亏虚者不宜此方。

【现代研究】柴胡能抗炎、解热、抗惊厥、镇静、镇咳、镇痛、护肝。白术对肠管活动有双向调节作用，还能保肝、利胆、利尿、降血糖、抗血凝、抗菌、抗肿瘤。茯苓具有增强免疫、抑瘤、抗炎、利尿等功效。郁金能降血脂、镇痛、保护肝细胞、抗炎等。白芍具有镇痛、解痉、抗炎、抗溃疡的作用。全蝎可以抗惊厥、抗癫痫、抗肿瘤。瓦楞子能护肝、降血糖。蜂房有促进血液凝固、抗炎作用。山豆根的作用包括抗炎、解热、抗菌、抗肿瘤调节免疫等。

【用方经验】①贾老认为癌瘤的病因主要是内伤、情志变化、外感邪气、病毒侵袭等，均可导致生理上的变化而发病。七情太过，能引起气血运行失常，脏腑功能失调，情志不遂，这是癌瘤发生发展的主要原因。"郁结伤脾，肌肉消薄，与外邪相搏而成瘤"。"起居失常、饮食不当、机械刺激、房事不节也是癌瘤发生的因素。②临床治疗中，不但要着重消癌祛邪，更应注重扶助正气，增强抗病能力，治疗上如果只重抗癌消瘤，以毒攻毒，直攻直消，可致元气亏损，患体难以支持，贾老临床中常用黄芪、人参、骨碎补、补骨脂、薏苡仁、白术、鸡蛋黄、料姜石、制马钱子、蜂房、枳壳、火硝、郁金等，通过培元固本、软坚消瘤，以防止癌瘤的进一步恶化。

# 第五节　壶腹周围癌

疾病概述：壶腹周围癌泛指起源于胰腺头颈部，胆总管末端，Vater壶腹，十二指肠乳头及周围黏膜的恶性肿瘤。这些来源不同的恶性肿瘤，由于其特殊的解剖部位，类似的临床表现，相同的治疗方法，甚至在手术时也难以将其截然分开，故统称为壶腹周围癌。无痛性黄疸为最常见的临床表现，约73%的肿瘤可切除患者和80%的肿瘤不可切除患者可出现不同程度的黄疸。由于肿瘤中心变性坏死等原因，黄疸常表现为波动性。其他的临床表现包括：消瘦，体重减低；腹背部疼痛，以上腹部或有季肋部钝痛为主，而背部疼痛常提示肿瘤已是晚期；食欲减低，腹泻，消化不良及呕吐等不适；约5%的肿瘤可切除患者及22%的肿瘤不可切除患者出现消化道出血；约2%的肿瘤可切除患者及28%的肿瘤不可切除患者出现急性胰腺炎。其预后常与肿瘤大小，淋巴结转移情况，大血管受累情况，神经受累情况，肿瘤细胞分化级别，肿瘤切缘，术中或术后输血等密切相关。有数据表明局部，区域，未知及远处转移壶腹周围癌的5年生存率分别为45%、31%、14%及4%。中医学认为本病属"腹痛""黄疸""癥瘕""积聚""伏梁"等范畴。病因上与情志、饮食关系最为密切，在病机上主要表现为湿热、痰结、血瘀相互搏结，影响气机的畅达，而形成癌肿。在病位上与肝、胆、脾等脏腑的关系较为密切，有时也会因宿毒内热，血热妄行，形成心脾实热的病机。

## 潘敏求经验方一

【组成】柴胡10 g，枳壳10 g，香附10 g，川芎10 g，陈皮10 g，赤芍10 g，郁金10 g，川楝子10 g，法半夏12 g，山楂15 g，炮穿山甲（先煎）10 g，山慈菇30 g，甘草5 g。

【功效】疏肝行气，解毒散结。

【主治】壶腹周围癌之肝气郁结证。症见腹部不适，或上腹持续性胀闷钝痛，嗳气或矢气胀痛可减，纳呆，恶心，舌质淡暗，苔薄，脉弦。

【加减】气郁化火而见口干口苦，心急烦躁，大便干结，舌红苔黄，脉弦数者，去川芎，加牡丹皮15 g，栀子12 g，黄连6 g；郁火伤阴，症见心烦头晕，舌红苔薄，少津，脉弦细者，去川芎，加当归10 g，栀子12 g，枸杞子10 g，生地黄12 g。

【方解】方中柴胡、郁金、香附疏肝理气，解郁止痛；赤芍清热凉血，活血祛瘀；山楂健脾和胃，消积化食；陈皮、法半夏燥湿祛痰；川楝子疏肝理气，活血止痛，除烦利尿；炮穿山甲活血散结，通经下乳，消痈溃坚；山慈菇清热解毒，消肿散结；甘草调和诸药。

【注意事项】本证患者应注意心情舒畅，避免情志因素加重本病。

【现代研究】柴胡的作用包括抗炎、解热、抗惊厥、镇静、镇咳、镇痛、护肝。枳壳能促进胃肠推进功能、抗过敏、升压。香附可以抗炎、降压、强心、抑菌、活血化瘀、消积化滞。川芎具有保护心肌、改善血液循环的作用。陈皮能扩张血管、抗炎、抗溃疡等。赤芍具有抗血栓、镇静、抗炎、抗肿瘤、护肝等作用。郁金能降血脂、镇痛、保护肝细胞、抗炎等。川楝子具有镇痛、抗炎、驱虫、抑制呼吸中枢等功效。法半夏有镇咳祛痰、抗肿瘤、抗早孕及致畸且有一定的毒性。山楂具有降血脂、降压、抗菌、改善胃肠功能、调节免疫等功效。炮穿山甲具有降低血液黏度、抗炎、抗缺氧等作用。山慈菇能抗肿瘤、升白细胞、抗炎、止痛。

【用方经验】本病主要病因病机是情志内伤、肝气郁滞、脾虚失运、湿毒内生，瘀结体内而成。潘老认为在应用柴胡疏肝散治疗肝气郁结型壶腹周围癌的同时应注重情志调理，肝气调达则抑郁自除。

## 潘敏求经验方二

【组成】茵陈30 g，栀子12 g，大黄（后下）10 g，龙胆10 g，黄芩10 g，木通10 g，泽泻15 g，车前子（布包）10 g，金钱草15 g，川楝子10 g，郁金12 g，白花蛇舌草30 g，半枝莲15 g。

【功效】清热解毒，利湿退黄。

【主治】壶腹周围癌之湿热蕴结证。症见身目俱黄，腹痛拒按，胸闷不舒，发热烦渴，恶心欲呕，小便短赤，大便不爽成秘结或灰白，舌质暗红，苔黄腻，脉弦数或濡数。

【加减】恶心呕吐者加橘皮9 g、竹茹10 g、法半夏9 g；便血者加地榆炭10 g、柏叶炭15 g；腹水者加大腹皮10 g、茯苓皮20 g、半枝莲25 g、龙葵10 g。

【方解】此方为龙胆泻肝汤和茵陈蒿汤。方中龙胆善泻肝胆之实火，并能清下焦之湿热；黄芩、栀子苦寒泻火；车前子、木通、泽泻清利湿热，使湿热从小便而解；茵陈清热利湿，疏利肝胆为君；栀子清泄三焦湿热，并可退黄为臣；大黄通利大便，导热下行为佐，三药相配，使湿热之邪从二便排泄，湿去热除；川楝子疏泄肝热，行气止痛；金钱草清热解毒，散瘀消肿；郁金血止痛，行气解郁，清心凉血；白花蛇舌草、半枝莲清热解毒；甘草调和诸药。

【注意事项】寒湿体质者慎用本方，同时服用时应饮食清淡，避免油腻。

【现代研究】茵陈能利胆、护肝、镇痛、抗炎、解热。栀子可以护肝利胆、抗病原体、降温、镇痛。大黄有抗感染、止血、保肝、降压、降胆固醇等功效。龙胆具有抗炎、调节免疫功能、利胆、护肝的作用。黄芩能抑菌、抗炎、降压、护肝、防辐射。木通可以利尿、抗菌。泽泻具有利尿、降血脂、抗过敏、抗炎的功效。车前子具有利尿、抗衰老、缓泻、降眼压的功效。金钱草可以排石、抗炎和免疫抑制。川楝子具有镇痛、抗炎、驱虫、抑制呼吸中枢等功效。郁金能降血脂、镇痛、保护肝细胞、抗炎等。白花蛇舌草可以抗肿瘤、抗菌消炎。半枝莲有抗肿瘤、抗病毒、促进细胞免疫功能的功效。

【用方经验】潘老临床上将壶腹周围癌分为肝气郁结型、湿热蕴结型、瘀毒内结型和脾虚湿困型。对于湿热蕴结型，潘老认为可使用茵陈、栀子、龙胆等清利湿热之品，使湿热从小便而解，同时配伍郁金等疏肝行气之品，肝气调达则湿热易除。

# 第六节 胆囊胆管癌

疾病概述：胆囊癌泛指原发于胆囊的恶性肿瘤。胆囊癌的发病有明显的地区差别。其发病率女性较男性多2～4倍，以50～70岁多见，50岁以上者占90%。胆囊癌患者常出现消化不良，厌油腻，嗳气，胃纳减少，右上腹疼痛，有时伴阵发性剧痛并向右肩部放射。约一半的患者出现右上腹或上腹部肿块，往往在病程晚期出现黄疸及皮肤瘙痒，晚期患者常伴有消瘦，甚至出现恶病质。胆囊癌恶性发病率不高，但恶性程度相当高，患者预后极差。总的5年生存率不足5%。中医学认为本病属于"黄疸""胁痛""癥瘕""虚劳""痞块"等病症范畴。本病可由外感湿热、内伤忧怒、嗜肥酗酒等因素引起。忧怒太过，内伤肝胆，肝胆疏泄失职，胆气郁而不行，肝血瘀滞不散，日久结成癌；偏食肥腻之食，经常过量饮酒，肥则滞阳生热，酒能伤阴化热，热邪蕴遏成毒，热毒内攻于胆，胆毒结聚不散，从而生癌；外感湿热，内客于胆，肝胆疏泄失职，胆气郁结不畅，胆液不得下泄，以致湿热不能排除，从而蕴结成毒，日久结成癌。

## 何任经验方

【组成】白芍15 g，炙甘草9 g，延胡索9 g，川楝子9 g，金钱草20 g，海螵蛸9 g，石见穿15 g，半枝莲15 g，猪苓18 g，白花蛇舌草15 g，党参15 g，黄芪15 g。

【功效】蠲痛祛邪，益气扶正。

【主治】胆囊癌肝郁气滞，血瘀热毒内积，日久正虚不胜邪。症见右上腹持续性隐痛或钝痛，伴阵发性剧痛并向右肩放射，纳差，厌油腻，嗳气，恶心，呕吐，消瘦，体重减轻，乏力，舌红，苔白，脉细弦。

【加减】纳差不欲食加山楂10 g，谷芽15 g，麦芽15 g，神曲15 g；夜寐不安加酸枣仁15 g，柏子仁10 g，首乌藤15 g，百合12 g。

【方解】方中党参、黄芪、白芍健脾调中，益气补血；延胡、川楝子、石见穿行气止痛；金钱草、海螵蛸、猪苓利水祛邪；半枝莲、白花蛇舌草清热解毒抗癌；炙甘草调和诸药，补益中州。

【注意事项】辨证为气血两亏者不宜

肿瘤科国医圣手时方

肿瘤科国医圣手时方

此方。

【现代研究】白芍具有镇痛、解痉、抗炎、抗溃疡的作用。延胡索具有镇静、镇痛、催眠、增加冠状动脉血流量、提高耐缺氧能力、降血压的功效。金钱草可以排石、抗炎和免疫抑制。川楝子具有镇痛、抗炎、驱虫等功效。石见穿能消炎、镇痛。猪苓有促进免疫，提高抗肿瘤活性的功效。半枝莲能抗肿瘤、抗病毒、促进细胞免疫功能。白花蛇舌草具有抗菌、抗炎、保肝利胆等作用。党参能调节胃肠运动、抗溃疡、增强免疫功能，稳定机体内环境。黄芪有增强免疫、抗疲劳、保肝、降压、抗溃疡、抗肿瘤、抗骨质疏松等作用。海螵蛸具有抗胃溃疡、抗辐射、抗肿瘤的作用。

【用方经验】①何老认为本病属于中医学"癥积""肝积""黄疸"等范畴。其发病多由情志抑郁，气机不畅，肝胆失于疏泄，气滞血瘀，或湿郁化热，热毒内蕴，日积成癥，而正气内耗，邪盛正虚则发此病。治疗主要采用扶正祛邪与辨证施治相结合。胆囊癌晚期伴肝浸润转移，常病情重笃，若未作手术切除，且原来身体尚可，正气尚未虚甚，治疗上可予以攻补并施，攻邪兼扶正，辨治确切，用药精当，虽非峻猛之剂，却收效显然。②何老认为使用扶正祛邪法则，必须掌握12字要领："不断扶正，适时攻邪，随证治之。"不断扶正，就是指治疗自始至终以调整正气，培益本元，使患者提高抗病能力。而视不同的阶段，用药程序上略有轻重而已。适时攻邪，就是适时地用中药抗肿瘤药。所谓适时，比如说一面在化疗或放疗，即其他医生用攻邪的多了，中药就不一定再用攻邪的药物。如果化疗等告一段落或结束，恢复期间，可以适时多用些抗肿瘤中药。随证治之，就是根据癌症治疗过程中，由于症状的轻重，病程的长短，以及年龄、性别各异，饮食、环境的不同。出现的证情多种多样，不尽相同，视证情而进出。如出现发热、疼痛、出血等症状，这就要随时加减药物。如解热、镇痛、止血等。有些轻的合并症状，如化疗后的胃纳差或呕吐等，就要针对症状而用药。一般随证常用清、解、和、渗以及消导、开胃、

调达营卫、解热止痛、消肿利尿以安脏气。

## 李斯文经验方

【组成】党参30 g，白术30 g，山药30 g，炒扁豆30 g，生麦芽30 g，焦苍术15 g，茯苓15 g，山土瓜15 g，龙葵15 g，金钱草15 g，延胡索15 g，鬼针叶15 g，法半夏15 g，炒白芍15 g，柴胡12 g，炙鸡内金12 g，陈皮12 g，甘草5 g。

【功效】疏肝解郁，健脾化湿，清热解毒。

【主治】胆囊癌之肝脾不和，蕴湿生热证。症见形体消瘦，肤黄，目黄，疲倦懒言，两胁闷痛，腹痛，纳食差，睡眠尚可，大便调，小便短黄，舌红，苔黄腻，脉弦数。

【加减】食欲不振者加谷15 g、麦芽15 g、乌梅10 g等；腹胀者加大腹皮10 g、莱菔子10 g；腹痛者加川楝子10 g、延胡索10 g、生白芍10 g、甘草10 g；恶心、呕吐者加姜竹茹10 g、降香6 g、旋覆花9 g、赭石20 g等；有黄疸者加茵陈10 g、栀子10 g、制大黄10 g等。

【方解】本方证病机为肝脾不和，蕴湿生热，治宜疏肝解郁，健脾化湿，清热解毒，以六君子汤为基础方化裁主治。六君子汤益气健脾，燥湿化痰，是为主方。炒白芍柔肝养肝，柴胡疏肝解郁，山药健脾养胃，苍术、山土瓜、金钱草、法半夏、陈皮以加强燥湿化痰、化湿清热，生麦芽、鸡内金健脾消食，助其运化，鬼针叶去毒散结。全方共奏疏肝健脾，化湿清热解毒之效。

【注意事项】实火或寒湿者，不宜使用本方，有实证热证出血者忌用。

【现代研究】党参能调节胃肠运动、抗溃疡、增强免疫功能，稳定机体内环境。龙葵具有抗肿瘤的作用。鬼针草具有抗炎、改善三硝酸甘油脂、胆固醇、血液黏度等功效。芍药可以抗炎、抗肿瘤、解痉。法半夏具有抗肿瘤、镇咳作用。白术能保肝、利胆、利尿、降血糖、抗血凝、抗菌、抗肿瘤。山药具有调节肠管运动、增强免疫功能、降血糖及抗氧化等作用。炒扁豆可以抑制志贺菌属、

抗病毒、解酒毒、抗胰蛋白酶活性。生麦芽具有助消化、降血糖、抗真菌等作用。焦苍术能抗溃疡、抗炎、抗心律失常。茯苓具有增强免疫、抑瘤、抗炎、利尿等功效。金钱草可以排石、抗炎和免疫抑制。延胡索具有镇静、镇痛、催眠、增加冠状动脉血流量、提高耐缺氧能力、降血压、抗心律失常、抗溃疡等作用。柴胡能抗炎、解热、抗惊厥、镇静、镇咳、镇痛、护肝。炙鸡内金能促进胃酸分泌、增进胃和小肠蠕动及抗肿瘤。陈皮具有扩张血管、抗炎、抗溃疡等作用。甘草可以抗炎、抗过敏、抗心律失常、抗病原微生物、抗氧化、抗肿瘤和抗衰老等。

【用方经验】李斯文教授主张从中医学整体观点阐述肿瘤发病机制,其组方原则必须在辨证基础上结合辨病,再论次证,对证辅之,形成了自己对肿瘤治疗独特的处方法度,即"辨证＋辨病＋对证"的处方思维模式,如选用扶助正气药,李斯文教授经验多为"三参"(太子参、条参、沙参)或"四参"(再加丹参)同用,并配以健脾补肾药为基本方。临床注重与现代研究的结合,如李斯文教授在运用扶正抑癌思想治疗肿瘤时,还特别注重结合现代研究成果,以之为我所用。如现代研究证明,中药"三龙"(天龙、地龙、龙葵)、半枝莲、预知子、石见穿、鬼针草、红藤等具有明显抗肿瘤作用,其在临床每多选择应用。

## 加味四逆散合新绛汤方
### (路志正经验方)

【组成】柴胡 10 g,炒白芍 12 g,炒枳壳 10 g,旋复花 10 g,绿萼梅 15 g,谷芽 15 g,麦芽 15 g,清半夏 9 g,预知子 9 g,玫瑰花 12 g,金钱草 15 g,红花 6 g,甘草 2 g,生姜 1 片。

【功效】疏利气机,清热化湿。

【主治】胆囊癌术后之肝郁夹湿化热证。症见多愁善虑,抑郁不快,面色萎黄,舌质暗,苔薄黄微腻,脉弦有力。

【加减】纳食欠佳者加鸡内金 10 g、神曲 15 g 健脾消食;黄疸者加茵陈 10 g、炒栀子 10 g、大黄 10 g 清热利湿退黄;夜寐欠佳者加首乌藤 15 g、酸枣仁 15 g 养心安神;抑郁不快者加用合欢皮 10 g、柴胡 10 g。

【方解】柴胡、炒枳壳、绿萼梅、预知子疏肝理气,活血止痛,除烦利尿;玫瑰花疏肝解郁,活血止痛;炒白芍柔肝,调和诸药;旋覆花降逆止呕,和胃,化痰;生姜开胃止呕;谷芽、麦芽健脾消食;清半夏化痰利湿;金钱草利水通淋,除湿退黄,解毒消肿;红花活血散结;甘草调和诸药。全方共奏疏利气机,清热化湿之功。

【注意事项】实火或寒湿者,不宜使用本方,有实证热证出血者忌用。

【现代研究】1. 柴胡具有解热、抗炎、镇静、镇痛、镇咳、保肝、利胆、降血脂等作用。芍药具有改善中枢神经系统、心血管系统,并能抗炎、抗肿瘤、解痉等功效。金钱草可以排石、抗炎和免疫抑制。清半夏具有抗癌、镇咳、抑制腺体分泌、抗生育等作用;炒枳壳能抗肿瘤、抗炎抗菌、对平滑肌;红花具有抗炎、镇痛、镇静等功能。

2. 实验研究:宋宝辉等观察了四逆散对氢化可的松(HC)诱导免疫抑制小兔免疫功能的影响。结果表明:四逆散具有显著增强免疫抑制小鼠的巨噬细胞功能、提高 T 淋巴细胞转化率及增强 NK 细胞炎性的作用。同时,对正常小鼠的免疫功能也具有促进和增强作用。彭汉光等进行加味四逆散保护肝损伤的实验研究。实验分析采用四氯化碳一次性皮下注射造成急性肝损伤大鼠模型,检测血清 ALT、AST、SOD、MDA、GSH 水平及肝组织 MDA、GSH 水平;采用 D-氨基半乳糖造成急性大鼠肝损伤模型,检测血清 SOD、MAD、GSH 水平,并作病理学观察。结果表明:加味四逆散具有防治 $CCl_4$、D-GalN 所致急性肝损伤作用,其作用机制与其降酶、抗过氧化作用有关,且该制剂口服安全无毒。

【用方经验】路志正教授在治疗恶性肿瘤的过程中,以辨证论治为本,多采用标本兼治的方法。①主张健脾扶正为先,注重扶正,而扶正以补脾为先;注意气机升降,升、降之药并用,多采用升清药(如生麦芽、荷叶等）与降浊药（如生谷芽、紫苏梗等）同用，使脾胃升降正常，以通畅全身气机。脾胃健旺，则水谷精气灌注五脏，六腑，四肢百骸，滋养周身，机体的抗癌能力增强。处方习惯用黄芪、山药、党参、茯苓、生白术、莲子等益气健脾，同时加用佛手、厚朴花等理气之品。②路老坚持"坚者削之""结者散之"的原则。以理气化痰舒肝治其标，活血化瘀，补益肝肾治其本。常应用瓜蒌、贝母、生牡蛎、夏枯草、山慈菇、昆布、瓦楞子、穿山甲、僵蚕等以软坚散结化痰；若有肝郁气滞者，配伍疏肝解郁，行气化滞之品，如橘叶、绿萼梅、预知子、娑罗子、玫瑰花、甘松、佛手、荷梗、枳实、沉香等。同时对于初检查出的肿瘤患者，多在健脾的同时加大应用理气之剂，若有郁热，则配合清热解毒之品如半边莲、石打穿、半枝莲、连翘、白花蛇舌草、败酱草等。对于手术后，需要减轻放疗，化疗副作用的患者，多给予益气养阴药，如黄芪、太子参、玄参、天冬、麦冬、生地黄、玉竹、黄精、西洋参等，以改善患者生活质量，同时重用健脾和胃之剂。对于癌转移的患者，多采用脾肾双补，阴阳并治的方法。③路志正教授在治疗肿瘤的全过程中，特别强调顾护患者的胃气，"有胃气则生，无胃气则死"，强调通过健脾和胃，使中土健运正常，促进癌症患者康复。对体质虚弱，毫无食欲的晚期癌症患者，则以食用稀粥护胃气，同时采用扶正健脾消食方药，促使胃主受纳，脾主运化功能正常，为化生精、气、血、津液提供足够养料。若患者出现腹胀，倦怠，食欲不振，大便溏薄，消瘦，甚则恶液质等，治以健运脾土，芳香醒脾。常用香砂六君子汤、异功散、资生丸、参苓白术散等，加用莱菔子、焦神曲、鸡内金、生麦芽、生谷芽等消食药物。路志正教授常说："留得一分正气，就存得一分生机。"因此，在肿瘤的治疗过程中，切不可一味攻伐，使虚者更虚，促其危殆。

# 第四章 泌尿和男性生殖系统肿瘤

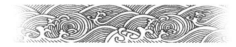

# 第一节　肾癌

疾病概述：肾癌又称肾细胞腺癌，起源于肾小管的上皮细胞，是肾脏最常见的实质肿瘤，占肾脏恶性肿瘤的 80%～83%。其病理类型主要有透明细胞癌、颗粒细胞癌和未分化癌等，以透明细胞癌最常见。肾癌患者的主诉和临床表现多变，容易误诊为其他疾病。多年来，把血尿、疼痛和肿块称为肾癌的"三联征"，大多数患者就诊时仅有 1～2 个症状，血尿是发现肾癌最常见的病状，但血尿的出现必须在肿瘤侵入肾盂后方能出现，因此往往已不是早期临床症状，当出现"三联征"时标志着病变已至晚期。肾癌发病率在泌尿系肿瘤中仅次于膀胱癌而居第二位，占成人肾恶性肿瘤的 80%～85%。目前外科根治性手术仍是治疗肾癌最主要的手段。对于 Ⅰ 期、Ⅱ 期及 Ⅲ 期患者可行根治性肾切除术，Ⅳ 期患者可行姑息性肾切除术，在术后加用干扰素治疗可以提高患者生存期。对于复发转移性肾癌的治疗，化疗对其不敏感，生物因子如干扰素、白细胞介素-2（IL-2）是治疗复发转移性肾癌的主要手段，但疗效有限。近年来，分子靶向药物包括舒尼替尼、索拉非尼、贝伐单抗的应用使得转移性肾癌的疗效有了很大改观。中医学认为本病属于"血尿""腰痛""肾积"等病范畴。其基本病因病机为：实症为心火下移小肠，或湿热下注膀胱，外伤气滞血瘀所致；虚证为肾气不足，不能摄血，或气血双亏，血无所统。肾者水脏，肾气虚则气化不利，水湿不行，瘀积成毒，久而成块，乃至肾癌。

## 刘嘉湘经验方

【组成】猫人参 60 g，土茯苓 30 g，蜀羊泉 30 g，龙葵 30 g，泽泻 30 g，车前子 30 g，陈葫芦 30 g，预知子 24 g，猪苓 20 g，茯苓 30 g，生白术 15 g，大腹皮 15 g，胡芦巴 15 g，淫羊藿 15 g，党参 12 g，鸡内金 12 g，乌药 9 g，川椒目 9 g。

【功效】温肾健脾，化湿排毒。

【主治】肾癌肾阳亏虚，脾阳不振，水湿内停，久而成毒之证。症见大量腹水，腹胀，纳少，乏力，舌质淡红，苔薄，脉细。

【加减】若大便艰行，舌质紫暗，加用赤芍 10 g 凉血活血，瓜蒌子 15 g 润肠通便，半枝莲 25 g 清热解毒；腰酸加用桑寄生 10 g 补益肝肾，菟丝子 10 g、木馒头 10 g 补肾温阳，山药 15 g 补肾益精；低热绵绵者，加柴胡 10 g、升麻 9 g、青蒿 10 g、白薇 15 g；腹部积块坚硬者，加制鳖甲 15 g、莪术 9 g、夏枯草 10 g、生牡蛎 15 g。

【方解】肾癌术后，肾气虚衰，肾为先天之本，肾阳亏虚，脾阳不振，水湿内停，久而成毒，治宜温肾健脾，化湿解毒。方以右归丸为基础方。方中胡芦巴、淫羊藿温振肾阳；党参、白术健脾益气，以温肾健脾为主，兼以利水之法，通达三焦，调畅气机，有利于水肿之消退；佐以猪苓、泽泻、车前子利水渗湿；猫人参、川椒目、陈葫芦利水消肿；大腹皮、预知子理气宽中；并以蜀羊泉、土茯苓、龙葵解毒消肿散结，扶正以助祛邪，祛邪而使正安。

【注意事项】证属阴虚内热或湿热内蕴者不宜使用本方。

【现代研究】1. 方中猫人参有抑菌、抗肿瘤等作用。土茯苓能抗肿瘤、解毒。蜀羊泉可以抗肿瘤、退黄。龙葵有抗肿瘤作用。泽泻有降血脂、降压、利尿的功效。车前子具有利尿、抗衰老、缓泻、降眼压的功效。预知子具有抗肿瘤、抗菌的作用。猪苓有促进免疫，提高抗肿瘤活性的功效。茯苓有促进免疫，提高抗肿瘤活性的功效。生白术能保肝、利胆、利尿、降血糖、抗血凝、抗菌、抗肿瘤。淫羊藿能降压、降血脂、抗疲劳、抗肿瘤。党参有调节胃肠运动、抗溃疡、增强免疫功能，稳定机体内环境的作用。鸡内金能促进胃酸分泌、增进胃和小肠蠕动及抗肿瘤。

2. 实验研究：该经验方中土茯苓中提取分离得到的落新妇苷（Astilbin）能明显增加大白鼠的排尿总量，且有剂量-反应关系；土茯苓皂苷对体外培养的艾氏腹水癌（EAC）、肉瘤 S180 和肝癌（H22）细胞均具有一定的细胞毒性，土茯苓总皂苷对 S180 具有一定的选择性。临床上土茯苓可以与其他中草药配伍治疗肿瘤。

【用方经验】①肾癌发病多由肾气不足，水湿不化，湿毒内生，结于腰腹，或感受外邪，湿热毒蕴结水道，气滞血瘀而引起。刘氏将肾癌分为湿热内蕴型、瘀血内阻型、脾肾两虚型、阴虚内热型辨证论治，临床常用八正散、桃仁红花煎、右归丸、知柏地黄丸加减。②腹水性阴寒，必得阳气温化蒸腾方能上下通达，故肾阳在人体的水液代谢、输布过程中起着主要的作用。刘氏从肾着手治疗癌性腹水而取得显效。方中用胡芦巴、淫羊藿、菟丝子、木馒头温振肾阳，党参、白术健脾益气，以温肾健脾为主，兼以利水之法，通达三焦，畅条气机，有利水肿之消退，效果较好。

## 周仲瑛经验方一

【组成】潞党参 10 g，焦白术 10 g，茯苓 10 g，炙甘草 3 g，黄连 3 g，山茱萸 3 g，炒白芍 10 g，陈皮 6 g，法半夏 10 g，藿香 10 g，紫苏叶 10 g，防风 6 g，海螵蛸 20 g，竹茹 6 g，炙香附 10 g，砂仁（后下）4 g，地骷髅 12 g，山药 12 g，炒神曲 10 g，炒延胡索 12 g，九香虫 5 g。

【功效】理气和胃，健脾渗湿，补益脾肾，祛湿泄浊。

【主治】肾癌切除术后之肝胃不和，脾肾两虚，胃肠湿热证。症见胃中嘈杂，胀痛时作，疲劳乏力，食少，晨起口苦，胆区不舒，大便不实，舌苔黄薄腻质红，脉细滑。

【加减】餐后脘痞，大便不实，腰酸者，去防风，加厚朴 5 g，郁金 10 g，炮姜 5 g。

【方解】手术易伤正气，脾肾受损。脾虚中气不升，肝木生发之性受遏。肝脾之气不升则胆胃之气不降，故见口苦，胆区不适，嗳气，泛酸，胃嘈杂且胀痛不舒。肝木克伐脾土，脾虚胃弱，故无力运化水谷精微，津液不能输布，故见大便不实，食少，疲劳无力；脾肾虚弱，湿浊内蕴，久郁化热，耗伤津液，故见苔黄薄腻质红，脉细滑。本病虚实夹杂，以脾肾亏虚为本，湿热瘀毒互结为标。方中黄连、山茱萸清泄肝火，降逆止呕；党参、白术、茯苓、甘草益气健脾，化湿和中；陈皮、法半夏、砂仁、香附理气和胃，降逆止呕；防风、紫苏叶、白芷祛风胜湿，散寒止痛；炮姜温中散寒；藿香、砂仁、豆蔻、厚朴芳香化湿，理气和胃；竹茹清热化痰，除烦止呕；炒延胡索、九香虫、郁金活血止痛，行气解郁；续断、杜仲、骨碎补补益肝肾，强筋健骨。诸药合用，共奏理气和胃、健脾渗湿、补益脾肾、祛湿泄浊之效。

【注意事项】虚寒证或肝经实火不宜应用本方。

【现代研究】本经验方由四君子汤、左金丸、痛泻药方等多个处方杂合而成。四君子汤组方具有调节胃肠运动的作用，既能抑制胃肠推进运动，减轻腹泻；又能使运动降低的小肠恢复正常；能减少胃液分泌，降低其 pH，有利于胃肠溃疡的愈合；能提高胃蛋白酶活性，改善消化吸收功能；能增加红细胞、血红蛋白、网织红细胞数而促进机体的造血功能。此外，四君子汤还具有增强免疫功能、促进代谢、护肝、增强垂体-肾上腺皮质系统功能、抗肿瘤与抗突变、改善微循环、抗血小板聚集、延缓衰老、抗应激反应等作用。方中吴茱萸、黄连配伍可以抗肿瘤、抗溃疡、调节胃肠功能，还有确切的降压疗效。白术能保肝、利胆、利尿、降血糖、抗血凝、抗菌、抗肿瘤。白芍具有镇痛、解痉、抗炎、抗溃疡的作用。潞党参能调节胃肠运动、抗溃疡、增强免疫功能，稳定机体内环境。茯苓具有增强免疫、抑瘤、抗炎、利尿等功效。炙甘草有抗炎、抗过敏、抗心律失常、抗病原微生物、抗氧化、抗肿瘤和抗衰老等作用。陈皮具有扩张血管、抗炎、抗溃疡等作用。法半夏能镇咳祛痰、抗肿瘤、抗早孕。藿香能抗真菌、镇痛、镇吐、解痉。防风能镇痛、镇静、抗过敏。海螵蛸具有制酸止痛、止血、接骨、骨缺损修复、抗辐射、抗肿瘤、抗溃疡等作用。竹茹有抗菌、增加尿中氯化物量、增高血糖的作用。炙香附有护肝、强心、减慢心率、降血压、抑制真菌的功效。砂仁有抑制血小板聚集、抗溃疡等作用。山药具有调节肠管运动、增强免疫功能、降血糖及抗氧化等作用。炒神曲能止呕、增加食欲、促进代谢。炒延胡索具有镇静、镇痛、催眠、增加冠状动脉血流量、提高耐缺氧能力、降血压、抗心律失常、抗溃疡等作用。

【用方经验】①周老治疗肿瘤善用复法大方。所谓复法大方指的是针对疾病的多重复杂病机，组合运用数种治法，处方药味数目超过常规的一种特别的治疗方法。它不是简单的堆砌多种药物，而是通过辨证论治，将具体治法和方药有机结合。在运用过程中仍然需注意主次本末，药尽其能，顾护脾胃。②善用对药，是周老特色诊疗方法之一。如黄连与吴茱萸，其中黄连清胃热，吴茱萸则从热药反佐，以制黄连之寒，能入肝降逆，使肝胃调和，两者相合，为苦降辛开法，有开郁散火、泄肝和胃、止吐制酸作用。③周老在治疗胃脘痛、吐酸时喜用海螵蛸，取其制酸止痛收敛之功。

## 周仲瑛经验方二

【组成】炮穿山甲、熟大黄、土鳖虫、桃仁、刺猬皮、九香虫、玄胡、青皮、乌药、鬼馒头、泽漆、龙葵、半枝莲、制南星、蜂房、蜈蚣、菝葜、土茯苓、鳖甲、天花粉。

【功效】抗癌解毒，活血化瘀，祛湿化痰散结。

【主治】用于肾癌手术化疗后肺转移，会阴转移的癌毒走注，下焦湿毒浊瘀互结，肺肾两伤之证。症见阴下肿块，胀痛，连及会阴臀部，小便不爽，大便少行，便意不畅，口干饮水不多。苔淡黄腻，质暗紫，脉细。

【加减】大便量少去熟大黄，加生大黄10 g泻下攻积；阴下肿块胀痛，加水蛭3 g、独角蜣螂0.5 g、莪术9 g、山慈菇9 g等活血化瘀、抗癌解毒，食纳不馨加法半夏9 g、陈皮10 g、砂仁6 g、佩兰10 g、炒六曲10 g等燥湿化痰，健脾和胃，晚蚕沙祛湿泄浊。

【方解】肾癌的发生多有正气不足，复因七情郁结、饮食内伤、邪毒入侵，使机体阴阳失调，气血逆乱，并于气、痰、湿、瘀、热等搏结积聚而成。根据患者肾癌手术化疗后，肺转移、会阴转移，阴下肿块，胀痛，连及会阴臀部，小便不爽，大便少行，成形不稀不干，便意不畅，口干饮水不多。苔淡黄腻，质暗紫，脉细等，周仲瑛教授辨证其为癌毒走注，下焦湿毒浊瘀互结，肺肾两伤。从抗癌解毒、活血化瘀、祛湿化痰散结等方面综合治疗，选用鳖甲煎丸等方加减化裁。炮穿山甲、熟大黄、土鳖虫、桃仁、刺猬皮等活血化瘀，九香虫、延胡索、青皮、乌药等行气止痛，鬼馒头、泽漆、龙葵、半枝莲、制南星、蜂房、蜈蚣、菝葜、土茯苓等抗癌解毒、散结止痛，鳖甲滋补肝肾，软坚散结，天花粉清热生津。本方用药虽多，但组方严密，以攻为主，佐以扶正，共奏奇效。

【注意事项】气虚出血者不宜用本方。

【现代研究】穿山甲有降低血液黏度、抗炎的作用。九香虫对金黄色葡萄球菌、伤寒沙门菌、甲型副伤寒沙门菌、褐氏志贺菌等具有抗菌效应，有抗肿瘤、止癌痛、促血管生成作用。熟大黄有抗感染、止血、保肝、降压、降胆固醇等功效。土鳖虫有降脂、抗血凝、溶栓、镇痛的功效。桃仁有镇痛、抗炎、抗菌、抗过敏作用。刺猬皮能止血和促进胃肠蠕动。延胡索具有镇静、镇痛、催眠、增加冠状动脉血流量、提高耐缺氧能力、降血压、抗心律失常、抗溃疡等作用。青皮有祛痰、平喘、抑制平滑肌痉挛、升压、抗休克等作用。龙葵能抗肿瘤。半枝莲能抗肿瘤、抗病毒、促进细胞免疫功能。制南星有祛痰及抗惊厥、镇静、镇痛作用。蜈蚣能降低血黏度、镇痛、抗炎。菝葜具有抗炎、镇痛、抗肿瘤等功效。土茯苓有抗肿瘤、解毒作用。鳖甲有抗肝纤维化、增强免疫、抗肿瘤、抗疲劳的功效。天花粉能抗肿瘤、抗艾滋、抗菌、降血糖。

【用方经验】周仲瑛教授用到水蛭一味，

肿瘤科国医圣手时方

味咸、苦，性平，有毒，归肝经。具有破血逐瘀，通经消的作用，主治血瘀经闭，癥瘕块，跌打损伤。水蛭可到至阴之处，周仲瑛教授在此案例中用其消阴下肿块，药效可直达阴下，活血消，散结止痛，抗癌解毒，临床疗效良好，系周仲瑛教授治疗此类疾病的特色用药。本方药物常用剂量为：炮穿山甲3～9 g，熟大黄3～12 g，土鳖虫3～9 g，桃仁5～10 g，刺猬皮6.5～13 g，九香虫3～9 g，延胡索5～10 g，青皮3～9 g，乌药10～15 g，鬼馒头5～10 g，泽漆5～10 g，龙葵5～10 g，半枝莲15～30 g，制南星3～9 g，蜂房5～10 g，蜈蚣3～5 g，菝葜10～30 g，土茯苓25～50 g，鳖甲9～24 g、天花粉9～15 g。

---

## 周维顺经验方

【组成】炒苍术10 g，炒白术10 g，黄柏10 g，猪苓15 g，茯苓15 g，半枝莲15 g，白花蛇舌草15 g，猫人参15 g，生薏苡仁30 g，炒薏苡仁30 g，炙甘草5 g，杜仲12 g，狗脊30 g，续断12 g，灵芝30 g，墨旱莲15 g，仙鹤草30 g，炙鸡内金15 g，炒谷芽15 g，炒麦芽15 g。

【功效】清热利湿解毒。

【主治】湿热蕴毒型肾癌。症见身热口渴，渴不多饮，腰酸，肢体困重，尿血，胃纳欠佳，舌质红，苔黄腻，脉濡数。

【加减】尿血加用大蓟10 g、小蓟10 g、白茅根30 g、荠菜30 g等；肿块明显用毛慈菇6 g、浙贝母10 g、夏枯草10 g等；便秘加用大黄10 g、枳实10 g、火麻仁15 g、肉苁蓉10 g等；出虚汗者加浮小麦20 g、瘪桃干9 g、稽豆衣12 g等；失眠加用合欢花10 g、炒酸枣仁15 g、首乌藤15 g等；腰膝酸软加用炙狗脊10 g、炒续断10 g、炒杜仲10 g、牛膝10 g等；癌痛明显加用延胡索10 g、香茶菜15 g、炙九香虫9 g等。

【方解】本方用于疾病初始阶段，邪气亢盛明显，湿热、气滞、血瘀为主之证。为二妙散加减化裁而成，常用药味炒苍术、炒白术、黄柏、猪苓、茯苓、半枝莲、生薏苡仁、炒薏苡仁、白花蛇舌草等。其中黄柏清热燥湿，炒苍术、炒白术燥湿健脾，猪苓、茯苓淡渗利水渗湿，半枝莲、白花蛇舌草清热解毒抗癌，薏苡仁生用利湿、排脓、舒筋、利关节及缓解痹痛；炒熟则温，补肺和胃、健脾除湿，对于脾虚湿盛者，常生、熟同用。杜仲、狗脊、续断、灵芝、墨旱莲滋补肾阳，炙鸡内金、炒谷芽、炒麦芽健脾消食，增强脾之运化祛湿之力。

【注意事项】气血阴阳虚证慎用。

【现代研究】现代药理研究：黄柏有抗菌作用、免疫抑制、抗溃疡作用、抗氧化作用、抗血小板聚集作用等。苍术抗菌、抗炎作用明确，还有增强免疫力、治腹泻等作用。白术对免疫系统的作用主要是抗炎、抗肿瘤、抗氧化，还有调节运动功能、促进肠道菌群中的有益菌双歧杆菌和乳杆菌的增殖、改善肠道内菌群状况的功能。薏苡仁抗肿瘤作用的机制主要包括抑制肿瘤血管的形成、促进细胞凋亡和抑制细胞增殖、对酶的抑制调节等。猪苓有促进免疫，提高抗肿瘤活性的功效。茯苓具有增强免疫、抑瘤、抗炎、利尿等功效。半枝莲能抗肿瘤、抗病毒、促进细胞免疫功能。白花蛇舌草有抗肿瘤、抗菌消炎、保肝利胆等作用。猫人参有抑菌、抗肿瘤等作用。炒薏苡仁具有解热、镇静、镇痛等功效。炙甘草有抗炎、抗过敏、抗心律失常、抗病原微生物、抗氧化、抗肿瘤和抗衰老等作用。杜仲对免疫系统、内分泌系统、中枢神经系统、循环系统和泌尿系统都有不同程度的调节作用，能降压、抗肿瘤。续断有抗维生素E缺乏、止血、镇痛等功效。灵芝具有抗肿瘤、抗放射、调节免疫等作用。墨旱莲有抑菌、保肝、免疫调节、抗诱变、止血等作用。仙鹤草能止血、抗炎、抗肿瘤。炙鸡内金能促进胃酸分泌、增进胃和小肠蠕动及抗肿瘤。炒谷芽有促消化作用。炒麦芽能助消化、降血糖、抗真菌。

【用方经验】①周老认为肾癌属中医学"腰痛""肾积""癥积"等范畴。肾癌病因病机复杂，病因包括：饮食不节，恣食肥甘，喜食辛辣，嗜烟酒而致酿湿生热毒，湿热内盛，蕴毒结于肾；情志不遂，肝失疏泄条达，气滞血瘀，毒瘀互结瘀阻于肾；房室不节，恣情纵欲，或劳累过度，损伤脾肾，或年老体弱，或久病及肾，而致脾肾气虚，脾虚不运，肾虚气化失司均可致水湿内停，酿湿生痰，痰湿郁结于肾。诸种因素相混，日久生变，成积成块，发为该病。该病病机虚实夹杂，但以本虚为主。在疾病初始阶段，邪气亢盛明显，故以湿热、气滞、血瘀为主，中晚期则以脾肾气血阴阳虚证为主。对肾癌患者的诊疗要根据以上的诊治原则，全面综合分析病情，辨证确切，用药得当，同时配合一些中成药如西黄胶囊、华蟾素胶囊、鸦胆子油胶囊等协同，可使药效更持久，达到满意的疗效。②周老认为任何证型的患者在用药时，都必须兼顾脾胃之气故加用炒谷芽、炒麦芽、神曲、鸡内金以助生化之源，提高机体功能。

# 第二节　膀胱癌

疾病概述：膀胱癌是指膀胱内皮细胞的恶性过度生长。最常见的过度生长位于膀胱腔内，也就是膀胱的黏膜上皮。膀胱的粘膜上皮细胞称作尿路上皮细胞，由它生成的癌就称作尿路上皮癌，占到了所有膀胱癌的90%～95%，是最常见的一类膀胱癌。其他不太常见的膀胱癌有鳞状细胞癌和腺癌。膀胱癌是泌尿系统最常见的恶性肿瘤，2009年我国城市居民膀胱癌年龄标准化死亡率男性为3.79/10万，女性为1.30/10万；而农村男性居民膀胱癌年龄标准化死亡率为2.42/10万，女性为0.81/10万。膀胱癌的发生是复杂、多因素、多步骤的病理变化过程，既有内在的遗传因素，又有外在的环境因素。较为明确的两大致病危险因素是吸烟和长期接触工业化学产品。临床上膀胱癌最多见的是恶性程度较低的表浅性肿瘤，约占2/3，外科手术治疗和膀胱内灌注化疗是临床常用治疗方法。膀胱癌手术一般有膀胱部分切除术、根治性全膀胱切除术，其中经尿道膀胱癌电切术为泌尿外科腔内手术中常见技术手段。综合放疗、化疗和手术治疗可以使患者免于切除整个膀胱。尽管目前的研究取得了一些成效，但是，标准的肌层浸润性膀胱癌的治疗还是膀胱癌根治术。如果病灶无法完全切除，术后可以考虑放化疗。中医学认为本病属"尿血""癃闭""血淋"等范畴。基本病因病机为长期受毒邪侵袭而致脾肾两亏。脾主运化，肾主气化，运化失司，气化不利，则水湿内停，湿邪内停日久而生热，湿热下注于膀胱，而致尿频、尿急、尿痛。热灼络脉，迫血妄行，或气虚摄血无力而致血离经脉发为血淋、溺血。瘀血不去，新血不生，瘀热交搏，渐化为毒，毒热交织，腐蚀肌肉，致发热、贫血、衰竭之征象。

## 孙秉严经验方

【组成】①膀胱汤：当归10 g，赤芍10 g，蝉蜕10 g，海金沙10 g，薏苡仁10 g，土茯苓15 g，百部15 g，金钱草15 g，滑石（布包）15 g，苦丁茶15 g，牛膝15 g，牵牛子15 g，菟丝子20 g，琥珀（冲服）1 g，斑蝥2个，蜈蚣3条。②新丹：斑蝥、雄黄、蜈蚣、全蝎、穿山甲、琥珀、地龙、乌梢蛇、松香等。③化毒片：轻粉、白降丹、枯矾、大黄、玄明粉、生巴豆仁、黄药子、土贝母、蜂房等。

【功效】膀胱汤通淋利窍，散瘀解毒；新丹通淋启闭，消瘤破瘀；化毒片驱癌解毒，通结攻下。

【主治】膀胱癌之寒湿毒结，瘀滞膀胱证。症见尿闭或尿血，面色发青，十指全无甲印（大寒型），舌、腮印明显，舌质淡，苔白腻，脉沉细而紧。

【加减】偏重寒湿者加熟附子9 g、肉桂5 g、干姜10 g、小茴香9 g；偏重湿热者加白花蛇舌草25 g、半枝莲25 g、白茅根30 g、龙胆6 g；偏重血瘀者加桃仁6 g、红花6 g、苏木9g、姜黄10g或加大黄䗪虫丸；尿痛重者加乳香5g，没药10g，五灵脂10g，延胡索10g；腰痛重者加杜仲10g，续断10g；大便秘结者加槟榔9g、大黄10g、玄明粉9g。

【方解】膀胱汤方中使用海金沙、金钱草、滑石、牛膝、牵牛子、琥珀等，着重通淋利窍；新丹方中斑蝥、蜈蚣、全蝎、穿山甲、地龙、乌梢蛇均为血肉有情之品，攻毒散结、通络止痛，雄黄燥湿祛风、杀虫解毒，琥珀活血散瘀、利尿通淋，松香祛风燥湿、排脓拔毒、生肌止痛，全方消瘤破瘀功效甚强；化毒片方中轻粉、白降丹、枯矾、蜂房有毒，能解毒杀虫，大黄、玄明粉、生巴豆仁、黄药子、土贝母清热解毒，全方是解毒攻下重剂。三方同用，共奏通淋利窍，散瘀解毒，消瘤破瘀，通结攻下之功。

【注意事项】治疗本证一般三方同服；尿血多而不止者停用新丹，待尿血止后再用；服药期间，必须保持大便通畅，以利于"癌毒"和"药毒"的排出，从而达到"攻'癌毒凝聚'而人不中毒"之目的。

【现代研究】膀胱汤方中当归有双向调节子宫平滑肌、抗心律失常、降血脂、抗动脉粥样硬化、抑制血小板聚集、刺激造血、抗炎、抗菌等作用。赤芍具有增加冠状动脉血流量、抗血栓、镇静、抗炎止痛、抗惊厥的功效。蝉蜕有抗惊厥、镇静、解热等作用。海金沙能利尿排石、利胆、抗菌。薏苡仁具有解热、镇静、镇痛等作用。土茯苓有抗肿瘤、解毒作用。百部能镇咳、祛痰、抗病原微生物、杀虫、舒张支气管平滑肌。金钱草可以排石、抗炎和免疫抑制。滑石能保护皮肤黏膜、抗菌。牛膝可以促进蛋白质合成、抗炎镇痛、促进胃肠蠕动、抗生育。菟丝子具有解热、抗疟、催吐的作用。蜈蚣能降低血黏度、镇痛、抗炎。新丹方中斑蝥的主要成分斑蝥素及其衍生物对多种肿瘤有肯定的治疗效果，能诱导肿瘤细胞凋亡、抑制肿瘤细胞蛋白质合成以及升高白细胞数，提高免疫力可能是其抗肿瘤的机制。全蝎蝎毒作为主要有效成分，对多种急、慢性疼痛均有较强抑制作用，且具有较好的修复受损神经功效，蝎毒还具有抗癌活性，但全蝎素类似

蛇毒神经素，毒性甚剧。蜈蚣对肿瘤细胞有抑制作用，对网状内皮细胞机能有增强作用，但长期应用对肝脏有损伤。地龙有抗血栓、抗肿瘤、调节免疫、降压、抗心律失常、镇痛消炎等作用。穿山甲具有降低血液黏度、抗炎、抗缺氧等作用。乌梢蛇有抗炎、镇静、镇痛作用。化毒片中白降丹有去腐和抗菌作用，大黄有抗感染、止血、保肝、降压、降胆固醇等功效。黄药子能改善甲状腺功能、抑制心脏、兴奋子宫、抗病原微生物。蜂房有促进血液凝固、抗炎作用。

【用方经验】孙老认为，膀胱癌主要涉及脏腑学说中膀胱的病变及其功能失常，另外还牵涉小肠的一部分病变。而毒结内蕴是膀胱癌的主要病因，在治疗上首先着眼于解毒，以解毒通利为主，再加以辨证论治，针对患者症状佐以清热、破瘀、祛寒、利湿等法，使毒从小便排出体外。基于上述认识，治疗膀胱癌，首先立足于辨病，临床恒以验方新丹、化毒片和膀胱汤驱癌解毒、通淋利窍，以恢复膀胱以通为用的生理功能。在此基础上，根据患者临床症状的寒热虚实不同而辨证施治，以为治本之图，体现了孙老辨证辨病，统筹兼顾的治癌观点

## 何任经验方

【组成】太子参12g，茯苓12g，白术12g，炙甘草9g，淡竹叶6g，白花蛇舌草9g，薏苡仁30g，黄柏4.5g，六味地黄丸（包）30g。

【功效】扶正祛邪，解毒抗癌。

【主治】膀胱癌之气阴亏虚，瘀毒内结证。症见以尿血，疲乏无力，纳少气短，口干喜饮，五心烦热，大便干结，舌红，苔薄，脉濡微数。

【加减】在扶正方面可酌情增加或更用党参15g、沙参15g、黄芪20g、天冬12g、平地木10g、黄精10g、大枣10g、炙鳖甲15g等；在抗癌方面酌情增加猪苓10g、半枝莲25g等。

【方解】方中太子参、茯苓、白术、炙甘草为四君子汤组成，人参甘温，大补元气；

白术苦温，燥脾补气；茯苓甘淡，渗湿泻热；甘草甘平，和中益土；淡竹叶、薏苡仁健脾利水；白花蛇舌草、黄柏清利湿热，解毒抗癌；六味地黄丸滋肾养阴，清退虚火。其中熟地黄滋阴补肾，填精益髓，以山茱萸温补肝肾，收敛精气，以山药健脾益阴，兼能固精，又用泽泻清泄肾火，以防熟地黄的滋腻，以牡丹皮清泻肝火，并制山茱萸的温涩，以茯苓淡渗脾湿。

【注意事项】辨证为痰湿内阻者不宜此方。

【现代研究】太子参具有提高免疫、延长寿命的作用。茯苓具有增强免疫、抑瘤、抗炎、利尿等功效。白术对肠管活动有双向调节作用，还能保肝、利胆、利尿、降血糖、抗血凝、抗菌、抗肿瘤。甘草有抗炎、抗过敏、抗心律失常、抗病原微生物、抗氧化、抗肿瘤和抗衰老等作用。黄柏能抗溃疡、抗心律失常、降压。白花蛇舌草具有抗菌、抗炎、保肝利胆等作用。薏苡仁具有解热、镇静、镇痛等功效。

【用方经验】①何老认为膀胱癌手术后常见复发，脉濡微数，显气阴亏虚之象，故以四君子汤合六味地黄丸为基本方益气养阴，同时配以参、黄芪、天冬、黄精扶正气，再以猪苓、半枝莲利湿热而抗肿瘤。可见正确运用扶正祛邪方法是保持病情稳定，防止肿瘤复发有效途径。②何老认为使用扶正祛邪法则，必须掌握 12 字要领：“不断扶正，适时攻邪，随证治之。”一般随证常用清、解、和、渗以及消导、开胃、调达营卫、解热止痛、消肿利尿以安脏气。

## 莫燕新经验方

【组成】太子参 10 g，黄精 10 g，生地黄 10 g，山药 10 g，山茱萸 10 g，牡丹皮 10 g，杜仲 10 g，枸杞子 15 g，半边莲 10 g，半枝莲 10 g，桑寄生 10 g，骨碎补 10 g，生山楂 10 g，金钱草 10 g，海金砂 10 g，谷精草 10 g。

【功效】益肾健脾，清热利湿。

【主治】膀胱癌之肾虚、膀胱湿热证。症见膀胱癌术后，腰酸腿软，睡眠不佳，口干，头昏时作。

【加减】临床运用时可以将党参或太子参易人参 10 g，姜枣为本方使药，随证取舍。

【方解】方中熟地黄滋肾；山药、茯苓补肝渗湿；山茱萸温肝，兼有泄浊清肝之泽泻与牡丹皮，在补肝肾的基础上再伍以人参、黄芪以益气补脾；太子参、黄精、生地黄、牡丹皮益气养阴，活血化瘀；桑寄生、骨碎补健脾滋肾，强筋健骨；金钱草、海金沙、谷精草清热解毒，利尿通淋。本方在补肾阴的基础上加强了益气补脾的功能，构成了益气补脾滋肾，脾肾同补先后天兼顾之剂。

【注意事项】实热证忌用本药。本品不宜与藜芦同用。

【现代研究】人参为五加科植物人参的根，含多种人参皂苷、挥发油、氨基酸、微量元素及有机酸、糖类、维生素等成分，具有抗休克、强心、提高应激反应能力、抗疲劳、增强机体免疫功能、抗炎、抗过敏、抗利尿及抗肿瘤等多种作用，其药理活性常因机体能状态不同而呈双向作用。党参为桔梗科植物党参、素花党参或川党参的根，含甾醇、党参苷、党参多糖、党参内酯、生物碱、无机元素、氨基酸、微量元素等，能调节胃肠运动、抗溃疡、增强免疫功能、兴奋呼吸中枢、升高血糖，能升高动物红细胞、血红蛋白、网织红细胞，还有延缓衰老、抗缺氧、抗辐射等作用。太子参为石竹科植物异叶假繁缕的块根，含氨基酸、多糖、皂苷、黄酮、鞣质、香豆素、甾醇、三萜及多种微量元素等，对淋巴细胞有明显的刺激作用。黄芪含苷类、多糖、黄酮、氨基酸、微量元素等，能促进机体代谢、抗疲劳、促进血清和肝脏蛋白质的更新，有明显的利尿作用，能消除实验性肾炎尿蛋白，能增强和调节机体免疫功能，对干扰素系统有促进作用，还有降血脂、抗衰老、抗缺氧、抗辐射、保肝等作用。黄精能抗氧化、降血脂、调节免疫。生地黄有清热、通便、止痛、止血等作用。山药具有调节肠管运动、增强免疫功能、降血糖及抗氧化等作用。山茱萸能降血糖、抗菌、抗休克、抑制血小板聚集、抗肿瘤。牡丹皮具有保护心肌、解热、抗炎、抑菌、调节免疫、调脂等作用。枸杞子对免疫有促进作用，能抗肿瘤、降血脂、保肝、降血糖、降血压。半枝莲能抗肿瘤、抗病毒、促进细胞免疫功能。桑寄生有降压、抗心律失常、增加冠状动脉流量、改善冠状动脉循环、增强心肌收缩力、降低心肌耗氧、抑制血小板聚集、抗血栓形成、改善微循环、抗肿瘤等作用。骨碎补能促进骨损伤愈合、防止动脉斑块形成等作用。生山楂具有降血脂、降压、抗菌、改善胃肠功能、调节免疫等功效。金钱草可以排石、抗炎和免疫抑制。海金砂能利尿排石、利胆、抗菌。

【用方经验】①莫氏认为肾中阴阳的变化对人体有较大的影响，在疾病发展过程中常起到重要的作用。膀胱癌术后，头昏，睡眠不佳，腰酸腿软，皆与其肾气不足有关，善补肾气当与阴中求阳，因如先补阳气，易出现"阳不盛其阴，则五脏气争，九窍不通"。反而加重病情，故补肾气以滋阴为先，而佐以当参芪益气健脾，益气与补阴相结合，善补阳者，必于阴中求阳，则阳得阴助而生化无穷；善补阴者，必于阳中求阴，则阴得阳升而泉源不竭。使得阴阳得以内守外使，达到阴平阳秘，精神乃治。②莫氏临床中累积肾脏之时，常表现为虚证，故主要治则为补肾法。补肾法是根据肾的生理病理，运用中医阴阳，气血辨证方法，来审其阴虚、阳虚、气虚、血虚（精血同源）或阴阳两虚等证，确立补气、补血、补阴、补阳四法，并选出各型代表方剂。如补肾阳用右归饮或桂附地黄丸，补肾阴用左归饮或六味地黄丸，补肾气用大补元煎及河车大造丸，补肾精选用龟鹿二仙胶或五子衍宗丸等，以此来调节机体的阴阳平衡，达到"阴平阳秘，精神乃治"的局面。

## 常德贵经验方

【组成】萆薢 15 g，益智 15 g，车前子 15 g，萹蓄 15 g，瞿麦 15 g，苍术 15 g，厚朴 15 g，木香 10 g，黄柏 10 g，木通 6 g，乌药 20 g，石菖蒲 20 g，生薏苡仁 30 g，白茅根 30 g，白花蛇舌草 30 g，蜈蚣 3 g。

【功效】温肾固下，行气和胃，兼以清热利湿，解毒祛瘀，通利水道。

【主治】膀胱癌术后化疗后之湿热、毒瘀壅盛，内蕴胃肠证。症见尿频、尿急、尿痛，尿无力，夜尿多，站立位有大便意，舌质红，苔黄腻微暗，脉沉细。

【加减】遗尿、尿频，加金樱子 12 g 固精缩尿、涩肠止泻，可与益智、乌药合用共固肾本；血尿，加仙鹤草 12 g 补虚止血，用于标本兼治；兼有热象者，加白花蛇舌草 25 g，半边莲 15 g 共奏解毒之效；湿热毒瘀胶结甚，需佐以血肉有情之蜈蚣 5 g，土鳖虫 10 g，活血通淋，琥珀 15 g 等增强攻毒祛瘀之力。

【方解】方中萆薢利湿而分清化浊，为君药。石菖蒲辛香苦温，化湿浊以助萆薢之力，兼可祛膀胱虚寒，用以为臣，石菖蒲能温肠胃，肠胃既温，则膀胱之虚寒小便不禁自止，二药相伍，以祛湿浊为主。佐入益智、乌药温肾散寒，益智能补肾助阳，且性兼收涩，故用之温暖脾肾，缩尿止遗；乌药温肾散寒，除膀胱冷气，治小便频数。综观全方，利湿化浊以治其标，温暖下元以固其本，适应膀胱癌"本虚"的病机。

【注意事项】实证慎用。

【现代研究】萆薢对尿路感染的致病菌大肠埃希菌和变形杆菌具有较强的抗菌作用，并且对小鼠单核巨噬系统的功能有明显的促进作用。石菖蒲主要含挥发油、氨基酸、糖类、脂肪酸、无机元素等化学成分，具有免疫、抑菌、抗肿瘤、抗突变等药理作用。益智具有镇痛作用和提高小白鼠常压下耐缺氧存活时间。乌药含丰富的呋喃倍半萜及其内酯、黄酮、挥发油、异喹啉生物碱等，具有抗病毒、抑菌、抗肿瘤、调节消化道、兴奋心肌、改善中枢神经系统功能、抗炎镇痛、防治糖尿病肾病、保护肝脏、调节凝血功能等药理作用。车前子具有利尿、抗衰老、缓泻、降眼压的功效。萹蓄、瞿麦能利尿。苍术具有抗溃疡、抗炎、抗心律失常等作用。厚朴能抑菌、降压、调节肠管运动及预防胃溃疡。木香可以保护胃黏膜、抗菌、抑制呼吸。黄柏有抗菌、抗真菌、镇咳、降压、增强免疫功能、抗溃疡等功效。木通有利尿、抗菌等作用。生薏苡仁具有解热、镇静、镇痛等作用。白茅根有利尿、止血、抗菌作用。白花蛇舌草能抗肿瘤、抗菌消炎、保肝利胆。蜈蚣能降低血黏度、镇痛、抗炎。

【用方经验】常教授治疗膀胱癌始终抓住"本虚"这个根本，遵守"治病必求其本"这个大法，益气扶正、温肾固下以治本，同时兼顾"湿热""毒瘀"的变化，临床在辨证论治的基础上，合用八正散、丹溪萆薢分清饮等加减治疗，在病程发展变化过程中，攻补之法随正邪变化而各有偏重。膀胱癌初期以"湿热""毒瘀"邪盛标实为主，治法以清热利湿、解毒祛瘀为主，兼固肾本；后期以本虚为主，治法以益气扶正、温肾固本为主，兼以祛邪。

# 裘沛然经验方

【组成】党参18 g，白术18 g，莪术18 g，炙龟甲30 g，大熟地黄30 g，白花蛇舌草30 g，半枝莲30 g，黄芪30 g，黄柏15 g，山茱萸15 g，枸杞子15 g，藿梗15 g，紫苏梗15 g，夏枯草15 g，炙甘草15 g，西红花（后下）1 g，霍山石斛3 g，焦山楂12 g，焦神曲12 g。

【功效】补益脾肾、清热化瘀。

【主治】膀胱癌激光术后化疗后证属脾肾两虚、瘀毒内蕴。症见腹部疼痛，盆腔部位酸楚，伴尿频、尿急，舌黯红，苔薄，脉濡软。

【加减】如湿热内蕴甚者，可加用漏芦9 g、生大黄10 g、白蔹9 g、猪苓10 g、茯苓15 g等。阳虚明显者，加炮附子9 g、干姜10 g、肉桂5 g、仙茅10 g等。扶正方面，酌加党参15 g、黄芪20 g、沙参15 g、天冬10 g、平地木10 g、黄精10 g、大枣10 g、制鳖甲15 g等。抗癌方面，酌加猪苓10 g、半枝莲10 g等。

【方解】方中秉承动静结合、补中寓通的治疗原则，党参、白术、黄芪、山茱萸、枸杞子、熟地黄、龟甲补气健脾、益气养阴为主，佐以西红花、霍山石斛、紫苏梗、焦山

楂、焦神曲等活血行气、开胃醒脾，黄柏、夏枯草以防温补太过，白花蛇舌草、半枝莲以防癌瘤复发。

【注意事项】早期湿热蕴毒较甚者不宜使用。

【现代研究】党参含化学成分主要有苯丙素类、聚炔类、萜及三萜皂苷类、生物碱、倍半萜内酯、甾醇、香豆素等多种类型的化学成分，具有抗炎、免疫调节以及抗肿瘤、抗缺氧、抗辐射、活性保护胃黏膜屏障、增加前列腺素含量和胃血流量、抑制胃肠运动和胃酸分泌的作用。白术主要含挥发油、白术内酯、白术多糖、苷类、氨基酸等成分，具有健脾益气、燥湿利水、抗炎抗肿瘤等作用。黄芪具有和清的抗氧化，增强免疫，抗炎等作用，可以改善机体对抗原的清除力，促进肾小球基底膜的修复。西红花苷具有明显的抗癌抑癌作用，对人类膀胱癌细胞株T24细胞体内外均呈现明显的抗肿瘤作用，其作用机制可能是改变肿瘤细胞生长周期，诱导肿瘤细胞的凋亡。莪术具有抗肿瘤、抗炎、抗菌、抗血小板聚集等作用。炙龟甲有增强免疫、抗肿瘤等作用。大熟地黄能促进骨髓造血、抗血栓形成、调节免疫、降压、抗氧化。白花蛇舌草有抗肿瘤、抗菌消炎、保肝利胆等作用。半枝莲能抗肿瘤、抗病毒、促进细胞免疫功能。黄柏有抗菌、抗真菌、镇咳、降压、增强免疫功能、抗溃疡等功效。山茱萸能降血糖、抗菌、抗休克、抑制血小板聚集、抗肿瘤。枸杞子对免疫有促进作用，能抗肿瘤、降血脂、保肝、降血糖、降血压。藿梗能抗真菌、镇痛、镇吐、解痉。夏枯草能抗炎、免疫抑制、降血糖，有一定的毒性。炙甘草有抗炎、抗过敏、抗心律失常、抗病原微生物、抗氧化、抗肿瘤和抗衰老等作用。霍山石斛可以抗肿瘤、降血糖、调节免疫。焦山楂具有降血脂、降压、抗菌、改善胃肠功能、调节免疫等功效。焦神曲能止呕、增加食欲、促进代谢。

【用方经验】裘老认为膀胱癌位在膀胱，与脾肾相关，脾肾亏虚、湿热瘀毒积聚膀胱是主要病因病机。早期为湿热内蕴，阻碍气机，瘀毒内结，进而发展为肾虚，膀胱气化

不利，水湿不化，而呈现血尿及尿频、尿急等症。晚期则表现为阴阳两虚兼瘀毒内阻证。在疾病的中晚期，虚实夹杂，正虚与邪实并见，裘老采取补肾健脾、益气养阴消癥法徐图之。

## 潘澄濂经验方

【组成】熟地黄18 g，赤小豆18 g，菟丝子15 g，霹雳果15 g，补骨脂12 g，茯苓12 g，鹿角片6 g，陈皮6 g，牛膝9 g，当归9 g，白毛藤30 g，大枣6枚。

【功效】补益脾肾，温阳化气。

【主治】膀胱癌精不化气，肾阳虚损证。症见面色苍白，形瘦神疲，头目眩晕，腰酸跗肿，溲后遗沥，舌质淡，苔白腻，脉象细弱。

【加减】血虚不足可选用熟地黄20 g、首乌15 g、鸡血藤15 g、当归10 g、黄精10 g；滋阴药物可选用鳖甲15 g、龟甲15 g、地黄20 g、天冬12 g、石斛10 g、女贞子10 g。

【方解】方中熟地黄补肾填精，滋阴补血。《本草纲目》称熟地黄："填骨髓，长肌肉，生精血。补五脏内伤不足，通血脉，利耳目，黑须发，男子五劳七伤，女子伤中胞漏，经候不调，胎产百病。"菟丝子、补骨脂、鹿角片温补肾阳，益气生精；霹雳果、赤小豆清热解毒，消肿抗癌。《本草再新》称

赤小豆："清热和血，利水通经，宽肠理气。"茯苓、怀牛膝、当归、大枣健脾益气养血；陈皮行气化痰，使补而不滞。

【注意事项】尿多之人不宜使用此方，主要是由于赤小豆具有利水的功能。

【现代研究】地黄可以抗衰老、免疫调节、抗肿瘤、降血糖。赤小豆能抑菌。菟丝子具有解热、抗疟、催吐的作用。补骨脂能抗癌、抑菌、抗排斥、升白细胞。茯苓具有增强免疫、抑瘤、抗炎、利尿等功效。陈皮能扩张血管、抗炎、抗溃疡等。牛膝具有抗炎、镇痛、抗衰老抗肿瘤、降血脂等作用。当归具有增加冠状动脉流量、降血脂抗血栓、调节免疫、抗炎、平喘的功效。

【用方经验】潘老指出：中医治疗恶性肿瘤不外乎攻邪与扶正两种方法，在与西药化疗结合治疗过程中，则应以扶正为主。然在临床上，往往习惯于加用一些有抗肿瘤作用和改善症状的中草药。由于目前临床所常用的治疗肿瘤的中草药，大部分未作过有效成份的分析与药理实验，很可能有我们认为是扶正药，而实际上是具有抗肿瘤作用；也有可能我们认为是有抗肿瘤作用的一些药物，而实际上具有扶正的功能的。这些情况已有发现。因此潘老认为在应用扶正法时，对那些毒性较大而有明显抑制造血功能的中草药，还应尽量避免，以免影响扶正药的作用。

# 第三节　前列腺癌

疾病概述：前列腺癌就是发生于男性前列腺组织中的恶性肿瘤，是前列腺腺泡细胞异常无序生长的结果。前列腺癌的发病率具有明显的地理和种族差异。在欧美等发达国家和地区，它是男性最常见的恶性肿瘤，其死亡率居各种癌症的第二位；在亚洲，其发病率低于西方国家，但近年来呈迅速上升趋势。前列腺癌的确切病因至今尚未明确，可能与基因的改变相关。前列腺癌起病较为隐匿，生长较为缓慢，早期前列腺癌可无任何

预兆症状，仅仅是筛查时发现血清PSA值升高和/或直肠指检发现前列腺异常改变。而一旦出现症状，常属较晚期的进展性前列腺癌。临床常见的表现有：进行性排尿困难（尿流变细、尿流偏歪、尿流分叉或尿程延长）、尿频、尿急、尿痛、尿意不尽感等，严重时尿滴沥及发生尿潴留。对于晚期进展期前列腺癌，可出现体重减轻、全身疼痛等症状。预后与分期有关，A期：5年生存率90％～95％；B期：5年生存率60％～70％；C期：

5 年生存率 30%～40%；D 期：10 年生存率低于 10%。中医学认为本病属"尿血""癃闭""血淋"等范畴。本病为长期受毒邪侵袭而致脾肾两亏或身体素虚，脾肾不足。脾主运化，肾主气化，运化失司，气化不利，则水湿内停，湿邪内停日久而生热，湿热下注于膀胱，而致尿频、尿急、尿痛。热灼络脉，迫血妄行，或气虚摄血无力而致血离经脉发为血淋、溺血。瘀血不去，新血不生，瘀热交搏，渐化为毒，毒热交织，腐蚀肌肉，致发热、贫血、衰竭之征象。

# 孙桂芝经验方

【组成】生薏苡仁 15 g，太子参 15 g，重楼 15 g，半边莲 15 g，土茯苓 30 g，生白术 30 g，萹蓄 10 g，滑石 10 g，瞿麦 10 g，车前子 10 g，小蓟 10 g，栀子 10 g，麦冬 10 g，五味子 10 g，何首乌 10 g，枸杞子 10 g，骨碎补 10 g，续断 10 g，小茴香 10 g，荔枝核 10 g，乌药 10 g，合欢皮 10 g，酸枣仁 10 g，生甘草 10 g。

【功效】清利湿热，行气扶正。

【主治】前列腺癌之湿热蕴结证。症见小便滴沥，小便浊，小便有热感，下腹部胀痛不舒，时有烦躁或燥热，大便偏干，纳食可，睡眠差，舌苔黄腻，脉滑数。

【加减】前列腺肥大，小便不畅者，予灵芝 10 g、白果 9 g、桃仁 6 g；四肢酸软无力，关节行动不利，予牛膝 10 g、杜仲 10 g、补骨脂 10 g；若有指尖、趾尖麻木，则另加桂枝尖少许；肺转移者，予百合 12 g、僵蚕 10 g、鼠妇 6 g、九香虫 9 g、金荞麦 20 g；肝转移者，予预知子 15 g、凌霄花 9 g、炮穿山甲 9 g、鳖甲 15 g、龟甲 15 g；骨转移者，予鹿衔草 20 g、补骨脂 10 g、骨碎补 9 g、续断 10 g；骨转移疼痛者，予萆薢 10 g、细辛 3 g、延胡索 10 g；下腹部、会阴部疼痛者，予小茴香 9 g、乌药 10 g、荔枝核 9 g、马钱子 0.5 g；胁痛者，予柴胡 10 g、郁金 10 g。前列腺癌患者摘除睾丸去势治疗，或是用激素行化学去势治疗，导致机体功能低下，冲任不调，气血逆乱，予仙茅 10 g、淫羊藿 10 g、

熟地黄 20 g、枸杞子 10 g、地骨皮 10 g、乌药 10 g、香附 10 g 等调理阴阳平衡、气血顺逆。

【方解】本病治疗应标本兼治，治标为主，予八正散加减，清热祛湿；以四君子汤健脾扶正，断生湿之源；以土茯苓易茯苓，取其清热、解毒、利湿之功；生白术易炒白术，取其润而不泻之性，并治大便干燥之证；骨碎补、续断强肾修骨，抗骨转移；麦冬、五味子、何首乌、枸杞子敛阴益肾；又以小茴香、荔枝核、乌药温通下腹气机，各药组合，发挥平调阴阳、理气和络之功，减轻激素紊乱所致症状；合欢皮、酸枣仁安神助眠；重楼、半枝莲解毒抗癌。

【注意事项】命门火衰之小便艰涩者忌用本方。

【现代研究】1. 生薏苡仁具有解热、镇静、镇痛等作用。太子参能提高免疫、延长寿命。半边莲有清热、消肿、抗肿瘤等作用。土茯苓有抗肿瘤、解毒功效。生白术对肠管活动有双向调节作用，还能保肝、利胆、利尿、降血糖、抗血凝、抗菌、抗肿瘤。萹蓄能利尿、抗菌、降压。滑石可以保护皮肤黏膜、抗菌。瞿麦具有利尿、降压功效。车前子有利尿、抗衰老、缓泻、降眼压的作用。小蓟可以兴奋心脏、升压、抗突变、抗菌。栀子的作用包括利胆、促进胰腺分泌、镇静、抗病原微生物、降血压、止血。麦冬能升白细胞、提高免疫功能、增加冠状动脉流量。五味子有抑制中枢、强心、兴奋呼吸、保肝等功效。何首乌能抗衰老、提高免疫、降血脂及抗动脉粥样硬化、保护心肌、保肝、抗菌。枸杞子对免疫有促进作用，能抗肿瘤、降血脂、保肝、降血糖、降血压。骨碎补能促进骨损伤愈合、防止动脉斑块形成。续断有抗维生素 E 缺乏、止血、镇痛等功效。小茴香可以抵抗胃溃疡、镇痛、抗菌、助消化。乌药能抗菌、抗病毒、兴奋心肌。合欢皮、酸枣仁有镇静、催眠、强心、扩张微血管、抗缺氧、增强免疫力等作用。甘草有抗炎、抗过敏、抗心律失常、抗病原微生物、抗氧化、抗肿瘤和抗衰老等作用。

2. 动物实验证实，八正散液灌胃大鼠尿液体外能有效抑制和灭活大肠埃希菌、金黄

色葡萄球菌、表皮葡萄球菌、变形杆菌，与左氧氟沙星合用，增加后者的抗菌效果稀释度。四君子汤有抗肿瘤的作用，其机制体现在诱导肿瘤细胞凋亡、抑制肿瘤细胞生长、调节机体免疫功能、增效减毒、增强机体抗氧化能力及延长荷瘤机体生存期等方面。现代研究证实骨碎补通过类激素样作用促骨髓间充质干细胞和骨髓基质细胞增殖、分化为成骨细胞，促进成骨细胞增殖，抗骨质疏松，骨碎补提取物显著促进骨愈合。目前有报道续断对成骨细胞增殖、骨损伤、骨质疏松、抗炎抗过敏和免疫功能等方面具有影响。

【用方经验】前列腺癌患者多为老年患者，除了前列腺癌外，多伴有其他脏器或系统的疾病，会有各种各样的兼证。在辨证与辨病相结合，集中力量治疗前列腺癌的同时，对其他疾病予以兼顾，这样才能最大限度地提高整体疗效。

## 谷铭三经验方

【组成】土茯苓、三棱、莪术、半枝莲、白花蛇舌草、蛇莓、鱼腥草。

【功效】祛瘀散结，清热利湿，败毒抗癌。

【主治】前列腺癌。症见下腹、会阴疼痛，小便淋漓或尿闭。

【加减】伴有小便频急涩痛，或尿道灼热，口苦而黏，舌红苔黄腻，脉数者加木通6 g、车前子10 g、萹蓄10 g、瞿麦10 g、大黄10 g、滑石15 g、竹叶10 g等；病久伴有小腹坠胀满痛，小便淋漓不尽，面色㿠白，舌质淡，脉虚弱无力等虚证时加黄芪20 g、白术10 g、陈皮10 g、升麻9 g、党参15 g、当归10 g、生薏苡仁20 g、茯苓15 g等；前列腺癌伴有小便急、短、涩、痛，尿有血块，剧痛心烦，舌红苔黄，脉滑数者加小蓟10 g、生地黄15 g、木通6 g、竹叶10 g、滑石15 g、三七粉3 g等；伴有尿痛，余沥不甚重，尿血，腰酸腿软，倦怠乏力，舌淡红，少苔，脉细数者加生地黄15 g、知母10 g、黄柏10 g、阿胶10 g、山药15 g、山茱萸10 g、茯苓15 g、杜仲10 g、狗脊10 g等；前列腺癌伴

有腰痛明显者加杜仲10 g、续断10 g、鹿角胶6 g、山药15 g、当归10 g等。

【方解】方中土茯苓甘淡平，具有解毒除湿功效，由于此药有较强的败毒散结功能，因此对前列腺癌表现有尿频、尿急、涩痛症状者，有较好疗效。配伍三棱、莪术可清利湿热，散下焦瘀血，行气止痛，配半枝莲、白花蛇舌草、蛇莓、鱼腥草，不仅可增强清热利湿通淋功效，还有败毒抗癌的作用，对抑制前列腺癌的发展有良效。

【注意事项】血尿甚者忌用。

【现代研究】方中土茯苓含多种化学成分，有糖类、有机酸类、苯丙素类、黄酮和黄酮苷类、甾醇类、皂苷类及挥发油等，从土茯苓中提取分离得到的落新妇苷有利尿和镇痛作用，土茯苓水煎剂能明显拮抗实验动物中毒性肝坏死后肝酶谱升高，土茯苓皂苷对体外培养的艾氏腹水癌等部分肿瘤细胞株具有一定的细胞毒性。三棱、莪术都具有抗血栓形成、升高白细胞、抗肿瘤的作用。此外，莪术还有抑菌抗炎、调节免疫功能、保肝、增加动脉血流量、抗早孕等作用。而三棱的水煎剂可使离体兔肠管收缩力增强；在血液流变学方面，本品可使家兔的全血黏度明显下降、红细胞压积降低；且三棱还有较强的镇痛作用。半枝莲能抗肿瘤、抗病毒、促进细胞免疫功能。白花蛇舌草有抗肿瘤、抗菌消炎、保肝利胆等作用。鱼腥草有提高免疫力、抗菌、抗病毒、利尿、防辐射、提高免疫力、抗肿瘤、抗炎等作用。

【用方经验】谷铭三主任医师认为前列腺癌是由于老年肾气亏损，膀胱气化不利，湿热蕴结下焦，瘀血郁滞于精室而成，病机为湿热蕴结，痰瘀毒聚。脏腑虚损失调主要涉及脾与肾的亏虚；邪气结聚凝积主要涉及湿热、瘀滞、痰湿、邪毒。毒聚下焦，可见下腹、会阴疼痛，小便淋漓或尿闭。谷氏采用了基本方为主随症加减或采用分型论治的方法，祛瘀散结、清热利湿为先，标本兼顾。肾虚肝郁，气滞血瘀，瘀热互结，湿热流注下焦是前列腺癌的主要病机。此外，古老临床常以大剂量土茯苓治疗本病。

## 刘嘉湘经验方

【组成】石见穿 30 g，骨碎补 30 g，淫羊藿 30 g，土茯苓 30 g，生薏苡仁 30 g，地龙 30 g，肉苁蓉 30 g，生地黄 15 g，熟地黄 15 g，茯苓 15 g，蜀羊泉 15 g，龙葵 15 g，夏枯草 15 g，桑寄生 15 g，郁金 15 g，知母 12 g，制鳖甲 12 g，炙穿山甲 12 g，黄柏 9 g，山茱萸 9 g，乌药 9 g，仙茅 9 g，当归 9 g。

【功效】滋阴温肾，化瘀解毒。

【主治】前列腺癌骨转移肾精亏虚，痰毒内蕴化热，络脉瘀阻之证。症见髋部及腿痛明显，口干，脉弦滑，尺弱，舌苔薄，质暗红。

【加减】痰热象明显，加川牛膝 10 g 以祛风湿、通经活血、引药下行。

【方解】方以知柏地黄丸合二仙汤基础方，方中生地黄、熟地黄、山茱萸、鳖甲滋阴补肾；骨碎补、淫羊藿、仙茅、肉苁蓉、桑寄生温阳补肾；茯苓、生薏苡仁健脾以实后天之本；知母、黄柏清泻虚热，兼制温阳药物之热性；土茯苓、石见穿、蜀羊泉、龙葵、夏枯草清热解毒，化痰散结；穿山甲、乌药、郁金、当归、地龙等行气活血、通络止痛。

【注意事项】虚寒证忌用。

【现代研究】石见穿能消炎、镇痛。骨碎补可以促进骨损伤愈合、防止动脉斑块形成等作用淫羊藿能降压、降血脂、抗疲劳、抗肿瘤。土茯苓有抗肿瘤、解毒的作用。生薏苡仁具有解热、镇静、镇痛等功效。地龙有溶栓和抗凝、抗心律失常、降压、抗惊厥、镇静、解热、抗肿瘤、平喘等作用。肉苁蓉能抗衰老、调节内分泌、促进代谢、调节免疫、促进脱氧核糖核酸合成。地黄可以抗衰老、免疫调节、抗肿瘤、降血糖。茯苓具有增强免疫、抑瘤、抗炎、利尿等功效。龙葵有抗肿瘤作用。夏枯草能抗炎、免疫抑制、降血糖，有一定的毒性。桑寄生有降压、抗心律失常、增加冠状动脉流量、改善冠状动脉循环、增强心肌收缩力、降低心肌耗氧、抑制血小板聚集、抗血栓形成、改善微循环、

抗肿瘤等作用。郁金能降血脂、镇痛、保护肝细胞、抗炎。知母具有抗病原微生物、解热、降血糖、抗肿瘤等功效。鳖甲有抗肝纤维化、增强免疫、抗肿瘤、抗疲劳的作用。穿山甲具有降低血液黏度、抗炎、抗缺氧等作用。黄柏有抗菌、抗真菌、镇咳、降压、增强免疫功能、抗溃疡等功效。山茱萸能降血糖、抗菌、抗休克、抑制血小板聚集、抗肿瘤。乌药具有抗菌、抗病毒、兴奋心肌的作用。仙茅能调节免疫、抗氧化、保肝、抗高血糖、补肾壮阳和抗骨质疏松。当归有双向调节子宫平滑肌、抗心律失常、降血脂、抗动脉粥样硬化、抑制血小板聚集、刺激造血、抗炎、抗菌等作用。

【用方经验】刘氏认为前列腺癌的发生与中医的肾气亏损、阴阳失调密切相关，肾虚不能主骨生髓，邪毒易乘虚侵袭骨骼，蚀骨淫筋，导致气滞血瘀、经络受阻，口干，脉弦滑，尺弱，舌苔薄，质暗红均为肾虚有瘀表现。由于癌毒内蕴、气机受阻、气滞血瘀，即"不通则痛"，或由于正气亏损、气血虚弱、肾精亏虚、经脉失养，即"不荣则痛"，导致髋部及腿痛。中医治疗癌痛可以通过内服和外用达到缓解、消除疼痛的目的，内服之药以辨证为主，分为气滞湿阻、瘀毒内蕴、气血不足、肾精亏虚等证型。可配合中成药（如新癀片）一起使用，加强止痛效果。外敷可选择蟾乌巴布膏贴于痛处。

## 李辅仁经验方

【组成】生地黄 15 g，熟地黄 15 g，山茱萸 12 g，女贞子 12 g，黄精 10 g，菟丝子 12 g，枸杞子 12 g，地骨皮 10 g，茯苓 15 g，杭白芍 15 g，浮小麦 30 g，泽泻 10 g，甘草 3 g。

【功效】滋补肾阴，调整阴阳，平和气血。

【主治】前列腺癌睾丸摘除术后，症见阵发潮热，烘然汗出，失眠烦躁，头晕腰酸，阳痿等。

【加减】肝肾阴虚型可见口干咽燥，大便干结，舌质红瘦、苔少有裂纹，脉细弦。治

肿瘤科国医圣手时方

宜滋补肝肾，养阴清热。基本方加知母、黄柏各10 g；若口干者加玄参15 g、麦冬10 g；便结者加瓜蒌15 g、火麻仁15 g；潮热汗出甚者加白薇15 g；夜眠难安者加酸枣仁15 g；双目干涩者加菊花9 g、决明子10 g；烦躁易怒者加龙胆6 g、石菖蒲10 g；头晕耳鸣者加天麻10 g、珍珠母20 g；脾肾阳虚型除潮热汗出等症外，还可见神倦乏力，腰酸腿软，下肢浮肿，舌质淡胖，苔白，脉沉细，治宜健脾补肾，温阳化气，基本方去地骨皮，加生黄芪、白术各15 g；若腰酸腿软者加牛膝10 g、续断10 g；下肢浮肿者茯苓改茯苓皮15 g，加猪苓10 g、生薏苡仁20 g；心悸气短者加党参15 g、五味子6 g；头晕眼花者加川芎10 g、天麻10 g；纳少便溏者去生地黄，加炒薏苡仁20 g、焦神曲15 g；脘腹胀满者加陈皮10 g、香附10 g；大便不畅者加肉苁蓉10 g；此外，还有伴发症状的加减，若兼见胸闷胸痛，舌质紫暗，或有瘀斑、瘀点等心血瘀阻证者，基本方加丹参10 g、川芎10 g、紫苏梗10 g；若兼见咳嗽痰多，呕恶食少，舌苔厚腻，脉滑等痰浊困阻证者，基本方加半夏9 g、橘红9 g、陈皮10 g；若兼见两胁胀满，郁闷不舒，脉弦等肝郁气滞证者，基本方加醋柴胡10 g、佛手10 g、香附10 g、郁金10 g。

【方解】方中生熟地黄、山茱萸、泽泻取六味地黄之意，以滋补肾阴，女贞子、黄精、菟丝子、枸杞子、地骨皮均为清热滋补肾阴之品，茯苓、杭白芍等健脾和胃，取其后天滋养先天之意。

【注意事项】实热证忌用。

【现代研究】研究表明，女贞子具有抗肿瘤、护肝、调节免疫功能、抗衰老、抗炎和降血脂等多重药理作用。黄精与黄精多糖具有抗衰老、降血糖、降血脂、防动脉粥样硬化、提高和改善记忆、抗肿瘤、调节免疫、抗炎、抗病毒等广泛的作用。近年实验研究发现菟丝子对生殖系统、骨代谢、抗衰老、免疫系统等多方面均有药理作用。地骨皮为茄科落叶灌木枸杞或宁夏枸杞的干燥根皮，含有生物碱类、有机酸类、黄酮类等多种活性成分，并且现代药理学研究表明地骨皮及

其提取物具有降血糖、免疫调节、抗自由基等多种作用。

【用方经验】①李老认为前列腺癌患者下元亏虚，天癸渐竭，正气不足。或因劳倦，或因饮食，或因思虑，导致气血凝滞，湿浊下注，日久酿成癌瘤，呈本虚标实之证。行双侧睾丸摘除术后，虽然癌瘤得以控制，但肾之精气骤然衰减，天癸枯竭，冲任二脉空虚，致气血失和，阴阳失调，脏腑功能紊乱，故而出现了一系列症状，其中潮热、汗出为其典型表现。辨治本病，着重一个"虚"字，从补肾入手，调整阴阳，平和气血。②前列腺癌双侧睾丸摘除术是去雄激素疗法中最有效、副作用最小的西医治疗方法。但双侧睾丸摘除术后，体内雄激素水平骤然下降，垂体促性腺激素水平升高，引起体内内分泌失调、紊乱，出现一系列症状。对此现代医学尚无特殊治疗，李老基本方加减对改善此类症状颇有疗效。

## 凌昌全经验方

【组成】生地黄30 g，山茱萸10 g，牡丹皮12 g，山药9 g，泽泻12 g，茯苓皮15 g，麦冬15 g，石见穿30 g，猫人参30 g，生薏苡仁30 g，木馒头15 g，车前子30 g，鸡内金12 g，焦麦芽12 g，焦山楂12 g，焦神曲12 g。

【功效】养阴清热，佐以抗癌杀毒。

【主治】癌毒走窜，肺阴耗损兼有膀胱湿热之前列腺癌。症见夜间喉痒，干咳，偶有胸痛，纳平，夜寐少，间或小溲味重，二便调，舌淡，苔白腻，脉弦。

【加减】面色潮红，无心烦热，舌质红，脉细数者加知母、黄柏；面色少华，畏寒怯冷，四肢欠温，舌质淡，苔薄白，脉沉细者加附子、桂枝，或加鹿角粉；发热者加蒲公英、黄柏、大黄等，同时服用养阴清肺口服液。

【方解】本方所治之证因癌毒走窜，肺阴耗损兼有膀胱湿热所致。癌毒走窜，故见夜间喉痒；肺阴耗损，见干咳、偶有胸痛；膀胱湿热，故见小溲味重。治以养阴清热，佐

以抗癌杀毒。方中以六味地黄汤扶正祛瘀；猫人参、石见穿、木馒头抗癌解毒，麦冬益气养阴，其中石见穿味苦辛，性平，其苦能泻热以解毒，辛能散结以破瘀，为活血化瘀，散结止痛之良品；猫人参味苦、涩，性凉，有清热解毒；消肿之功效，此处二者配对合用，加强清热解毒功效。佐以生薏苡仁、车前子利湿通淋。考虑患者中气不足，气血衰弱，不耐重剂攻伐，给予鸡内金、焦三仙，健脾、助运，以防脾胃失健，不能运化水谷津液，痰湿内生。诸药并用以补肾扶正，解毒祛瘀，消瘤散结。

【注意事项】根据急则治标，缓则治本的原则，实邪亢盛者慎用，据患者体质酌情增减抗肿瘤药物剂量。

【现代研究】可以抗衰老、免疫调节。抗肿瘤、降血糖。山茱萸能降血糖、抗菌、抗休克、抑制血小板聚集、抗肿瘤。牡丹皮具有保护心肌、解热、抗炎、抑菌、调节免疫、调脂等作用。山药有调节肠管运动、增强免疫功能、降血糖及抗氧化等作用。泽泻有降血脂、降压、利尿等作用。茯苓皮有利尿消肿作用。麦冬能升白细胞、提高免疫功能、增加冠状动脉流量。石见穿能消炎、镇痛。猫人参有抑菌、抗肿瘤等作用。生薏苡仁具有解热、镇静、镇痛等作用。木馒头有止痛、利尿、消炎等作用。车前子具有利尿、抗衰老、缓泻、降眼压的功效。鸡内金能促进胃酸分泌、增进胃和小肠蠕动及抗肿瘤。焦麦芽具有助消化、降血糖、抗真菌等作用。焦山楂具有降血脂、降压、抗菌、改善胃肠功能、调节免疫等功效。焦神曲有增加食欲、促进代谢等作用。

【用方经验】前列腺癌属于中医学"癃闭""癥瘕"范畴，多由于年老体虚，脏腑功能减退，特别是肾气虚衰，加上血脉瘀阻，邪毒内陷而成。凌老以解毒方为主治疗恶性肿瘤，一方面调整体内癌毒赖以滋生的内环境，驱除瘀血、水湿、热毒等"助纣为虐"的病理产物；另一方面予以遏制癌毒增生肆虐的中药，双管齐下，共同抑制癌毒的生长；同时重视心理疏导，通过言语鼓励与劝慰，激发患者与癌症做斗争的意志，增强其与癌魔抗争的信心，使患者保持开朗豁达的心胸，从而使人体气机调达舒畅，祛邪与扶正相得益彰，为长期生存、维持和提高生活质量，创造了条件。

## 谭新华经验方

【组成】熟地黄15 g，山茱萸12 g，茯苓10 g，牡丹皮10 g，泽泻10 g，山药12 g，灵脂（包）10 g，蒲黄（包）10 g，莪术10 g，重楼12 g，白花蛇舌草30 g，半枝莲30 g，土鳖虫10 g，龙葵15 g，黄芪15 g，白英15 g，墨旱莲15 g。

【功效】补肾扶正，解毒祛瘀，消瘤散结。

【主治】前列腺癌之正虚血瘀毒结证。症见小便细缓不畅，尿意频频而难出，夜尿频，小腹、会阴、腰骶部胀痛不适，面色少华，精神困倦，夜寐欠安，舌质黯红，苔薄黄，脉弦细。

【加减】面色潮红，五心烦热，舌质红，脉细数者加知母10 g，黄柏10 g；面色少华，畏寒怯冷，四肢欠温，舌质淡，苔薄白，脉沉细者加附子9 g，桂枝10 g，或加鹿角粉6 g；发热者加蒲公英20 g、黄柏10 g、大黄10 g等。

【方解】本方所治之证因正气亏虚，血瘀毒互结所致。正气亏虚，邪毒侵犯下焦，膀胱气化失司，故见小便细缓不畅，尿意频频而难出，夜尿频；瘀毒内结，阻止经络气血运行，不通则痛，故见小腹、会阴、腰骶部胀痛不适；正气亏虚，脾肾阳虚，故见面色少华，精神困倦，夜寐欠安。治以补肾扶正，解毒祛瘀，消瘤散结。方中含六味地黄汤和失笑散成分，两方合用扶正祛瘀；重楼、白英、白花蛇舌草、半枝莲、龙葵诸药清热解毒，消瘤散结；黄芪益气扶中，莪术活血祛瘀，软坚散结以增强失笑散活血祛瘀的作用。诸药并用以补肾扶正，解毒祛瘀，消瘤散结。

【注意事项】根据急则治标，缓则治本的原则，实邪亢盛者慎用。

【现代研究】方中熟地黄有补血、抗衰老等作用。茯苓能利尿、镇静、抗肿瘤、增强机体免疫力。牡丹皮抗炎、抑制血小板、中枢抑制、抗动脉粥样硬化、利尿、抗溃疡。泽泻有降脂、抗动脉粥样硬化、提高免疫力等作用。莪术能抗肿瘤、抗菌、升白细胞、保肝。重楼可以止咳、平喘、抗菌。黄芪有增强心肌收缩力、改善循环、提高机体免疫力等作用。半枝莲有抑制肿瘤增殖、抑菌、利尿、止咳、平喘等功效。白花蛇舌草能增强免疫力、增强肾上腺皮质功能、镇痛、镇静、催眠。土鳖虫有抗凝血、调脂作用。墨旱莲能抑菌、保肝、调节免疫、止血、抗肿瘤。

【用方经验】谭教授认为本病多由于年老体虚，脏腑功能减退，特别是肾气虚衰，加上血脉瘀阻，邪毒内陷而成，多属肾虚、血瘀、毒结所致，治疗上应以补肾、祛瘀、解毒为法，达到扶正而不留邪，祛邪而不伤正的目的。

# 第四节　睾丸肿瘤

疾病概述：睾丸肿瘤并不常见，仅占全身恶性肿瘤1%，常与损伤、激素及感染等相关。临床表现：睾丸无痛肿大，有沉重感；肿瘤转移或隐睾恶变，腹部可摸到包块。睾丸肿瘤的治疗原则：精原细胞瘤应行根治性睾丸切除术，术后放疗，晚期多用联化疗；胚胎癌和畸胎瘤应行根治性睾丸切除术及腹膜后淋巴清扫术，术后辅以放疗及多联化疗。其预后与恶性程度相关。中医学认为本病属"寒疝""水疝""筋疝""血疝"等范畴，其病位在外肾。病因多因先天不足、后天失调、痰毒胶结而成；其病机初期表现为痰浊凝结，痰气交阻之象；中后期则其形毕露，而痰瘀互结之象更显；病甚则正气受戕，阴虚火旺、气血两虚、阴阳两虚等证迭现。

## 孙桂芝经验方

【组成】知母10 g、炒黄柏10 g、生地黄10 g、熟地黄10 g、牡丹皮10 g、泽泻20 g、山茱萸10 g、山药10 g、炒柴胡10 g、黄芩10 g、茯苓10 g、炒白术15 g、女贞子15 g、墨旱莲10 g、天麻10 g、清半夏9 g、合欢皮30 g、炒酸枣仁30 g、炮穿山甲8 g、鳖甲10 g、牛膝10 g、炒杜仲10 g、白花蛇舌草30 g、生甘草10 g。

【功效】补益肝肾、软件散结，兼以清解下焦之毒。

【主治】精原细胞癌睾丸术后放化疗后肝肾两虚证。症见头晕，耳鸣，失眠，多梦，口苦咽干，腰膝酸软，脉沉细数，舌红苔薄黄。

【加减】脾气亏虚，运化无力，纳食不香，食后胀满，则加赭石20 g助脾胃降逆，鸡内金10 g助运化和中，生麦芽15 g助消食健胃。睾丸癌患者去势手术后，常因雄激素水平改变，导致阳虚不温，自觉畏寒无力，酌情予仙茅10 g、淫羊藿10 g调补体内阳精，配以墨旱莲10 g、女贞子10 g滋养阴精，共奏和阴调阳之功。发生转移者，当对转移的脏腑予以照顾，肺转移者予百合12 g、贝母10 g、桔梗10 g、僵蚕10 g平肺解毒抗癌；肝转移者，予鳖甲15 g、龟甲15 g、预知子15 g、凌霄花9 g软坚散结、疏郁通滞；骨转移者，予续断10 g、补骨脂10 g、骨碎补9 g强肾壮骨；淋巴结转移者，予炮穿山甲9 g、夏枯草10 g、鳖甲15 g解毒软坚散结。伴有前列腺肥大，小便不畅、小便滴沥者，则予灵芝10 g、桃仁6 g、白果9 g益气活络缩尿。睡眠欠佳者，予合欢皮10 g、酸枣仁15 g安神，若睡眠不实者，加珍珠母20 g、灵磁石20 g重镇助眠；头晕者，予半夏、白术、天麻汤或天麻钩藤汤加减。

【方解】本方以知柏地黄丸为基础方，方中熟地黄甘温滋腻、山茱萸酸收、山药性涩益脾。佐以泽泻配熟地宣泄肾浊，防其滋腻，牡丹皮配山茱萸凉肝火，茯苓配山药淡渗脾湿。用知母、黄柏清下焦之火，更防毒火内生。另加橘核、荔枝核、小茴香，破积行气、驱寒止痛，下焦得通，补益肝肾之力得固。

【注意事项】肝郁气滞实证及热毒湿结者忌用。

【现代研究】1. 知母能抗病原微生物、解热、降血糖、抗肿瘤等。黄柏有抗菌、镇咳、降压、增强免疫功能、抗溃疡等功效。地黄可以抗衰老、免疫调节、抗肿瘤、降血糖。牡丹皮具有保护心肌、解热、抗炎、抑菌、调节免疫、调脂等作用。泽泻有降血脂、降压、利尿等功效。山茱萸能降血糖、抗菌、抗休克、抑制血小板聚集、抗肿瘤。山药的作用包括助消化、提高免疫、降血糖、抗氧化等。柴胡能抗炎、解热、抗惊厥、镇静、镇咳、镇痛、护肝。黄芩具有抗炎、解热、抗惊厥、镇静、镇咳、镇痛、护肝的作用。茯苓具有增强免疫、抑瘤、抗炎、利尿等功效。白术对肠管活动有双向调节作用，还能保肝、利胆、利尿、降血糖、抗血凝、抗菌、抗肿瘤。女贞子有抗骨髓抑制、升白细胞、降血脂、护肝、抗炎等功效。墨旱莲能抑菌、保肝、免疫调节、抗诱变、止血。天麻具有镇静、镇痛、抗惊厥、降低血压作用。半夏能镇咳祛痰、抗肿瘤、抗早孕及致畸且有一定的毒性。酸枣仁有镇静催眠、强心、扩张微血管、抗缺氧、增强免疫力等作用。炮穿山甲可以降低血液黏度、抗炎、抗缺氧。鳖甲有抗肝纤维化、增强免疫、抗肿瘤、抗疲劳的功效。牛膝能促进蛋白质合成、抗炎镇痛、促进胃肠蠕动、抗生育。杜仲对免疫系统、内分泌系统、中枢神经系统、循环系统和泌尿系统都有不同程度的调节作用，能降压、抗肿瘤。白花蛇舌草有抗肿瘤、抗菌消炎、保肝利胆等作用。甘草有抗炎、抗过敏、抗心律失常、抗病原微生物、抗氧化、抗肿瘤和抗衰老等功效。

2. 实验研究证明：知柏地黄汤可能通过影响机体免疫应答，调节炎症因子 TNF-α 的表达水平和生精细胞凋亡，改善睾丸组织的病理变化和生精细胞超微结构。牡丹皮有降糖、调节免疫细胞的功能、抗氧化及降血脂作用。大量实验结果证实荔枝核主要的活性成分是荔枝核总皂苷和黄酮类化合物，且治

疗肝病、糖尿病、乳腺增生、肿瘤等药理作用显著，小茴香是有效的抗突变物质，由小茴香提取的植物聚多糖还有抗肿瘤作用，小茴香还具有显著的抑菌、调节胃肠功能、利尿、利胆、保肝、促肾及性激素样等作用。

【用方经验】①孙老认为肝经沿大腿内侧中线向上巡行，绕阴器，至小腹，所以肝经气血充盈、经脉通畅对睾丸生理、病理意义重大。肝与肾关系密切，在睾丸癌的发生中起重要的作用。肝肾亏虚多见于睾丸癌的中期，潮热、消瘦、头晕耳鸣、腰腿酸软、舌红少苔、脉细数均为阴虚内热表现。故治应补益肝肾、软坚散结，兼以清解下焦之毒。②经放疗、化疗，或处于中晚期的患者，除有肝肾不足外，多伴有身体羸弱，气血亏虚之证。孙教授认为睾丸癌的治法应着重于补肝肾、温下焦、散寒湿、破积气、和气血、通血脉、除恶毒。根据患者不同的病期和临证时具体证候不同，灵活选用。③睾丸癌的治疗需以整体观念的角度来论诊。在解决由于单一病机所致的睾丸癌主要证候时，还需兼顾其他症状，积极诊治，合理加减，使得全方发挥最大作用。

## 潘敏求经验方一

【组成】橘核30 g，海藻30 g，昆布30 g，桃仁10 g，厚朴15 g，枳实10 g，延胡索15 g，木香10 g，桂心10 g，白芍15 g，荔枝核10 g，夏枯草30 g，白芥子15 g，甘草5 g，制南星10 g，郁金10 g。

【功效】行气解郁，软坚散结。

【主治】肝郁痰凝型睾丸及附睾肿瘤。症见睾丸肿大，或有肿块，质硬，不痛或胀痛，下坠感，烦躁易怒，胁肋胸腹胀痛，痛处不定，脘闷纳呆，舌质暗红，舌体稍胖，舌苔厚腻，脉弦滑。

【加减】痰郁化热者，去制南星10 g，加胆南星10 g，法半夏10 g；兼湿热下注者，加黄柏10 g，苍术10 g，萹蓄10 g。

【方解】本方证病机为肝郁痰凝，治宜行气解郁，软坚散结，以橘核丸化裁组方主治。方中橘核、木香入厥阴气分而行气，桃仁、

肿瘤科国医圣手时方

延胡索入厥阴血分而活血；桂心能暖肾，补肾命之火，所以祛寒，郁金疏肝解郁；厚朴、枳实并能行结水而破宿品；昆布、海藻、荔枝核润下而软坚散结；制南星、夏枯草、白芥子化痰散结，白芍养阴柔肝，甘草调和诸药，配合成方，共奏行气活血，软坚散结之功。

【注意事项】该型患者应注意调畅情志，气血亏虚者慎用本方。

【现代研究】海藻可以抗肿瘤、抗凝血、增强免疫力。昆布有调节甲状腺功能、降血压、降血糖、降血脂和抗凝、抗放射等作用。桃仁有镇痛、抗炎、抗菌、抗过敏作用。厚朴能抑菌、降压、调节肠管运动及预防胃溃疡。枳实具有缓解肠痉挛、促进胆汁排泄、抗溃疡等作用。延胡索具有镇静、镇痛、催眠、增加冠状动脉血流量、提高耐缺氧能力、降血压、抗心律失常、抗溃疡等作用。木香能促进消化、抗菌、升压。桂心有壮阳、降血压、扩张血管、抗菌、升高白血球、抗肿瘤、抗溃疡等作用。白芍具有镇痛、解痉、抗炎、抗溃疡的作用。夏枯草能抗炎、免疫抑制、降血糖，有一定的毒性。白芥子有抗菌、刺激作用。甘草有抗炎、抗过敏、抗心律失常、抗病原微生物、抗氧化、抗肿瘤和抗衰老等作用。制南星有祛痰及抗惊厥、镇静、镇痛作用。郁金能降血脂、镇痛、保护肝细胞、抗炎等。

【用方经验】本病属于中医学"外肾""子肿""石疽""子痰"等范畴，其主要病因病机为先天不足，肝肾亏虚，气郁痰凝，瘀毒内结所致。对于肝郁痰凝型睾丸肿瘤，潘教授常予行气解郁，软坚散结为法，以橘核丸加减治疗，同时强调该型患者需调畅情志，保持心情愉快，则有益于病情稳定。

## 潘敏求经验方二

【组成】熟地黄15 g，牡丹皮10 g，山茱萸15 g，山药10 g，茯苓15 g，枸杞子15 g，女贞子10 g，黄精10 g，菟丝子15 g，杜仲10 g，桑椹10 g，败酱草15 g，生牡蛎（先煎）15 g，海藻30 g，昆布30 g，丹参15 g，全当归15 g，莪术10 g，桃仁10 g，蜈蚣（研末冲服）2 g。

【功效】滋补肝肾，活血软坚。

【主治】肝肾亏虚型睾丸或附睾肿瘤。症见睾丸肿块坚硬，坠胀不适，少腹胀痛，腰背酸痛，头晕，耳鸣，失眠多梦，口苦咽干，阳痿或遗精，消瘦，舌质淡红，苔薄白或稍黄，脉弦细数。

【加减】阴虚火旺者，加龟甲（先煎）10 g，鳖甲（先煎）15 g。

【方解】此为补阴之主方，补五藏之阴以纳于肾也。藏阴亏损，以熟地黄大滋肾阴，壮水之主以为君。用山茱萸之色赤入心，味酸入肝者，从左以纳于肾。山药之色白入肺，味甘入脾者，从右以纳于肾。又以牡丹皮清血分中热，则主血之心，藏血之肝，俱不为火所烁矣。以茯苓清气分之热，则饮食之精，由脾输肺以下降者，亦不为火所烁矣。夫然后四藏之真阴无所耗损，得以摄纳精液，归入肾藏，肾受诸藏之精液而藏之矣。从来团图看过，未识此方之元妙，至于此极。今将山茱萸、山药二味分看，一入心肝，一入肺脾，既极分明，而气味又融洽。将熟地黄、山茱萸、山药三味总看，既能五藏兼入，不致偏倚，又能将诸藏之气，尽行纳入肾藏，以为统摄藏阴之主，而不致两歧。至茯苓、牡丹皮与三补对看，其配合之妙，亦与三补同法。另予枸杞子、女贞子、黄精、菟丝子、杜仲滋补肝肾，桑椹、当归滋阴养血；配伍败酱草、生牡蛎、海藻、昆布、丹参、莪术、桃仁、蜈蚣等解毒、化痰、散结、抗癌之品。全方并用，共奏滋补肝肾，活血软坚之功。

【注意事项】该型患者应注意休息，慎房事。

【现代研究】熟地黄能促进骨髓造血、抗血栓形成、调节免疫、降压、抗氧化。牡丹皮具有保护心肌、解热、抗炎、抑菌、调节免疫、调脂等作用。山茱萸能降血糖、抗菌、抗休克、抑制血小板聚集、抗肿瘤。山药具有调节肠管运动、增强免疫功能、降血糖及抗氧化等作用。茯苓具有增强免疫、抑瘤、抗炎、利尿等功效。枸杞子对免疫有促进作用，能抗肿瘤、降血脂、保肝、降血糖、降血压。女贞子有抗骨髓抑制、升白细胞、降血脂、护肝、抗炎等功效。黄精能抗氧化、降血脂、调节免疫。菟丝子有壮阳、强心、降压、促进黄体功能等作用。杜仲对免疫系统、内分泌系统、中枢神经系统、循环系统和泌尿系统都有不同程度的调节作用，能降压、抗肿瘤。生牡蛎具有抗溃疡、护肝、增强免疫等功效。海藻可以抗肿瘤、抗凝血、增强免疫力等。昆布有调节甲状腺功能、降血压、降血糖、降血脂和抗凝、抗放射等作用。丹参有抗肿瘤、增强免疫力、抗病原微生物、清除自由基等的作用。当归有双向调节子宫平滑肌、抗心律失常、降血脂、抗动脉粥样硬化、抑制血小板聚集、刺激造血、抗炎、抗菌等作用。莪术能抗肿瘤、抗炎、抗菌、抗血小板聚集。桃仁有镇痛、抗炎、抗菌、抗过敏作用。蜈蚣能降低血黏度、镇痛、抗炎。

【用方经验】潘老认为睾丸癌的发生，乃因先天肾气不足，肝经湿热下注，或由情志不畅，恼怒伤肝，气滞寒凝，痰瘀互结所致。故其治疗以疏肝活络、活血化瘀、化痰软坚、滋补肝肾为基本法则。本方即为针对肝肾阴虚型睾丸癌，采用滋补肝肾为法，在补益的同时配合使用解毒抗癌之品，扶正而不忘祛邪。

## 散肿溃坚汤（潘敏求经验方）

【组成】柴胡10 g，昆布10 g，三棱10 g，莪术10 g，当归10 g，赤芍10 g，海藻15 g，桃仁10 g，夏枯草20 g，鳖甲（先煎）10 g，白花蛇舌草30 g。

【功效】活血化瘀，软坚散结。

【主治】瘀血内结型睾丸或附睾肿瘤。症见睾丸肿大，疼痛重坠，阴囊肤色青紫，少腹疼痛，面色晦暗，谵语烦渴，舌质紫暗或有瘀点瘀斑，苔薄白，脉涩。

【加减】疼痛较甚者，加延胡索10 g。

【方解】方中柴胡清热散结；昆布散痰溃坚；三棱、莪术破血行气；当归、赤芍润肝活血；海藻、鳖甲软坚散结；桃仁活血化瘀；夏枯草、白花蛇舌草清热解毒抗癌，配合成方，共奏活血化瘀，软坚散结之功。

【注意事项】有出血倾向者慎用。

【现代研究】柴胡能抗炎、解热、抗惊厥、镇静、镇咳、镇痛，护肝。昆布有调节甲状腺功能、降血压、降血糖、降血脂和抗凝、抗放射等作用。三棱有促进肠管蠕动、抑制血小板聚集作用。莪术具有抗肿瘤、抗炎、抗菌、抗血小板聚集等作用。当归有双向调节子宫平滑肌、抗心律失常、降血脂、抗动脉粥样硬化、抑制血小板聚集、刺激造血、抗炎、抗菌等作用。赤芍具有增加冠状动脉血流量、抗血栓、镇静、抗炎止痛、抗惊厥的功效。海藻可以抗肿瘤、抗凝血、增强免疫力等。桃仁有镇痛、抗炎、抗菌、抗过敏作用。夏枯草能抗炎、免疫抑制、降血糖，有一定的毒性。鳖甲有抗肝纤维化、增强免疫、抗肿瘤、抗疲劳的功效。白花蛇舌草能抗肿瘤、抗菌消炎、保肝利胆。

【用方经验】本病早期诊断甚为重要，凡出现瘀血内结症状时，病情多处在进展期，治疗上应加强活血化瘀力度，本方即针对瘀血内结型睾丸肿瘤，内服汤剂时可配合使用小金丹、知柏地黄丸等成药治疗。

# 第五节 阴茎癌

疾病概述：阴茎癌是男性生殖系统最常见的恶性肿瘤。由于国家、地区、民族、宗教和卫生习惯的不同，阴茎癌的发病率有明显的差异。阴茎癌主要发生于老年男性，患者年龄平均为60岁，年龄越大发病可能性越高，在约70岁时发病率达到最高。阴茎癌危险因素有卫生习惯不良、包皮垢、包茎和包皮过长，以上危险因素中至少有部分与感染人乳头瘤病毒（HPV）有关。另外，许多阴茎病变可能与阴茎癌发病相关，如阴茎白斑等。临床症状起初可以表现为龟头处充血的斑块，病灶还可以表现为包皮处久不愈合的溃疡。当肿瘤进展时，可以看到溃疡性的生长方式并侵蚀破坏周围的正常组织。这些病灶常常会发生感染，产生众多的恶臭脓液。阴茎癌的治疗以手术治疗为主，可以联合放疗、化疗、激光治疗等。阴茎癌是通过手术治疗即能获得较高治愈率的实体瘤之一。阴茎部分或全部切除术后，阴茎癌的局部复发率小于 10%，而保守治疗的复发率为 50%。中医学认为本病属"肾岩""肾头生疮""蜡烛花""风飘烛""包茎疮""肾癌翻花"等范畴。本病基本病因病机为：先天不足，肝肾素亏；忧思郁虑，相火内燔；下身不洁，湿火侵袭等导致肝肾阴虚，相火内灼，水不涵木，肝经血燥而脉空虚。足三阴之脉皆从足走腹，湿气先自下受，湿火之邪乘虚侵袭，结聚肝肾，遂成此恶疾。

## 潘敏求经验方一

【组成】龙胆 10 g，生地黄 12 g，车前子（布包）12 g，栀子 15 g，木通 10 g，车前草 15 g，黄柏 10 g，马鞭草 15 g，牛膝 10 g，白花蛇舌草 30 g，夏枯草 15 g，桃仁 10 g，半边莲 15 g。

【功效】清热利湿，解毒散结。

【主治】湿热下注型阴茎癌。症见龟头脓性或血性分泌物溢出，分泌物恶臭，局部肿块或有破溃，灼热疼痛，纳食减少，四肢困重，口渴不欲饮，小便疼痛，舌体肿大，舌质红，苔薄白腻或黄腻，脉弦数。

【加减】湿热伤阴者加知母 10 g。

【方解】本方证病机为湿热下注，治宜清热利湿，解毒散结，以龙胆泻肝汤为基础化裁组方主治。方中龙胆善泻肝胆之实火，并能清下焦之湿热为君，黄柏、栀子苦寒泻火，车前草、车前子、木通清利湿热，使湿热从小便而解，均为臣药；肝为藏血之脏，肝经有热则易伤阴血，故佐以生地黄滋阴清热；另予马鞭草、桃仁破血逐瘀，牛膝引血下行，白花蛇舌草、夏枯草、半边莲清热解毒抗癌；甘草调和诸药为使。配合成方，共奏清热利

湿，解毒散结之功。

【注意事项】本方药物多为苦寒之性，内服易伤脾胃，故对脾胃虚寒和阴虚阳亢之证不宜，或多服、久服皆非所宜。

【现代研究】龙胆能促进胃液和胃酸分泌、利胆和保肝、利尿、抗菌、镇痛、镇静。生地黄有清热、通便、止痛、止血等作用。车前子具有利尿、抗衰老、缓泻、降眼压的功效。栀子有利胆、促进胰腺分泌、镇静、抗病原微生物、降血压、止血等作用。木通能利尿、抗菌。黄柏有抗菌、抗真菌、镇咳、降压、增强免疫功能、抗溃疡等功效。马鞭草能抗炎止痛、镇咳。牛膝能促进蛋白质合成、抗炎镇痛、促进胃肠蠕动、抗生育。白花蛇舌草有抗肿瘤、抗菌消炎、保肝利胆等作用。夏枯草能抗炎、免疫抑制、降血糖，有一定的毒性。桃仁有镇痛、抗炎、抗菌、抗过敏作用。半边莲有清热、消肿、抗肿瘤等作用。

【用方经验】潘老治疗阴茎癌，常采用中药内服与外敷相结合，特别是中药外治法的应用，既提高用药的疗效，而且全身毒副反应轻微。对于湿热下注型阴茎癌，使用龙胆泻肝汤加减治疗，通过清泻肝经实热和清利下焦湿热，达到缓解症状的目的，可供临床参考。

## 潘敏求经验方二

【组成】党参 12 g，白术 10 g，茯苓 10 g，陈皮 10 克，菟丝子 15 克，金樱子 15 g，枸杞子 10 g，五味子 10 g，车前子（布包）15 g，薏苡仁 15 g，泽泻 15 g，牛膝 15 g，土茯苓 10 g，炮穿山甲（先煎）12 g，蜈蚣 10 g，墨旱莲 20 g。

【功效】补脾益肾，利湿解毒。

【主治】正虚蕴毒型阴茎癌。症见龟头肿块，破溃处有脓臭性分泌物，包皮内灼痛，头晕目眩，失眠多梦，纳呆，神疲，腿软无力，四肢浮肿，消瘦，舌质淡暗，舌体小或肿大有齿印，脉沉细无力。

【加减】脾气虚甚者，加黄芪 20 g、山药 15 g；血虚肾亏者，加当归 10 g、杜仲 12 g、

生地黄12 g。

【方解】本方证病机为正虚蕴毒，治宜补脾益肾，利湿解毒，以六君子汤合五子衍宗丸为基础化裁组方主治。方中党参、白术、茯苓健脾益气；陈皮理气健脾，燥湿化痰；金樱子固精，缩小便；菟丝子、枸杞子、五味子、牛膝、墨旱莲补肾益精，车前子、薏苡仁、泽泻淡渗利湿；土茯苓解毒除湿；炮穿山甲、蜈蚣散结通络。配合成方，共奏补脾益肾，利湿解毒之功。

【注意事项】本方攻补兼施，视患者体质酌情加减用量，同时应注意调畅情志。

【现代研究】党参能调节胃肠运动、抗溃疡、增强免疫功能，稳定机体内环境。白术对肠管活动有双向调节作用，还能保肝、利胆、利尿、降血糖、抗血凝、抗菌、抗肿瘤。茯苓具有增强免疫、抑瘤、抗炎、利尿等功效。陈皮具有扩张血管、抗炎、抗溃疡等作用。菟丝子具有解热、抗疟、催吐的作用。枸杞子对免疫有促进作用，能抗肿瘤、降血脂、保肝、降血糖、降血压。五味子有抑制中枢、强心、兴奋呼吸、保肝等功效。车前子具有利尿、抗衰老、缓泻、降眼压的功效。薏苡仁具有解热、镇静、镇痛等作用。泽泻有降血脂、降压、利尿等作用。牛膝能促进蛋白质合成、抗炎镇痛、促进胃肠蠕动、抗生育。土茯苓有抗肿瘤、解毒作用。炮穿山甲具有降低血液粘度、抗炎、抗缺氧等作用。蜈蚣能降低血黏度、镇痛、抗炎。墨旱莲有抑菌、保肝、免疫调节、抗诱变、止血等作用。

【用方经验】潘老临床上将阴茎癌可分为湿热下注型和正虚蕴毒型，对于正虚蕴毒型阴茎癌，潘老认为可使用六君子汤合五子衍宗丸加减治疗，既顾护正气，又不忘祛邪。

肿瘤科国医圣手时方

# 第五章 妇科肿瘤

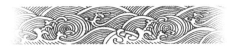

# 第一节 宫颈癌

疾病概述：宫颈癌是通常发生在宫颈阴道部或移行带的鳞状上皮细胞及颈管内膜的柱状上皮细胞交界处的恶性肿瘤。宫颈癌是全球妇女中仅次于乳腺癌和结直肠癌的第3个常见的恶性肿瘤，在发展中国家是仅次于乳腺癌居第2位常见的恶性肿瘤。2008年全球估计新发宫颈癌病例52.98万，死亡病例25.51万人，其中85%新发病例在发展中国家。宫颈癌是目前唯一一个病因明确的妇科恶性肿瘤，与高危型人乳头瘤病毒（HPV）的持续感染相关。其症状主要是阴道分泌物增多伴腥臭味，阴道不规则出血，部分患者伴腰、下腹痛或腿痛，有时伴有大便或小便症状。小细胞型、神经内分泌型和透明细胞型宫颈癌预后较差，低分化癌预后也差。中医学认为本病属于中医"带下""漏症""癥瘕"等范畴。基本病因病机为湿毒外侵，一般多由经行、产后损伤冲任，血室正开，胞脉空虚，风寒湿毒乘虚而入，瘀阻于胞宫，气郁湿困，瘀毒内结，血败内腐，而终成恶症。

## 邢子亨经验方

【组成】当归尾25 g，赤芍12 g，苍术12 g，土茯苓60 g，乳香10 g，没药10 g，金银花15 g，青木香10 g，炒槟榔10 g，生薏苡仁30 g，冬瓜子30 g，全蝎5 g，蜈蚣2条，车前子（布包煎）10 g，甘草6 g。

【功效】活血解毒、清利湿热。

【主治】宫颈癌之湿热结毒证。症见小腹下坠、憋胀、疼痛，有里急后重样感觉，去厕而无便，大便干，小便黄赤，精神萎靡，舌红苔薄黄，脉沉伏而数。

【加减】食欲不振加陈皮10 g、焦山楂12 g以和中健胃消食；下瘀血者加槐花12 g、重楼20 g以清湿热解毒。

【方解】本方治疗以活血解毒、清利湿热为主。方中当归尾、赤芍补血活血，土茯苓、金银花清热解毒；乳香、没药、青木香、炒槟榔、苍术行气止痛；生薏苡仁、冬瓜子、车前子清热利湿；全蝎、蜈蚣败毒抗癌；甘草调和诸药。

【注意事项】宫颈癌气阴亏虚者不宜此方。

【现代研究】赤芍具有增加冠状动脉血流量、抗血栓、镇静、抗炎止痛、抗惊厥的功效。没药能降脂、抗菌、促进肠蠕动。乳香有镇痛、消炎、升高白细胞、促进伤口愈合的功效。金银花抗病毒、解热、利胆、止血、降脂。苍术具有抗溃疡、抗炎、抗心律失常等作用。木香能促进消化、抗菌、升压。薏苡仁具有解热、镇静、镇痛等作用。槟榔的作用包括驱虫、抗菌、抗病毒。全蝎的作用包括抗惊厥、抗癫痫、抗肿瘤。蜈蚣具有抗惊厥、抗癫痫、降压、抗肿瘤、抗菌等作用。车前子具有利尿、抗衰老、缓泻、降眼压的功效。甘草有抗炎、抗过敏、抗心律失常、抗病原微生物、抗氧化、抗肿瘤和抗衰老等作用。

【用方经验】①宫颈癌有些症状属于"带下"范畴。带下病中有所谓五色带，带下恶臭，腰腹憋痛等。宫颈癌的病因，大体上可分为两种：一种是湿热结毒，一种是寒湿结毒。根据邢老多年临床经验，湿热结毒者居多，寒湿结毒者较少。寒湿或湿热之毒久留下焦，渐渐侵蚀组织而扩大其组织病灶，甚至影响全身生理功能而成恶化症状，所以宫颈癌对生命之危害较带下症为严重，治疗失当每有死亡之危。②治疗方法，首当清除其病因，逐步调整生理功能，改变病理现象，在扶正祛邪之基础上各随其症状而治疗。湿热结毒者，以清热利湿解毒为主；寒湿结毒者，以除湿祛寒化毒为主。祛邪勿伤正气，补正防其助邪，使邪毒消除而正气渐复，正气能起抗邪之作用，则邪毒不可滞留而作祟，庶可以收痊愈不复之效。③邢老认为，辨治之时，首先注意病因，风寒热湿淫邪都可以留结下焦而不去。冲任虚损每是致邪之根源，带下月经病是冲任虚损之病症。凡有带下月经不调之病，皆当注意冲任之亏虚。冲任虚损，外邪则可以乘虚而入，留结下焦，久之邪各成毒侵蚀组织，每成致癌之因。因此，审治宫颈癌，必须注意邪正虚实之关系，凡是实证必是邪实凡是虚证必是正虚，这是病例之常规，万勿因实证而妄攻不虑其虚，亦勿因虚证而徒补不察其邪。邪正虚实之关系分辨不清而妄施攻补，则是致夭之由，不但不能愈病，而反促其命期。

## 朱良春经验方

【组成】生黄芪30 g，党参15 g，生白术15 g，山药18 g，鸡内金18 g，三棱6～10 g，莪术6～10 g，天花粉30～60 g，海藻20 g，甘草6 g，生贯众25 g，穿山甲粉（套胶囊）4.5 g。

【功效】行气活血，扶正祛瘀。

【主治】气滞血瘀型子宫颈癌。症见经闭不行，恶露不尽，少腹癥瘕积聚，心中烦热，失眠，舌紫暗，苔黄，脉弦或弦细。

【加减】经行崩冲加花蕊石30 g，且以自拟"外治妇瘤散"（由阿魏、生南星、三七、海藻、当归尾、王不留行、炒小茴组成共碾粗末，干粗末装入15 cm，宽10 cm白布袋内，干敷神阙穴偏小腹处，外用绷带固定）配合内服汤药。

【方解】女子癥瘕，多因产后恶露未净凝结于冲任之中，而流走之新血又凝滞其上以附益之，遂渐积而为癥瘕。本方以理冲汤为基础方，方中黄芪、党参、白术、山药健脾行气，气能生血；当归、三棱、莪术、土鳖虫补血活血逐瘀；参、芪护气血不伤正；鸡内金护胃；桂枝温通经脉，散寒通络；天花粉清热生津，消肿排脓；海藻软坚散结；生贯众清热解毒，凉血止血；穿山甲活血散结，通经下乳，消痈溃坚。全方攻补兼施，相得益彰，共奏行气活血，扶正祛瘀之功。

【注意事项】服药期间忌滋腻碍胃之食

物，注意调畅情志。

【现代研究】黄芪具有增强机体免疫功能、抗肿瘤、抗病毒等作用。党参具有增强机体免疫功能、增强造血功能、抗血小板聚集等功效。鸡内金可以促进消化，并且有抑制肿瘤细胞的作用。三棱能抗血小板聚集、抗血栓、镇痛的作用及抗肿瘤。莪术、天花粉具有抗菌、抗肿瘤、增强免疫的作用。贯众则具有抗病毒、抗菌的作用。

【用方经验】朱氏善用张锡纯"理冲汤"加减，配合"外治妇瘤散"，其用药特色乃遵"味腥气秽，善走奇经"之说，仿《黄帝内经》"四乌贼骨一芦茹丸"用雀卵、鲍鱼之意，在自拟"外治妇瘤散"中用辛烈、臭秽、窜透之力极强之"阿魏"，配合内服气腥而窜、其走窜之性无微不至的穿山甲直达病所，宣通脏腑，贯彻经络，散结除癥。其组方用药通中寓涩，补中寓攻。

## 朱南孙经验方

【组成】太子参15 g，玄参9 g，南沙参6 g，北沙参6 g，白花蛇舌草5 g，半枝莲12 g，茯苓12 g，茯神12 g，首乌藤15 g，合欢皮12 g，杜仲12 g，桑寄生12 g，狗脊12 g，莲子心6 g。

【功效】清热养阴，滋补肝肾。

【主治】宫颈癌放疗后阴血耗损，虚火旺盛证。症见放疗后感咽喉干燥，颈部连及耳根部淋巴结肿痛，神疲乏力，易汗出，腰膝酸楚，夜寐梦扰，纳平便调，面色不华。脉弦细无力，舌暗偏红，边有齿印，苔薄。

【加减】纳差加山楂10 g、谷芽15 g、麦芽5 g、神曲15 g；夜寐差加酸枣仁15 g、柏子仁10 g、首乌藤15 g、百合12 g。

【方解】方中太子参、南沙参、北沙参、玄参四参配伍，益气养阴，清解虚热，实有西洋参之功效；白花蛇舌草、半枝莲清热解毒，抗癌消瘤；首乌藤、合欢皮解郁怡情，宁神催眠，配莲子心效更佳，《温病条辨》曰："莲心，由心走肾，能使心火下通于肾，又回环上升，能使肾水上潮于心。"茯苓、茯神健脾安神；续断、杜仲、桑寄生、狗脊入肝肾，强脊壮腰。

【注意事项】宫颈癌湿热内蕴者不宜此方。

【现代研究】太子参具有提高免疫、延长寿命的作用。玄参可以抗肿瘤、抗菌、降压。南沙参具有强心、镇咳祛痰、增强免疫等功效。白花蛇舌草可以抗肿瘤、抗菌消炎。半枝莲能抗肿瘤、抗病毒、促进细胞免疫功能。茯苓具有增强免疫、抑瘤、抗炎、利尿等功效。合欢皮能镇静、抗肿瘤、抑菌、增强免疫。杜仲具有镇静、利尿、抗炎、抗衰老的功效。桑寄生能抗菌、利尿、镇静、降脂、抗肿瘤。狗脊可以止血抗癌。莲子心具有降压、抗心律失常的功效。

【用方经验】朱老认为宫颈癌术后加放疗疗效显著，但放疗对人体耗伤伤极大，临床多呈气阴两虚之证，且热毒蕴结体内，常引起直肠、膀胱反应。若患者出现咽痛、颈部及耳后淋巴结肿痛，为阴亏液乏，虚热熏蒸所致，治疗总以益气养阴，清热解毒为法。热移肠道，多加用白头翁汤、香连丸；热移膀胱，多加车前草、金钱草、知母、黄柏等。癌症术后放疗的副反应治疗疗程较长，需医患配合，坚定信心，依症立法，循序渐进。

## 加减莲子清心饮（孙秉严经验方）

【组成】莲子 15 g，地骨皮 15 g，茯苓 12 g，麦冬 12 g，黄芩 12 g，车前子 20 g，柴胡 6 g，大蓟 20 g，小蓟 20 g，槐角 12 g，槐花 12 g，知母 12 g，黄柏 12 g，苍术 12 g，生地黄 20 g，玄参 15 g，白芍 20 g，金银花 20 g，连翘 12 g。以上 11 味共研细末，装零号胶囊，每付 6 个，约有 4.5 g 重，分次口服。

【功效】滋阴清热，解毒止带。

【主治】宫颈癌气血亏虚，湿热蕴结证。症见面色黄白，肤不润泽焦燥，唇紫赤燥裂，月经淋漓不断，小腹痛，腰痛，流黄白色臭水，或流血水及血丝和小血块，食欲欠佳，舌苔中部黄、舌尖赤，质红，脉象沉细而数。

【加减】头晕加白薇 15 g、菊花 9 g；失眠加首乌藤 15 g、酸枣仁 15 g、远志 10 g、珍珠

母 15 g；食欲不振加陈皮 10 g、半夏 9 g、焦三仙各 15 g；小便赤或短涩加灯心草 3 g、滑石 15 g、竹叶 10 g、甘草梢 10 g；疼痛较重而不流血的加紫丹参 10 g、乳香 5 g、没药 10 g、穿山甲 9 g、薏苡仁 20 g，并将"莲子清心饮"方中大小蓟改成二蓟炭；流血较多或淋漓不断的加荆芥炭 10 g、棕炭 10 g、茜草 9 g、海螵蛸 20 g；大出血及血块不止者加贯众炭 10 g、升麻炭 9 g、海螵蛸 20 g、茜草 9 g、枯白矾 1 g、地榆 10 g。

【方解】方中莲子清心火，养脾阴，又秘精微；地骨皮、麦冬滋阴；黄芩清上焦心肺之热，肺热清则清肃下行；车前子、茯苓淡渗利湿；柴胡疏散肝胆之郁热，清心火、安神养心；茯苓渗利水湿，使心热从小便而解，与导赤散机制颇为相似；黄芩清热润肺、泻火养阴；地骨皮入肾与三焦经，清三焦之火，而退虚热；人参、黄芪补益肺气、益气生津，收敛浮阳；二蓟凉血止血，清热解毒。《医方集解》称莲子清心饮："……地骨退肝肾之虚热，柴胡散肝胆之火邪，黄芩、麦冬清热于心肺上焦，茯苓、车前利湿于膀胱下部，中以石莲清心火而交心肾，则诸证悉退也。"

【注意事项】辨证属寒湿蕴结之患者不宜用此方。

【现代研究】地骨皮的作用包括解热、降血糖、降血脂、降压。茯苓具有增强免疫、抑瘤、抗炎、利尿等功效。麦冬可以抗心律失常、止咳平喘、抗过敏、抗菌、调节免疫。黄芩能抑菌、抗炎、降压、护肝、防辐射。车前子具有利尿、抗衰老、缓泻、降眼压的功效。柴胡的作用包括抗炎、解热、抗惊厥、镇静、镇咳、镇痛、护肝。槐花能止血、抗菌、护心。知母能抗菌、解热、降血糖、抗癫痫、抗血小板聚集。苍术具有抗溃疡、抗炎、抗心律失常等作用。黄柏能抗溃疡、抗心律失常、降压。生地黄可以抗衰老、免疫调节、抗肿瘤、降血糖。白芍具有镇痛、解痉、抗炎、抗溃疡的作用。金银花能抗病毒、解热、利胆、止血、降血脂。连翘有抗病原微生物、抗炎、解热、护肝等功效。槐角可以抗氧化、抗炎、降胆固醇。大蓟的功效包括止血、降压、抗菌。小蓟能抗菌、止血。

肿瘤科国医圣手时方

【用方经验】孙老认为：湿邪是本病的主要病因，但有内外之别。外湿多因久居湿地，或不洁性交等感受湿邪。肝脾肾三脏功能失调是主要内因：脾虚失运，水湿内生；肝郁侮脾，肝火夹脾湿下注；肾阳虚衰，气化失常，水湿内停。湿邪久居体内，蕴而化热，伤及任带，使任脉不固，带脉失约而发为本病。故根据辨证论治，应用清热利湿为大法，并得了较好的临床疗效。

## 何任经验方

【组成】西洋参（另煎）3 g，黄芪20 g，党参20 g，白术30 g，山药30 g，升麻3 g，猪苓15 g，黑蒲黄9 g，蒲公英30 g，猫人参30 g，白花蛇舌草15 g，半枝莲15 g，重楼15 g，薏苡仁（另煮粥状，空腹服食）40 g。

【功效】扶正祛邪，解毒抗瘤。

【主治】宫颈癌之正气虚衰，邪毒滞留证。症见面色苍白，下身渗出液较多，有恶臭味，乏力，恶心，纳差，舌淡，苔白，脉濡。

【加减】纳差不欲食加山楂10 g、谷芽15 g、麦芽15 g、神曲15 g；夜寐不安加酸枣仁15 g、柏子仁10 g、首乌藤15 g、百合12 g。

【方解】方中黄芪、党参、白术、山药、西洋参等，补益气血，滋阴生津，以复元固本，扶助正气，增加坑病能力；用蒲公英、猫人参、白花蛇舌草、半枝莲等，清热化湿，消肿解毒，以祛邪抗癌。其中猫人参为猕猴桃科植物对萼猕猴桃的根，为浙江民间常用草药，有清热解毒，散结消肿的功效。

【注意事项】辨证为热毒壅盛者不宜此方。

【现代研究】西洋参可以抗疲劳、降血脂、抗肿瘤。黄芪有增强免疫、抗疲劳、保肝、降压、抗溃疡、抗肿瘤、抗骨质疏松等作用。党参能调节胃肠运动、抗溃疡、增强免疫功能，稳定机体内环境。白术对肠管活动有双向调节作用，还能保肝、利胆、利尿、降血糖、抗血凝、抗菌、抗肿瘤。山药的作用包括助消化、提高免疫、降血糖、抗氧化

等。升麻具有解热、镇痛、抗炎、降血脂、抗肿瘤等功效。猪苓能促进免疫，提高抗肿瘤活性。蒲黄的作用包括降血脂、调节免疫、保护血管内皮细胞。蒲公英的作用有抗肿瘤、抗菌、抗病毒。人参具有抗疲劳、提高免疫力、降血糖、抗炎、抗肿瘤等作用。半枝莲能抗肿瘤、抗病毒、促进细胞免疫功能。白花蛇舌草可以抗菌、抗炎、保肝利胆。重楼具有抗肿瘤、抗菌、溶血的作用。薏苡仁具有解热、镇静、镇痛等功效。

【用方经验】中医对本病的治疗常以清化湿浊，解毒抗瘤与补益冲任兼治为大法。若年事已高，正气本渐衰，患病后经放、化疗，症状未减，病灶仍存，体力明显不支。此乃正气大伤，邪毒未尽所致。治疗宜益气育阴，调补冲任以扶正固本为主，配以清热解毒，渗化湿浊以祛邪抗瘤。故何老常用黄芪、党参、白术、山药、西洋参等，补益气血，滋阴生津，以复元固本，扶助正气，增加抗病能力；用蒲公英、猫人参、白花蛇舌草、半枝莲等，清热化湿，消肿解毒，以祛邪抗癌。笔者以上方加减治疗宫颈癌未手术者，或经手术后又做放疗、化疗者，病情仍未见明显改善等病例，多取得明显治疗效果。

## 张梦侬经验方

【组成】白花蛇舌草60 g，金银花60 g，白茅根30 g，夏枯草30 g，蒲公英30 g，煨三棱30 g，紫花地丁30 g，海藻15 g，昆布15 g，紫背天葵子15 g。

【功效】破结软坚，消积散肿，行气活血，润燥通络。

【主治】宫颈癌之气血燥热，痰毒搏结证。症见形体消瘦，脐下肿块，如鸡蛋大，按之坚硬作痛，舌红，少苔，脉细涩。

【加减】纳差不欲食加山楂10 g、谷芽15 g、麦芽15 g、神曲15 g；夜寐不安加酸枣仁15 g、柏子仁10 g、首乌藤15 g、百合12 g。

【方解】方中金银花、白茅根清热败毒，化腐排脓；白花蛇舌草、夏枯草、蒲公英、紫花地丁、紫背天葵子清热解毒，散结消肿；

煨三棱破血行气，散结消肿；海藻、昆布软坚散结，《本草经疏》："昆布，海藻，咸能软坚，具性润下，寒能除热散结，故主十二种水肿、瘿瘤聚结气、瘰疬。"东垣曰："瘿坚如石者，非此不除，正咸能软坚之功也。详其气味性能治疗。"全方合用，共奏破结软坚，消积散肿，行气活血，润燥通络之功。

【注意事项】宫颈癌气阴亏虚证不宜此方。

【现代研究】白花蛇舌草可以抗肿瘤、抗菌消炎。金银花能抗病毒、解热、利胆、止血、降血脂。蒲公英的作用有抗肿瘤、抗菌、抗病毒。三棱具有促进肠管收缩、抗血栓、升白细胞、镇痛、抗肿瘤等功效。白茅根能止血、抗炎、镇痛、利尿、抗菌。紫花地丁具有抗菌、抗病毒、舒张血管的作用。夏枯草能抗炎、免疫抑制、降血糖，有一定的毒性。海藻可以抗肿瘤、抗凝血、增强免疫力等。昆布含碘丰富且能抗肿瘤、抗辐射、降血压。

【用方经验】张老认为宫颈癌的发生是多种原因综合的结果。七情所伤、肝气郁滞、五脏气血乖逆、气滞是的始因，怒伤肝，忧思伤脾，疏泄失常，气血郁滞。冲任损伤，肝、脾、肾诸脏虚损为内因。早婚多产，不节房事，肾阴亏损，精血不足，以致冲任失养，或漏下淋沥不断。肝藏血，主疏泄，疏泄失职带漏下淋沥，肝肾阴虚，阴虚生内热，虚火妄动，崩漏而生，下血未止，而合阴阳，或湿郁化热，久遏成毒，湿毒下注，逐成带下；或感受热邪，热蕴血脉，损伤血络而迫血妄行，致先期而经多。也可因先天肾气不足，或早产、多产、不节房事、损伤肾气致肾虚而影响冲任的功能。总之，可谓本病以正虚冲任失调为本，湿热凝聚而成。治疗上若患者正气不虚，病机为燥热气血痰毒搏结而成肿物，可以用消肿败毒、行气活血、散结软坚立法，药力甚猛，用量亦大，故取效较速。

# 白头翁合甘草阿胶汤加减方
## （杨志一经验方）

【组成】白头翁12 g，秦皮5 g，黄柏7 g，黄连2 g，黄芩7 g，白芍10 g，玄参7 g，甘草5 g。

【功效】清热治痢，益气养血。

【主治】宫颈癌放疗后厥阴热痢，肝火下迫，热甚伤阴。症见每日大便数十次，每次仅便血性黏液少许，里急后重颇甚，食欲差，舌质红，有裂纹，苔淡黄，脉略弦。

【加减】便血严重加阿胶10 g、地榆炭10 g、马齿苋15 g清热止血；脓血多者加赤芍10 g、牡丹皮10 g、地榆10 g以凉血和血；里急后重较甚加木香6 g、槟榔9 g、枳壳9 g以调气；兼有食滞者加焦山楂10 g、枳实10 g以消食导滞。

【方解】方中以苦寒而入血分的白头翁为君，清热解毒，凉血止痢。黄连苦寒，泻火解毒，燥湿厚肠，为治痢要药；黄柏清下焦湿热，两药共助君药清热解毒，尤能燥湿治痢，共为臣药。秦皮苦涩而寒，清热解毒而兼以收涩止痢，为佐使药。江昂《医方集解·泻火之剂》曰："此足阳明、少阴、厥阴药也。白头翁苦寒能入阳明血分，而凉血止痢；秦皮苦寒性涩，能凉肝益肾而固下焦；黄连凉心清肝，黄柏泻火补水，并能燥湿止痢而厚肠，取寒能胜热，苦能坚肾，涩能断下也。"甘草、阿胶益气养血。

【注意事项】宫颈癌太阴寒利不宜此方。

【现代研究】白头翁能抗菌、抗滴虫、增强免疫、抗炎。秦皮有抗炎、镇静、镇痛、镇咳祛痰等功效。黄柏能抗溃疡、抗心律失常、降压。黄连可以抗病原微生物、抗炎、抗心律失常、降压。黄芩能抑菌、抗炎、降压、护肝、防辐射。白芍具有镇痛、解痉、抗炎、抗溃疡的作用。甘草有抗炎、抗过敏、抗心律失常、抗病原微生物、抗氧化、抗肿瘤和抗衰老等作用。

【用方经验】杨老认为宫颈癌的主症以带下多、出血、少腹疼痛为主。但因放疗出现的反应，非宫颈癌本身主症，而系放射线引起膀胱或直肠的充血、水肿或溃疡，出现尿频、尿闭、尿涩、尿血、下痢、泄泻和便血等症状。宫颈癌放射性直肠炎，以下痢、红白黏液或血便、稀便，腹痛或里急后重，脉弦或数或细或沉，苔薄白或黄，舌质红或有裂纹等为其主症。因这些症状纯系在脏在里，故以足三阴为主加以归类。临床之中厥阴证型为宫颈癌放射性直肠炎的主要表现形式，由于病因病机的不同，其中又有热痢、热泄和痛泻的不同病证，但以热痢最多。因而杨老选用白头翁加甘草阿胶汤加减方成为治疗放射性直肠炎的主要方剂。

---

### 加味理中汤方（杨志一经验方）

【组成】党参10 g，白术10 g，炮姜7 g，附片7 g，炙甘草3 g，枳实3 g。

【功效】温中健脾，燥湿化浊。

【主治】宫颈癌放疗后太阴虚寒下利。症见腹泻不止，每日腹泻十余次，大便清稀略带白色黏液，口不渴，神倦乏力，食欲不振，小便清，小腹有坠胀感，苔薄白而润，舌质淡，脉沉细。

【加减】便血严重加阿胶10 g、地榆炭10 g、马齿苋15 g清热止血；脓血多者加赤芍10 g、牡丹皮10 g、地榆10 g以凉血和血；里急后重较甚加木香6 g、槟榔9 g、枳壳9 g以调气；兼有食滞者加焦山楂10 g、枳实10 g以消食导滞。【方解】本方中以人参补气健脾，振奋脾胃功能；佐以白术健脾燥湿；炮姜、附片温补脾阳，温经通络；枳实行气导滞，化痰消积；使以炙甘草调和诸药而兼补脾和中。诸药合用，使中焦重振，脾胃健运，升清降浊机能得以恢复，则泄泻可愈。

【注意事项】宫颈癌厥阴热利不宜此方。

【现代研究】党参能调节胃肠运动、抗溃疡、增强免疫功能，稳定机体内环境。白术对肠管活动有双向调节作用，还能保肝、利胆、利尿、降血糖、抗血凝、抗菌、抗肿瘤。附片具有强心、扩血管、抗炎、增强免疫等作用。枳实具有缓解肠痉挛、促进胆汁排泄、抗溃疡等功效。

【用方经验】杨老认为临床上少阴证型的

宫颈癌放射性直肠炎也可见到，变现为少阴寒利的症状：大便清稀略带白色黏液，口不渴，神倦乏力，食欲不振，小便清，小腹有坠胀感，苔薄白而润，舌质淡，脉沉细。因而治疗上采用理中汤加味使中焦重振，脾胃健运，升清降浊功能得以恢复，则泄泻可愈。

---

### 加味升陷汤方（杨志一经验方）

【组成】黄芪12 g，知母7 g，升麻5 g，柴胡5 g，桔梗5 g，甘草5 g。

【功效】益气升陷。

【主治】宫颈癌放疗后太阴气虚证。症见小便频数而短，夜尿20余次，有时失禁，尿中带血，且有灼热感，少腹坠胀，舌质稍暗，灰白苔，脉细弱无力。

【加减】气分虚极下陷者，酌加人参数钱，或再加山茱萸（去净核）数钱，以收敛气分之耗散，使升者不至复陷更佳；若大气下陷过甚，至少腹下坠，或更作疼者，宜将升麻改用钱半，或倍作两钱。

【方解】方中重用黄芪配伍升麻、柴胡以升阳举陷；并以知母之凉润，以制黄芪之温；桔梗载药上行，用为向导；加甘草益气兼以调和诸药。

【注意事项】宫颈癌湿热内蕴者不宜此方。

【现代研究】黄芪有增强免疫、抗疲劳、保肝、降压、抗溃疡、抗肿瘤、抗骨质疏松等作用。知母能抗菌、解热、降血糖、抗癫痫、抗血小板聚集。升麻具有解热、镇痛、抗炎、降血脂、抗肿瘤等功效。柴胡的作用包括抗炎、解热、抗惊厥、镇静、镇咳、镇痛、护肝。桔梗能抗炎、祛痰、镇咳。甘草有抗炎、抗过敏、抗心律失常、抗病原微生物、抗氧化、抗肿瘤和抗衰老等作用。

【用方经验】宫颈癌因放疗出现的反应，非本身主症，而系放射线引起膀胱或直肠的充血、水肿或溃疡，所出现的尿频、尿闭、尿涩、尿血、下痢、泄泻和便血等症状，则在妇科专书中无文献可查。这些也属于在脏在里的症状，亦多属足三阴病证范围。因气虚下陷的尿频，投以张氏升陷汤加味临床上

肿瘤科国医圣手时方

取得了很好的效果，说明辨证求因、循经论治的重要性。

## 紫石英汤（庞泮池经验方）

【组成】党参12 g，黄芪15 g，鹿角片9 g，紫石英30 g，赤石脂15 g，炒阿胶（烊冲）6 g，当归12 g，白芍12 g，炮姜3 g。

【功效】补气温阳，养血活血。

【主治】宫颈癌。

【加减】脾肾亏损，中气下陷去炮姜、阿胶，加白术10 g、陈皮10 g、升麻9 g、柴胡10 g；肾阴亏损，湿热下注去黄芪20 g、党参15 g、阿胶16 g、炮姜9 g、鹿角片3 g，加生地黄15 g、龟甲15 g、川柏10 g、制香附10 g、琥珀末10 g；腹中积块明显加木馒头30 g、夏枯草10 g、瓜蒌10 g、龟甲15 g、象牙屑3 g研末等；赤带多加生地黄15 g、牡丹皮10 g、仙鹤草12 g、煅牡蛎20 g；白带多且有腥臭加蛇床子10 g、黄芩10 g、椿皮9 g、愈带丸；肢体浮肿加防己9 g、木瓜9 g、牛膝10 g、茯苓15 g。

【方解】方中党参、黄芪升提补气，阿胶、当归、白芍养血活血，紫石英、炮姜温阳止血，鹿角片补肾敛血。全方共奏补气温阳，养血活血之功。

【现代研究】1. 党参具有增强机体免疫功能、增强造血功能、抗血小板聚集等作用。黄芪具有增强机体免疫功能、抗肿瘤、抗病毒等功效。酒白芍具有镇痛、解痉、抗炎、抗溃疡的作用。鹿角片具有很好的抗炎作用。紫石英可以促进并调节卵巢的分泌功能，并具有镇静、解痉的作用。赤石脂能止血，并能够抗血栓形成。当归具有调节子宫平滑肌收缩功能、抗血小板聚集、抗血栓、增强机体免疫的作用。炮姜具有止血的作用。

2. 实验研究：单用本方治疗宫颈癌60例，其中仅2例为早期，其他均系晚期。结果显著好转（症状消失，病灶消失或病灶未见扩散，观察3年无变化）3例，占5%；好转（症状改善，观察1年以上病灶未见扩散）9例，占15%；稳定（症状及病灶在10个月以上无变化）3例，占5%；一度好转后又趋恶化16例，占26.7%；恶化及死亡29例，占48.3%。总有效率为51.67%。

【用方经验】庞教授认为，宫颈癌虽然具有血瘀、气滞、热结、湿滞、毒聚等症状表现，但"积之成也，正气不足，而后邪气踞之"，宫颈癌常有内虚的一面，外界致癌因素为变化的条件，要通过内虚而诱发，因此，必须辨证邪正盛衰，适时采取扶正攻邪的综合治疗，不可偏废。

## 癥瘕丸（施今墨经验方）

【组成】黄芪45 g，牡蛎30 g，瓦楞子30 g，酒白芍30 g，鹿角胶30 g，厚朴12 g，莪术12 g，三棱12 g，青皮10 g，白术25 g，酒当归15 g，延胡索15 g，蚕沙15 g，乌药15 g，高丽参15 g，山茱萸8 g，柴胡8 g，木香5 g，沉香3 g，炙甘草27 g。

【功效】理气消癥，活血散结。

【主治】癥瘕（宫颈癌）。骨盆组织已受浸润，放疗未效，呈危重病容，形瘦骨立，气息微弱，面色苍白而浮肿，呻吟床第，呼号无力，痛剧难卧，饮食减少，舌质红，边有齿印，苔光，脉象沉细无力。

【方解】方中黄芪、高丽参补气；柴胡、木香、沉香、厚朴、青皮等行气疏肝；白芍、鹿角胶、当归养血活血；莪术、三棱破血消癥；牡蛎平肝息风；瓦楞子、延胡索活血散瘀止痛；蚕沙燥湿、祛风、和胃化浊、活血定痛；乌药理气温中，散寒止痛；山茱萸降逆止呕，诸药合用，共奏理气消癥，活血散结之功。

【现代研究】1. 黄芪有增强免疫、抗疲劳、保肝、降压、抗溃疡、抗肿瘤、抗骨质疏松等作用。牡蛎具有解毒、增强免疫力的功效。瓦楞子具有抑酸、促进溃疡愈合的作用。酒白芍能镇痛、解痉、抗炎、抗溃疡。鹿角胶具有升高周围血红细胞、提高免疫力的作用。厚朴能抗菌、抗血小板聚集。三棱具有抗血小板聚集、抗血栓、镇痛的作用及抗肿瘤之功。莪术具有抗菌、抗肿瘤、增强免疫的功效。青皮能缓解子宫平滑肌痉挛。白术具有抗肿瘤、促进造血功能的作用。酒

肿瘤科国医圣手时方

肿瘤科国医圣手时方

当归可以抗血小板聚集、抗血栓、增强机体免疫。延胡索具有抗肿瘤作用，能够逆转肿瘤的多耐药性。蚕沙对癌细胞具有明显抑制的作用。乌药具有抗菌、抗病毒之功效，并能促进局部血流循环。高丽参能够提高机体免疫、抗癌、防癌。山茱萸可以扩张血管、镇静止痛。柴胡有解热、消炎、提高机体免疫力的作用。木香具有很好的解痉作用。沉香可缓解平滑肌痉挛。

【用方经验】施氏认为，子宫癌瘤病，积病已久，自未察觉，一旦发作，羔势已重，所谓蚁穴溃堤，积羽折轴，形势已难控制。脉沉细而无力，乃气血俱虚，心力将竭，血液损耗之象。先拟调气血，冀减痛楚。

# 第二节　子宫内膜癌

疾病概述：子宫内膜癌，又称子宫体癌，是发生于子宫内膜的一组上皮性恶性肿瘤，好发于围绝经期和绝经后女性，是妇科常见的恶性肿瘤，发病率仅次于宫颈癌，多发于绝经后妇女。症状表现为：不规则阴道出血，白带异常，顽固性下腹部疼痛，多向腰骶部、大腿及膝放射，或出现贫血，消瘦，发热，恶液质等。镜下可分为腺癌、腺角化癌、鳞腺癌、透明细胞癌。子宫内膜癌应根据患者的年龄、身体状况、病变范围和组织学类型，选择适当的治疗方式。因内膜癌绝大多数为腺癌，对放疗不甚敏感，故治疗以手术为主，其他尚有放疗、化疗及药物（化疗、激素等）等综合治疗。早期以手术为主，晚期采用手术、放疗与药物在内的综合治疗。一般而言，子宫内膜癌的预后较佳。

## 马龙伯经验方

【组成】忍冬藤20 g，忍冬花20 g，连翘10 g，蒲公英30 g，败茜草20 g，薏苡仁15 g，萹蓄12 g，五加皮10 g，桑寄生30 g，生白芍10 g，全蝎3 g，海藻10 g，昆布10 g。小金丹6粒，随药吞服。

【功效】清除湿毒，宣通经络。

【主治】子宫内膜癌术后复发之正气虚损，湿毒搏结证。症见下肢疼痛，行走不便，形体羸瘦，面色枯白，声息怯弱，阴道时有少量黄色液体，舌苔垢腻，脉沉弦而数。

【加减】入夜即感上身发热加青蒿10 g；手足发麻加车前草20 g；小腿夜间抽筋加伸筋草10 g；鼻衄加藕节20 g；头晕加夏枯草10 g。

【方解】本病属湿热内盛，蕴积成毒，搏结肝胆，下注冲任，伤及带脉，侵淫胞宫胞脉所致。足厥阴肝经，经腿内侧上络阴器，与胆相表里；肝经受病，日久必犯于胆经，故足少阳胆经循行部位之腿痛明显。放疗后正气受损，肝胆湿毒博结更甚，筋络血脉受困加深，故腿痛加重。治宜清除湿毒，宣通经络。方中忍冬藤、忍冬花清热解毒，利湿；配合连翘、蒲公英清热解毒，散结消肿；败茜草、薏苡仁利湿化浊，排脓消痈；萹蓄清热利湿；五加皮、桑寄生补益肝肾；生白芍益肝养血；全虫解毒抗癌，通经活络；海藻、昆布软坚散结；小金丹清热散结。全方合用，共奏清除湿毒，宣通经络之功。

【注意事项】辨证属脾肾阳虚，下焦虚寒者不宜此方。

【现代研究】连翘有抗病原微生物、抗炎、解热、强心、保肝等功效。蒲公英能抗病原微生物、保肝、利胆、抗胃溃疡、提高免疫力等。败茜草有止血、抗病原微生物、止咳、祛痰、兴奋子宫平滑肌等功效。薏苡仁具有解热、镇静、镇痛等作用。桑寄生有降压、抗心律失常、增加冠状动脉流量、改善冠状动脉循环、增强心肌收缩力、降低心肌耗氧、抑制血小板聚集、抗血栓形成、改善微循环、抗肿瘤等作用。生白芍具有镇痛、解痉、抗炎、抗溃疡的作用。全蝎的作用包括抗惊厥、抗癫痫、抗肿瘤。海藻可以抗肿瘤、抗凝血、增强免疫力等。昆布有调节甲状腺功能、降压、降血糖、降血脂和抗凝、抗放射等作用。

【用方经验】马老认为本病多见于 50 岁以上之妇女，任脉已虚，太冲脉亦衰少。肝肾阴虚或脾虚湿盛，郁热与湿热毒邪乘虚侵害胞宫。治疗上常在大剂清利湿毒之中加入软坚消癥药物，使湿毒得清，经络得通，正气渐复，病机转愈。

## 刘鲁明经验方

【组成】炒白术 15 g，茯苓 30 g，预知子 30 g，灵芝 30 g，茵陈蒿 30 g，生山楂 30 g，白花蛇舌草 30 g，甘草 10 g，大枣 10 g，麦芽 15 g，淮小麦 30 g，土茯苓 30 g，泽泻 30 g，半枝莲 30 g，白芍 30 g，六曲 30 g，青蒿 30 g，枳实 10 g，女贞子 30 g，淫羊藿 15 g，厚朴 10 g，太子参 30 g，山药 30 g。

【功效】健脾化湿，平补肝肾。

【主治】子宫内膜癌术后脾虚湿盛、肝肾亏虚证。症见下肢乏力，气短，面色㿠白，舌淡，苔白腻，脉滑。

【加减】神疲乏力，夜寐欠安加淡竹叶 10 g，黄柏 10 g，远志 5 g。

【方解】方中炒白术、茯苓健脾利湿，脾胃得运，则湿邪自去；配太子参、山药健脾益气，扶正固本；预知子、土茯苓、白花蛇舌草、半枝莲清热解毒，散结消肿；六曲、生山楂、麦芽健脾胃，助运化；泽泻、青蒿、茵陈蒿清热利湿；淮小麦、白芍、女贞子滋阴生血；灵芝、淫羊藿滋补肺肾；枳实、厚朴行气宽中，燥湿化痰；大枣、甘草健脾益气生血，调和诸药。

【注意事项】本方剂量较大，为重剂起沉疴所设，若患者体质较差，可酌减诸药用量。

【现代研究】炒白术对肠管活动有双向调节作用，还能保肝、利胆、利尿、降血糖、抗血凝、抗菌、抗肿瘤。茯苓具有增强免疫、抑瘤、抗炎、利尿等功效。预知子能抗肿瘤、抗菌。灵芝具有抗肿瘤、抗放射、调节免疫等作用。茵陈蒿可以利胆、保肝、解热、降血脂、扩张冠状动脉及促纤溶、降压、抗菌、消炎、增强免疫。生山楂具有降血脂、降压、

抗菌、改善胃肠功能、调节免疫等功效。白花蛇舌草能抗肿瘤、抗菌消炎、保肝利胆。甘草有抗炎、抗过敏、抗心律失常、抗病原微生物、抗氧化、抗肿瘤和抗衰老等作用。大枣具有抗变态反应、保肝、增加肌力、镇静、催眠和降压的作用。麦芽可以助消化、降血糖、抗真菌。土茯苓能抗肿瘤、解毒。泽泻具有降血脂、降压、利尿等作用。半枝莲能抗肿瘤、抗病毒、促进细胞免疫功能。白芍具有镇痛、解痉、抗炎、抗溃疡的作用。六曲有消食导滞，和胃止呕，解胀治痢，增加食欲，促进代谢等作用。青蒿能抗疟、抗血吸虫、抗病原微生物、解热、镇痛、调节免疫。枳实具有缓解肠痉挛、促进胆汁排泄、抗溃疡等作用。女贞子有抗骨髓抑制、升白细胞、降血脂、护肝、抗炎等功效。淫羊藿能降压、降血脂、抗疲劳、抗肿瘤。厚朴具有抑菌、降压、调节肠管运动及预防胃溃疡的功效。太子参具有提高免疫、延长寿命的作用。山药能助消化、提高免疫、降血糖、抗氧化等。

【用方经验】刘教授认为子宫内膜癌术后、化疗后患者常见肝、脾、肾三脏亏虚。其中，以脾虚为主，脾胃运化失司，则湿邪内生；脾虚气血生化乏源，加之癌毒耗伤精气，日久累及肝肾。故治疗常以健脾化湿，平补肝肾为法。刘教授在调理脾胃时强调宜取"轻灵性平味淡"，避免温燥壅补。

## 扶正抗癌方（赵昌基经验方）

【组成】黄芪 15 g，党参 15 g，当归 12 g，茯苓 15 g，白术 10 g，白花蛇舌草 30 g，白英 20 g，半枝莲 20 g，鹿角片 15 g，何首乌 30 g。

【功效】健脾益肾，扶正固本。

【主治】气血两虚，脾肾不足型子宫内膜癌。多见于手术、化疗后，症见头晕耳鸣，心慌气短，身体消瘦，脘闷纳差，全身酸困乏力，口干咽燥，二便如常，舌质暗红，苔薄白，脉细无力。

【加减】另用西洋参 100 g，三七粉 100 g，当归 50 g，薏苡仁 100 g，半枝莲 100 g，紫河

车100 g，共研细末，每日 3 次，每次服 6 g，以益气养血，温肾行气，化瘀抗癌，巩固疗效。

【方解】本证多属癌症放疗、化疗及手术后患者。久病体虚，肾为先天之本，脾为后天之本，脾肾亏虚，气血生化乏源。方中黄芪、党参以益气扶正；白术、茯苓共助健脾益气；鹿角片、何首乌养血生血；另加白花蛇舌草、白英、半枝莲以化瘀解毒。诸药合用，共奏健脾益肾，扶正固本之功。

【现代研究】黄芪具有增强机体免疫功能、抗肿瘤、抗病毒等作用。党参具有增强机体免疫功能、增强造血功能、抗血小板聚集等功效。当归具可以抗血小板聚集、抗血栓、增强机体免疫。茯苓具有增强免疫、抑瘤、抗炎、利尿等功效。白花蛇舌草、白英具有抗肿瘤、抗菌、消炎的作用。半枝莲对于各期肿瘤具有改善症状、抑制肿瘤细胞增殖的功效。鹿角片具有很好的抗炎作用。何首乌能增强免疫。

【用方经验】赵老认为，对于癌症术后、化疗后的治疗，既要攻邪，也要扶正。通过扶正改善机体免疫功能，抑制癌细胞生长，促进机体恢复，延长生命。患者在癌症术后及放疗、化疗期间以扶正为主，停用化疗后，则以扶正加抗癌同用。

# 第三节　卵巢癌

疾病概述：卵巢癌是女性生殖器官常见的肿瘤之一，发病率仅次于宫颈癌和子宫内膜癌而列居第三位。但因卵巢癌致死者，却占各类妇科肿瘤的首位，对妇女生命造成严重威胁。卵巢癌的病因尚不清楚，其发病可能与年龄、生育、血型、精神因素及环境等有关。患者早期可有月经失调和轻度胃肠道症状，随着肿瘤的增大和转移，可扪及肿块，出现腹胀，腹水，盆腔压迫症状或不同程度的肠梗阻等。到目前为止，就国内外临床资料统计，其 5 年生存率仅 25%～30%。卵巢癌的治疗以手术治疗为主，辅以化疗、放疗、免疫治疗等。中医学认为本病属于"癥瘕""积聚"范畴。本病的主要病机在于寒凝、气滞、血瘀。盖寒为阴邪，其性凝滞，侵袭机体易致遏阻阳气之升发，气血之运行。妇女在经前或经期，或产后，由于感受风寒，或过食生冷，或因素体阳虚，寒从内生，而致寒客于胞宫经脉，阻滞气血运行，遂致瘀积胞宫，日久形成癥瘕。又因气为血帅，气行则血行，气滞则血瘀，由于情志不畅或抑郁，或烦怒伤胆，或思虑过度，而致气滞血瘀，瘀血凝滞于胞脉之中，渐成斯疾。

## 孙秉严经验方

【组成】当归15 g，赤芍15 g，川芎15 g，三棱10 g，莪术10 g，急性子15 g，熟地黄30 g，赭石30 g，炮姜15 g，桂枝15 g，竹茹10 g，蝉蜕10 g，干蛤蟆2个，蜈蚣 3～5 条，生姜 10 片，大枣 10 枚。

【功效】散寒化积，驱毒破结。

【主治】卵巢癌之阳虚寒凝，瘀毒积聚证。症见小腹部肿块如拳头大小、质地坚硬、固定不移，形体消瘦，面色苍白，行动不便，大便数日不解，舌质淡白，舌苔白厚腻，脉沉细弦。

【加减】下元虚寒重者，重用炮姜30 g，更加肉桂5 g、附子9 g暖宫散寒；腹胀便秘者，加二丑10 g、槟榔9 g、皂角1.5 g行气宽肠，甚则加生大黄 10 g、玄明粉9 g（冲服）泻热通腑；上焦有热（上热下寒症）者，加栀子10 g、牡丹皮10 g、黄芩10 g清热凉血；气虚乏力者，加黄芪20 g、党参 15 g益气扶正。

【方解】本方针对阳虚寒凝，瘀毒积聚病机而设。癌毒内伤肾阳，阳虚生寒，寒凝湿滞，血气稽留，瘀滞胞宫，痹阻胞脉，积久蓄毒，恶变为癌。方中炮姜、桂枝温通经脉，散寒温阳；当归、川芎、赤芍补血活血；三棱、莪术行气破血，散结逐瘀；熟地黄、竹茹滋阴；赭石重镇降逆；急性子败毒抗癌，散瘀消肿，破血软坚；蝉蜕、干蛤蟆、蜈蚣解毒抗癌，通经活络；生姜、大枣调和诸药，制约干蛤蟆、蜈蚣毒性。全方合用，共奏散寒化积，驱毒破结之功。

【注意事项】卵巢癌热毒炽盛者不宜此方。

【现代研究】当归有双向调节子宫平滑肌、抗心律失常、降血脂、抗动脉粥样硬化、抑制血小板聚集、刺激造血、抗炎、抗菌等作用。川芎能镇静、强心、镇痛、抗菌、抗放射。赤芍具有增加冠状动脉血流量、抗血栓、镇静、抗炎止痛、抗惊厥的功效。三棱能促进肠管蠕动、抑制血小板聚集。莪术具有抗肿瘤、抗炎、抗菌、抗血小板聚集等作用。急性子能兴奋子宫平滑肌、抗生育、抗菌、抗癌。熟地黄具有促进骨髓造血、抗血栓形成、调节免疫、降压、抗氧化等作用。赭石能降压、促进胃肠蠕动。炮姜有镇静、镇痛、抗炎、抗缺氧等作用。桂枝能镇静、镇痛、解热、抗惊厥、抗菌、抗病毒、利尿、抗炎。竹茹有抗菌、增加尿中氯化物量、增高血糖的作用。蝉蜕能抗惊厥、镇静、解热。蜈蚣具有降低血黏度、镇痛、抗炎的功效。生姜有保护胃黏膜、兴奋心脏、抑制中枢神经系统、抗病原微生物、抗氧化、抑制癌细胞生长等作用。大枣能抗变态反应、保肝、增加肌力、镇静、催眠和降压。

【用方经验】孙老认为卵巢癌病变中出现的小腹部肿物、腰腹疼痛、经带异常等，正是肝肾、冲任主生殖功能失常的外象，因此中医辨证治疗卵巢癌，当从它们本身的病变和功能的失常方面考虑。卵巢癌治疗同样要处理好祛邪与扶正的关系，两者的关系在不同年龄期又有不同，不同年龄期的妇女在扶正方面重点也有侧重。青壮年期，女子生理上以先天肾为本，扶正应以补肾为主，六味地黄汤为基本方；中年期，由于工作和家庭负担都重，且近更年期，性情多急躁，扶正应以疏肝和血为主，逍遥散为基本方；老年期，妇女在生理上以后天脾胃为本，扶正应以补脾为主，以归脾汤为基本方。

## 何任经验方

【组成】西洋参（另煎）3 g，黄芪18 g，冬虫夏草（另炖）4 g，生地黄18 g，川石斛5 g，猪苓18 g，半枝莲15 g，重楼15 g，蒲公英30 g，藤梨根30 g，石见穿15 g，延胡索9 g。

【功效】扶正祛邪，消癥抗瘤。

【主治】卵巢癌正虚邪滞证。症见腹胀，少腹疼痛，虚乏，口干，纳滞，夜寐不安，神倦，面色灰白，苔中厚腻，脉濡。

【加减】纳差不欲食加山楂10 g、谷芽15 g、麦芽15 g、神曲15 g；夜寐不安加酸枣仁15 g、柏子仁10 g、首乌藤15 g、百合12 g。

【方解】方中西洋参、黄芪健脾益气，扶助正气，以增强机体抗病能力；冬虫夏草、生地黄滋阴补血，《药性考》称冬虫夏草：秘精益气，专补命门。猪苓、半枝莲、重楼、蒲公英、石见穿等，消肿解毒，祛邪抗瘤。

【注意事项】辨证为痰热内盛者不宜此方。

【现代研究】西洋参具有抗疲劳、降血脂、抗肿瘤等作用。生地黄可以抗衰老、免疫调节、抗肿瘤、降血糖。黄芪有增强免疫、抗疲劳、保肝、降压、抗溃疡、抗肿瘤、抗骨质疏松等作用。冬虫夏草具有调节免疫、抗肿瘤、抗衰老、镇静催眠的功效。猪苓有促进免疫、提高抗肿瘤活性的功效。石斛可以抗肿瘤、降血糖、调节免疫。半枝莲能抗肿瘤、抗病毒、促进细胞免疫功能。蒲公英的作用有抗肿瘤、抗菌、抗病毒。藤梨根具有抗肿瘤的作用。石见穿能消炎、镇痛。延胡索具有镇静、镇痛、催眠、增加冠状动脉血流量、提高耐缺氧能力、降血压、抗心律失常、抗溃疡等作用。

【用方经验】何老认为本病属于中医学"癥瘕"范畴，其发病属于寒温失节，正气内虚，气血滞瘀，邪毒内蕴所致。治疗主要以扶正祛邪，消肿散结为大法。西医治疗常采用放疗、化疗，患者本因正气日衰，病邪稽留，若再化疗，也许会由于身体亏虚而导致病情的进一步恶化。对此，何任教授强调以扶正与祛邪并重治疗。

## 益气温通化瘀方（沈敏鹤经验方）

【组成】黄芪、党参、茯苓、猪苓、枸杞子、女贞子、桂枝、桃仁、牡丹皮、芍药。

【功效】益气健脾，温通化瘀。

【主治】卵巢癌之气虚寒凝血瘀证。症见神疲乏力，四肢畏冷，小腹疼痛固定，遇热减轻，遇寒加重，月经不规则，大便秘结或不畅，舌淡黯苔薄，脉细等。

【加减】纳呆者加莱菔子10 g、鸡内金10 g、神曲15 g、薏苡仁20 g、砂仁6 g；便秘者加制大黄10 g、肉苁蓉10 g、制何首乌15 g、火麻仁15 g、芦荟5 g；小便频数者加乌药10 g、益智9 g、桑螵蛸10 g、金樱子12 g、芡实20 g；大便次数多加苍术9 g、白术10 g、炒黄连6 g、炒地榆10 g；潮热盗汗者加地骨皮10 g、牡丹皮10 g、鳖甲15 g、龟甲15 g、麻黄根9 g、糯稻根10 g；口舌生疮者加人中白6 g、水牛角片30 g、紫珠叶15 g、生石膏30 g、牡丹皮10 g、泽泻10 g；头面生疮者加紫花地丁20 g、野菊花10 g；腰膝酸软者加桑寄生10 g、杜仲10 g、补骨脂10 g、肉桂5 g、威灵仙9 g；发热者加炒青蒿10 g、柴胡10 g、金银花10 g、鱼腥草20 g；夜寐差加酸枣仁15 g、远志10 g、首乌藤15 g、黄连6 g、肉桂5 g；肝郁不舒，脉弦明显者，加柴胡10 g、川芎10 g、香附10 g、郁金10 g、合欢皮10 g、预知子15 g；气虚血瘀明显者用黄芪20 g、生晒参9 g并配以陈皮理气、加用当归10 g、川芎10 g、全蝎5 g、九香虫9 g等；胸闷不舒者加半夏9 g、黄连6 g、枳壳9 g、桔梗10 g、柴胡10 g、牛膝10 g；肿瘤病灶明显，加重软坚散结药物如地鳖虫9 g、山慈菇9 g、穿山甲9 g、莪术9 g、虎杖根10 g、天南星9 g等。

【方解】本方所治之证因脾气亏虚，寒凝血瘀所致。脾气虚，水谷不化，气血不生，则见神疲乏力，寒气凝滞，气血不通；阳气不达四末则见四肢畏冷；寒气收引，血行不畅，停于局部，化为瘀血，不通则痛，则出现小腹疼痛固定，并遇热减轻，遇寒加重之症。治宜益气健脾，温通化瘀。方中黄芪、党参入肺、脾经，补中益气，上焦得通，正如《灵枢·决气》曰："上焦开发，宣五谷味，熏肤，充身，泽毛，若雾露之溉。"茯苓、猪苓甘平，益以中焦，胃气得和，升降复常，《医碥》也明确指出："脾胃居中焦，为上下升降之枢纽。"可见其重要性；枸杞子、女贞子平补肝肾，复其元气；桂枝、桃仁温通血脉，活血祛瘀以化瘀消癥；牡丹皮、芍药味苦而微寒，既可活血以散瘀，又能凉血以清退瘀久所化之热；芍药并能缓急止痛。诸药合用，元气内充，癥块自消，实为益气化瘀消癥之平剂，贯穿"以平为期，以通为贵"的用药思想。诸药合之，共奏益气健脾，温通化瘀之功。

【注意事项】实火或湿热者，不宜使用本方，有实证热证出虚者忌用。

【现代研究】黄芪有增强免疫、抗疲劳、保肝、降压、抗溃疡、抗肿瘤、抗骨质疏松等作用。党参能调节胃肠运动、抗溃疡、增强免疫功能，稳定机体内环境。茯苓具有利尿、镇静、抗肿瘤、保护心血管及消化系统等作用。猪苓能利尿、调节免疫、抗肿瘤、保肝、抑菌。枸杞子具有提高免疫、延缓衰老、保肝护肾、降血糖、降血压、抗疲劳、抗肿瘤等作用。女贞子的作用包括降血糖、降血脂、提高免疫、抗肿瘤、抗突变。桂枝具有镇静、镇痛、利尿、解热、抗菌、抗病毒、抗肿瘤等作用。桃仁具有抗炎、抗过敏、抗肿瘤、镇咳、改善循环、通便等功效。牡丹皮能利尿、抗病原微生物、改善心血管循环系统。芍药具有抗炎、抗肿瘤、解痉等作用。

【用方经验】沈教授认为本病应注意：①根据癥瘕性质运用不同的活血法进行优化干预。益气活血法常运用黄芪、党参、白术、桃仁、红花等；行气活血法常运用川芎、香附、延胡索等；温通化瘀法常运用五灵脂、片姜黄等；凉血化瘀法常运用丹参、芍药、牡丹皮、女贞子、墨旱莲等；利湿化瘀法常运用薏苡仁、车前子、益母草、水蛭、泽兰等；化痰散瘀法常运用白芥子、枳壳、杏仁、瓜蒌皮、皂角刺、桃仁等。②临证中应尤其重视舌脉，舌苔腻者健运脾胃，清化湿浊；舌下络脉瘀张者，益气活血为主；舌淡胖者，健脾益气为上；脉弦者，平肝潜阳；脉数无力者，补气生津等。③编著者使用本方药物常用剂量为：黄芪15 g，党参15 g，茯苓10 g，猪苓10 g，枸杞子10 g，女贞子10 g，桂枝6 g，桃仁8 g，牡丹皮12 g，芍药15 g。

## 林丽珠经验方

【组成】桃仁10 g，苦参10 g，蜂房10 g，香附10 g，半枝莲15 g，山慈菇15 g，预知子15 g，厚朴15 g，麦冬15 g，土鳖虫6 g，甘草6 g，女贞子20 g。

【功效】解毒祛瘀，消癥散结。

【主治】卵巢癌术后、化疗后之痰瘀互结证。症见腹胀，手术伤口处偶有疼痛，稍疲倦，纳眠可，二便调，舌暗红，苔薄黄，脉弦滑。

【加减】热毒炽盛者，加肿节风20 g、蒲公英20 g、苦参10 g等清热解毒；腹胀明显者，加香附10 g、预知子15 g、枳壳9 g、厚朴10 g等行气消胀；痰多咳嗽者，加浙贝母10 g、杏仁10 g、桔梗10 g等化痰止咳；脘痞纳差重者，加紫苏梗10 g、枳壳9 g、砂仁6 g等理气化湿；兼有瘀血者，加桃仁6 g、土鳖虫10 g、莪术9 g等祛瘀软坚。

【方解】本方针对瘀毒互结病机而设。痰瘀互结，阻滞气机，故见腹胀，手术伤口处偶有疼痛；痰湿凝滞，故见疲倦；舌暗红为瘀血内阻之征，脉弦滑为痰湿壅盛之象。方中桃仁、香附行气活血，解毒化瘀；蜂房、苦参燥湿解毒，化痰散结；半枝莲、山慈菇、预知子清热解毒，散结消肿；厚朴宽中消胀，行气燥湿；麦冬、女贞子健脾补肾，滋阴补液；土鳖虫破血消癥，化瘀散结；甘草调和诸药，补益中州。全方合用，共成解毒祛瘀，消癥散结之剂。

【注意事项】配合复方红豆杉胶囊及安康欣胶囊口服疗效更好。

【现代研究】桃仁有镇痛、抗炎、抗菌、抗过敏作用。苦参具有抗肿瘤、升白细胞、平喘祛痰、抗过敏、免疫抑制、抗炎、利尿、抗菌的功效。蜂房能促进血液凝固、抗炎。香附有护肝、强心、减慢心率、降血压、抑制真菌的作用。半枝莲能抗肿瘤、抗病毒、促进细胞免疫功能。山慈菇具有抗肿瘤、升白细胞、抗炎、止痛等作用。预知子能抗肿瘤、抗菌的作用。厚朴能抑菌、降压、调节肠管运动及预防胃溃疡。土鳖虫有降脂、抗血凝、溶栓、镇痛的作用。麦冬能升白细胞、提高免疫功能、增加冠状动脉流量。甘草有抗炎、抗过敏、抗心律失常、抗病原微生物、抗氧化、抗肿瘤和抗衰老等作用。女贞子可以抗骨髓抑制、升白细胞、降血脂、护肝、抗炎。

【用方经验】林教授认为，卵巢癌为本虚标实之证，以脾肾亏虚、冲任失调为本，痰饮、瘀血、湿浊、邪毒蕴结为标，而脾肾亏虚、痰瘀互结是卵巢癌重要的病因病机。因先天禀赋不足，正气内虚，或后天饮食不节、七情内伤，致脏腑衰弱，冲任失调，气血津液运化输布失司，痰饮、瘀血、湿浊内生，加之邪毒入侵，相互搏结，积聚胞宫而生本病。故卵巢癌的治疗当以扶正祛邪为大法，扶正重视健脾补肾、调理冲任，祛邪则以化痰除湿、祛瘀软坚、解毒散结等方法灵活运用。在辨证的同时，林老师强调，还应辨病使用抑瘤药物，如山慈菇、半枝莲、肿节风、龙葵、白英、壁虎、苦参、蜂房等，常选取数味以抗癌解毒消肿，并随证加减。"治痰当以顺气为先，气顺则一身津液自顺"，林教授在治痰时除不忘健脾之外，多配理气、行气之品，如陈皮、香附、枳壳、木香等。

## 凌昌全经验方

【组成】生地黄30 g，山茱萸15 g，赤芍药18 g，牡丹皮15 g，黄芪30 g，仙鹤草15 g，朱茯神15 g，山药15 g，桃仁18 g，解毒方8 g（解毒方为猫人参、石见穿、薏苡仁按1:1:1而成）。

【功效】滋补肝肾，活血解毒。

【主治】卵巢癌术后化疗后之阴虚血瘀，癌毒内窜证。症见下腹部针刺样隐痛，卧位明显，伴上腹部阵发性掣痛，纳可，寐欠安，入睡困难，腰酸乏力，小便可，舌暗红少苔，脉滑。

【加减】若患者身体能耐受，可于上方加全蝎9 g、蜈蚣3条增加解毒抗癌之力；若阴虚发热，加麦冬15 g、女贞子15 g、枸杞子12 g滋阴清热。

【方解】本方为卵巢癌术后化疗后之阴虚血瘀，癌毒内窜所设。癌毒侵犯日久，瘀毒内结，故见下腹部针刺样疼痛，上腹部阵发性掣痛；手术、化疗耗散气血，故见腰酸乏力，夜寐欠安。方中生地黄滋阴补肾，清热活血，正中病机，是为君药。配山茱萸滋补肝肾；赤芍、牡丹皮、桃仁助君药活血化瘀，滋阴清热；黄芪、山药、仙鹤草健脾益气，扶正固本，合为臣药。朱茯神滋阴清热，安神定志为佐。解毒方中猫人参、石见穿、薏苡仁合用，解毒抗癌，同时调控机体内环境；全方合用，共成滋补肝肾，活血解毒之剂。

【注意事项】①卵巢癌脾肾阳虚，下焦虚寒者不宜此方。②配合四生汤口服液口服，效果更佳。

【现代研究】生地黄能抗衰老、免疫调节、抗肿瘤、降血糖。赤芍具有增加冠状动脉血流量、抗血栓、镇静、抗炎止痛、抗惊厥的功效。山茱萸能降血糖、抗菌、抗休克、抑制血小板聚集、抗肿瘤。黄芪有增强免疫、抗疲劳、保肝、降压、抗溃疡、抗肿瘤、抗骨质疏松等作用。牡丹皮能保护心肌、解热、抗炎、抑菌、调节免疫、调脂。朱茯神有镇静、利尿等功效。仙鹤草能止血、抗炎、抗肿瘤。山药的作用包括助消化、提高免疫、降血糖、抗氧化等。桃仁有镇痛、抗炎、抗菌、抗过敏作用。

【用方经验】①凌老治疗恶性肿瘤常喜加用自拟解毒方，一方面调整体内癌毒赖以滋生的内环境，驱除瘀血、水湿、热毒等"助纣为虐"的病理产物；另一方面予以遏制癌毒增生肆虐的中药，双管齐下，共同抑制癌毒的生长。②凌老对于癌症患者特别重视心理疏导，通过言语鼓励与劝慰，激发患者与癌症做斗争的意志，增强其与癌魔抗争的信心，使患者保持开朗豁达的心胸，从而使人体气机调达舒畅，驱邪与扶正相得益彰，为长期生存、维持和提高生活质量，创造了条件。

# 第四节　绒癌

疾病概述：绒毛膜细胞癌简称绒癌，其特点是滋养细胞失去了原来绒毛或葡萄胎样组织的结构而散在的侵入子宫肌层，使早期经血液转移至其他脏器，造成严重破坏，临床常见阴道不规则持续出血，阴道有酱色而特臭的血性分泌物，发热，贫血，消瘦，疲乏。本病恶性程度很高，早期即可发生肺转移。绒癌的治疗原则以化疗为主，手术为辅。80%～90%的患者可治愈。脑转移是绒癌致死的主要原因。中医学认为本病属于"癥瘕"范畴，本病之病因。一般认为与正虚气滞、血瘀有关。

## 庞泮池经验方

【组成】紫草根10 g、升麻9 g、金银花10 g、重楼根10 g、鲜生地黄15 g、牡丹皮10 g、地榆10 g、炙穿山甲9 g、赤芍10 g、当归10 g。

【功效】去瘀生新，清热解毒。

【主治】绒癌葡萄胎之瘀露未清，热毒夹滞证。症见阴道出血，量不多，色紫暗，面色萎黄，苔净质红，脉小滑数。

【加减】夜寐不安加酸枣仁15 g、柏子仁10 g、首乌藤15 g、百合12 g；纳食不馨加山楂10 g、谷芽15 g、麦芽15 g、神曲15 g。

【方解】本方为绒癌葡萄胎之瘀毒滞留于胞宫所设，治以去瘀生新，清热解毒。方中紫草根、鲜生地黄滋阴清热，凉血解毒；赤芍、牡丹皮、清热凉血，活血化瘀；升麻解毒，性温以制约大队寒凉之品；金银花、重楼根清热解毒，散结消肿；地榆清利下焦瘀热；炙穿山甲软坚散结，活血化癥；当归补血活血，使祛瘀而不伤正。

【注意事项】辨证属肝肾亏虚，下焦虚寒者不宜此方。

【现代研究】紫草根有抗病原微生物、抗炎、兴奋心脏、避孕、抗肿瘤等作用。升麻能降压、减慢心率、抗菌、镇静、抗惊厥、解热降温。金银花具有抗病毒、解热、利胆、止血、降血脂的作用。重楼根除有抗肿瘤作用外，还有明显的镇咳、平喘作用。鲜生地黄能清热、通便、止痛、止血。牡丹皮具有保护心肌、解热、抗炎、抑菌、调节免疫、调血脂等作用。地榆具有止血、抗菌、镇吐等作用。炙穿山甲可以降低血液黏度、抗炎、抗缺氧。赤芍具有增加冠状动脉血流量、抗血栓、镇静、抗炎止痛、抗惊厥的功效。当归有双向调节子宫平滑肌、抗心律失常、降血脂、抗动脉粥样硬化、抑制血小板聚集、刺激造血、抗炎、抗菌等作用。

【用方经验】①庞老认为临床中多见绒癌为葡萄胎或流产不全，绒毛残留所引起。结合《妇人大全良方》记载的"妇人腹中瘀血者，由月经闭积。或产后余血未尽，或风寒滞瘀，久而不消，则为积聚癥瘕矣"的论述，故认为本病的基本病机是瘀毒为患。绒癌在症状方面，常见有阴道流血，怕热、口渴，脉滑数，舌质红绛等，又有停经史。庞老认为是胎火瘀毒结聚于胞宫，因此治疗中常以清热解毒，凉血化瘀为法，临床运用，疗效可观。②笔者运用本方的常用剂量为：紫草根15 g、升麻10 g、金银花20 g、重楼根20 g、鲜生地黄30 g、牡丹皮15 g、地榆15 g、炙穿山甲5 g、赤芍15 g、当归20 g。

## 五灵红花汤方（蒋玉伯经验方）

【组成】五灵脂6 g，蒲黄6 g，茜草根6 g，甘草6 g，红花3 g，乌药3 g，射干9 g，当归9 g，山慈菇9 g，蒲黄9 g，炒阿胶9 g，乳香9 g，没药9 g，海螵蛸30 g，丹参15 g。

【功效】行气活血，养血祛毒。

【主治】绒毛膜癌之血虚气滞瘀毒型。症见乏力，面色无华，下腹疼痛，阴道不规则流血，出血量不一，色暗，或夹有血块，腹胀腹痛拒按，腹部有肿块，舌质紫暗，有瘀斑或者瘀点，脉弦细而涩。

【加减】肝郁血热加黄芩炭3 g，香附9 g，葛根9 g；气郁血滞加枳实9 g，桃仁9 g，藏红花1.5 g。

【方解】本方所治之证由血虚气滞血瘀成毒所致。血虚则见面色无华，头昏神疲，气滞则见腹部胀满不适，气滞则血瘀，血液运行不畅，不通则痛，故见下腹疼痛，阴道不规则流血，涩色暗或夹有血块，腹部肿块，以及相应的舌脉。方中五灵脂、红花、丹参、山慈菇、蒲黄、射干逐瘀攻毒，乌药、乳香、没药活血行气，"气为血之帅，血为气之母"，气行则血行，茜草根化瘀止血，使止血不留瘀，丹参性微寒，能补血活血，又能凉血以清退瘀久所化之热，海螵蛸有抗肿瘤之功，故重用。诸药合用，共奏行气活血，养血祛毒之功。

【注意事项】血瘀症状不明显者忌用。

【现代研究】乳香能镇痛、消炎、升高白细胞。五灵脂具有抑制血小板聚集、增强机体免疫机能的功效。丹参具有抗炎、抗过敏的作用。红花可以改善心肌缺血、抗心律失常、降压、镇痛、镇静、抗惊厥。茜草具有升高白细胞、镇咳、祛痰的作用。蒲黄能促凝血、抗炎、镇痛、平喘。当归能抗血栓、促进血红蛋白和红细胞的生成。海螵蛸具有抗消化性溃疡、抗肿瘤、抗放射等作用。山慈菇具有祛痰、止咳平喘、抗肿瘤的功效。乌药有扩血管，促进呼吸，抑瘤等作用。射干能抗炎、解热和止痛、利尿的作用。

【用方经验】蒋教授认为本病为冲脉受寒气所客，日久气滞血瘀所致，进一步可导致瘀久化热，热毒积甚，湿热下注，溃而成脓，赤黄带下等。故治疗上常以调理冲任，行气活血，解毒化热，软坚散结，健脾益气，滋补肝肾。本病的治疗目的首先是控制病情，之后考虑能消除癌肿，并加强机体调护理，防癌复发。正所谓"慢病无速法"，治癌同行路，"欲速则不达"。患癌病程较长，用药过程也长，故治疗以年为节律。当第一个年节律毕而不愈者，仍要继续进行第二个年节律治疗，不可停药。

# 第五节 外阴阴道癌

疾病概述：外阴阴道癌是发生在老年妇女外阴皮肤的恶性肿瘤，占女性生殖器官恶性肿瘤的第四位，发生率一般为2%～4%，高发年龄为70～80岁，临床上主要症状是外阴白斑、外阴瘙痒长期不愈的基础上发生外阴肿块或结节，肿瘤溃破或者感染可使局部分泌物增多，成脓性或者血性，腹痛、阴部疼痛感排尿困难或者淋巴结肿大。本病的预后目前认为与腹股沟淋巴结转移密切相关，对于有条件接受手术的患者，如果没有腹股沟淋巴结转移，5年生存率可达90%左右；但是如果腹股沟淋巴结有转移，5年生存率则下降至50%～60%。中医学认为本病属于"癌疮"范畴，其病因病机是由于精神情志活动的太过，损及肝脾两脏，导致气机（功能活动）的郁滞或虚弱；加之局部为风、湿、热毒的侵袭，使无形之气郁与有形之湿、热相互交凝，结滞肌腠，浸渍日久而形成肿块或溃疡。

## 潘敏求经验方一

【组成】龙胆9 g，栀子10 g，生地黄12 g，赤芍10 g，柴胡10 g，牡丹皮10 g，土茯苓30 g，黄芩6 g，车前子（布包）15 g，乳香9 g，没药9 g，败酱草10 g，当归9 g，三棱6 g，土鳖虫10 g，半枝莲15 g。

【功效】润燥通肠、败毒消肿、散坚破结。

【主治】阴道癌湿热瘀毒证。症见阴道不规则出血，量或多或少，色紫暗，或伴有脓性分泌物，阴道灼热感或有疼痛，或阴道有肿物坠出，尿频尿痛，口干口苦，苔黄，舌质红，脉滑数。

【加减】气血不足者加党参15 g、阿胶10 g、黄芪20 g；出血较多者加茜草9 g、三七粉3 g、益母草20 g；痛甚者加五灵脂10 g、蒲黄10 g。

【方解】本方以龙胆泻肝汤为基础方化裁而成，方中龙胆善泻肝胆之实火，并能清下焦之湿热为君，黄芩、栀子、柴胡苦寒泻火；车前子、木通、泽泻清利湿热，使湿热从小便而解，均为臣药；肝为藏血之脏，肝经有热则易伤阴血，故佐以生地黄、当归养血益阴；牡丹皮滋阴降火；土茯苓解毒，除湿，利关节；黄芩清热燥湿，泻火解毒；乳香没药活血，行气，止痛；败酱草清热解毒，凉血，消痈排脓，祛瘀止痛；三棱祛痰止痛；半枝莲清热解毒，散瘀止血，利尿消肿，定痛；甘草调和诸药为使。配合成方，共奏泻肝胆实火，清肝经湿热之功。

【注意事项】本方以疏肝行气利湿为主，可视患者病情适当加用抗肿瘤之品。

【现代研究】龙胆具有利胆、护肝、利尿、抗菌的功效。栀子能护肝利胆、抗病原体、降温、镇痛。车前子具有利尿、抗衰老、缓泻、降眼压的功效。木通具有利尿、抗菌的作用。野菊花能降压、抗血小板聚集、抗病原微生物。赤芍具有抗血栓、镇静、抗炎、抗肿瘤、护肝等作用。柴胡的作用包括抗炎、解热、抗惊厥、镇静、镇咳、镇痛、护肝。牡丹皮能抗炎、镇静、镇痛、抗肿瘤、护肝、降血糖。土茯苓可以抗肿瘤、解毒。黄芩能抑菌、抗炎、降压、护肝、防辐射。乳香有镇痛、消炎、升高白细胞、促进伤口愈合的功效。没药能降血脂、抗菌、促进肠蠕动。当归具有增加冠状动脉流量、降血脂、抗血栓、调节免疫、抗炎、平喘的功效。三棱具有促进肠管收缩、抗血栓、升白细胞、镇痛、抗肿瘤等作用。半枝莲能抗肿瘤、抗病毒、促进细胞免疫功能。

【用方经验】本病属于中医学崩漏、五色带等范畴，其主要病机为脾肾亏虚，湿热下注，邪气侵及冲任、胞宫、阴器，致任脉失养，带脉失约所致。潘老认为，凡属下焦湿热病变者，均可拟龙胆泻肝汤加减治疗，本方中予清热利湿之品配合柴胡、牡丹皮等疏肝行气之剂，从而加强利湿作用。

## 潘敏求经验方二

【组成】生地黄10 g，沙参10 g，当归10 g，麦冬10 g，紫草根15 g，枸杞子15 g，白英30 g，重楼15 g，女贞子10 g，墨旱莲10 g，杜仲12 g，莪术10 g，三七粉（冲服）3 g，橘核15 g。

【功效】滋补肝肾。

【主治】阴道癌之肝郁阴虚证。症见阴道出血不规则，呈粉红色，头晕神疲，易怒形瘦，手足心热，小便短赤而痛，阴道干涩而痛，或有肿物坠出，瘙痒，口干口苦，舌质老红，太薄少津，脉弦数。

【加减】尿频尿痛加瞿麦10 g、木通6 g；大便秘结者加大黄10 g、枳实10 g；带下赤黄腥臭者加苦参10 g、黄柏10 g、败酱草10 g。

【方解】方中生地黄、沙参、麦冬滋阴清热生津；当归养血柔肝；紫草根、白英、重楼、莪术、橘核清热解毒抗癌；枸杞子、女贞子、墨旱莲、杜仲补益肝肾；三七粉活血通络，防止肝郁气滞，阻滞气血运行。

【注意事项】患者应注意调畅情志，避免情志因素影响病情。

【现代研究】生地黄可以抗衰老、免疫调节。抗肿瘤、降血糖。沙参可以抗衰老、免疫调节。抗肿瘤、降血糖。当归有双向调节子宫平滑肌、抗心律失常、降血脂、抗动脉粥样硬化、抑制血小板聚集、刺激造血、抗炎、抗菌等作用。麦冬能升白细胞、提高免疫功能、增加冠状动脉流量。紫草有抗病原微生物、抗炎、兴奋心脏、避孕、抗肿瘤等功效。枸杞子对免疫有促进作用，能抗肿瘤、

降血脂、保肝、降血糖、降压。白英具有消炎、消肿、抗肿瘤等功效。重楼除有抗肿瘤作用外，还有明显的镇咳、平喘作用。女贞子有抗骨髓抑制、升白细胞、降血脂、护肝、抗炎等功效。墨旱莲有抑菌、保肝、免疫调节、抗诱变、止血等作用。杜仲对免疫系统、内分泌系统、中枢神经系统、循环系统和泌尿系统都有不同程度的调节作用，能降压、抗肿瘤。莪术具有抗肿瘤、抗炎、抗菌、抗血小板聚集等作用。三七能够缩短出血和凝血时间，具有抗血小板聚集及溶栓作用。

【用方经验】潘老治疗肝郁阴虚型阴道癌，在使用莪术等解毒抗癌之品的同时，配合枸杞子、杜仲、女贞子、墨旱莲等滋补肝肾，祛邪与扶正兼顾。

## 潘敏求经验方三

【组成】龙胆10 g，栀子10 g，车前子（布包）15 g，泽泻10 g，白毛藤30 g，生地黄10 g，木通10 g，野菊花15 g，苦参10 g，蛇床子10 g

【功效】清肝利湿，解毒泄热。

【主治】外阴癌之湿热下注证。症见外阴溃烂，时流黄水或血液，灼热疼痛，甚或脓水淋漓，心烦急躁，口苦咽干，小便灼痛，赤白带下，舌红苔黄腻，脉弦数。

【加减】流水较多或白带较多而热像不显者去苦参、黄芩、龙胆，加薏苡仁30 g、茯苓12 g；大便秘结者加火麻仁15 g、大黄10 g；疼痛者加乳香6 g、没药6 g；外阴瘙痒甚者加白鲜皮12 g；灼热者加黄柏10 g。

【方解】方中龙胆善泻肝胆之实火，并能清下焦之湿热为君，黄芩、栀子、柴胡苦寒泻火；车前子、木通、泽泻清利湿热，使湿热从小便而解，均为臣药；肝为藏血之脏，肝经有热则易伤阴血，故佐以生地黄、当归养血益阴；白毛藤清热、利湿、祛风、解毒；野菊花清热解毒，疏风平肝；苦参、蛇床子燥湿、杀虫；甘草调和诸药为使。配合成方，共奏泻肝胆实火，清肝经湿热之功。

【注意事项】本证患者应加强外阴护理，避免感染。

【现代研究】龙胆具有利胆、护肝、利尿、抗菌的功效。栀子能护肝利胆、抗病原体、降温、镇痛。车前子具有利尿、抗衰老、缓泻、降眼压的功效。泽泻具有利尿。降血脂、抗过敏、抗炎的作用。白毛藤能抗肿瘤。生地黄可以抗衰老、免疫调节。抗肿瘤、降血糖。木通具有利尿、抗菌的作用。野菊花能降压、抗血小板聚集、抗病原微生物。苦参可以抗菌、抗肿瘤、抗炎、升白细胞。蛇床子具有平喘、抗滴虫的功效。

【用方经验】本病属于中医学阴疮、阴菌等范畴，其主要病因病机为七情太过或虫蚀阴中，损伤肝脾，湿热下注，毒火日炽，瘀血热毒蓄结而成。潘老认为治疗湿热下注型外阴癌，关键在于取龙胆清肝经湿热，同时配合车前子、泽泻、木通等清热利湿之品，使湿热从小便而解。

# 第六章 淋巴血液系统肿瘤

# 第一节　恶性淋巴瘤

疾病概述：恶性淋巴瘤是一组原发于淋巴结和淋巴组织的恶性肿瘤。目前尚未完全发现淋巴瘤的明确病因，较为公认的是某些感染因素可能与某些类型淋巴瘤的发病有关。目前已知淋巴瘤有近 70 种病理类型，大体可分为霍奇金淋巴瘤和非霍奇金淋巴瘤两大类。在我国，霍奇金淋巴瘤占淋巴瘤的 9％～10％，是一组疗效相对较好的恶性肿瘤；非霍奇金淋巴瘤占全部淋巴瘤病例的 90％左右，并且近十几年来发病率逐年升高，其死亡率为 1.5/10，占所有恶性肿瘤死亡位数的第 11～13 位，与白血病相仿。本病临床表现较多，早期多为无痛性，进行性颈部淋巴结肿大，质地坚韧饱满，常伴有肝大、脾大，全身表现为发热、盗汗、消瘦、皮肤瘙痒、贫血等，晚期可出现衰竭和恶病质。恶性淋巴瘤的治疗应根据患者全身状况、病理类型、原发病变的部位、临床分期及肿瘤发展趋向等，制订综合治疗计划。中医学认为本病属于"石疽""恶核""失荣""痰核"等范畴。本病与外邪侵袭、七情内伤、正气内虚有关。其病因以正气内虚、腑脏功能夫调为本，外感四时不正之气、六淫之邪为诱因。发生与脏腑亏损、气血虚弱、阳气衰耗、痰毒凝结、气滞血瘀有密切关系。

## 消瘤方（周永明经验方）

【组成】生黄芪24 g，熟女贞24 g，菟丝子15，夏枯草15 g，猫爪草15 g，玄参12 g，浙贝母15 g，生牡蛎30 g，制半夏18 g，白花蛇舌草30 g，半枝莲15 g，蛇莓15 g，木馒头30 g，白芥子6 g，葎草24 g，蝉蜕6 g，川连3 g，山茱萸3 g，炙甘草6 g。

【功效】健脾益肾，化痰解毒。

【主治】淋巴瘤术后化疗后脾肾亏虚，痰毒内蕴证。症见皮肤瘙痒，神疲乏力，偶感心慌，四肢麻木，腰膝酸软，头晕目眩，胃纳不佳，二便尚调，夜寐欠安，舌红苔黄腻，脉数。

【加减】乏力皮肤瘙痒减轻去生黄芪、熟女贞；夜寐不佳加桑寄生20 g，杜仲20 g，酸枣仁15 g，焦山栀10 g，生龙骨30 g。

【方解】本方所治之证因脾肾亏虚、痰毒内蕴所致。手术损伤气血，加之化疗损伤脾肾，导致脾肾亏虚，脾虚不能运化水谷，故见胃纳不佳；气血生化乏源，不荣清窍，形体失养，故见神疲乏力，偶感心慌，四肢麻木头晕目眩，夜寐欠安；腰为肾之府，肾虚则腰膝酸软；痰毒内结，蒸于体表，故见皮肤瘙痒；舌红苔黄腻，脉数均为脾肾亏虚、痰毒内蕴之征。治以健脾益肾，化痰解毒。方用生黄芪、熟女贞、菟丝子等健脾补肾扶正固本为君药；夏枯草、猫爪草、玄参、浙贝母、生牡蛎、制半夏、半枝莲、蛇莓、木馒头、白芥子、葎草等清热解毒、化痰软坚散结以攻邪治标，黄连、山茱萸一温一热，一升一降调护脾胃；甘草调和诸药为使。诸药相合，共奏健脾益肾、化痰解毒之功。

【注意事项】服药期间注意饮食调理。

【现代研究】方中生黄芪有增强免疫、抗疲劳、保肝、降压、抗溃疡、抗肿瘤、抗骨质疏松等作用。熟女贞有抗骨髓抑制、升白细胞、降血脂、护肝、抗炎等功效。菟丝子有壮阳、强心、降压、促进黄体功能等作用。夏枯草能抗炎、免疫抑制、降血糖，有一定的毒性。猫爪草能抗结核分枝杆菌及其他细菌、抗肿瘤、体外抗白血病细胞、抗急性炎症。玄参可以抗肿瘤、抗菌、降压。浙贝母能镇咳、祛痰、降压。生牡蛎具有抗溃疡、护肝、增强免疫等功效。制半夏能镇咳祛痰、抗肿瘤、抗早孕及致畸且有一定的毒性。白花蛇舌草有抗肿瘤、抗菌消炎、保肝利胆等作用。半枝莲能抗肿瘤、抗病毒、促进细胞免疫功能。蛇莓有抗肿瘤、增强免疫功能、抗菌、降压等作用。木馒头有止痛、利尿、消炎等作用。白芥子有抗菌、刺激作用。葎草有抗菌作用。蝉蜕有抗惊厥、镇静、解热等作用。川连具有抗病原微生物、抗心律失常、降压、正性肌力作用、抗炎、解热、抑制血小板聚集等作用。山茱萸有驱蛔、抗菌、兴奋中枢等作用。炙甘草有抗炎、抗过敏、抗心律失常、抗病原微生物、抗氧化、抗肿瘤和抗衰老等作用。

【用方经验】周老将本病的病机特点概括为本虚标实。本虚主要指脏腑亏损，而以脾肾亏损为主；标实主要指痰湿瘀毒。盖脾为后天之本，肾为先天之本，因此周老治疗淋巴瘤，主要采取扶正补虚，重点是健脾补肾，益气养阴，常用生黄芪、熟女贞、麦冬、生白术、生白芍、炒山药、生地黄等，在化痰活血解毒攻邪的同时，始终注意顾护胃气，常用黄连、山茱萸、预知子、大枣等。这是因为留得一份胃气，便留有一线生机。治疗上由于把握本虚标实，随证采用攻补兼施，注重分期治疗，随证施治，灵活变通，方对其证，因而收效甚捷。

## 梁贻俊经验方

【组成】太子参20 g，麦冬15 g，五味子10 g，当归15 g，白芍20 g，何首乌30 g，石斛15 g，半枝莲30 g，白花蛇舌草30 g，龙葵20 g，王不留行20 g，赤芍10 g。

【功效】益气扶正，养阴，解毒化瘀。

【主治】淋巴瘤放疗后气阴两虚，瘀毒未尽型。症见面色晦暗不泽，气短身疲无力，手足麻木，行走下肢疲软无力，口淡无味，不思饮食，大便干，小便正常，舌质淡，苔白，脉沉滑细。

【加减】阴伤较甚者重用太子参30 g，麦冬10 g滋阴生津；若见口苦者加柴胡10 g、黄芩10 g以清肝火；脘痞者加木香6 g、枳实10 g以行胃气；若呕血、便血者加三七3 g、仙鹤草12 g、藕节20 g等止血活血。

【方解】本方所治之证属气阴两虚，瘀毒未尽。放疗后耗气伤阴，形体失养，故见面色晦暗不泽，气短身疲无力；瘀毒内结，阻滞经脉，肢体不荣，故见手足麻木，行走下

肢疲软无力；脾气亏虚，脾失健运，故见口淡无味，不思饮食；气阴亏虚，大便推动无力，故见大便干难解；舌质淡，苔白，脉沉滑细均为气阴两虚，瘀毒未尽之征。治以益气扶正，养阴，解毒化瘀。方中太子参、麦冬益气养阴生津为君药；半枝莲、白花蛇舌草、龙葵、王不留行化瘀解毒，清未尽之余毒为臣药；五味子、当归、白芍、何首乌健脾养血；石斛养阴生津，佐君药之力，赤芍活血化瘀通络，同为佐药。诸药相合，共奏益气扶正，养阴，解毒化瘀之功。

【注意事项】根据正虚与邪盛的轻重程度调节抗肿瘤药物。

【现代研究】方中太子参具有提高免疫、延长寿命的作用。麦冬能升白细胞、提高免疫功能、增加冠状动脉流量。五味子有抑制中枢、强心、兴奋呼吸、保肝等功效。当归有双向调节子宫平滑肌、抗心律失常、降血脂、抗动脉粥样硬化、抑制血小板聚集、刺激造血、抗炎、抗菌等作用。白芍具有镇痛、解痉、抗炎、抗溃疡的作用。何首乌能抗衰老、提高免疫、降血脂及抗动脉粥样硬化、保护心肌、保肝、抗菌。石斛可以抗肿瘤、降血糖、调节免疫。半枝莲能抗肿瘤、抗病毒、促进细胞免疫功能。白花蛇舌草有抗肿瘤、抗菌消炎、保肝利胆等作用。龙葵有抗肿瘤作用。王不留行有调节生理功能、影响体内代谢作用。赤芍具有增加冠状动脉血流量、抗血栓、镇静、抗炎止痛、抗惊厥的功效。

【用方经验】梁教授认为，淋巴瘤的生成与"痰"有关，但又非单一"痰"所致病，其中"毒"也是重要病因之一。古有"无痰不作核"之说，或因寒湿凝结，或火热蒸熬津液，或气郁血逆等致体内津液代谢失常，停聚于局部，而形成痰，复因外界毒邪内侵，或体内痰积日久化毒，以致痰毒交结，使其具有痰凝成核之性，又具毒深、病广、性恶之特点，病及全身处，既可见不同病位的局部表现痰核流注（淋巴结肿大），又可见毒与痰结泛及全身发热、盗汗、消瘦、乏力、贫血症状。因此梁贻俊教授对本病从全面认识，整体辨证方面提出当以"痰毒核"命名

之。因痰、毒、瘀为本病病机关键，故早、中期治疗以祛邪为主化痰散结，解毒消痛，活血化瘀。但因"邪之所凑，其气必虚"，故应在祛邪之时辅以扶正，扶正又可防祛邪伤正。在疾病晚期，正虚邪盛，治应攻补兼施，而在病危之时，急当顾护正气，留人以治病。

## 活络解结汤（廖莫阶经验方）

【组成】潞党参 24 g，黄芪 30 g，当归 15 g，赤芍 9 g，广木香 6 g，香附 9 g，细辛 3 g，威灵仙 9 g，红藤 9 g，木通 9 g，花木通 6 g，红花 3 g，桃仁 9 g，白附子 30 g，夏枯草 5 g。

【功效】行气活血，散结通络，补气升阳。

【主治】阴寒中于少阳，络道瘀阻之淋巴瘤。症见颈上淋巴结累累如贯珠，口腔内肿瘤大如核桃，不能饮食，痛引头耳，两目昏花，精神疲惫，形容苦闷，身体畏寒，脉微弱无阳，六脉皆虚。

【加减】若疼痛难忍加川乌 9 g，草乌 9 g；若阳虚明显加附片 15 g，肉桂 6 g。

【方解】活络解结汤所治之证，因为阴寒中于少阳，络道瘀阻而成肿瘤。人体素本阳虚，又外中于寒，虚寒相搏，凝滞痰血而成肿瘤，治以行气活血，散结通络，补气升阳。本方以大剂量党参、黄芪补中益气，补气升阳，中气足，则脏腑气化有司，阳气得以化生，阳气得化，则机体温煦、固摄、卫外功能正常，邪气无从而入；大剂量白附子合细辛、威灵仙以温阳通络；红藤、桃仁、木通等活血通络；广木香、香附等行气导滞。全方以温阳通络为主，辅以行气导滞，解毒散结。

【注意事项】淋巴瘤热毒壅盛者不宜此方。

【现代研究】党参能调节胃肠运动、抗溃疡、增强免疫功能，稳定机体内环境。黄芪有增强免疫、抗疲劳、保肝、降压、抗溃疡、抗肿瘤、抗骨质疏松等作用。当归具有增加冠状动脉流量、降血脂、抗血栓、调节免疫、抗炎、平喘的功效。木香可以保护胃黏膜、抗菌、抑制呼吸。赤芍具有增加冠状动脉血流量、抗血栓、镇静、抗炎止痛、抗惊厥的功效。细辛能镇静、解热、抗炎、抗过敏。香附有护肝、强心、减慢心率、降血压、抑制真菌的功效。红藤有抗菌、促进肠蠕动、扩张血管等作用。威灵仙具有抗肿瘤、镇痛、抗炎、引产、抗利尿等功效。木通可以利尿、抗菌。附子具有强心、扩血管、抗炎、增强免疫等作用。红花可以改善心肌缺血、抗心律失常、降血压、镇痛、镇静、抗惊厥。桃仁能镇痛、抗炎、抗菌、抗过敏作用。夏枯草能抗炎、免疫抑制、降血糖，有一定的毒性。

【用方经验】①廖老认为治肿瘤须认清阴阳二证，治疗上也判若冰炭，其所同者，如逐瘀通络，行气导滞之药，阴阳二证，皆可通用，只是在临床时掌握病情，灵活运用而已。肿瘤患者能治者少，而不能治者多，盖其病者原因迄今尚未查明，故仅能治其标，不能除其本，即使痊愈，不过暂时好转，非痊愈也，只能保其数年之生命，如复发，则必死，有愈而不复发者，其病本轻耳。②廖老对肿瘤的治疗，采用常法加变通法结合运用。所谓常法，即行气活血，散结通络，软坚导滞诸法并用，以针对肿瘤。变通之法，即若肿瘤患者为阴虚之本，再加滋阴；而阳虚之人，兼扶其阳；元气大虚者，宜峻补气血。面对阳虚肿瘤患者止痛常用川乌、草乌、细辛，用于临床，效果明显。

## 第二节　多发性骨髓瘤

疾病概述：多发性骨髓瘤为发生于 B 淋巴细胞的恶性浆细胞病。本病好发于中老年，近年来其发病率有增高及发病年龄有提前趋势。本病的病因与发病机制不清楚，可能与

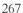

肿瘤科国医圣手时方

电离辐射、慢性抗原刺激、EB病毒或卡氏肉瘤相关的疱疹病毒感染诱发某些癌基因高表达有关。无症状稳定期骨髓瘤无须治疗，定期随访。血或尿中M蛋白进行性升高或出现临床症状者，必须治疗。年龄小于70岁的患者，若条件允许尽量进行造血干细胞移植。对于大多数治疗有效的骨髓瘤患者，M蛋白等主要指标在一定时间内趋于稳定，进入平台期，可给予免疫治疗、动态观察等。本病自然病程为6～12个月，传统药物化疗后，中位生存期可达3～5年，新的靶向药物的应用使患者的生存期已延至5～10年，有的甚至超过10年。常见的死亡原因为感染，出血以及肾功能不全。中医学认为本病属于"虚劳""骨痹"范畴。本病的发生主要与外邪侵犯，过劳伤肾，先天禀赋不足等因素有关。乃寒湿热毒之侵犯人体，由浅入深，内搏于骨，结聚围络而成；先天不足或过劳伤肾，以致肾气虚衰，肾精亏耗，肾主骨生髓，肾虚则骨病。

## 骨癌通泰方（刘金文经验方）

【组成】黄芪20 g，丹参20 g，骨碎补15 g，薏苡仁15 g，补骨脂10 g，白术10 g，当归10 g，莪术10 g。

【功效】补益气血，补肾健脾，辅以活血化瘀。

【主治】多发性骨髓瘤之脾肾亏虚，气血不足证。症见头晕目眩，神疲乏力，心悸不宁，面色少华，骨痛，腰膝酸软，失眠多梦，舌质胖嫩，苔薄白，脉细弱无力。

【加减】血瘀症状明显者加桃仁6 g、红花6 g；有出血症状者加仙鹤草12 g、白及10 g等；体虚大汗不止者加山茱萸10 g、五味子6 g等；腰痛遗精者加菟丝子10 g等。

【方解】本方主治之证因脾肾亏虚，气血不足所致。久病脏腑功能衰竭，脾为后天之本，气血生化之源，脾虚则气血不足，故见神疲乏力；气血不足，心失濡养，心动失常，故心悸不宁，失眠多梦；气血不能上荣于头面，故面色少华，头晕目眩；肾主骨，肾虚骨髓失充，不荣则痛，故见骨痛；腰为肾之

府，肾虚则腰膝失养，故腰膝酸软；舌质胖嫩，苔薄白，脉细弱无力皆为脾肾亏虚，气血不足之象。治以补益气血，补肾健脾，佐以活血化瘀。方中黄芪、白术皆性温，归脾、胃二经，益气健脾；骨碎补味苦，性温，归肝、肾经，补肾强骨；补骨脂味苦，辛，性温，归脾、肾经，脾肾双补，既可补肾壮阳，又可温脾止泻；四者益气健脾，补肾壮阳，以扶助正气，共为君药。当归味甘，辛，性温，补血，活血止痛；丹参味苦，性微寒，即可配合当归祛瘀止痛，又可防方中大队温性药物太过温燥以伤阴；莪术味辛，苦，性温，破血行气，消积止痛；与当归、丹参同为臣药；薏苡仁性凉，佐黄芪、白术以益气健脾。诸药合用而可补益气血，补肾健脾，佐以活血化瘀。

【注意事项】阴虚内热者不宜使用本方。

【现代研究】黄芪具有促进机体代谢，抗疲劳，利尿，调节血糖，增强心肌收缩力，降血脂，抗衰老，抗辐射，护肝等作用；丹参具有增加冠状动脉血流量，改善微循环，抑制血小板聚集及抗肝纤维化，保护胃黏膜等作用；补骨脂能通过促进骨髓造血，增强免疫力及内分泌功能，从而发挥抗衰老作用；当归具有增强子宫收缩力，增加冠状动脉血流量及保护心肌细胞等作用；薏苡仁具有抑制癌细胞生长的作用，同时其脂肪油能降血钙，降血糖，并有解热，镇静，镇痛作用；白术具有调节肠管活动、提升白细胞、保肝、利胆、降血糖、抗菌、抗肿瘤等作用；骨碎补具有预防高脂血症，防止动脉粥样硬化斑块形成，促进骨折愈合及镇静、镇痛等作用；莪术具有增强免疫力、抗肿瘤、抗炎、抗胃溃疡以及抑制血栓形成等作用。

【用方经验】本方不仅适用于多发性骨髓瘤病，应用于其他类型骨肿瘤化疗导致骨髓抑制的患者亦取得了较好的疗效，足以佐证"异病同治"之理。

## 补肾活血方（丘和明经验方）

【组成】龟甲15 g，熟地黄15 g，补骨脂15 g，当归10 g，川芎10 g，赤芍10 g，菟丝

子10 g、鹿角胶（烊化）10 g、黄芪20 g、没药30 g、三七8 g。

【功效】补肾益气，活血化瘀。

【主治】多发性骨髓瘤之脾肾两虚，瘀毒内结证。症见神疲乏力，少气懒言，骨痛，腰膝酸软，头晕耳鸣，舌红，少苔，脉细涩等。

【加减】伴气阴两虚者加麦冬10 g、太子参15 g；伴邪毒内蕴者加半枝莲10 g、白花蛇舌草15 g、青黛6 g、法半夏10 g；气滞血瘀者加赤芍10 g、莪术9 g、三七5 g、香附10 g、郁金10 g、柴胡10 g等。

【方解】本方所治之证因脾肾两虚，瘀毒内结所治。脾气虚，气血生化不足，脏腑功能减退，故神疲乏力，少气懒言；肾主骨，肾虚骨髓失养，不荣则痛，加之瘀毒互结于骨中，骨中气血流通受阻，不通则痛，故见骨痛；腰为肾之府，肾虚则腰膝失养，故腰膝酸软；肾亏髓减，清窍失充，则头晕耳鸣；舌红，苔少，脉细涩皆为脾肾两虚，瘀毒内结之象。治宜补肾益气，活血化瘀。方中熟地黄味甘，性微温，归肝、肾二经，滋肾填精；菟丝子益肝肾，健筋骨；没药、三七、赤芍活血化瘀，通络止痛；当归、鹿角胶、龟甲、补骨脂滋阴养血，补肾强骨；黄芪味甘，性微温，益气健脾。诸药合用，共奏补肾益气，活血化瘀之效。

【注意事项】有出血症状者忌用本方。

【现代研究】1. 龟甲具有增强机体免疫功能、解热、补血、镇静及增加冠状动脉血流量等作用；熟地黄具有补血，改善肾功能的作用，同时能对抗地塞米松对垂体-肾上腺皮质系统的抑制作用；补骨脂能通过促进骨髓造血，增强免疫力及内分泌功能，从而发挥抗衰老作用；菟丝子具有增强小鼠心肌组织匀浆乳酸脱氢酶的活性等作用；当归能增加冠状动脉血流量，保护心肌，促进红细胞生成及抗血栓形成等作用；川芎具有增加冠状动脉血流量，扩张脑血管，抑制血小板聚集及镇静、降压、抗组胺、利胆等作用；赤芍镇静、抗炎、止痛、抗惊厥，抑制血小板聚集及增加冠状动脉血流量；鹿角胶具有抗脂质过氧化及抗应激等作用；黄芪能促进机体

代谢，抗疲劳，利尿，调节血糖，增强心肌收缩力，降血脂，抗衰老，抗辐射，护肝；没药具有降血脂，抑制真菌，兴奋肠蠕动及防止动脉粥样硬化斑块形成等作用；三七有溶栓，抑制血小板聚集，增强免疫功能，镇痛，抗炎，抗衰老及预防肿瘤等功效。

2. 陈鹏等将44例患者随机分为实验组与对照组各22例，2组均予化疗及支持治疗，实验组同时给予补肾活血方汤药口服。2组均治疗6个疗程。治疗前后检测调节性T细胞水平的变化。结果：实验组治疗后调节性T细胞水平较治疗前降低，差异有非常显著性意义（$P<0.01$）；2组治疗后比较，实验组调节性T细胞水平低于对照组，差异有非常显著性意义（$P<0.01$）。结论：补肾活血方能够降低调节性T细胞水平，改善多发性骨髓瘤患者的免疫功能。

【用方经验】丘老针对多发性骨髓瘤中属脾肾亏虚，瘀毒内结证者，制定此方，本方为左归丸化裁加减而来，正如张景岳谓左归丸："治真阴肾水不足"，"凡精髓内亏，津液枯涸等证……宜此方主之"。

---

## 裘沛然经验方

【组成】生晒参9 g，生黄芪30 g，生白术15 g，熟地黄30 g，巴戟肉15 g，半枝莲20 g，夏枯草15 g，茯苓15 g，葶苈子12 g，川贝母6 g，牡蛎30 g，麦冬15 g，淡苁蓉15 g，丹参20 g，延胡索20 g。

【功效】补气养血，健脾益肾滋阴，兼以软坚化痰，清热解毒。

【主治】多发性骨髓瘤之气血亏虚，瘀毒内结证。症见咳嗽不止，咯痰不多色白，口干欲饮，胸骨疼痛，气急，呼吸时疼痛加剧，食少，精神疲乏，苔薄脉细弱。

【加减】骨骼疼痛加炙穿山甲20 g、炙鳖甲20 g、三棱15 g、莪术18 g、败酱草24 g、红藤30 g。

【方解】生晒参、生黄芪、生白术、茯苓健脾益气；熟地黄、巴戟肉、淡苁蓉补肾填精；半枝莲、夏枯草清热解毒，散结消肿；葶苈子、川贝母、牡蛎清热止咳，化痰软坚；

肿瘤科国医圣手时方

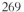

麦冬、丹参滋阴活血；延胡索活血化瘀止痛。

【注意事项】多发性骨髓瘤热毒炽盛者不宜此方。

【现代研究】黄芪有增强免疫、抗疲劳、保肝、降压、抗溃疡、抗肿瘤、抗骨质疏松等作用。白术对肠管活动有双向调节作用，还能保肝、利胆、利尿、降血糖、抗血凝、抗菌、抗肿瘤。熟地黄可以抗衰老、免疫调节。抗肿瘤、降血糖。巴戟肉能抗应激、调节免疫、抗炎。茯苓具有增强免疫、抑瘤、抗炎、利尿等功效。半枝莲能抗肿瘤、抗病毒、促进细胞免疫功能。葶苈子具有强心、调节血脂的功效。夏枯草能抗炎、免疫抑制、降血糖，有一定的毒性。牡蛎可以镇痛、镇静、抗凝血。川贝母能镇咳、祛痰、降压。麦冬可以抗心律失常、止咳平喘、抗过敏、抗菌、调节免疫。丹参有抗肿瘤、增强免疫力、抗病原微生物、清除自由基等的作用。肉苁蓉可以增强免疫功能、抗氧化、利尿。延胡索具有镇静、镇痛、催眠、增加冠状动脉血流量、提高耐缺氧能力、降血压、抗心律失常、抗溃疡等作用。

【用方经验】①裘老治疗肿瘤的基本思路是，肿瘤虽然生于某局部组织器官，但由"瘤邪"导致的反应却是全身性的，表现为脏腑气血的损耗、组织的破坏、功能的失调。按照中医学的整体观念，局部的病变是由于全身脏腑气血功能失调的结果，人之所虚之处，即是留邪之地。因此，不能只着眼于局部肿瘤，忙于寻觅消瘤、攻瘤的"特效"方药。数十年来的实践经验证明，某些清热解毒等药物对消除肿瘤虽有一定疗效，但采用通过调整人体脏腑气血阴阳的"扶正法"，对改善机体情况，缓解症情，消除"化疗""放疗"后的毒副反应等，其疗效不可低估，这也是中医学与西医学对治疗肿瘤的不同之处。某些抗肿瘤西药固然可以制制或杀灭肿瘤细胞，但"药毒"对人体正常细胞的严重破坏难以避免。故目前西医也开始考虑提高宿主的防御功能和消除潜在的亚临床灶，作为治疗肿瘤的重要方面。裘氏认为，中医药应该发挥自己的特色和优势，他提出：像恶性肿瘤这样有形之积恐难尽伐，而无形之元气亟宜扶助。主张在扶助正气的基础上，佐以清热解毒、活血软坚、化痰散结等祛邪方法治疗肿瘤。②治疗方面，裘氏在扶正法中，重点调整气血阴阳及培补脾肾。健脾补气药用人参、党参、黄芪、白术、茯苓、山药、甘草等；补血药用当归、枸杞子、熟地黄、何首乌、大枣、桑椹等；滋阴药用西洋参、沙参、天冬、麦冬、生地黄、石斛等；益肾药用龟甲、女贞子、黄柏、山茱萸、巴戟天、菟丝子、仙茅、淫羊藿、补骨脂、附子、肉桂等。在立方遣药时，裘氏常脾肾气血阴阳兼顾，注重阴阳互根、精气互生的道理。另外，在扶正法中同时又须注意调整脏腑之间的关系，如肝胃不和者，拟疏肝和胃以相佐；脾胃升降失常者，投协调枢机之升降方药；脾肾转输失职者，调脾肾以利气化等。至于清热解毒常用夏枯草、黄芩、黄连、蒲公英、猫爪草、石见穿、山慈菇、白花蛇舌草、蜀羊泉等；活血化瘀药用桃仁、红花、赤芍、莪术、三棱、水蛭、土鳖虫等；化痰软坚药用天南星、半夏、陈皮、瓜蒌、牡蛎、昆布、海藻等；虫类药物的作用不可忽视，常用是蜈蚣、全蝎、地龙、僵蚕、蜈蚣、土鳖虫、水蛭等。

# 第三节　白血病

疾病概述：白血病是一类造血干细胞异常的克隆性恶性疾病。其克隆中的白血病细胞失去进一步分化成熟的能力而停滞在细胞发育的不同阶段。在骨髓和其他造血组织中白血病细胞大量增生积聚并浸润其他器官和组织，同时使正常造血受抑制，临床表现为贫血、出血、感染及各器官浸润症状。根据国外统计，白血病约占肿瘤总发病率的3%，是儿童和青年中最常见的一种恶性肿瘤。尽管许多因素被认为和白血病发生有关，但人类白血病的确切病因至今未明。目前在白血病的发病原因方面，仍然认为与感染、放射因素、化学因素、遗传因素有关。根据白血病细胞的成熟程度和自然病程，白血病可分为急性和慢性两大类。中医学认为本病属于"急劳"的范畴。患者多为温热毒邪侵袭，伤营动血，侵及骨髓导致阴伤血耗而发病。同时，该病还与劳倦、饥饱、七情等因素有关。

## 万友生经验方

【组成】黄芪50 g，党参50 g，白参15 g，白术15 g，洋参10 g，升麻10 g，柴胡10 g，陈皮10 g，炙甘草10 g。

【功效】甘温除热。

【主治】白血病之气虚发热。症见高热，多汗，肢冷，背心微寒，面白如纸，唇舌亦淡白，神疲肢倦，卧床不起，少气懒言，声低息微，脉虚数无力。

【加减】咳嗽剧烈者加紫菀10 g、款冬花10 g、川贝母10 g、枳壳9 g；痰中血丝多者加橘络3 g、丝瓜络10 g、黄芩炭10 g；气逆者加陈皮10 g、竹茹10 g、枇杷叶10 g。

【方解】本方证病机为气虚发热，治宜甘温除热，以补中益气汤化裁组方主治。方中黄芪补中益气、升阳固表为君；党参、白参、白术、甘草甘温益气，补益脾胃为臣；陈皮调理气机，洋参清补肺脾肾为佐；升麻、柴胡协同参、芪升举清阳，甘草调和诸药，补益中州为使。诸药合用，共成甘温除热之剂。正如《内外伤辨惑论》中云："内伤脾胃，乃伤其气，外感风寒，乃伤其形……唯当以甘温之剂，补其中，升其阳……盖甘温能除大热，大忌苦寒之药泻胃土耳。"

【注意事项】白血病阴虚血热者不宜此方。

【现代研究】黄芪有增强免疫、抗疲劳、保肝、降压、抗溃疡、抗肿瘤、抗骨质疏松等作用。党参能调节胃肠运动、抗溃疡、增强免疫功能、稳定机体内环境。白术对肠管活动有双向调节作用，还能保肝、利胆、利尿、降血糖、抗血凝、抗菌、抗肿瘤。西洋参具有抗疲劳、降血脂、抗肿瘤等作用。升麻具有解热、镇痛、抗炎、降血脂、抗肿瘤等功效。柴胡的作用包括抗炎、解热、抗惊厥、镇静、镇咳、镇痛、护肝。陈皮能扩张血管、抗炎、抗溃疡等。

【用方经验】万老认为白血病患者若出现高热而肢冷背寒，面自如纸，唇舌淡白，神疲肢倦，卧床不起，少气懒言，声低息微，恶心厌食，脉虚数等一派脾胃气虚已极之象，可断为脾虚阴火证，采用甘温除热法，投以补中益气汤方。中医面对西医所确诊的任何病种，都必须在中医理论指导下，严格遵守辨证论治的原则，即根据其寒热虚实的不同证候，采取温清补泻的不同治法，才能提高疗效。如患者病情出现矛盾，就要抓矛盾的主要方面，若患者脾胃气虚已极，此时脾胃气虚是病情的主要矛盾，而肺热灼伤阳络，则仅处于病情矛盾的次要地位。因此在治法上，只要用补中益气汤解决了脾胃气虚这个矛盾的主要方面，其肺热伤络的次要方面也就迎刃而解了。这其中既含有脾土气足，则能生肺金，而使其病自解之意，也可以说是充分发挥了人体自然疗能作用的结果吧。当然，如其肺炎是属中医的实热证，而非虚寒证的话，那就必须采用清泻法，而决不可用温补法了。

## 孙一民经验方

【组成】生地黄12 g，牡丹皮9 g，白芍15 g，藕节9 g，荷叶9 g，石斛12 g，麦冬12 g，栀子9 g，连翘15 g，茅根30 g，建曲9 g，竹茹6 g，牡蛎24 g，大蓟9 g，小蓟9 g，扁豆花9 g。

【功效】养阴清热，凉血解毒。

【主治】白血病之阴虚内热，血热妄行证。症见鼻齿衄血，齿龈瘀紫肿胀，口唇紫绀，面色苍白，精神萎靡，语声低微，行走无力，烦躁，手足心热，汗出，咽干恶心，纳呆，遗精，小便黄，睡眠不宁，舌质红，苔黄，脉细数。

【加减】血色素低加阿胶10 g、龟甲胶

肿瘤科国医圣手时方

15 g、何首乌15 g、白芍10 g、当归10 g；出血多属血热妄行，当凉血止血。如衄血加荷叶炭10 g、黑栀子10 g、牛膝炭10 g、仙鹤草；咯血加牛膝炭10 g、藕节炭20 g；吐血加赭石20 g、侧柏炭10 g、藕节炭20 g；便血加槐花炭10 g、地榆炭10 g、黄连炭10 g；皮下出血加三七5 g、仙鹤草12 g；月经量多加升麻9 g、侧柏叶10 g、白茅根30 g、当归10 g；尿血加茅根炭20 g、黑山栀6 g或合猪苓汤养阴清热止血；骨痛为主加桑枝10 g、丝瓜络10 g、威灵仙9 g；神志昏迷加紫贝齿15 g、紫石英15 g或服安宫牛黄丸。

【方解】本方证病机为阴虚内热，血热妄行，治宜养阴清热，凉血解毒，以犀角地黄汤化裁组方主治。方中生地甘苦寒，凉血滋阴生津；牡丹皮、白芍、石斛、麦冬、茅根、竹茹、大蓟、小蓟助生地黄滋阴清热，凉血散血；栀子、连翘清热解毒；藕节化瘀止血；牡蛎软坚散结；白扁豆、建曲健脾祛湿，培补中气。诸药合之，阴复热降而血宁。

【注意事项】热毒炽盛及热盛动风出血者，不宜使用本方。

【现代研究】生地黄有止血和促进造血细胞功能的作用；牡丹皮能显著降低心输出量，不同程度的降低左心室做功，安徽铜山产牡丹皮乙醇提取液，在增加实验性缺血犬冠状动脉流量的同时，能轻度降低心肌耗氧量，且持续时间较长；白芍有收缩血管和增加外周阻力的作用；麦冬有增强机体免疫力的作用；小蓟具有明显的促进血液凝固作用，小蓟、大蓟止血主要通过使局部血管收缩，抑制纤溶而发挥作用；竹茹有抗菌消炎作用；白茅根具有止血，利尿，抗菌等作用；牡蛎含有维生素 $B_{12}$，维生素 $B_{12}$ 中的钴元素是预防恶性贫血所不可缺少的物质，因而牡蛎又具有活跃造血功能的作用。

【用方经验】孙老认为，白细胞临床表现以贫血，出血，发热为主要特征，贫血多属于阴虚或气阴虚；出血多因血热妄行，或脾不统血，或瘀血所致；热多属阴虚内热，高热多由外感或感染引起。贫血，出血，发热是标，阴液亏虚是本。治疗急则治其标或标本兼治，缓则治其本。白血病患者多数有手

心热，烦躁，口干，遗精，小便黄，舌质红，苔黄，脉数等一派内热症状。阴虚生内热，内热是现象，阴虚是本质，故阴虚内热是主要病机，养阴清热，凉血毒的治法。既能扶正又能祛邪，机体阴虚内热的内环境得以改变，则白血病幼稚细胞失去了增生的条件而不杀自灭。出血多由于血热妄行所致，治疗以凉血止血为主，若只用炭性药，胶性药止血则疗效不佳，扬汤止沸不如釜底抽薪。凉血止血符合中医学治病求本原则。

## 鲜药汁汤方（孙一民经验方）

【组成】鲜生地黄250 g，鲜小蓟500 g，鲜蒲公英500 g，鲜茅根250 g，金银花30 g，连翘30 g，豆豉10 g，薄荷10 g，荆芥10 g，芦根30 g。

【功效】滋阴清热解表。

【主治】白血病之阴虚内热，复感外邪证。症见头痛，腹部体表肿块，舌质红，苔薄黄少津，脉浮数。

【加减】若脾虚便溏加扁豆10 g、山药10 g、莲子10 g以健脾益气；高热不退加金银花10 g、连翘10 g、生石膏20 g、知母10 g、羚羊粉3 g；纳呆者加莱菔子10 g、鸡内金10 g、神曲15 g、薏苡仁20 g、砂仁6 g；便秘者加制大黄10 g、肉苁蓉10 g、制何首乌15 g、火麻仁15 g、芦荟5 g；小便频数者加乌药10 g、益智9 g、桑螵蛸10 g、金樱子12 g、芡实20 g；大便次数多加苍术8 g、白术10 g、炒黄连6 g、炒地榆10 g；潮热盗汗者加地骨皮10 g、牡丹皮10 g、鳖甲15 g、龟甲15 g、麻黄根9 g、糯稻根30 g；口舌生疮者加人中白6 g、水牛角片30 g、紫珠叶5 g、生石膏30 g、牡丹皮10 g、泽泻10 g；头面生疮者加紫花地丁20 g、野菊花10 g；腰膝酸软者加桑寄生10 g、杜仲10 g、补骨脂10 g、肉桂5 g、威灵仙9 g；发热者加炒青蒿10 g、柴胡10 g、金银花10 g、鱼腥草20 g；夜寐差加酸枣仁15 g、远志10 g、首乌藤15 g、黄连6 g、肉桂5 g；肝郁不舒，脉弦明显者加柴胡10 g、川芎10 g、香附10 g、郁金10 g、合欢皮10 g、预知子15 g；气虚血瘀明显者用黄芪

20 g、生晒参10 g并配以陈皮10 g理气，加用当归10 g、川芎10 g、全蝎5 g、九香虫9 g等；胸闷不舒者加半夏9 g、黄连6 g、枳壳9 g、桔梗9 g、柴胡10 g、牛膝10 g；肿瘤病灶明显，加重软坚散结药物如土鳖虫10 g、山慈菇9 g、穿山甲9 g、莪术9 g、虎杖根10 g、天南星9 g等。

【方解】张锡纯认为，"小蓟能清血分之热，止血热之妄行。单用小蓟根数两煎汤，或榨取自然汁。开水冲服效佳。茅根善清虚热而不伤脾胃。为涵养真阴之佳品"。鲜生地黄清热凉血，生地黄的提取物可促进血液凝固从而止血；蒲公英清热解毒。诸方合用，故疗效显著。

【注意事项】实火或湿热者，不宜使用本方，有实证热证出血者忌用。外感消失后继服基本方（鲜生地黄250 g，鲜茅根250 g，鲜蒲公英500 g，鲜小蓟500 g）。

【现代研究】方中鲜生地黄具有止血和促进血细胞功能的作用，可增加细胞免疫功能，还具有抗肿瘤抗炎的作用；鲜蒲公英有免疫调节、抗肿瘤、免疫调节、抗疲劳作用；小蓟具有明显的促进血液凝固作用，抑制纤溶而发挥作用。鲜茅根具有抗肿瘤、提高机体免疫功能的作用。金银花能抗病毒、解热、利胆、止血、降血脂。连翘有抗病原微生物、抗炎、解热、强心、保肝等功效。薄荷能刺激和抑制神经、消炎和抗菌。芦根有镇静、解热、抗肿瘤作用。

【用方经验】鲜药含有大量的自然汁。养阴清热之力优于干药。笔者认为，白血病多有血热妄行等表现，若能以鲜品入药则疗效更佳，此不失为一用药佳法。

## 理脾清肝养阴方（邢子亨经验方）

【组成】当归15 g，生地黄24 g，生白芍12 g，云苓12 g，陈皮9 g，枳壳6 g，生山药15 g，生薏苡仁24 g，龟甲18 g，桔梗9 g，辽沙参12 g，地骨皮24 g，石斛12 g，鳖甲15 g，青皮6 g，炙草6 g，藕节12 g。

【功效】理脾清肝养阴。

【主治】慢性淋巴细胞性白血病之阴虚劳热证。症见全身疲乏无力，头晕，发烧，汗多，心悸，气急，有时鼻、齿龈及皮肤出血或呕血、尿血、子宫出血、颅内出血，肝脾淋巴结肿大，脾大最突出，有时可占满全腹而伸至盆腔，质坚而有压痛。

【加减】肝脾大不消者加姜黄4.5 g，桃仁6 g，牡蛎24 g，醋三棱3 g，醋莪术3 g；淋巴结肿大加醋三棱4.5 g，醋莪术4.5 g，玄参24 g，贝母12 g，牡蛎24 g，海藻24 g，昆布24 g；发热不退加犀角6 g，连翘24 g，牡丹皮15 g，青蒿12 g；皮肤出血加棕炭24 g、丝瓜络炭12 g；头昏加杭菊花15 g，生石决明24 g，蔓荆子12 g，龙胆9 g，黄芩9 g，羚羊角4.5 g；汗多加牡蛎24 g，浮小麦24 g；鼻衄加柏叶炭15 g，葛根24 g，桑白皮12 g；齿龈出血加川大黄粉6 g；阴虚发热贫血加知柏地黄丸之类；阴虚劳热不退加秦艽鳖甲汤之类。

【方解】理脾清肝养阴方中当归、生地黄、生白芍补血活血，使祛邪不留瘀，补血而不滞邪；云苓、生山药、生薏苡仁健脾益气，调理脾胃，使津液敷布而不凝聚；青皮、陈皮、枳壳疏肝理气，化痰散结，与桔梗相配，升降有序；龟甲、辽沙参、地骨皮、石斛、鳖甲滋阴清热，益气生津；藕节通络止血；炙甘草清热解毒，调和诸药。合方观之，全方清肝理脾滋肾，清肝则瘀热可除而血不凝涩，理脾则津液敷布而不凝聚，滋肾培本则生化有源而生化不息。

【注意事项】慢性淋巴细胞性白血病辨证为阴虚劳热证时，忌用大量黄芪、党参、人参类大补之药；同时也不可妄用蟾蜍、黄鼠狼粉等攻伐之品。

【现代研究】当归具有增加冠状动脉流量、降血脂抗血栓、调节免疫、抗炎、平喘的功效。生地黄可以抗衰老、免疫调节、抗肿瘤、降血糖。生白芍具有镇痛、解痉、抗炎、抗溃疡的作用。茯苓具有增强免疫、抑瘤、抗炎、利尿等功效。陈皮具有扩张血管、抗炎、抗溃疡等。枳壳能促进胃肠推进功能、抗过敏、升压。山药具有调节肠管运动、增强免疫功能、降血糖及抗氧化等作用。薏苡仁具有解热、镇静、镇痛等作用。桔梗能抗炎、祛痰、镇咳。沙参具有强心、镇咳祛痰、增强免疫等功效。地骨皮的作用包括解热、降血糖、降血脂、降压。石斛可以抗肿瘤、降血糖、调节免疫。鳖甲有抗肝纤维化、增强免疫、抗癌、抗疲劳的功效。青皮具有镇痛、祛痰平喘、升压、抗休克的功效。藕节能止血、清热、缩短凝血时间。

【用方经验】①邢老认为慢性白血病在病理上与急性白血病有所不同，慢性白血病是内脏结热影响脏器生化功能失调，进而血液发生异常变化。肝脾淋巴结肿大是肝脾少阳经结热之故，头昏发热汗多是阴虚血热之故，鼻腔、齿龈及皮肤内脏出血是脾胃血分瘀热所致，贫血全身无力是阴虚劳热病症，种种现象属于中医劳伤虚损之证。肝主疏达，主藏血，主筋，与胆互为表里。脾主运化，主输布津液，主肌肉，主统血。在劳伤或外感后，肝脾留热不解，损伤肝脾机能，肝失疏达，热瘀血伤，脾失健运，津液不布，热邪瘀结肝脾，血脉凝涩而肝脾肿大。淋巴属少阳三焦部位，相火游行于三焦，火邪留结于三焦淋巴之部位，津液凝聚而淋巴结肿大。发热因于营血伏热，汗多因于内热熏蒸而表气不固，热伏于内，灼伤阴液，营失其守，卫失其固，内热蒸发而发热自汗。营阴已伤，汗出而热不解，邪热久留，肾阴亏损，生化功能减退，因而发生贫血现象。阴虚内热，气血俱虚，故全身无力。阴虚阳浮，头为之昏。血热失藏，各随其瘀热之部位而出血。鼻为肺窍，肺热者鼻衄。齿龈属胃，胃热时齿眼出血。皮肤肌肉属于肺脾，脾肺热者皮肤出血。亦有内脏结热而致内脏出血者，病情则更为严重。②邢老认为治疗慢性白血病，当以调理脏器生化之功能为主，辅以对症治疗之药，保持脏器功能不至败绝，则无死亡危险。调理脏器功能，首先要清肝理脾滋肾，清肝则瘀热可除而血不凝涩，理脾则津液敷布而不凝聚，滋肾培本则生化有源而生化不息。脏器生化功能恢复，自有抗邪之力，病症可消除其次在调理滋培之下佐以清除症状之药，使正气日复，邪气日消，则可增加机体的抗力，达到延长寿命之目的。

## 乔仰先经验方

【组成】水牛角30 g，蛇舌草30 g，炒栀子6 g，黄芩6 g，牡丹皮12 g，赤芍12 g，生地黄12 g，紫草9 g，玄参9 g，蒲公英15 g，川楝子9 g，延胡索9 g。

【功效】清热凉血，活血化瘀。

【主治】慢性粒细胞性白血病邪毒入髓伤血，气血虚兼血瘀证。症见面白无华，神疲乏力，形体消瘦，胁下癥块有胀痛，按之坚硬，下肢有瘀斑，发热出汗。舌红苔薄，脉弦数。

【加减】虚热盛加鳖甲12 g；血瘀明显加三棱6 g、莪术6 g、桃仁6 g；热盛伤阴口渴加太子参10 g、石斛12 g、麦冬12 g。

【方解】方中水牛角苦咸，寒。归心、肝、脾、胃四经，《陆川本草》谓其："凉血解毒，止衄。治热病昏迷，麻痘斑疹，吐血，衄血，血热，溺赤。"白花蛇舌草、炒栀子、黄芩、蒲公英清热解毒，散结消肿；牡丹皮、赤芍、生地黄、紫草、玄参清热凉血，活血化瘀；川楝子、延胡索行气散结，理气止痛。全方合用，共奏清热凉血，活血化瘀之功。

【注意事项】此时补益治疗，也宜清滋为主，不可温补脾肾。因温补脾肾之品，能助火生热，"气有余便是火"，"壮火食气"，会造成病情反复。

【现代研究】水牛角能强心、降血压、降血脂、抗感染。白花蛇舌草可以抗肿瘤、抗菌消炎。黄芩能抑菌、抗炎、降压、护肝、防辐射。赤芍具有抗血栓、镇静、抗炎、抗肿瘤、护肝等作用。牡丹皮能抗炎、镇静、镇痛、抗肿瘤、护肝、降血糖。生地黄可以抗衰老、免疫调节。抗肿瘤、降血糖。蒲公英的作用有抗肿瘤、抗菌、抗病毒。川楝子具有镇痛、抗炎、驱虫、抑制呼吸中枢等功效。延胡索能镇静、镇痛、催眠、增加冠状动脉血流量、提高耐缺氧能力、降血压、抗心律失常。

【用方经验】白血病是造血组织恶性增生性疾病，病情凶险，有发热、出血、贫血、肝脾淋巴结肿大等症状，一般称"血癌"，根据辨证论治和辨病相结合的原则，乔老认为属中医学"血证""虚劳""癥积"范畴；急性白血病或慢性白血病急性变时，又属温病范围，采用温病治法。白血病也有神疲乏力、消瘦、面色苍白等气血虚症状，又有脾大、淋巴结大、发热出汗等邪实表现，所以临床虚实互见。乔老反复强调：白血病关键是"邪实"，治疗以攻邪为主，用清热解毒、活血化瘀以折其锐气。犀角（以水牛角代）入血，有凉血散血降低白细胞作用，血证患者，每常选用；白花蛇舌草、半枝莲、夏枯草、板蓝根、射干有解毒抗癌作用，白血病也是常用药。脾肿大属癥积，《医学心悟》："积者，推之不移，成于五脏，多属血病。"治疗癥积，《读医随笔》："行血之药，如红花、桃仁、茜草、归须、三棱、莪术之属皆是也。"这些都很有参考价值。白血病经过清热解毒抗癌药治疗后，病情稳定，往往但见虚象，头晕目眩，神疲乏力，口干脉细数等症。此时补虚治疗，也宜清滋为主，不可温补脾肾。这与"再生障碍性贫血"补虚不同，因温补脾肾之品，能助火生热，"气有余便是火"，"壮火食气"，会造成病情反复。

## 再生饮（张鹳一经验方）

【组成】生地黄20 g，熟地黄20 g，当归20 g，川芎20 g，山药20 g，黄精20 g，枸杞子20 g，龙眼肉20 g，淫羊藿20 g，麦冬10 g，五味子10 g，大力参10 g，黄芪10 g，锻龙骨20 g，煅牡蛎20 g，牛膝12 g，鸡内金12 g，谷芽30 g，陈皮10 g。

【功效】补肾益精，生脉安神。

【主治】慢性白血病肾虚精亏型。

【加减】初、中期有发热不退或自汗、盗汗，舌紫暗，脉弦数者，加重楼10 g、半枝莲25 g、玄参15 g、地骨皮10 g、鳖甲15 g、野菊花10 g、黄药子9 g、山慈菇9 g、黛蛤散6 g、牛黄0.3 g以清热散邪，解毒抗癌；如见口腔糜烂，衄血，紫斑，舌苔黄，脉洪大等热毒迫血妄行者，减大力参、黄芪，加牡丹皮10 g、玄参15 g、侧柏叶10 g、荷叶10 g、连翘10 g、蒲公英20 g以清热凉血；如周身骨痛，肝脾肿大，皮下瘀斑，舌紫暗，脉弦涩者，加丹参10 g、赤芍10 g、红花6 g、桃仁6 g以活血化瘀。

【方解】熟地黄补肾益精，生地黄滋阴凉血，二者相合，毓养肾中真阴，以滋生命之源；枸杞子、龙眼肉、淫羊藿大补精气兼升阴中之阳；麦冬、五味子、煅龙骨、牡蛎收敛亡散精气，又能生脉安神；大力参、黄芪、山药大补脾土以固元气；当归、川芎、黄精强壮精血以荣营络；鸡内金、谷芽、陈皮以助运化。诸药合用，旨在培补肾中精气，振兴生殖活力，调动生命潜能。

【注意事项】白血病热毒炽盛者不宜此方。

【现代研究】地黄可以抗衰老、免疫调节、抗肿瘤、降血糖。当归具有增加冠状动脉流量、降血脂抗血栓、调节免疫、抗炎、平喘的功效。山药的作用包括助消化、提高免疫、降血糖、抗氧化等。黄精能抗氧化、降血脂、调节免疫。枸杞子对免疫有促进作用，能抗肿瘤、降血脂、保肝、降血糖、降压。龙眼肉能抗焦虑、抗菌、抗肿瘤。麦冬可以抗心律失常、止咳平喘、抗过敏、抗菌、调节免疫。淫羊藿的作用包括降压、降血脂、抗疲劳、抗肿瘤。五味子能抗衰老、镇咳、镇静、抗溃疡、抗应激、防龋。黄芪有增强免疫、抗疲劳、保肝、降压、抗溃疡、抗肿瘤、抗骨质疏松等作用。龙骨具有镇静催眠、抗惊厥、促凝的功效。牡蛎可以镇痛、镇静、抗凝血。牛膝具有抗炎、镇痛、抗衰老抗肿瘤、降血脂等作用。鸡内金的作用包括促进胃酸分泌、增进胃和小肠蠕动及抗肿瘤。陈皮具有扩张血管、抗炎、抗溃疡等。

【用方经验】张老认为，白血病是一种虚证，由正气虚损复感外邪而发病，故临床多表现为气血不足、消瘦、衰竭、低热、出血等类似"虚劳"的症状。尤其是大部分经过化疗的患者，更是一派正气戕伐之象。所谓虚证，主要是精气亏虚，即肾中真阴真阳之亏损，这是关键。张景岳云："病久必归肾。"可见肾中的真阴真阳为生命存在的唯一根蒂。

## 赵绍琴经验方

【组成】沙参10 g，玉竹10 g，玄参10 g，生地黄10 g，赤芍10 g，白茅根10 g，芦根10 g，水红花子10 g，焦麦芽10 g，焦山楂10 g，焦神曲10 g，钩藤10 g，珍珠母20 g，青黛（冲服）4 g。

【功效】清营透热，活血填髓，滋肝熄风。

【主治】急性淋巴细胞性白血病热入营血，肝风内动证。症见面色萎黄，发热，肝脾淋巴结肿大及皮下出血，皮下紫斑，心烦急躁，夜寐不安，大便干燥。每日发作抽搐及怪叫数次，口干舌红，脉象弦细滑数。

【加减】如神昏加安宫牛黄丸3 g；痉厥加钩藤10 g、菊花9 g、紫雪丹3 g；便秘加大黄10 g。

【方解】对于白血病的治疗应以清热凉血、滋肾宣郁为大法。本方中沙参味甘苦而性微寒，功能清肺中之热，祛肺中之痰，补肺中之气，治久咳，退寒热，安神。《本草纲目》云："沙参清肺火，治久咳肺痿。"玉竹味甘性平，功能去虚痨客热，除烦躁，止消渴，润心肺，调理五痨七伤，玉竹不寒不燥；玄参味咸性寒，能入血分而清热凉血；生地黄、赤芍凉血活血，消除瘀血，同时发散血中的郁热；白茅根、芦根清热养阴；水红花子化痞散结，清热止痛；焦三仙消食导滞，健运脾胃；钩藤、珍珠母、青黛凉肝熄风定惊。

【注意事项】白血病肝肾亏虚者不宜此方。

【现代研究】沙参具有强心、镇咳祛痰、增强免疫等功效。玉竹能提高免疫、降血糖、降血脂、延长耐缺氧时间、抗氧化、抗衰老等。生地黄可以抗衰老、免疫调节。抗肿瘤、降血糖。赤芍具有抗血栓、镇静、抗炎、抗肿瘤、护肝等作用。白茅根能止血、抗炎、镇痛、利尿、抗菌。麦芽具有助消化、降血糖、抗真菌等作用。山楂具有降血脂、降压、抗菌、改善胃肠功能、调节免疫等功效。神曲能促进人体对食物的吸收。钩藤可以镇静、抗惊厥、降压、平喘、抑制血小板。珍珠母能护眼、抗溃疡、镇静。

【用方经验】①赵老认为白血病可从温病论治，白血病的病因是温热毒邪，但这种温热毒邪和一般的温病有所不同，它不是从外感受时令之温热毒邪，而是禀受自先天，是胎毒。因为白血病主要是造血器官的病变，病变部位在于血分骨髓。《灵枢·经脉》云："人始生，先成精，精成而脑髓生，骨为干，脉为营，筋为刚，肉为墙，皮肤生而毛发长。"先天之精与骨髓的生成有直接关系，若胎儿在孕育期间，母体内热过盛或催患热病，热毒内着于胎，蕴蓄不散，便可深伏于胎儿精血骨髓之内，为日后白血病的发生奠定了内在基础。现代研究发现，白血病的发生与染色体异常有关，且带有一定的遗传倾向，与中医学的理论亦相吻合。②白血病病在骨髓，比血还深，一发病常扰血窜营，故当凉血散血。凉血即用寒凉之品解除血分热毒。热在血分，动血闭窍，病情深重，故白血病的治疗首先应用寒凉入血之品，直折其热，常用药物如赤芍、茜草、白头翁、生地榆、鬼箭羽等。散血指用活血化瘀之品，消除动血造成的瘀血，同时发散血中的郁热，常用药如片姜黄、茜草等。白血病为热毒久伏骨髓之中，消灼人体精血，精血伤则正气不支，热毒更加肆虐，故在凉血的同时尚须配入甘寒育阴、咸寒滋肾之品，生阴血、填精髓，"壮水之主，以制阳光"。精血生，血液得以稀释而运行畅利，亦能促使瘀滞之消散，常用药如生地黄、玄参、沙参、麦冬、知母等。

## 参芪杀白汤（梁冰经验方）

【组成】黄芪25 g，党参15 g，天冬15 g，沙参15 g，生地黄12 g，仙鹤草12 g，黄药子12 g，半枝莲20 g，半边莲20 g，白花蛇舌草30 g，黄芩10 g，甘草6 g，青黛（兑服）3 g。

【功效】清热解毒，益气养阴，化瘀软坚。

【主治】白血病之髓毒内蕴，气阴两虚，痰瘀内阻证。症见神疲乏力，四肢畏冷，小腹疼痛固定，遇热减轻，遇寒加重，月经不规则，大便秘结或不畅，舌淡黯苔薄，脉细等证。

【加减】病势凶险，高热，周身骨痛者加羚羊角 3 g 或水牛角 30 g，生石膏 20 g，连翘 12 g，蒲公英 20 g 以清热凉血；痰核瘰疬者加昆布 12 g，夏枯草 12 g，鳖甲 15 g 以软坚散结；伴有痞块者加三棱 10 g，莪术 10 g，虎杖 10 g，赤芍 10 g，丹参 15 g 以活血化瘀；出血者加紫草 20 g，茅根 30 g，阿胶珠 15 g；阴虚者改党参为太子参 30 g，加女贞子 20 g，黄精 15 g，龟甲（先煎）15 g；恶心呕吐者加陈皮 10 g，半夏 10 g，生姜 10 g

【方解】方中党参、黄芪为君药，起到培补机体正气，致气血旺盛；白花蛇舌草、半边莲、半枝莲、黄药子、生地黄、青黛、黄芩为臣药，大剂量清热解毒凉血；佐以天冬、女贞子、沙参以防苦寒伤阴而加重气阴亏虚；龟甲、鳖甲软坚散结；赤芍、莪术活血祛瘀；仙鹤草凉血止血；甘草为调和之剂。

【注意事项】单纯实证或虚证，不宜使用本方。

【现代研究】黄芪有增强免疫、抗疲劳、保肝、降压、抗溃疡、抗肿瘤、抗骨质疏松等作用。党参能调节胃肠运动、抗溃疡、增强免疫功能、稳定机体内环境。天冬具有抗衰老、抗肿瘤、调节免疫的功效。沙参能强心、镇咳祛痰、增强免疫等。生地黄有解热、通便、止痛、止血等作用。仙鹤草能止血、抗炎、抗肿瘤。黄药子能改善甲状腺功能、抑制心脏、兴奋子宫、抗病原微生物。半枝莲能抗肿瘤、抗病毒、促进细胞免疫功能。半边莲有清热、消肿、抗肿瘤等作用。白花蛇舌草有抗肿瘤、抗菌消炎、保肝利胆等作用。黄芩有抗菌、抗病毒、抗炎、抑制免疫反应、解热、保肝、利胆、镇静、降血脂、抗氧自由基伤、降压等作用。甘草有抗炎、抗过敏、抗心律失常、抗病原微生物、抗氧化、抗肿瘤和抗衰老等作用。

【用方经验】梁教授认为白血病的治疗，必须以邪毒内蕴、气阴两虚为其根本，正邪相争贯穿其始终；即坚持清解邪毒，又要时刻顾护正气；既不忘辨证论治，又要结合辨病治疗，终以提高治愈率，延长无病生存期

为要，不必在意争中西之短长。

## 盛国荣经验方

【组成】玄参 15 g，沙参 15 g，党参 15 g，黄芪 15 g，生地黄 15 g，大蓟 15 g，白花蛇舌草 15 g，大青叶 15 g，牡丹皮 10 g，知母 10 g，紫草 10 g，赤芍 10 g，白芍 10 g。

【功效】滋阴补气，清热凉血。

【主治】白血病之阴虚血热证。症见疲乏无力，骨节疼痛，胸部闷痛，口干盗汗，睡眠欠佳，多梦呓，纳食、二便正常，面色潮红，舌质红，边带紫色点，苔黄略干，脉弦数。

【加减】盗汗甚可加鳖甲 15 g 滋阴清热；热盛可加水牛角 30 g 以清热凉血；出现瘀斑瘀点可加丹参 10 g，茜草 9 g 以活血祛瘀。

【方解】方中以参、芪补中益气，贾所学称："黄芪，性温能升阳，味甘淡，用蜜炒又能温中，主健脾，故内伤气虚，少用以佐人参，使补中益气。"玄参、沙参、白芍、知母等以滋阴；生地黄、牡丹皮、赤芍、紫草、大蓟、白花蛇舌草、大青叶等以清热凉血。

【注意事项】白血病湿热内蕴者不宜此方。

【现代研究】沙参具有强心、镇咳祛痰、增强免疫等功效。党参能调节胃肠运动、抗溃疡、增强免疫功能，稳定机体内环境。黄芪有增强免疫、抗疲劳、保肝、降压、抗溃疡、抗肿瘤、抗骨质疏松等作用。生地黄可以抗衰老、免疫调节、抗肿瘤、降血糖。白花蛇舌草可以抗肿瘤、抗菌消炎。牡丹皮能抗炎、镇静、镇痛、抗肿瘤、护肝、降血糖。赤芍具有抗血栓、镇静、抗炎、抗肿瘤、护肝等作用。知母能抗菌、解热、降血糖、抗癫痫、抗血小板聚集。白芍具有镇痛、解痉、抗炎、抗溃疡的作用。

【用方经验】盛老认为白血病的患者在辨证论治时要注意辨病与辨证相结合，根据白血病不同时间、不同证候、不同表现进行灵活的辨证施治。疾病早期和缓解后复发期，邪实而正气未虚时，以攻为主；在疾病中期处于邪正斗争，正气渐虚而邪气尚实，治以

肿瘤科国医圣手时方

攻补兼施；疾病晚期、化疗后期正气虚而邪气盛或全身衰竭期，以补为主，兼清热解毒。

## 加味八珍汤方（颜德馨经验方）

【组成】熟地黄 12 g，党参 12，黄芪 15 g，白芍 6 g，鳖甲 24 g，莪术 9 g，牡蛎 24 g，丹参 9 g，砂仁 2.4 g，牛膝 9 g，白术 9 g，茯苓 12 g，当归 6 g，生地黄 12 g。

【功效】益气化瘀，扶正软坚。

【主治】慢性白血病之气血两虚兼瘀血型。症见脸色萎黄，枯而不华，形容憔悴，体倦无力，腹部痞胀，四肢酸楚，纳食不馨，唇面白不华，爪甲不荣，脾脏肿大。舌苔薄白，脉小数，寸口独软。

【加减】阴虚可用鳖甲饮（鳖甲、黄芪、龟甲、牡蛎等），阳虚则用参仙八味饮（人参叶、党参、黄芪、仙茅等），阴阳两虚用气血双补饮（何首乌、生地黄、仙茅、黄芪、党参等），瘀血多用龟甲化瘀饮（黄芪、太子参、鳖甲、龟甲、白术、三棱、莪术等），痰热则考虑清热化痰饮（当归、贝母、藏青果、赤芍、竹沥、半夏等）。

【方解】本方针对慢性白血病之气血两虚兼瘀血型。治法上选用八珍汤加味剿抚兼施，益气化瘀，扶正软坚。方中党参、黄芪、白术、茯苓、牛膝益气健脾；熟地黄、生地黄、当归、白芍、鳖甲补血养阴；丹参、莪术活血化瘀；砂仁化湿和胃。

【注意事项】白血病热毒炽盛者不宜此方。

【现代研究】1. 地黄可以抗衰老、免疫调节、抗肿瘤、降血糖。党参能调节胃肠运动、抗溃疡、增强免疫功能，稳定机体内环境。黄芪有增强免疫、抗疲劳、保肝、降压、抗溃疡、抗肿瘤、抗骨质疏松等作用。白芍具有镇痛、解痉、抗炎、抗溃疡的功效。鳖甲能抗肝纤维化、增强免疫、抗肿瘤、抗疲劳。莪术具有抗肿瘤、抗炎、抗菌、抗血小板聚集等作用。牡蛎可以镇痛、镇静、抗凝血。丹参有抗肿瘤、增强免疫力、抗病原微生物、清除自由基等的作用。砂仁的作用包括促胃动力、调节免疫、镇痛、抗氧化。牛膝具有

抗炎、镇痛、抗衰老、抗肿瘤、降血脂等作用。白术能保肝、利胆、利尿、降血糖、抗血凝、抗菌、抗肿瘤。茯苓具有增强免疫、抑瘤、抗炎、利尿等功效。当归能增加冠状动脉流量、降血脂、抗血栓、调节免疫、抗炎、平喘。

2. 实验研究：八珍汤加减方联合化疗治疗急性白血病的临床研究表明，八珍汤加减方联合化疗治疗白血病疗效确切，能减轻化疗期间出现的毒副作用，提高治疗的缓解率，并对白血病预后有重要意义。

【用方经验】①颜老认为白血病患者常肝脾肿大，神萎乏力，白细胞增高，脉小数，肾气不足，热毒之邪内侵骨髓，髓热熏蒸，煎熬阴液，渐成瘀血，盘踞于经髓之间，既碍周身之营养，又阻新血之化生。经云："寒者热之，热者寒之，微者逆之，甚者从之，坚者削之，客者除之，劳者温之，结者散之，留者攻之……适事为故。"《素问·至真要大论》根据这个原则，立法当以攻补兼施，但缘于白血病患者常有虚损症状，故以益气化瘀，扶正软坚，剿抚兼施，从而使症状得到缓解。慢性白血病是难治病，虚实夹杂，图治非易，故应守方缓图，即古人"治内伤如相，坐镇从容"之道，故收良好效果。至于白血病的辨证论治，颜老将其分为阳虚型、阴虚型、阴阳两虚型、温热型、痰热型、瘀血型 6 个类型。认为白血病的本质为本虚标实，故治疗总以扶正祛邪为主，可有利于诱导缓解或维持缓解。白血病常见气血两虚兼瘀血型，属虚劳、癥瘕范畴。治虚劳故用八珍汤为主；治癥瘕则立法以攻为主，所以治宜剿抚兼施，益气化瘀，扶正软坚，此方在临床上常取得了较好的疗效。②一般而言，白血病寒性各型症势较缓，若转为热性各型，则多为恶化之征兆，热性各型，症势多较急，故死亡病例多见于温热型中。急性发作期用清热解毒的攻法为多，诱导缓解阶段是祛邪还是扶正则应该灵活辨证。有关白血病病因病机，当与肾虚有关，各型白血病患者多表现为消瘦乏力，面色少华等虚象，晚期则出现与"肾元虚脱"相似的证候。即使在病程过程中出现痰热、湿热、瘀血等实证，也是

因虚致实，临床运用补剂者，患者缓解机会较多，存活率亦长。在治疗中，如用人参粉、牛骨髓及紫河车等也有一定的临床治疗价值，这与肾主精主骨的理论是相吻合的。

## 潘澄濂经验方

【组成】当归9g，红花9g，川芎6g，熟地30g，太子参30g，鸡血藤30g，丹参15g，虎杖15g，补骨脂12g，大枣6枚。

【功效】补血益气，佐以消瘀。

【主治】白血病血枯瘀滞，正气已损。症见面色㿠白，眩晕，动则心悸，自汗盗汗，精神倦怠，腿膝酸疼，皮肤无出血点，舌质淡带灰，苔白腻，脉象滑大，重按无力。

【加减】血虚不足可选用熟地黄15g、何首乌15g、鸡血藤15g、当归10g、黄精10g；滋阴药物可选用鳖甲15g、龟甲15g、地黄15g、天冬10g、石斛10g、女贞子15g。

【方解】本方证病机为血枯瘀滞，正气已损，治宜补血益气，佐以消瘀，以桃红四物汤为基础方化裁。方中红花、川芎活血化瘀；熟地黄补血养阴，改为生地黄可加强活血作用；当归补血养肝，活血止痛；太子参补益肺肾，健脾益气；鸡血藤补血养虚，活血通络；丹参、虎杖清热解毒，活血化瘀；补骨脂健脾益肾，强腰健骨；大枣甘缓补中，补益中州。方中活血养血，以活血为主，行中有补，则行而不泄，补中有行，则补而不滞。诸药共凑活血化瘀消肿止痛之功。桃红四物汤使瘀血祛、新血生、气机畅，化瘀生新是该方的显著特点。

【注意事项】白血病热毒炽盛者不宜此方。

【现代研究】当归具有增加冠状动脉流量、降血脂、抗血栓、调节免疫、抗炎、平喘的功效。红花可以改善心肌缺血、抗心律失常、降血压、镇痛、镇静、抗惊厥。地黄可以抗衰老、免疫调节、抗肿瘤、降血糖。太子参具有提高免疫、延长寿命的作用。补骨脂能抗肿瘤、抑菌、抗排斥、升白细胞。鸡血藤具有扩张血管、抗病毒等作用。丹参能抗肿瘤、增强免疫力、抗病原微生物、清除自由基。虎杖有祛痰止咳、降压、止血、镇痛作用。大枣能调节免疫。川芎能保护心肌、改善血液循环。

【用方经验】①潘老认为中医治疗恶性肿瘤不外乎攻邪与扶正两种方法，在与西药化疗结合治疗过程中，则应以扶正为主。然在临床上，往往习惯于加用一些有抗肿瘤作用和改善症状的中草药。由于目前临床所常用的治疗肿瘤的中草药，大部分未作过有效成分的分析与药理实验，很可能有我们认为是扶正药，而实际上是具有抗肿瘤作用；也有可能我们认为是有抗肿瘤作用的一些药物，而实际上具有扶正的功能。这些情况已有发现。但是我认为在应用扶正法时，对那些毒性较大而有明显抑制造血功能的中草药，还应尽量避免，以免影响扶正药的作用。②肿瘤患者消化功能是否良好，与预后有密切关系。因此，对扶正法的应用，特别是那些滋阴或补血的药物，虽有补益作用，但药性黏滞，长期服用，腻膈碍胃，而胃气受损的患者，往往有"虚不受补"的缺陷，故更需要保护胃气。因此，在应用时应注意"养阴不碍胃"，"补气不塞中"。否则，就会影响继续服药，不利于整个的治疗。

肿瘤科国医圣手时方

# 第七章 皮肤、软组织和骨肿瘤

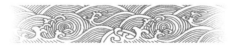

# 第一节 皮肤癌

疾病概述：皮肤癌是指发生于皮肤的鳞状细胞癌和基底细胞癌，此外还有恶性黑色素瘤、恶性淋巴瘤、特发性出血性肉瘤、汗腺癌、隆突性皮肤纤维肉瘤、血管肉瘤等。皮肤癌在我国的发病率较低，但在白色人种中却是常见的恶性肿瘤之一。本病的病因尚未完全明了，其发生可能与过度的日光曝晒、放射线、砷剂、焦油衍化物等长期刺激有关。烧伤瘢痕、黏膜白斑、慢性溃疡、经久不愈的瘘管、盘状红斑狼疮、射线皮炎等皮肤损害亦可继发本病，但很多患者没有明显的病因。皮肤癌的常见检查有体格检查、血常规检查、免疫功能检查、病理学检查、X 射线检查、B 超检查、CT 检查、核素检查等。组织病理学检查有确诊的价值。手术治疗是皮肤癌首选的治疗方法，局部放疗及化疗也是现代医学治疗手段之一。中医学认为本病属于"翻花""石疗""黑疗"等范畴。基本病因病机是风毒燥热之邪久羁留恋，内耗阴血，争精灼液，致肝血枯燥，肌肤失荣，肺气失调，皮毛不润；易招外邪，皮生恶疮。

## 白砒条（王品三经验方）

【组成】白砒少许，白及 30 g，甘草 20 g 等药物研末制成长为 10 cm，其直径为 0.1 cm 线条状，待自然干燥后备用。外敷一效膏。

【功效】化腐生肌。

【主治】用于皮肤癌早、中期未转移者。其中，鳞状上皮细胞癌早期表现浸润硬块，逐渐表面形成溃疡呈菜花状增生，有脓性渗出物，易出血；基底细胞癌常出现溃疡，边缘不规则隆起如火山口，底部不平，较坚硬，发展较缓慢，淋巴结或轻度肿大。

【方解】中医认为皮肤为人之藩篱，易受外邪侵袭，其为病不仅与外感六淫有关，亦与脏腑功能失调相连。肺主气，外合皮毛，肺气失调，则皮毛不润；肝藏血，疏调血道，肝阴血不足，则皮肤血燥不荣；脾与外邪相夹为患。可见皮肤癌与肺、肝、脾之关系最为密切。外感六淫，风毒燥热之邪，久羁留恋，内耗阴血，夺精灼液，或湿毒久留，皆可变生恶疮，发为本病。病之初，正气未虚，治标为主，本疗法适用于皮肤癌早中期无转移者，疗效好。方中白砒性味辛，大热，有大毒，外用蚀疮祛腐，对肿瘤有祛腐作用，可使肿瘤组织坏死、脱落，再配合一效膏的生肌长肉之功，达到愈合创面目的。白砒条的插入方法是整个治疗过程的重要一环，如果不能一次使肿瘤组织彻底坏死脱落，容易出现转移。因肿瘤组织坚韧，故一般在药条插入肿瘤基底部时有一种绵软感，待局部坏死组织形成后，须及时剪除，再用摄子探查基底部是否还有残留的肿瘤组织，如果有需要即补插药条。

【注意事项】①用法：局部常规消毒后，于肿瘤边缘刺入白砒条，深达肿瘤基底部，每个药条间隔 1 cm 左右，外敷一效膏（由滑石、炉甘石、冰片以 3：2：1 比例，研末后芝麻油调成膏状），72 小时后肿瘤组织形成坏死灶，与健康组织分离，剪除坏死组织，创面每日换一效膏 1 次，直至愈合。②防止感染与疼痛：在治疗过程中需加强无菌观念，坚持无菌操作，以防感染变生他症；为防止疼痛、伤口大，可将药条改为从肿瘤边缘插入，从而减轻了患者痛苦及健康组织的损伤，其治疗效果不变。疼痛肿胀一般在插药条后 24 小时内出现，对于少数疼痛难忍者可加用止痛药。

【现代研究】实验研究：治疗前、中、后进行了病灶局部超微结构改变观察，经电镜观察证实白砒条具有抑制肿瘤组织生长、杀死癌细胞的作用，破坏膜系统和抑制核代谢，与其独特的中医基础理论"祛腐""生肌长肉"是一致的。

肿瘤科国医圣手时方

【用方经验】本疗法是传统的中医疗法，具有疗效高，安全可靠，简便易行，费用低，患者痛苦小，适用于人体任何部位，无需辅助治疗，不受条件及设备限制等优点，适合于城乡各级医院普及应用。本组病例中，口唇、关节处患者较多，愈后遗留瘢痕小，不影响功能，对美容方面影响也不大。

## 五烟丹（张雁庭经验方）

【组成】石胆30 g，丹砂30 g，雄黄30 g，矾石30 g，磁石30 g。共研细末，置瓦罐内，然后用另一瓦罐，将口扣严，并用泥密封，罐下用炭火烧3日3夜后，去火冷却，隔日后打开瓦罐，见上罐附有灰白色之粉末，取粉末，研细，封存备用。

【功效】蚀腐生肌，止血。

【主治】皮肤癌患者，症见中央破溃呈凹陷状，表面不光滑，高低不平，有少量脓和血性分泌物，并有臭味，瘤体质硬，无明显压痛，色紫暗；或状如菜花，突出于表面，无破溃，不活动，舌红、苔黄、脉数。

【方解】皮肤癌的形成主要是正气不足，而后邪气踞之。瘤之为义，留滞而不去也，气血流行，不失其常，则形体和平，无或余赘，及郁结壅塞，则乘虚投隙，瘤所以生。因上五药俱取其烟上著者为药，故名为五烟丹。方中胆矾，原名石胆，酸涩辛寒，有小毒，具有涌吐风痰、收敛解毒之功能。磁石，咸寒，平肝潜阳，聪耳明目，镇惊安神，纳气平喘。朱砂，甘微寒，有毒，清心镇惊，安神解毒。白矾，主要含水硫酸铝钾，酸涩寒，收湿敛疮，止血化腐。雄黄，主要含二硫化二砷，辛温，有毒，解毒杀虫，燥湿去痰，截疟。五药合用为强腐蚀药，具有拔毒去腐生肌之功能，可治疗一切恶疮。

【注意事项】①用法：肿瘤呈溃疡型者，先以生肌象皮膏涂抹于肿瘤四周，以保护正常皮肤，然后用五烟丹均匀地撒在肿瘤表面（其用量视肿瘤大小而定），外敷生肌象皮膏（象皮90 g，头发60 g，全当归60 g，生地黄120 g，生龟甲120 g，生石膏150 g，煅炉甘石250 g，黄蜡180 g，白蜡180 g，芝麻油

2500 g）纱条并包扎，隔日或3日换药1次。肿瘤呈菜花型者，先以75%乙醇将五烟丹调成糊状，然后将其涂抹于肿瘤上，外敷生肌象皮膏纱条并包扎；3日后改用棉捻蘸药粉插入瘤体内，其深度为距肿瘤基底部1～0.5 cm，然后外敷生肌象皮膏纱条，隔日或3日换药1次。一般换药3次后，停药观察1周左右，如瘤体尚未坏死脱落或全部分离，可按上法继续治疗。②临床使用时需注意每次用量不宜超过6 mg，连续使用时要掌握用药范围与程度，达到一定程度后即中病即止，等其自行脱落即可。

【现代研究】研究表明，胆矾主要成分五水硫酸铜，其中的铜离子与有机体或其它中药的有机成分通过一系列的配伍在临床上发挥很多作用。铜离子参与体内几十种酶的活性，能与酪氨酸、酪氨酸酶有机结合，提高代谢功能，加速或恢复黑色素的生成与转移。磁石主成分为四氧化三铁，并含有多种微量元素，实验表明，磁石能明显降低戊巴比妥钠的阈剂量，缩短入睡时间，拮抗戊四氮致惊厥作用，延长回苏灵致惊潜伏期时间，抑制醋酸诱发小鼠的扭体反应。说明该药对中枢神经系统有较明显的抑制作用。朱砂通过细胞毒作用对肿瘤细胞起到抑制作用，致使肿瘤细胞用药后存活及贴壁能力明显减弱。白矾主要含硫酸铝钾，可抑制小肠黏膜分泌；使局部小血管收缩，并可使血液凝固；可促使纤维结缔组织大量增生，并分割包围癌组织，使其周围组织纤维化，血管壁增厚，内膜增生，血栓形成，并可产生明显的无菌性炎症，有大量的中性粒细胞、单核细胞、吞噬细胞及淋巴细胞聚集，癌组织呈灶状、片状坏死，从而起到抑制癌细胞的生长和转移的作用；还有抑菌作用。纳米雄黄可通过诱导肿瘤细胞凋亡和抑制其增殖发挥抗肿瘤作用。

【用方经验】该药虽为腐蚀药，但与其他腐蚀药不同的是：①一般情况下，使用该药后疼痛较轻，不像其他腐蚀药那样疼痛剧烈，绝大多数患者都可接受。②使用五烟丹虽能刺激局部血液循环旺盛，去腐生肌，却不会造成局部出血，因为只有待新生肉芽生长良

好时，坏死脓瘤方才脱落。

# 第二节　恶性黑色素瘤

疾病概述：恶性黑色素瘤是一种非常严重的皮肤恶性肿瘤。中国人肢端型恶性黑色素瘤最常见，其中一半病例会累及指趾甲和指趾远端组织，另一半发生于掌跖等部位。恶性黑色素瘤危险因素包括肤色、种族、日光照射、局部外伤等。部分恶性黑色素瘤起源于色素痣。由于中国人肢端型恶性黑色素瘤较为多见，所以对于发生于手脚的色素痣要特别重视，尤其是当原有色素痣有明显变化，直径大于 3 mm 时。恶性黑色素瘤分为原位恶性黑色素瘤和侵袭性恶性黑色素瘤。早期恶性黑色素瘤多为黑色斑片，随着病情加重，斑片可以隆起变大，逐渐形成结节，还可以发生溃疡。部分恶黑呈现皮肤色，又叫作无色素的恶性黑色素瘤。及早、准确排查出恶性黑色素瘤皮损临床意义重大。治疗应尽可能切除病灶和淋巴结清扫。最常用的药物是大剂量干扰素。中医学认为本病属于"黑子""黑疗""脱疽""历疽"等范畴。本病发生由于风邪搏于血气，变化所生；或脉络之血，滞于卫分，阳气束结而成；肾中浊气混于阳，阳气收束所致，与血凝气滞等因素有关。

## 益肾消积方（邱佳信经验方）

【组成】丹参15 g，金银花15 g，芙蓉叶15 g，半枝莲15 g，半边莲15 g，黄芪15 g，杜仲12 g，牡丹皮12 g，佛手12 g，黄柏9 g，知母9 g，仙茅9 g，淫羊藿9 g，制何首乌9 g，肉苁蓉9 g，狗脊9 g，续断9 g，生地黄9 g，熟地黄9 g，当归9 g，郁金9 g，藿香6 g，豆蔻（后下）3 g。

【功效】补肾、清热解毒。

【主治】恶性黑色素瘤患者，症见形体胖，纳佳，大便次数多，腰膝酸软，发力期短，口干，夜寐欠安，舌偏红，苔黄腻，脉弦滑。

【方解】本病的发生是在先天禀赋不足、肾气虚损基础上，外邪搏于血气，或阳气束结而致血瘀气滞，瘀久化热，热毒壅阻，日久形成肿瘤。病机以肾虚、热毒瘀阻为主。方中选用仙茅、淫羊藿、肉苁蓉温补肾阳，黄柏、知母滋阴泻火，何首乌、狗脊、续断补肝肾，生地黄清热凉血、养阴生津，熟地黄滋阴补血，结合芙蓉叶、半枝莲、半边莲、金银花等清热解毒，丹参、牡丹皮活血散瘀、凉血清热，黄芪、当归、藿香、郁金、佛手等补气调理气血。全方共凑补益肾气、清热解毒化瘀之效。

【注意事项】阴虚内热者慎用。

【现代研究】1. 丹参有抗肿瘤、增强免疫力、抗病原微生物、清除自由基等的作用。金银花能抗病毒、解热、利胆、止血、降血脂。半枝莲能抗肿瘤、抗病毒、促进细胞免疫功能。半边莲有清热、消肿、抗肿瘤等作用。黄芪有增强免疫、抗疲劳、保肝、降压、抗溃疡、抗肿瘤、抗骨质疏松等作用。杜仲能降压、抗肿瘤。牡丹皮具有保护心肌、解热、抗炎、抑菌、调节免疫、调脂等作用。佛手可扩张冠状动脉血管、增加冠状动脉的血流量、减缓心率和降低血压。黄柏有抗菌、抗真菌、镇咳、降压、增强免疫功能、抗溃疡等功效。知母能抗病原微生物、解热、降血糖、抗肿瘤等。仙茅能调节免疫、抗氧化、保肝、抗高血糖、补肾壮阳和抗骨质疏松等。淫羊藿能降压、降血脂、抗疲劳、抗肿瘤。制何首乌能抗衰老、提高免疫、降血脂及抗动脉粥样硬化、保护心肌、保肝、抗菌。肉苁蓉能抗衰老、调节内分泌、促进代谢、调节免疫、促进脱氧核糖核酸合成。续断有抗维生素 E 缺乏、止血、镇痛等功效。生地黄有清热、通便、止痛、止血等作用。熟地黄能促进骨髓造血、抗血栓形成、调节免疫、

285

降压、抗氧化等。当归能抗心律失常、降血脂、抗动脉粥样硬化、抑制血小板聚集、刺激造血、抗炎、抗菌等。郁金能降血脂、镇痛、保护肝细胞、抗炎等。藿香能抗真菌、镇痛、镇吐、解痉。

2. 实验研究：仙茅、淫羊藿、肉苁蓉、黄芪等单味药有明确地抗致突变作用和反启动作用；淫羊藿和熟地黄配伍，有较强的反突变作用；仙茅加淫羊藿、肉苁蓉也有明确的反突变作用。

【用方经验】邱氏认为，肿瘤的防治过程就好像一场"持久战"，由于需要长期坚持治疗，中药处方除了要坚持治病求本的原则之外，保护脾胃之气，降低长期运用清热解毒类中药对脾胃功能的影响也是非常重要的，他常以山药、制黄精等补脾胃、滋肾润脾、补脾益气，以护后天之本。

## 五虎丹（肖梓荣经验方）

【组成】水银50 g，明矾50 g，青矾50 g，牙硝50 g，食盐25 g。按中药传统制丹法炼制，有钉、糊二种主要剂型。

【功效】平胬、吊毒、祛腐、拔毒。

【主治】恶性黑色素瘤患者，症见局部黑色结节，增长较快，后破溃，有奇臭。

【方解】恶性黑色素瘤源于先天禀赋不足，脏腑虚寒，卫外失固，毒邪乘搏于血气，羁留肌肤，变生恶疮、黑疔。外治疗法是中医传统治法之一。中医学认为，外用药物之气味透过皮肤以至肌肉腠理而直达经络，传入脏腑，调节脏腑气血阴阳，从而治愈疾病。五虎丹为强烈平胬、吊毒、祛腐、拔毒之外用药，水银为辛、寒、有毒的外用药，具有攻毒、杀虫之功效。明矾酸涩、寒，功专燥湿祛痰、止血收敛、杀虫止痒，外治却被广泛使用。青矾味酸涩、性寒、无毒。具有收敛固脱、腐蚀、止血等功效。五虎丹主要靠其所含重金属汞离子杀灭癌细胞和铁离子的收敛止血功能而达到治病目的。

【注意事项】①用法：肿瘤已溃烂者，用五虎丹糊剂（五虎丹研细末调适量糯米浆而成），均匀涂布肿瘤表面，约0.2 cm厚，外

贴神仙膏（广丹、黄枸、芝麻油煎熬成膏药）密封；癌瘤未溃烂者，用五虎丹针（又名拔毒钉，五虎丹研细末与米饭调研均匀后，搓成钉状干燥备用）1支（根据肿块大小或用2～3支），先用三棱针直刺肿块1～2 cm（进出针要快）然后取拔毒钉1支，顺针眼插入肿块，外贴神仙膏。②五虎丹为强烈之外用药，使用时对局部有刺激作用，一般1～3日内出现灼热、疼痛、局部肿胀等反应，一般能接受治疗，如剧痛不能耐受，可予对症处理；7～10日，坏死之肿块开始松动，液化；15～20日，肿块脱落，留有新鲜肉芽创面，平整无癌瘤，病理切片正常，尚可生肌收口。如仍有残余癌瘤或病理切片证实，可行第2次五虎丹治疗，直至痊愈。

【现代研究】1. 青矾的主要成分为硫酸亚铁，同时还含有少量的铝、镁、铜等金属离子。不同浓度的青矾液导致家兔皮肤局部血管炎和动、静脉血栓形成，并使组织纤维化，药物作用的程度与其浓度有一定的关系，浓度愈高就愈易导致组织变性、坏死。近代药理及临床研究证明水银具有抑菌的作用，为细胞毒，能和病原微生物呼吸酶中的巯基结合而抑制其活力，使其窒息而死亡。从体外抑菌实验方面证明，复方明矾混悬液对几种常见菌（铜绿假单胞菌、大肠埃希菌、金黄色葡萄球菌）有抑制作用。

2. 临床研究：祝柏芳研究五虎丹外敷加BCG前臂划痕治疗皮肤恶性黑色素瘤9例，结果证明五虎丹所含$Hg^+$和$Hg^{2+}$具有强烈的癌细胞毒性，用其外敷癌灶，可直接杀伤恶黑细胞，以便去尽可能大程度上减少体内癌细胞数；BCG作为一种非特异性免疫刺激剂，于皮肤划痕接种后可明显增强宿主免疫细胞的免疫活性，调动其内在抗癌能力以及时清除残存癌细胞。两者的结合，可以相辅相成，相得益彰，达到治疗恶黑的目的。

【用方经验】该药制剂含汞，汞离子对部分皮肤病患者有致敏作用，如果反复应用五虎丹，可致汞离子慢性蓄积，出现慢性汞中毒，表现为皮损周围红斑、丘疹、瘙痒剧烈或口舌生疮、流涎、牙齿松动等慢性汞中毒现象。处理方法：立即停止用丹药，并口服

生绿豆 30 g，灯心草 10 g，生甘草 10 g，水，以解其毒。

## 菊藻丸（肖梓荣经验方）

【组成】菊花 100 g，海藻 100 g，三棱 100 g，莪术 100 g，党参 100 g，黄芪 100 g，金银花 100 g，山豆根 100 g，山慈菇 100 g，漏芦 100 g，黄连 100 g，重楼 75 g，马蔺子 75 g，制马钱子 50 g，制蜈蚣 50 g，紫草 25 g，熟大黄 15 g。共研细末，用紫石英 1 000 g，煅红置于 2 000 g 黄醋中，冷却后将其过滤，以此醋为丸，如梧桐子大，每日 2～3 次，每次 25～30 粒，饭后服用。

【功效】活血化瘀，软坚散结，清热解毒，祛风止痛。

【主治】恶性黑色素瘤患者。症见皮肤局部黑色肿块，增长较快，继而溃烂，破落后组织色黑，呈菜花样外翻，久不愈合。

【方解】中医认为恶性黑色素瘤病因病机多为风毒、瘀热互结所致。本方选用野菊花、金银花、黄连、重楼、马蔺子清热解毒为君，臣以莪术、马钱子、光慈菇破气行瘀，伍以软坚散结之海藻、蜈蚣之品，以党参、黄芪、当归为佐扶正祛邪。本方力图重在祛邪基础上，本"坚者削之、客者清之，结者散之，留者攻之"之理，益以扶正培本。既防大剂解毒破瘀之药攻伐正气，又可保护和增强人体自身护卫能力。

【注意事项】禁食刺激性食物。

【现代研究】1. 海藻可以抗肿瘤、抗凝血、增强免疫力等。三棱有促进肠管蠕动、抑制血小板聚集作用。莪术具有抗肿瘤、抗炎、抗菌、抗血小板聚集等作用。党参能调节胃肠运动、抗溃疡、增强免疫功能、稳定机体内环境。黄芪有增强免疫、抗疲劳、保肝、降压、抗溃疡、抗肿瘤、抗骨质疏松等作用。金银花抗病毒、解热、利胆、止血、降血脂。山豆根能抗炎、解热、抗菌、抗肿瘤调节免疫等。山慈菇具有抗肿瘤、升白细胞、抗炎、止痛等功效。黄连具有抗病原微生物、抗心律失常、降压、正性肌力、抗炎、解热、抑制血小板聚集等作用。重楼具有抗肿瘤、抗菌、溶血的作用。蜈蚣能降低血粘度、镇痛、抗炎。紫草有抗病原微生物、抗炎、兴奋心脏、避孕、抗肿瘤等功效。熟大黄有抗感染、止血、保肝、降压、降胆固醇等功效。

2. 实验研究：为探究菊藻丸提取液治疗恶性肿瘤之作用机制，了解其是否对癌细胞有直接细胞毒作用，进行菊藻丸体外抑癌实验，结果表明：菊藻丸在 2.86 mg/ml、28.6 mg/ml 药物浓度对小鼠淋巴白血病细胞 L1210 细胞、人胃癌 803 细胞、人宫颈癌 Hella 细胞的生长有明显的抑制作用，提示菊藻丸的直接细胞毒作用是其治疗恶性肿瘤作用机制之一。

【用方经验】肖氏治疗恶性黑色素瘤，常以此方配合五虎丹同用，外治以毒攻毒，拔除病灶，内外夹攻，才能彻底清除潜伏在机体内的余毒，以绝后患。

# 第三节　软组织肉瘤

疾病概述：软组织肉瘤来源于脂肪、筋膜、肌肉、纤维、淋巴及血管等间叶组织的肿瘤。每种都有不同的组织学、生物学特性和不一样的局部浸润、血行和淋巴转移倾向。本病发病率约 3/10，无性别倾向，一般中、老年人发病率较高，病因很少知道。肿块患者常以无痛性肿块就诊，可持续数月或 1 年以上。肿块大、小不等恶性肿瘤生长较快，体积较大。恶性肿瘤的直径多大于 5 cm。生长较速并位于深层组织的肿瘤边界多不清晰。疼痛高分级肉瘤因生长较快，常伴有钝痛。如果肿瘤累及邻近神经则疼痛为首要症状，肉瘤出现疼痛常预后不佳。软组织肉瘤最常见的转移部位为肺。彻底根治性的手术会造成功能性损伤、截肢或关节离断，治疗的另一选择是手术与放疗的联合应用。多数软组织肉瘤对化疗不敏感，化疗只能作为临床辅助手段。中医学认为本病属于"筋瘤""肉瘤""血瘤""气瘤"等范畴。中医认为软组织肉瘤的发生与先天素质虚弱，外感六淫，内伤七情，气滞湿聚，痰凝血瘀，热毒蕴结等因素相关。或由于正气不足，外邪乘虚而入，或七情内伤导致气滞血瘀，湿聚等逐渐形成瘤。

## 五尾大竭合剂（裴正学经验方）

【组成】五倍子15 g，当归尾10 g，大戟3 g，血竭3 g，透骨草15 g，制乳香6 g，制没药6 g，山慈菇10 g，紫苏木10 g，青风藤15 g，海风藤15 g，桃仁10 g，红花6 g，三七3 g，水蛭10 g，紫草30 g，忍冬藤15 g，夏枯草10 g，党参15 g，白术10 g，黄芪15 g，甘草6 g。

【功效】补气养血，活血化瘀，清热凉血，消痈散结。

【主治】软组织肉瘤患者。症见心烦急躁，失眠口苦，小便黄溺，舌质红，苔白腻，脉弦紧。

【加减】肿块坚硬加三棱10 g、莪术9 g、海藻10 g、昆布10 g、黄药子10 g以软坚散结。下肢酸困沉重加四妙散。寒凝血瘀肿块青紫加阳和汤。火毒蕴结，肿块红肿加五味消毒饮。体虚肿块溃破不收口加托里透脓散。放化疗后体虚乏力，发热，盗汗加用裴氏兰州方（生地黄12 g，牡丹皮6 g，茯苓15 g，泽泻10 g，山药10 g，山茱萸30 g，潞党参15 g，太子参15 g，人参须15 g，北沙参15 g，麦冬15 g，五味子6 g，浮小麦30 g，生姜6 g，大枣4枚，桂枝10 g，白芍12 g）扶正固本。白细胞降低加丹参10 g、黄芪20 g、补骨脂10 g、鸡血藤15 g、苦参10 g、白蒺藜10 g。手术后瘢痕红肿硬结，五尾大竭合剂中加入麝香2 g、冰片2 g，食醋2000 ml浓缩至膏，加入上述药粉熬膏外用，有消肿破瘀，化腐生肌之功。

【方解】软组织肉瘤发病源于先天禀数不足，气滞血瘀，热毒壅结，则生"肉瘤"，痰湿凝聚，则肿胀疼痛。正气亏虚是其本，气滞血瘀，痰湿凝滞，热毒蕴结为其标，治宜标本兼治。以手术、放疗、化疗配合中药治疗效果理想。中药扶正固本可抑制肿瘤生长，同时对放疗、化疗的患者可减毒增效，防止复发。方中党参、白术、黄芪益气健脾，助气血生化之源以治其本是为君药。当归尾、桃仁、红花、紫苏木，活血化瘀兼通其络；三七活血化瘀，止血而不留瘀，水蛭消积破癥以治其标，共为臣药。五倍子、山慈菇、血竭、制香乳、制没药消痈散结，加强化瘀之力；青风藤、海风藤、忍冬藤、紫草、夏枯草清热凉血以助散结之力，共为佐药。甘草调和诸药是为引和。全方共凑补气养血，活血化瘀，清热凉血，消痈散结之功。

【注意事项】出血患者忌用，气血两虚、或气阴两虚慎用。

【现代研究】1. 五倍子有抗炎、镇静、镇痛作用。当归能抗心律失常、降血脂、抗动脉粥样硬化、抑制血小板聚集、刺激造血、抗炎、抗菌等。大戟有抗炎、利尿的作用。透骨草有镇痛、抗风湿等作用。乳香有镇痛、消炎、升高白细胞、促进伤口愈合的功效。没药能降血脂、抗菌、促进肠蠕动。山慈菇具有抗肿瘤、升白细胞、抗炎、止痛等功效。桃仁有镇痛、抗炎、抗菌、抗过敏作用。红花可以改善心肌缺血、抗心律失常、降血压、镇痛、镇静、抗惊厥。三七能够缩短出血和凝血时间，具有抗血小板聚集及溶栓作用。紫草有抗病原微生物、抗炎、兴奋心脏、避孕、抗肿瘤等功效。夏枯草能抗炎、免疫抑制、降血糖，有一定的毒性。党参能调节胃肠运动、抗溃疡、增强免疫功能、稳定机体内环境。白术能保肝、利胆、利尿、降血糖、抗血凝、抗菌、抗肿瘤。黄芪有增强免疫、抗疲劳、保肝、降压、抗溃疡、抗肿瘤、抗骨质疏松等作用。甘草有抗炎、抗过敏、抗心律失常、抗病原微生物、抗氧化、抗肿瘤和抗衰老等作用。

2. 动物实验：党参多糖可显著增强小鼠网状内皮系统的吞噬功能，提高成年小鼠脾脏指数，能显著增强小鼠半数溶血值，提高小鼠的血清溶血素抗体生成水平，提示党参多糖口服液有显著的免疫调节能力。白术可通过多种途径产生抗肿瘤作用，主要表现在促进肿瘤细胞凋亡，降低瘤细胞的增殖，提高机体抗肿瘤能力，增加对瘤细胞的细胞毒作用以及降低瘤组织的侵袭转移能力等。黄芪的化学成分主要为多糖类、三萜皂苷类以及多种黄酮类等，黄芪抗肿瘤作用机制有多个方面，包括增强机体免疫功能、直接抑瘤作用、促进肿瘤细胞的凋亡、抗肿瘤血管生成、影响机体的氨基酸代谢等。

【用方经验】裴老认为本病之发生多与先天禀赋不足，气滞血瘀，痰湿凝聚有关，手术及放化疗后多为气阴两虚。临床中多见以下证型：①肝郁化火、气滞血瘀。临床症状：肿块疼痛，局部灼热红肿青紫，伴有心烦急躁，失眠头昏，舌质紫黯，脉弦。治则：疏肝理气，活血化瘀。方药：丹栀逍遥散加五尾大竭合剂。②寒凝血瘀、痰湿凝聚。临床症状：单发或多发肿块，疼痛肿胀，四肢怕冷，倦怠乏力，胸腹胀满，舌苔白腻，脉滑。治则：温阳散寒，化痰除湿。方药：四妙散，阳和汤，五尾大竭合剂。③气血两虚或气阴两虚。临床症状：肿块逐渐增大，或有淋巴结转移，疲乏无力，形体消瘦，潮热盗汗，舌质淡红，脉沉细。治则：益气养阴，扶正固本。辅以活血化瘀，软坚散结。方药：兰州方加味，桂枝茯苓丸。

# 第四节　骨肉瘤

疾病概述：骨肉瘤是起源于间叶组织的恶性肿瘤，好发于长管状骨的干骺端，股骨远端和胫骨近端最多见，其次是肱骨和腓骨近端，其他部位如股骨上端，脊椎，髂骨，上、下颌骨，尺、桡骨手足等所有骨组织均可发生。骨肉瘤病因不清，机制不明，其发病因素非常复杂，内因有素质学说、基因学说、内分泌学说等；外因有化学物质和内外照射、慢性炎症刺激学说，病毒感染学说等。另外一些良性骨肿瘤如Paget病、骨巨细胞瘤和骨纤维组织结构不良等骨骼疾病可继发骨肉瘤，这种情况多见于中年以后的患者。该病恶性程度高，预后差，特点是肺部转移早，几乎所有转移均经血液转移至肺，少数转移至脑、肾等内脏器官及淋巴结转移引起相应症状。近年来骨肉瘤的治疗主要有两方面的进展：一是大剂量化疗为主的综合治疗的应用；二是保肢手术的开展，使肢体的截肢率明显降低。中医学认为本病属于"石痈""骨瘤"的范畴。病因病机为气机不利，出现运行障碍，气血逆乱，升降失调，经络受阻，导致气滞血瘀，痰湿凝聚而成肿瘤；或气滞血瘀，蕴结日久，凝结成块，则发为肿瘤；或脾肺功能失调，水湿不化，津液不布，邪热蕴结，或七情郁结，气机阻滞，均可致痰浊凝结而成瘤。

## 孙桂芝经验方

【组成】生黄芪30 g，太子参15 g，土茯苓30 g，炒白术15 g，陈皮10 g，木香10 g，砂仁10 g，清半夏10 g，熟地黄10 g，山茱萸10 g，山药20 g，牡丹皮10 g，泽泻10 g，胆南星10 g，贝母10 g，僵蚕10 g，九香虫10 g，桔梗10 g，炮穿山甲10 g，鳖甲10 g，补骨脂10 g，骨碎补10 g，透骨草10 g，细辛3 g，延胡索15 g，重楼10 g，生甘草10 g。

【功效】健脾益肾，祛痰活血，解毒抗瘤。

【主治】胫骨骨肉瘤术后化疗后。症见身困乏力，胸闷不适，面色略晦暗，纳少，食欲不振，肢体断端刺痛，大便溏，小便正常，睡眠欠佳，舌质暗，舌体胖，苔白略腻，脉沉细。

【加减】若癌毒偏寒，阴毒内盛，则酌加附子9 g、肉桂5 g，振奋肾阳，另以阳和汤之熟地黄20 g、鹿角6 g胶滋阴补血、补肾填精，桂枝少许，引动阳气。若癌毒属阳，则酌加

肿瘤科国医圣手时方

金银花 10 g、天花粉 15 g、白芷 10 g 清热解毒、疏风散邪，知母 10 g、黄柏 10 g 清泻肾中虚火，防其助毒之火。外加川续断 10 g、骨碎补 9 g、透骨草 10 g、鹿衔草 20 g 补肾强骨。阴寒透骨、疼痛剧烈，予细辛 3 g、荜茇 3 g、延胡索 10 g 温中行气止痛。肢体麻痹者，予丝瓜络 10 g、路路通 10 g、地龙 10 g、当归 10 g、赤芍 10 g 通络和血。食欲不振，纳呆食少，予赭石 20 g、鸡内金 10 g、生麦芽 15 g 顺降消食，健脾开运。肺转移者，予僵蚕 10 g、九香虫 9 g、桔梗 10 g、浙贝母 10 g、金荞麦 20 g 活血解毒抗癌。

【方解】本方以四君子汤合六味地黄丸加减，四君子汤易党参为太子参，取其平补益气生津之性，加黄芪、防风补气固表，断邪入里之路；痰湿甚者，予清半夏、陈皮祛痰醒脾；脾胃虚寒者，加砂仁、广木香温胃理气；六味地黄丸三补三泻，滋养肾中之阴，阴生阳长，绵绵不绝。

【注意事项】痰湿壅盛患者慎用本方。

【现代研究】1. 黄芪有增强免疫、抗疲劳、保肝、降压、抗溃疡、抗肿瘤、抗骨质疏松等作用。太子参具有提高免疫、延长寿命的作用。土茯苓有抗肿瘤、解毒作用。炒白术能保肝、利胆、利尿、降血糖、抗血凝、抗菌、抗肿瘤。陈皮具有扩张血管、抗炎、抗溃疡等作用。木香能促进消化、抗菌、升压。砂仁有抑制血小板聚集、抗溃疡等作用。清半夏能镇咳祛痰、抗肿瘤、抗早孕及致畸且有一定的毒性。熟地黄能促进骨髓造血、抗血栓形成、调节免疫、降压、抗氧化等。山茱萸能降血糖、抗菌、抗休克、抑制血小板聚集、抗肿瘤。山药的作用包括助消化、提高免疫、降血糖、抗氧化等。牡丹皮具有保护心肌、解热、抗炎、抑菌、调节免疫、调脂等作用。泽泻有降血脂、降压、利尿等作用。胆南星有祛痰及抗惊厥、镇静、镇痛作用。贝母能镇咳、祛痰、降压。僵蚕有抗肿瘤、抗惊厥等作用。桔梗具有镇静、镇痛及解热等中枢抑制作用，并有抗炎及镇咳祛痰、扩张血管、降压、抗溃疡作用。炮穿山甲有降低血液黏度、抗炎、抗缺氧等作用。鳖甲有抗肝纤维化、增强免疫、抗肿瘤、抗

疲劳的功效。补骨脂能增加心肌供血量、舒张支气管、抑菌、增强免疫力、抗肿瘤、抗衰老、升高白细胞等作用。骨碎补能促进骨损伤愈合、防止动脉斑块形成等作用。透骨草有镇痛、抗风湿等作用。延胡索具有镇静、镇痛、催眠、增加冠状动脉血流量、提高耐缺氧能力、降血压、抗心律失常、抗溃疡等作用。重流有抗肿瘤、镇咳、平喘的作用。生甘草有抗炎、抗过敏、抗心律失常、抗病原微生物、抗氧化、抗肿瘤和抗衰老等作用。

2. 实验研究：四君子汤中四味单药均被证实有增强免疫、抗肿瘤作用党参能显著增强网状内皮系统的功能，故能提高机体的抗病能力；白术亦能增强机体网状内皮系统的吞噬功能，可提高辅助性 T 淋巴细胞及细胞毒性 T 淋巴细胞在外周血中的数值，对肿瘤机体的免疫功能具有明显的促进作用；茯苓多糖作为茯苓的主要有效成分，具有抗肿瘤，增强免疫、抗炎、抗病毒、保肝的作用；甘草酸可以调节免疫反应。四君子汤复方可以增加细胞的免疫活性、诱导细胞凋亡，从而达到增强免疫抗肿瘤的作用。目前的研究已证明六味地黄丸对自杀基因治疗、放疗、化疗、手术、内分泌治疗有减毒和/或增效作用，有调节钙磷代谢，促进骨折愈合的作用，还有调节机体免疫功能的作用。

【用方经验】①骨肉瘤的发生当首先责之先天禀赋不足，肾气亏虚，肾精空弱，骨养无力，邪毒趁虚内侵，著而不去。脾气亏虚，水湿不运，痰浊内生，与邪毒、瘀血相互胶着，终成瘤肿。且脾为后天之本，脾虚不运，先天肾精无以得充，加剧肾虚发病的进程。血瘀在骨肉瘤的病因病机中占有重要的地位。在疾病初期，痰、瘀、邪方始胶结，瘤毒尚未形成，此时血瘀可使恶形郁闭，蕴久成毒，此时血瘀为消极因素。当疾病发生后，此时血瘀一方面使局部邪毒凝聚，不得化散，具有积极意义；但另一方面，血络不通，药力无法达到病所，治疗受限。故对血瘀的辨证需要结合疾病具体阶段和治疗的需要。总之，骨肉瘤的辨证，以本虚标实为基础，辨脾肾之盈虚，瘤毒之寒热、痰湿之有无和血瘀之利弊。骨肉瘤的治疗，当以补益脾肾，强骨

壮髂为第一要义，养正积自除。用药以温和之力平补为宜，竣补之力过于彪悍，体弱不受，亦恐助邪，同时需兼顾骨肉瘤的组织特异性。②孙教授在数十年的临床工作中，总结摸索出一套在骨肉瘤诊治中行之有效的经验，认为骨肉瘤主要分为肾虚脾弱、骨不得养；湿邪内蕴、痰浊留滞；瘀血阻滞、瘤毒胶结 3 大证型，治疗分别以四君子汤合六味地黄丸加减，羌活胜湿汤合六君子汤加减，身痛逐瘀汤加减。

## 潘敏求经验方一

【组成】熟地黄 30 g，鹿角胶（烊化）10 g，姜炭 5 g，肉桂 3 g，麻黄 3 g，白芥子 6 g，桂枝 10 g，制乳香 6 g，制没药 6 g，白花蛇舌草 30 g，莪术 9 g。

【功效】温阳散寒，通络行滞。

【主治】阴寒凝滞型骨肉瘤。症见患肢包块，皮色如常，不红不热，肢体酸楚疼痛，遇寒加重，得温痛减，小便清利，舌质淡，苔薄白，脉沉细弱。

【加减】食纳减少者，加谷芽 10 g、麦芽 10 g；大便溏薄者，加神曲 10 g、薏苡仁 15 g。

【方解】本病多由素体阳虚，营血不足，寒凝湿滞，痹阻于肌肉、筋骨、血脉所致，故局部或全身见一系列虚寒表现。治宜温阳散寒，通络行滞。方中重用熟地黄，滋补阴血，填精益髓；配以血肉有情之鹿角胶，补肾助阳，益精养血，两者合用，温阳养血，以治其本，共为君药。少佐麻黄，宣通经络，与诸温和药配合，可以开腠里，散寒结，引阳气由里达表，通行周身。并用白芥子、肉桂、姜炭等加强温阳化滞之力，予肉桂、制乳香、制没药、莪术等活血通络之品，配合白花蛇舌清热解毒抗癌。综观全方，补血与温阳并用，化痰与通络相伍，温阳散寒，通络行滞。

【注意事项】热性体质禁用本方。

【现代研究】熟地黄能促进骨髓造血、抗血栓形成、调节免疫、降压、抗氧化。麻黄能刺激肠黏膜促进肠蠕动、降压、降血脂。

白芥子有抗菌、刺激作用。肉桂有壮阳、降压、扩张血管、抗菌、升高白血球、抗肿瘤、抗溃疡等作用。桂枝有镇静、镇痛、解热、抗惊厥、抗菌、抗病毒、利尿、抗炎等作用。制乳香有镇痛、消炎、升高白细胞、促进伤口愈合的功效。制没药能降血脂、抗菌、促进肠蠕动。白花蛇舌草有抗肿瘤、抗菌消炎、保肝利胆等作用。莪术具有抗肿瘤、抗炎、抗菌、抗血小板聚集等作用。

【用方经验】本方所治阴寒凝滞型骨肉瘤，使用大量温阳散寒之品，少佐解毒抗癌之品，使阴寒得消，血脉得通。

## 潘敏求经验方二

【组成】土茯苓 30 g，车前子 10 g，金银花 30 g，牛膝 10 g，紫花地丁 15 g，酒大黄 9 g，当归 10 g，红花 10 g，炮穿山甲（先煎）10 g，桃仁 10 g，重楼 30 g，甘草 6 g。

【功效】清热解毒，逐瘀通络。

【主治】热毒互结型骨肉瘤。症见患肢包块，肢体肿胀，灼痛或刺痛，皮色紫暗，肢体行走或抬举不便，发热，口渴，心烦，大便干结，舌质紫暗或有瘀斑，苔黄，脉弦涩。

【加减】神昏谵语者，加服安宫牛黄丸，每次 1 丸，每日 2 次；衄血便血者，加仙鹤草 30 g、地榆炭 10 g。

【方解】本方由五神汤和复元活血汤去柴胡、天花粉，加重楼而成。五神汤中土茯苓、车前子以利水，紫花地丁以清热，又用金银花、牛膝补中散毒。复元活血汤中用当归、桃红、红花、穿山甲归经入肝，行瘀活血，通络止痛；酒大黄入肝，活血通经，攻逐凝瘀，引瘀下行；甘草能缓急止疼，和中调药，共成活血祛瘀，疏肝通络之剂，使瘀祛新生，痛自舒，血脉和、元自复。加用重楼解毒抗癌。两方合用共奏清热解毒，逐瘀通络之效。

【注意事项】本方以清热活血为主，虚寒体质者慎用。

【现代研究】土茯苓有抗肿瘤、解毒作用。金银花能抗病毒、解热、利胆、止血、降脂。牛膝能促进蛋白质合成、抗炎镇痛、促进胃肠蠕动、抗生育。紫花地丁有消炎、

肿瘤科国医圣手时方

抑菌等作用。酒大黄有抗感染、止血、保肝、降压、降胆固醇等功效。当归有双向调节子宫平滑肌、抗心律失常、降血脂、抗动脉粥样硬化、抑制血小板聚集、刺激造血、抗炎、抗菌等作用。红花可以改善心肌缺血、抗心律失常、降压、镇痛、镇静、抗惊厥。炮穿山甲具有降低血液黏度、抗炎、抗缺氧等作用。桃仁有镇痛、抗炎、抗菌、抗过敏作用。重楼除有抗肿瘤作用外，还有明显的镇咳、平喘作用。甘草有抗炎、抗过敏、抗心律失常、抗病原微生物、抗氧化、抗肿瘤和抗衰老等作用。

【用方经验】对于热瘀互结型骨肉瘤，潘老认为当以急则治其标，采用金银花、紫花地丁等清热解毒，以桃仁、红花等活血通络，热毒解、脉络通则症状可缓。

## 潘敏求经验方三

【组成】党参15 g，白术12 g，茯苓12 g，陈皮10 g，生半夏（先煎半小时）10 g，泽泻15 g，猪苓15 g，制乳香10 g，制没药10 g，地龙10 g，防己15 g，牛膝10 g，车前草20 g，山豆根15 g。

【功效】健脾利湿，解毒通络。

【主治】脾虚湿毒型骨肉瘤。症见患肢包块，胀痛难忍，皮色不红，食纳减少，倦怠乏力，大便溏薄，下肢浮肿，舌体胖，舌质淡，苔白滑腻，脉滑。

【加减】脘腹胀满者，加广木香15 g、厚朴10 g；尿少者，加大腹皮30 g、木通15 g。

【方解】方用党参、白术、茯苓健脾益气；陈皮健脾理气；生半夏燥湿化痰；泽泻、猪苓、防己、车前草淡渗利湿；制乳香、制没药、地龙、牛膝活血通络止痛；山豆根清热解毒抗癌。诸药并用共奏健脾利湿，解毒通络之效。

【注意事项】服用本方时应清淡饮食，忌油腻。

【现代研究】党参能调节胃肠运动、抗溃疡、增强免疫功能，稳定机体内环境。白术对肠管活动有双向调节作用，还能保肝、利胆、利尿、降血糖、抗血凝、抗菌、抗肿瘤。茯苓具有增强免疫、抑瘤、抗炎、利尿等功效。陈皮具有扩张血管、抗炎、抗溃疡等作用。生半夏能镇咳祛痰、抗肿瘤、抗早孕及致畸且有一定的毒性。泽泻有降血脂、降压、利尿等作用。猪苓有促进免疫，提高抗肿瘤活性的功效。制乳香能镇痛、消炎、升高白细胞、促进伤口愈合。制没药能降脂、抗菌、促进肠蠕动。地龙有溶栓和抗凝、抗心律失常、降压、抗惊厥、镇静、解热、抗肿瘤、平喘等作用。防己有镇痛、消炎、抗过敏、保护心肌、扩张冠状动脉、降压、松弛横纹肌、抗病原微生物、抗肿瘤等作用。牛膝能促进蛋白质合成、抗炎镇痛、促进胃肠蠕动、抗生育。车前草具有利尿、抗衰老、缓泻、降眼压的功效。山豆根能抗炎、解热、抗菌、抗肿瘤、调节免疫。

【用方经验】本方所治为脾虚湿毒型骨肉瘤，治疗上标本兼顾，予六君子汤健脾祛湿的同时加用化瘀通络之品。对于各型骨肉瘤患者均可配合使用平消片、消癌片、复方蛇舌草片、复方蟾蜍片等加强抗肿瘤作用。

# 第四节　软骨肉瘤

疾病概述：软骨肉瘤系起源于软骨组织的恶性肿瘤，大多数继发于良性软骨肿瘤，如内生性软骨瘤和骨软骨瘤，其类型较为复杂，有时造成诊断困难。发病随年龄增长，多发于30～70岁。20岁以下发病者少见。软骨肉瘤有累及躯干骨的倾向，髂骨是最好发的部位，其次是股骨和肱骨。本病临床表现没有特异性，多表现为缓慢发展的疼痛，有时可触及肿块。当肿瘤累及神经根、马尾或脊髓时，可导致相应的神经损害表现。原发性软骨肉瘤以手术为主，应尽早行截肢或关节离断术，本病对放疗和化疗均不敏感；对不能施行手术治疗者，可用放疗抑制肿瘤生长；继发性软骨肉瘤可采用肿瘤段切除＋大块植骨术或人工关节代替术。预后与组织学的恶性程度以及整块切除的肿瘤学手术边界有关。因为很难在脊柱上应用整块切除，所以脊柱软骨肉瘤的预后很差。中医学认为本病属于"石痈""骨瘤"的范畴。病因病机为气机不利，出现运行障碍，气血逆乱，升降失调，经络受阻，导致气滞血瘀，痰湿凝聚而成肿瘤；或气滞血瘀，蕴结日久，凝结成块，则发为肿瘤；或脾肺功能失调，水湿不化，津液不布，邪热蕴结，或七情郁结，气机阻滞，均可致痰浊凝结而成瘤。

## 潘敏求经验方一

【组成】熟地黄 20 g，麻黄 3 g，白芥子 6 g，肉桂 5 g，姜炭 3 g，鹿角胶（烊化）10 g，补骨脂 20 g，路路通 10 g，威灵仙 15 g，制川乌（先煎）5 g，制草乌（先煎）5 g，透骨草 15 g，重楼 30 g。

【功效】温阳开凝，通络化滞。

【主治】阴寒凝滞型软骨肉瘤。症见局部肿块，皮色如常，酸楚疼痛，得温痛减，口和不渴，舌质淡，苔白，脉弦紧。

【加减】胃寒恶心呕吐者，加山茱萸 6 g、干姜 10 g；腰膝冷痛，畏寒肢冷者，加制附片（先煎）10 g、牛膝 12 g、杜仲 12 g、桂枝 10 g。

【方解】本病多由素体阳虚，营血不足，寒凝湿滞，痹阻于肌肉、筋骨、血脉所致，故局部或全身见一系列虚寒表现。治宜温阳开凝，通络化滞，以阳和汤加味组成。方中重用熟地黄，滋补阴血，填精益髓；配以血肉有情之鹿角胶，补肾助阳，益精养血，两者合用，温阳养血，以治其本，共为君药。少佐麻黄，宣通经络，与诸温和药配合，可以开腠里，散寒结，引阳气由里达表，通行周身；并用白芥子、肉桂、姜炭等加强温阳化滞之力，予补骨脂、路路通、威灵仙、制川乌、草乌、透骨草活血通络之品，配合重楼清热解毒抗癌。综观全方，补血与温阳并用，化痰与通络相伍，益精气，扶阳气，化

寒凝，通经络，温阳补血与治本，化痰通络以治标。

【注意事项】实热体质者禁用。

【现代研究】熟地黄能促进骨髓造血、抗血栓形成、调节免疫、降压、抗氧化。麻黄能刺激肠黏膜促进肠蠕动、降压、降血脂。白芥子有抗菌、刺激作用。肉桂有壮阳、降血压、扩张血管、抗菌、升高白血球、抗肿瘤、抗溃疡等作用。补骨脂能增加心肌供血量、舒张支气管、抑菌、增强免疫力、抗肿瘤、抗衰老、升高白细胞。威灵仙能镇痛、抗炎、抑菌、抗利尿。透骨草有镇痛、抗风湿等作用。重楼能抗肿瘤，还有明显的镇咳、平喘作用。

【用方经验】软骨肉瘤属中医学"骨疽""骨瘤""石疽"范畴，其主要病因病机为肾气虚衰，寒邪深袭，瘀血凝结而成，或少阴阳明二经积热，经络受阻，日久结毒成瘤。对于阴寒凝滞型软骨肉瘤，采用加味阳和汤治疗时，亦可加用杜仲、核桃仁、秦艽、细辛、桂枝、当归、木香等药。

## 潘敏求经验方二

【组成】生石膏（先煎）30 g，知母 15 g，桂枝 10 g，金银花 30 g，连翘 15 g，蒲公英 15 g，黄柏 12 g，牡丹皮 12 g，赤芍 12 g，玄参 12 g，防己 12 g，牛膝 12 g，制乳香 6 g，制没药 6 g，大黄 10 g，白花蛇舌草 30 g。

【功效】清热解毒，化瘀散结。

【主治】热毒蕴结型软骨肉瘤。症见局部肿块，红肿灼痛，发热，口渴，尿赤，便秘，舌质红，苔黄，脉弦数。

【加减】皮肤红斑者，加水牛角 30 g、玄参 10 g；神昏谵语者，加服安宫牛黄丸 1 丸，每日 2 次。

【方解】本方证病机为热毒蕴结，治宜清热解毒，化瘀散结，以白虎加桂枝汤为基础化裁组方主治。方中知母清热除烦，故以为君；石膏味甘微寒，热则伤气，寒以胜之，甘以缓之，欲除其热，必以甘寒为助，是以石膏甘寒为臣；伍用金银花、连翘、蒲公英、黄柏、牡丹皮、防己、大黄等清热解毒，以

肿瘤科国医圣手时方

赤芍、桂枝活血温经通络，牛膝、制乳香、制没药等补肾健骨，白花蛇舌草清热解毒抗癌。诸药并用，共奏清热解毒，化瘀散结之功。

【注意事项】本方重用苦寒之品，虚寒体质者禁用。

【现代研究】生石膏有解热、镇痉、消炎等作用。知母能抗病原微生物、解热、降血糖、抗肿瘤。桂枝有镇静、镇痛、解热、抗惊厥、抗菌、抗病毒、利尿、抗炎等作用。金银花能抗病毒、解热、利胆、止血、降血脂。连翘有抗病原微生物、抗炎、解热、强心、保肝等功效。蒲公英能抗病原微生物、保肝、利胆、抗胃溃疡、提高免疫力。黄柏有抗菌、抗真菌、镇咳、降压、增强免疫功能、抗溃疡等功效。牡丹皮具有保护心肌、解热、抗炎、抑菌、调节免疫、调血脂等作用。赤芍具有增加冠状动脉血流量、抗血栓、镇静、抗炎止痛、抗惊厥的功效。玄参可以抗肿瘤、抗菌、降压。防己有镇痛、消炎、抗过敏、保护心肌、扩张冠状动脉、降压、松弛横纹肌、抗病原微生物、抗肿瘤等作用。牛膝能促进蛋白质合成、抗炎镇痛、促进胃肠蠕动、抗生育。制乳香有镇痛、消炎、升高白细胞、促进伤口愈合的功效。制没药能降血脂、抗菌、促进肠蠕动。大黄有抗感染、止血、保肝、降压、降胆固醇等功效。白花蛇舌草有抗肿瘤、抗菌消炎、保肝利胆等作用。

【用方经验】当出现热毒蕴结症状时提示病情逐渐加重，此时治疗应以清热解毒为先，以白虎加桂枝汤为基础方组方，亦可配合川乌、生南星、生半夏等药末调酒外敷或针刺阳陵泉、阴陵泉、脾俞、太冲等六位加强疗效。

## 潘敏求经验方三

【组成】生地黄15 g，山茱萸15 g，牡丹皮12 g，茯苓12 g，泽泻12 g，知母12 g，黄柏10 g，骨碎补15 g，补骨脂15 g，自然铜10 g，续断12 g，当归12 g，核桃树枝30 g，白花蛇舌草20 g。

【功效】滋肾填髓，降火解毒。

【主治】肾虚火郁型软骨肉瘤。症见局部肿块，肿胀疼痛，昼轻夜重，头晕目眩，腰膝酸软，五心烦热，口渴欲饮，舌质暗红，苔少或干黑，脉细数。

【加减】盗汗者，加五味子10 g，浮小麦15 g，麻黄根15 g；纳差者，加神曲10 g，麦芽10 g。

【方解】本方证病机为肾虚火郁，治宜滋肾填髓，降火解毒，以知柏地黄丸化裁组方主治。方中生地清热滋肾填精，为主药；辅以山茱萸养肝涩精，又用泽泻清泻肾火，并防生地黄之滋腻；茯苓淡渗脾湿，牡丹皮清泄肝火，并制山茱萸之温，共为经使药，谓之三泻。知母、黄柏滋阴清热，骨碎补、补骨脂、续断、当归补肾养血，自然铜活血化瘀，核桃树枝、白花蛇舌草解毒抗癌。诸药合用，补中有泻，寓泻于补，相辅相成，补大于泻，共凑滋肾填髓，降火解毒之效。

【注意事项】该型患者应疏畅情志，慎房事。

【现代研究】生地黄有清热、通便、止痛、止血等作用。山茱萸能降血糖、抗菌、抗休克、抑制血小板聚集、抗肿瘤。牡丹皮具有保护心肌、解热、抗炎、抑菌、调节免疫、调脂等作用。茯苓具有增强免疫、抑瘤、抗炎、利尿等功效。泽泻有降血脂、降压、利尿等作用。知母能抗病原微生物、解热、降血糖、抗肿瘤。骨碎补能促进骨损伤愈合、防止动脉斑块形成。补骨脂有增加心肌供血量、舒张支气管、抑菌、增强免疫力、抗肿瘤、抗衰老、升高白细胞等作用。自然铜有促进骨折愈合、抗真菌功效。续断有抗维生素E缺乏、止血、镇痛等功效。当归有双向调节子宫平滑肌、抗心律失常、降血脂、抗动脉粥样硬化、抑制血小板聚集、刺激造血、抗炎、抗菌等作用。核桃树枝有抗肿瘤作用。白花蛇舌草能抗肿瘤、抗菌消炎、保肝利胆。

【用方经验】本方适用于软骨肉瘤虚弱患者，在使用本方时，亦可配合使用枸杞子、羊脊骨。用法：将枸杞子捣碎，羊脊骨剁开，一起入锅加水适量微火煎汁，待汁城浓白黏稠时去渣，放在瓷器收存、备食。每日3次，于饭前每次取2勺温服。

# 第八章 儿童实体肿瘤

# 第一节　肾母细胞瘤

疾病概述：肾母细胞瘤是一种胚胎性恶性肿瘤，又称肾胚胎瘤或 Wilms 瘤。由肾内残留的胚基组织发展而来，多见于 5 岁以下儿童，是幼儿腹内常见肿瘤。在幼儿的各种恶性肿瘤中，本病约占 1/4，最多见于 3 岁以下的儿童，3～5 岁发病率显著降低，5 岁以后则少见，成人罕见。男女发病率无明显差异，多数为一侧发病，双侧同时发病者约 10%。少数患儿有腹痛或恶心，呕吐，食欲减退的消化系统疾病症状。也有少数患儿表现为血尿、发热、高血压。晚期患儿可出现面色苍白、消瘦、精神萎靡，甚至出现转移症状，如咯血、头痛等。有 12%～15% 的患儿会伴有先天性畸形，如先天性虹膜脉络膜缺损、重复肾、马蹄肾、多囊肾、异位肾、内脏肥大、脐膨出、巨舌、偏身肥大。成人肾母细胞瘤的临床表现与肾癌患者的临床表现相似，表现为无症状、血尿、腰腹痛、腹部肿块等。采用手术联合放疗、化疗的模式，患儿的 5 年生存率达到 85% 以上。但成人晚期肾母细胞瘤患者的治疗效果远没有儿童患者好，除手术治疗外，至今还没有探索出疗效好的综合治疗方案。中医学认为本病属于"癥瘕"范畴。基本病因病机是正气虚弱、先天"胎毒"内伏又复感邪毒，由表入里致脏腑受邪，发为癥瘕。

## 潘敏求经验方一

【组成】桃仁 5 g，红花 5 g，赤芍 6 g，当归 6 g，丹参 8 g，川芎 5 g，延胡索 8 g，香附 8 g，木香 8 g，枳壳 8 g，马鞭草 10 g，白花蛇舌草 10 g，白茅根 10 g，重楼 8 g，莪术 5 g，昆布 8 g，海藻 8 g。

【功效】活血化瘀，行气散结。

【主治】肾母细胞瘤之瘀血内阻证。症见腹部或腰部肿块日见增大，疼痛较甚，痛处固定，拒按，血尿不止，或兼发热、口渴、纳食减少，面色晦暗，舌质紫暗，有瘀点或瘀斑，苔黄白，脉弦或涩或结代。

【加减】兼肾虚者加杜仲 10 g、续断 10 g、牛膝 10 g；高热者加生石膏 30 g、柴胡 10 g、知母 10 g。

【方解】方中桃仁、红花、赤芍、莪术活血化瘀通络；当归养血活血；丹参、川芎、延胡索、香附、木香、枳壳疏肝行气止痛；马鞭草、白花蛇舌草、重楼清热解毒抗癌；白茅根生津止渴；昆布、海藻软坚散结。诸药并用，功达活血化瘀，行气散结之功。

【注意事项】本方活血祛瘀之力较强，有出血倾向或不能耐受攻伐者慎用。

【现代研究】桃仁有镇痛、抗炎、抗菌、抗过敏作用。红花可以改善心肌缺血、抗心律失常、降血压、镇痛、镇静、抗惊厥。赤芍具有增加冠状动脉血流量、抗血栓、镇静、抗炎止痛、抗惊厥的功效。当归有降血脂、抗动脉粥样硬化、抑制血小板聚集、刺激造血、抗炎、抗菌等作用。丹参能抗肿瘤、增强免疫力、抗病原微生物、清除自由基。川芎具有镇静、强心、镇痛、抗菌、抗放射的作用。延胡索具有镇静、镇痛、催眠、增加冠状动脉血流量、提高耐缺氧能力、降压、抗心律失常、抗溃疡等功效。香附能护肝、强心、减慢心率、降压、抑制真菌。木香可以保护胃黏膜、抗菌、抑制呼吸。枳壳具有促进胃肠推进功能、抗过敏、升压的作用。白花蛇舌草可以抗肿瘤、抗菌消炎、保肝利胆。白茅根有利尿、止血、抗菌的作用。莪术具有抗肿瘤、抗炎、抗菌、抗血小板聚集等功效。昆布可以调节甲状腺功能、降压、降血糖、降血脂和抗凝、抗放射。海藻的作用有抗肿瘤、抗凝血、增强免疫力等。

【用方经验】潘老治疗瘀血内阻型肾母细胞瘤，若患者体质能耐受攻伐，常采用多味活血化瘀之品，如桃仁、红花、赤芍、莪术等，瘀血祛则络脉自通。

肿瘤科国医圣手时方

肿瘤科国医圣手时方

### 潘敏求经验方二

【组成】木通8g，车前子（布包）5g，萹蓄8g，瞿麦8g，滑石（布包）8g，甘草梢3g，栀子6g，黄柏5g，赤芍8g，生地黄8g，生黄芪10g，土茯苓8g，海金沙（布包）8g，白茅根10g，马鞭草10g，白花蛇舌草10g，牛膝8g，薏苡仁10g，桃仁6g。

【功效】清热利湿，活血散结。

【主治】肾母细胞瘤之湿热蕴结证。症见腰腹部肿块疼痛，伴坠胀不适，时有低热，疲乏，纳差，口苦，小便短赤或尿血，舌苔白腻或黄腻，脉细滑数或濡数。

【加减】尿频尿痛加瞿麦10g、木通6g；大便秘结者，加大黄10g，枳子10g；带下赤黄腥臭者加苦参10g，黄柏10g，败酱草10g。

【方解】本方为湿热蕴结证所设，取八正散加减。方中瞿麦利水通淋，清热凉血，木通利水降火为主；辅以萹蓄、车前子、滑石、海金沙清热利湿，利窍通淋；白茅根、栀子、黄柏清热泻火；生地黄、桃仁、赤芍滋阴凉血，活血化瘀；薏苡仁、生黄芪健脾益气；土茯苓、马鞭草、白花蛇舌草清热解毒，散结消肿；牛膝活血化瘀，并能导热下行；甘草梢和药缓急，止尿道涩痛。诸药合用，而有清热利湿，活血散结之功。

【注意事项】还需注意调畅情志。

【现代研究】木通有利尿、抗菌等作用。车前子具有利尿、抗衰老、缓泻、降眼压的功效。萹蓄可以利尿、降压、抗菌。滑石能保护皮肤黏膜、抗菌。栀子有利胆、促进胰腺分泌、镇静、抗病原微生物、降压、止血等作用。黄柏有抗菌、抗真菌、镇咳、降压、增强免疫功能、抗溃疡等功效。赤芍能增加冠状动脉血流量、抗血栓、镇静、抗炎止痛、抗惊厥。生地黄可以抗衰老、免疫调节、抗肿瘤、降血糖。黄芪有增强免疫、抗疲劳、保肝、降压、抗溃疡、抗肿瘤、抗骨质疏松等作用。海金沙能利尿排石、利胆、抗菌。白茅根有利尿、止血、抗菌作用。白花蛇舌草有抗肿瘤、抗菌消炎、保肝利胆等作用。牛膝能促进蛋白质合成、抗炎镇痛、促进胃肠蠕动、抗生育。薏苡仁具有解热、镇静、镇痛等作用。桃仁有镇痛、抗炎、抗菌、抗过敏作用。

【用方经验】潘老治疗肾母细胞癌湿热蕴结型应用木通、车前子、萹蓄、海金沙等清热利湿之品，使湿热从小便而解。百花蛇舌草、土茯苓等抗肿瘤。

# 第二节 神经母细胞瘤

疾病概述：神经母细胞瘤是由未分化的交感神经细胞所组成，为高度恶化的肿瘤，本病是儿童最常见的颅外肿瘤，是婴幼儿最常见的肿瘤。神经母细胞瘤属于神经内分泌性肿瘤，可以起源于交感神经系统的任意神经脊部位。其最常见的发生部位是肾上腺，但也可以发生在颈部、胸部、腹部以及盆腔的神经组织。目前已知有少数几种人类肿瘤，可自发性地从未分化的恶性肿瘤退变为完全良性肿瘤，神经母细胞瘤就属于其中之一。多见于婴儿，50%发生在1岁以内，其余50%发生于5岁前，10岁后极罕见，男性多于女性，50%以上的病例初诊时已有远处转移，故就诊时肿瘤已广泛播散，有时难以确定原发部位。本病的病死率很高，主要原因是肿瘤发生部位隐匿，无特殊症状，难以早期诊断。有将近一半的神经母细胞瘤发生在2岁以内的婴幼儿。神经母细胞瘤占6%～10%的儿童肿瘤，15%的儿童肿瘤死亡率。对于4岁以下儿童，每100万人口的死亡率为10%；对于4～9岁儿童，每100万人口的死亡率为4例。中医学认为本病属于"癥瘕"范畴。基本病因病机是正气虚弱、先天"胎毒"内伏又复感邪毒，由表入里致脏腑受邪，发为癥瘕。

## 潘敏求经验方一

【组成】木香5 g，青皮5 g，陈皮5 g，乌药5 g，川楝子5 g，厚朴5 g，法夏5 g，郁金8 g，红花5 g，桃仁5 g，龙葵10 g，白英10 g，蛇莓10 g。

【功效】行气导滞，解毒散结。

【主治】中焦气滞型神经母细胞瘤。症见腹部胀大，疼痛，扪及包块，推之可移，纳呆，恶心呕吐，大便秘结，舌淡暗，苔薄黄，脉细弦。

【加减】脾虚者，加明党参10 g、茯苓10 g、白术5 g；肾气虚者，加山茱萸5 g。

【方解】方中以木香、郁金疏肝理气，和中止痛为君药。厚朴、青皮行气燥湿，散结消积；陈皮、川楝子、乌药疏肝行气，导滞宽中；红花、桃仁活血通络；法半夏燥湿健脾；龙葵、白英、蛇莓解毒抗癌，共为臣药。甘草为使，调和诸药。全方配伍，共奏行气导滞，解毒散结之功。

【注意事项】本方以行气为主，视患者病情酌情增减抗肿瘤药物剂量。

【现代研究】木香可以保护胃黏膜、抗菌、抑制呼吸。青皮有祛痰、平喘、抑制平滑肌痉挛、升压、抗休克等作用。陈皮能扩张血管、抗炎、抗溃疡。川楝子具有镇痛、抗炎、驱虫、抑制呼吸中枢等功效。厚朴能抑菌、降压、调节肠管运动及预防胃溃疡。法夏能镇咳祛痰、抗肿瘤、抗早孕及致畸且有一定的毒性。郁金能降血脂、镇痛、保护肝细胞、抗炎等。红花可以改善心肌缺血、抗心律失常、降压、镇痛、镇静、抗惊厥。桃仁有镇痛、抗炎、抗菌、抗过敏作用。龙葵有抗肿瘤作用。白英具有消炎、消肿、抗癌等功效。蛇莓有抗肿瘤、增强免疫功能、抗菌、降压等作用。

【用方经验】本病属于中医学虚劳、癥瘕、积聚等范畴，其主要病因病机为禀赋不足，肝肾亏虚，或感受外邪，气滞血瘀，瘀毒内结，形成本病。潘老用木香正气散为基础组方主治中焦气滞型神经母细胞瘤，在使用木香、郁金、陈皮等行气导滞药物的基础上，配伍使用龙葵、白英、蛇莓等解毒抗癌之品，常可取得理想疗效。

## 潘敏求经验方二

【组成】当归5 g，桃仁5 g，红花5 g，赤芍5 g，乌药5 g，延胡索5 g，香附5 g，枳壳5 g，三棱3 g，莪术3 g，半枝莲5 g，土鳖虫3 g，重楼10 g，三七粉（冲服）2 g，炮穿山甲（先煎）8 g。

【功效】活血化瘀，解毒软坚。

【主治】瘀毒内结型神经母细胞瘤。症见腹部肿块疼痛，拒按，掣及少腹，肿块质硬，推之不移，纳差，疲乏，或二便不通，舌焦，紫暗，苔厚，脉弦数。

【加减】瘀毒日久而化热者，加鳖甲（先煎）8 g、牡丹皮8 g；纳呆，呕吐者，加法半夏5 g、砂仁4 g；神疲乏力，面色㿠白者，加党参6 g、黄芪6 g；小便不利者，加泽泻4 g、车前草5 g。

【方解】方中当归、赤芍养血活血，与逐瘀药同用，可使瘀血祛而不伤阴血；桃仁、红花、三棱、莪术、土鳖虫破血逐瘀，以消积块；配香附、乌药、枳壳、延胡索行气止痛；半枝莲、重楼清热解毒，三七粉、炮穿山甲活血祛瘀通络。全方以逐瘀活血和行气药物居多，使气帅血行，更好发挥其活血逐瘀，破症消结之力。

【注意事项】本方以行气活血药物较多，有出血倾向者慎用。

【现代研究】当归有双向调节子宫平滑肌、抗心律失常、降血脂、抗动脉粥样硬化、抑制血小板聚集、刺激造血、抗炎、抗菌等作用。桃仁有镇痛、抗炎、抗菌、抗过敏作用。红花可以改善心肌缺血、抗心律失常、降压、镇痛、镇静、抗惊厥。赤芍具有增加冠状动脉血流量、抗血栓、镇静、抗炎止痛、抗惊厥的功效。延胡索具有镇静、镇痛、催眠、增加冠状动脉血流量、提高耐缺氧能力、降血压、抗心律失常、抗溃疡等作用。香附可以护肝、强心、减慢心率、降压、抑制真菌。枳壳能促进胃肠推进功能、抗过敏、升压。三棱有促进肠管蠕动、抑制血小板聚集作用。莪术具有抗肿瘤、抗炎、抗菌、抗血小板聚集等作用。半枝莲能抗肿瘤、抗病毒、促进细胞免疫功能。重楼除有抗肿瘤作用外，还有明显的镇咳、平喘作用。三七粉能够缩短出血和凝血时间，具有抗血小板聚集及溶栓作用。炮穿山甲具有降低血液黏度、抗炎、抗缺氧等作用。

【用方经验】本病恶性程度高，且发生部位隐匿，无特殊症状，故生存率低。潘教授认为本病西医治疗有手术、化疗、放疗和自体骨髓移植。无论是否进行过西医治疗，都可采用中医药治疗，对于瘀毒较甚的神经母细胞瘤，潘老采用膈下逐瘀汤为基础方化裁组方治疗，以桃仁、红花等逐瘀活血药物和香附、枳壳等行气之品居多，使气帅血行，瘀毒得清。

# 第三节　视网膜母细胞瘤

疾病概述：视网膜母细胞瘤是婴幼儿时期眼内恶性程度最高的肿瘤，俗称"眼癌"。本病属于神经外胚层肿瘤，是 Rb 基因变异造成抑癌基因功能丧失而产生的恶性肿瘤。本病发病率为 1 :（15 000～20 000）个活产婴儿。84% 发生在 3 岁以内，95% 发生在 5 岁以内的儿童，无种族和性别差异。其中三分之一为双眼发病，发病年龄早，平均为 15 个月；三分之二为单眼发病，发病年龄稍晚，平均为 27 个月。还有很少的患者在颅内（多为松果体和蝶鞍部）发现原发的肿瘤，称为三侧性视网膜母细胞瘤。90% 以上为散发病例，也就是没有家族史。中国目前的 5 年生存率 80%～85%。视网膜母细胞瘤的临床表现依据肿瘤的大小和位置有所不同，例如早期的肿瘤很小，如果又位于视网膜的周边部，对视力没有影响，普通的眼底检查和眼科超声检查、CT 以及 MRI 检查，都不能准确及时发现肿瘤，临床上没有任何症状，最容易漏诊，所以出现临床症状的都是中晚期病例。临床表现主要有白瞳、斜视、视力下降和眼球充血等。本病治疗首先是要保住患儿的生命，其次是保住患儿的眼球，最后是采用一切方法保住有用的视力。中医学认为本病属于"眼疾""失明"等病范畴。其病机为胎毒致病，妊娠时期，母体患病或受外邪，胎儿受病，生后毒邪与血气相结聚集于眼部，发而成瘤。

## 潘敏求经验方

【组成】柴胡 3 g，黄连 3 g，赤芍 3 g，薄荷 3 g，枳壳 3 g，黄芩 5 g，木贼草 6 g，栀子 6 g，夏枯草 9 g，蒲公英 12 g，鲜生地黄 12 g。

【功效】清热祛风解毒。

【主治】视网膜母细胞瘤之风热壅盛证。症见目斜视，黑睛混浊，瞳神散大，视物昏花，恶寒发热，头面燔热，舌苔薄黄，脉浮数。

【加减】口干便秘者，加天花粉 6 g、芦根 6 g、生大黄（后下）3 g；厌食者，加山药 15 g、芡实 5 g、山楂 5 g；心烦不安者，加灯心草 6 g。

【方解】本方证病机为风热壅盛，治宜清热祛风解毒，以新制柴连汤为基础化裁组方主治。方中柴胡解热升阳，疏散风热之邪外透于表；黄芩、黄连清热解毒，清解上中二焦热邪；鲜生地黄、赤芍清热凉血，活血化瘀；薄荷疏风清热，散结消肿；枳壳行气导滞消肿；木贼草解表利水；栀子、夏枯草、蒲公英清热解毒，散结消肿。诸药合用，共成清热祛风解毒之剂。

【注意事项】辨证为脾胃虚寒者不宜此方。

【现代研究】柴胡能抗炎、解热、抗惊厥、镇静、镇咳、镇痛，护肝。黄连具有抗病原微生物、抗心律失常、降压、抗炎、解热、抑制血小板聚集等作用。赤芍具有增加冠状动脉血流量、抗血栓、镇静、抗炎止痛、抗惊厥的功效。薄荷可以刺激和抑制神经、消炎和抗菌。枳壳能促进胃肠推进功能、抗过敏、升压。黄芩有抗菌、抗病毒、抗炎、解热、保肝、利胆、镇静、降血脂。木贼草能降压、抗炎、利尿。栀子有利胆、促进胰腺分泌、镇静、抗病原微生物、降压、止血等作用。夏枯草能抗炎、免疫抑制、降血糖，有一定的毒性。蒲公英具有抗炎、免疫抑制、降血糖的功效。生地黄能清热、通便、止痛、止血。

【用方经验】潘老认为小儿为稚阴稚阳之体，卫外功能不足，易感受风热外邪，风热外邪侵袭幼体，合体内胎毒搏结于肌表，发为本证。对于小儿病治疗，宜平调寒热，本方用柴胡、薄荷疏风散热，二者一温一凉，体现了此意。

## 潘敏求经验方二

【组成】熟地黄 5 g，生地黄 5 g，山茱萸 3 g，菊花 5 g，茯神 3 g，枸杞子 5 g，钩藤 5 g，僵蚕 3 g，全蝎 1 g，金银花 5 g，薄荷 3 g，连翘 5 g，藤梨根 5 g。

【功效】滋养肝肾，解毒散火。

【主治】视网膜母细胞瘤之肝肾阴虚证。症见目斜视，或瞳孔扩大变黄或失明，眼部疼痛，头晕耳鸣，憔悴羸弱，腰膝酸痛，舌质红，苔薄黄，脉弦细。

【加减】小便清长，夜尿多者，加紫河车 3 g、肉苁蓉 6 g；饮食减少，舌淡者，加山楂 3 g、鸡内金 3 g、麦芽 5 g。

【方解】本方证病机为肝肾阴虚，治宜滋养肝肾，解毒散火，以明目地黄汤合钩藤熄风饮为基础化裁组方主治。方中熟地黄、生地黄同用，功专滋阴补肾；配山茱萸、枸杞子增补益肝肾之力；钩藤、薄荷平肝潜阳，疏风散热；僵蚕、全蝎通经活络，解毒散结；金银花、菊花清热疏风，连翘、藤梨根清热解毒，散结消肿；茯神安神定志。诸药合用，共奏滋养肝肾，解毒散火之功。

【注意事项】辨证属热毒炽盛者不以此方。

【现代研究】地黄可以抗衰老、免疫调节、抗肿瘤、降血糖。山茱萸能降血糖、抗菌、抗休克、抑制血小板聚集、抗肿瘤。菊花有抗菌、抗病毒、抑降压的作用。茯神有镇静、利尿等功效。枸杞子可以调节免疫、抗肿瘤、降血脂、保肝、降血糖、降压。钩藤具有降压、镇静、抗惊厥、抑制子宫收缩、抑制血小板聚集和抗血栓形成等功效。僵蚕有抗肿瘤、抗惊厥等作用。全蝎的作用包括抗惊厥、抗癫痫、抗肿瘤。金银花能抗病毒、解热、利胆、止血、降血脂。薄荷有刺激和抑制神经、消炎和抗菌的作用。连翘可以抗病原微生物、抗炎、解热、强心、保肝。藤梨根有利尿、止血、抗菌、抗病毒、抗肿瘤作用。

【用方经验】潘老认为本病病位在目，而肝开窍于目，故与肝密切相关；胎毒源于母体先天，故责之于肾。患本病日久者，以肝肾阴虚证型多见，故治疗上以熟地黄、生地黄、山茱萸、枸杞子滋养肝肾为主，兼以金银花、薄荷、连翘解毒散火。

## 加味破血红花散方
## （潘敏求经验方）

【组成】当归 5 g，川芎 5 g，赤芍 5 g，枳壳 3 g，连翘 9 g，栀子 3 g，大黄 5 g，红花 3 g，白芷 3 g，石决明 9 g，生石膏（先煎）10 g，菊花 10 g，白花蛇舌草 10 g。

【功效】化瘀通络，清肝明目。

【主治】视网膜母细胞瘤之脉络瘀阻证。症见头痛，眼痛剧烈，痛处固定不移，烦躁不安，口苦口干，舌质暗红，有瘀点，脉细涩。

【加减】食纳欠佳者，加茯苓 8 g、神曲 6 g、山楂 6 g；烦躁不安、睡眠差者，加钩藤 9 g、首乌藤 10 g。

【方解】方中当归补益肝血，配赤芍、红花增加活血化瘀之力；气为血之帅，故以川芎、枳壳行气活血，散结止痛；菊花、石决明滋阴明目，软坚散结；白芷、生石膏、连

肿瘤科国医圣手时方

翘、栀子清热解毒，散结消肿；大黄泄热逐瘀；白花蛇舌草解毒抗癌。诸药合用，共奏化瘀通络，清肝明目之功。

【注意事项】辨证属气血亏虚者不以此方。

【现代研究】当归可以降血脂、抗动脉粥样硬化、抑制血小板聚集、刺激造血、抗炎、抗菌。川芎能镇静、强心、镇痛、抗菌、抗放射。赤芍具有增加冠状动脉血流量、抗血栓、镇静、抗炎止痛、抗惊厥的功效。枳壳能促进胃肠推进功能、抗过敏、升压。连翘有抗病原微生物、抗炎、解热、强心、保肝等功效。栀子有利胆、镇静、降压、止血等作用。大黄可以抗感染、止血、保肝、降压、降胆固醇等功效。红花具有改善心肌缺血、抗心律失常、降压、镇痛、镇静、抗惊厥的功效。白芷可以解热镇痛抗炎、抗氧化。石决明有降压、抑菌的功效。石膏有解热、镇痉、消炎等作用。菊花有抗菌、抗病毒、抑制血小板聚集。白花蛇舌草有抗肿瘤、抗菌消炎、保肝利胆等作用。

【用方经验】潘老认为小儿致病的病机多为胎毒致病，妊娠时期，母体患病或受外邪，胎儿受病，生后毒邪与血气相结聚集于眼部，发而成瘤。胎毒与外感风热痰瘀等病理产物胶结于眼部，表现以瘀血内阻为主，故治疗上以化瘀通络，清肝明目为法。

# 第四节 儿童生殖细胞肿瘤

疾病概述：儿童生殖细胞肿瘤是发生于生殖腺或生殖腺外的肿瘤，由原始生殖细胞或多能胚细胞转型而形成。生殖细胞肿瘤的组织类型复杂，依据肿瘤的组织来源，可将生殖细胞肿瘤分为以下几类：①畸胎瘤；②卵黄囊瘤；③生殖细胞瘤精原细胞瘤；④其他较少见，包括恶性胚胎瘤、绒毛膜癌、胚组织瘤、性腺母细胞瘤等，这类瘤的恶性度高。患者的临床表现依肿瘤发生的部位而有不同的症状：卵黄囊瘤多见于阴囊摸到无痛的肿块；畸胎瘤常出现疼痛、恶心、呕吐现象，有时因肿瘤发生扭转、破裂，引起急性腹痛。本病治疗需根据组织类型、肿瘤起源、年龄及临床分期等有不同，需采取个体化的综合治疗方案，近年来随着有效化疗药物的不断发展，外科手术治疗，尤其在选择手术时机与提高手术切除率等方面取得了长足的进步，另外放疗也是某些儿童生殖细胞肿瘤类型的重要治疗手段。中医学认为本病属于"癥瘕""积聚"范畴。基本病因病机是正气虚弱、先天"胎毒"内伏又复感邪毒，由表入里致脏腑受邪，发为本病。

## 潘敏求经验方一

【组成】橘核6 g，海藻6 g，昆布6 g，川楝子5 g，桃仁5 g，厚朴5 g，木通5 g，枳实5 g，延胡索5 g，肉桂3 g，赤芍6 g，小茴香3 g，荔枝核8 g，莪术5 g，夏枯草8 g。

【功效】行气止痛，软坚散结。

【主治】肝郁气滞型睾丸卵黄囊瘤。症见睾丸肿大，沉重坠胀，患儿烦躁不安，不欲饮食，舌质暗红，舌苔白，脉弦细。

【加减】若寒甚者，可酌加山茱萸10 g以增强其散寒止痛之功；瘀肿重者，可酌加三棱10 g等以祛瘀止痛；寒湿化热，阴囊红肿痒痛者，可去肉桂，酌加黄柏10 g、土茯苓15 g、车前子10 g等以清利湿热。

【方解】本方证病机为肝郁气滞，治宜行气止痛，软坚散结，以橘核丸为基础化裁组方主治。方中橘核入厥阴气分而行气，桃仁、延胡索入厥阴血分而活血；川楝子、木通导小肠膀胱之热由小便下行；桂心能暖肾，补肾命之火；厚朴、枳实并能行结水而破宿血；小茴香、荔枝核、海藻、昆布软坚散结；赤芍、莪术、夏枯草解毒抗癌，诸药并用，共达行气止痛，软坚散结之功。

【注意事项】加强小儿护理，避免其情志因素加重病情。

【现代研究】海藻可以抗肿瘤、抗凝血、增强免疫力等。昆布有调节甲状腺功能、降压、降血糖、降血脂和抗凝、抗放射等作用。川楝子能镇痛、抗炎、驱虫、抑制呼吸中枢。桃仁有镇痛、抗炎、抗菌、抗过敏作用。厚朴能抑菌、降压、调节肠管运动及预防胃溃疡。木通有利尿、抗菌等作用。枳实具有缓解肠痉挛、促进胆汁排泄、抗溃疡等作用。延胡索具有镇静、镇痛、催眠、增加冠状动脉血流量、提高耐缺氧能力、降压、抗心律失常、抗溃疡等作用。桂心有壮阳、降压、扩张血管、抗菌、升高白细胞、抗肿瘤、抗溃疡等作用。赤芍具有增加冠状动脉血流量、抗血栓、镇静、抗炎止痛、抗惊厥的功效。莪术能抗肿瘤、抗炎、抗菌、抗血小板聚集等作用。夏枯草能抗炎、免疫抑制、降血糖，有一定的毒性。

【用方经验】潘老将儿童生殖细胞肿瘤分为肝郁气滞、瘀血内结和肝经湿热3型。对于肝郁气滞型，潘老使用橘核丸为基础方化裁组方治疗。

## 潘敏求经验方二

【组成】柴胡5g，昆布5g，三棱5g，莪术5g，当归3g，赤芍3g，海藻5g，桃仁5g，夏枯草10g，鳖甲（先煎）10g，甘草3g。

【功效】活血化瘀，软坚散结。

【主治】睾丸卵黄囊瘤之瘀血内结证。症见睾丸肿大，或有肿块，或重坠疼痛，舌质紫暗或有瘀斑瘀点，苔薄白，脉涩。

【加减】瘀血症状明显者，可酌情增加三棱、莪术等剂量以祛瘀止痛。

【方解】本方证病机为瘀血内结，治宜活血化瘀，软坚散结，以散肿溃坚汤为基础组方主治。方中柴胡清热散结；昆布、海藻、夏枯草、鳖甲软坚散痰溃坚；三棱、莪术破血行气；当归、赤芍润肝活血；桃仁活血祛瘀；甘草调和诸药。诸药并用共奏活血化瘀，软坚散结之功。

【注意事项】有出血倾向者慎用本方。

【现代研究】柴胡能抗炎、解热、抗惊厥、镇静、镇咳、镇痛，护肝。昆布有调节甲状腺功能、降压、降血糖、降血脂和抗凝、抗放射等作用。三棱有促进肠管蠕动、抑制血小板聚集等功效。莪术具有抗肿瘤、抗炎、抗菌、抗血小板聚集等作用。当归能抗心律失常、降血脂、抗动脉粥样硬化、抑制血小板聚集、刺激造血、抗炎、抗菌。赤芍具有增加冠状动脉血流量、抗血栓、镇静、抗炎止痛、抗惊厥的功效。海藻可以抗肿瘤、抗凝血、增强免疫力等。桃仁有镇痛、抗炎、抗菌、抗过敏的作用。夏枯草能抗炎、免疫抑制、降血糖，有一定的毒性。鳖甲具有抗肝纤维化、增强免疫、抗肿瘤、抗疲劳的功效。

【用方经验】本病为恶性程度较高的儿童生殖细胞肿瘤，对于瘀血内结型睾丸卵黄囊瘤，潘老认为病属进展期，治疗上予散肿溃坚汤为基础方化裁组方治疗。

肿瘤科国医圣手时方

## 图书在版编目（CIP）数据

肿瘤科国医圣手时方 / 蒋益兰，陈孟溪，贾立群
主编. -- 长沙 ： 湖南科学技术出版社，2024.11
（国家级名老中医临证必选方剂系列丛书 / 彭清华
总主编）
　　ISBN 978-7-5710-2169-6

　　Ⅰ. ①肿… Ⅱ. ①蒋… ②陈… ③贾… Ⅲ. ①肿瘤—
时方—汇编 Ⅳ. ①R289.55

　　中国国家版本馆 CIP 数据核字(2023)第 072738 号


ZHONGLIUKE GUOYI SHENGSHOU SHIFANG

**肿瘤科国医圣手时方**

总 主 编：彭清华
主　　编：蒋益兰　陈孟溪　贾立群
出 版 人：潘晓山
责任编辑：李　忠
出版发行：湖南科学技术出版社
社　　址：长沙市芙蓉中路一段 416 号泊富国际金融中心
网　　址：http://www.hnstp.com
湖南科学技术出版社天猫旗舰店网址：
　　　　　http://hnkjcbs.tmall.com
邮购联系：0731-84375808
印　　刷：湖南省众鑫印务有限公司
　　　　　（印装质量问题请直接与本厂联系）
厂　　址：长沙县椰梨街道梨江大道 20 号
邮　　编：410100
版　　次：2024 年 11 月第 1 版
印　　次：2024 年 11 月第 1 次印刷
开　　本：710mm×1000mm　1/16
印　　张：19.5
字　　数：505 千字
书　　号：ISBN 978-7-5710-2169-6
定　　价：88.00 元